T0225819

Kompendium pädiatrische Diabetologie

Thomas Danne
Olga Kordonouri
Karin Lange

Kompendium pädiatrische Diabetologie

2., vollständig überarbeitete Auflage

Mit 88 Abbildungen und 57 Tabellen

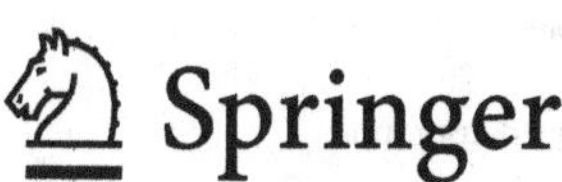

Prof. Dr. med. Thomas Danne
Kinder- und Jugendkrankenhaus
AUF DER BULT
Janusz-Korczak-Allee 12
30173 Hannover

Prof. Dr. rer. nat. Karin Lange
Medizinische Hochschule Hannover (MHH)
Carl-Neuberg-Str. 1
30625 Hannover

Prof. Dr. med. Olga Kordonouri
Kinder- und Jugendkrankenhaus
AUF DER BULT
Janusz-Korczak-Allee 12
30173 Hannover

ISBN 978-3-662-48066-3 978-3-662-48067-0 (eBook)
DOI 10.1007/978-3-662-48067-0

Die Deutsche Nationalbibliothek verzeichnet diese Publikation in der Deutschen Nationalbibliografie; detaillierte bibliografische Daten sind im Internet über http://dnb.d-nb.de abrufbar.

Zeichnerin: Christine Goerigk, Ludwigshafen
Umschlaggestaltung: deblik Berlin
Fotonachweis Umschlag: © Kerstin Remus, Hannover

Gedruckt auf säurefreiem und chlorfrei gebleichtem Papier

Springer-Verlag GmbH Berlin Heidelberg ist Teil der Fachverlagsgruppe
Springer Science+Business Media
www.springer.com

Vorwort

In Ergänzung zum etablierten Lehrbuch möchte das Diabetesteam des Kinder- und Jugendkrankenhauses AUF DER BULT in Zusammenarbeit mit der Abteilung für Medizinische Psychologie der Medizinischen Hochschule Hannover die 2. Auflage des praktisch orientierten Kliniktaschenbuchs auf dem neuesten Stand der pädiatrischen Diabetologie vorlegen. Mit den 2014 und 2015 erschienenen neuen Leitlinien der internationalen Kinderdiabetes-Gesellschaft ISPAD und der Arbeitsgemeinschaft Pädiatrische Diabetologie (AGPD) haben sich seit der 1. Auflage viele neue, relevante Aspekte in der Kinderdiabetologie ergeben. Auch diese 2. Auflage richtet sich an medizinische und nichtmedizinische Diabetes-Profis und enthält alle wichtigen Informationen zur Beratung, Behandlung und Betreuung von Kindern und Jugendlichen mit Diabetes und ihren Familien. Auf grundlagenwissenschaftliche Details und detaillierte Literaturhinweise wurde verzichtet. Wir verweisen dazu auf das Lehrbuch »Diabetes bei Kindern und Jugendlichen«, das in der 7. Auflage vorliegt und alle Referenzen enthält.

Wir hoffen, dass dieses Kompendium angesichts der knappen Arbeitszeit und der gestiegenen Anforderungen im klinischen Alltag eine rasche Orientierung für die Umsetzung moderner Therapiestrategien in der pädiatrischen Diabetologie erlaubt.

Thomas Danne, Olga Kordonouri, Karin Lange
Hannover, Oktober 2015

Die Autoren

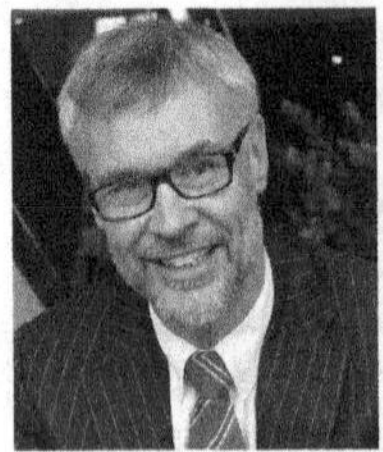

Prof. Dr. med. Thomas Danne
Chefarzt am Kinder- und Jugendkrankenhaus AUF DER BULT, Hochschullehrer der Medizinischen Hochschule Hannover, Kinder- und Jugendarzt m. S. Kinderendokrinologie und Diabetologie, Vorstandsvorsitzender von diabetesDE – Deutsche Diabetes-Hilfe – und Past-Präsident der Deutschen Diabetes Gesellschaft und der International Society for Pediatric and Adolescent Diabetes (ISPAD), Korrespondenzautor der ISPAD-Leitlinien 2014 zum Thema »Insulin-Behandlung«.

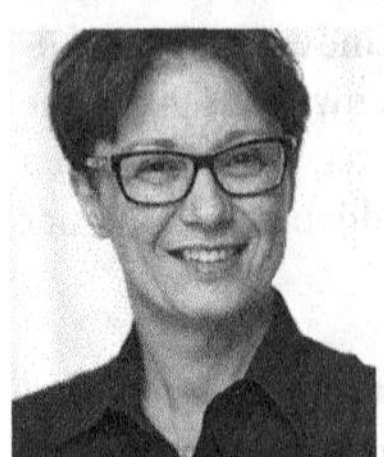

Prof. Dr. med. Olga Kordonouri
Chefärztin und stellvertretende Ärztliche Direktorin am Kinder- und Jugendkrankenhaus AUF DER BULT, Hochschullehrerin der Medizinischen Hochschule Hannover, Kinder- und Jugendärztin m. S. Diabetologie, Diabetologin DDG. Europäische Editorin der Fachzeitschrift »Pediatric Diabetes«, Korrespondenzautorin der ISPAD-Leitlinien 2014 zum Thema »Diabetes-assoziierte Erkrankungen«.

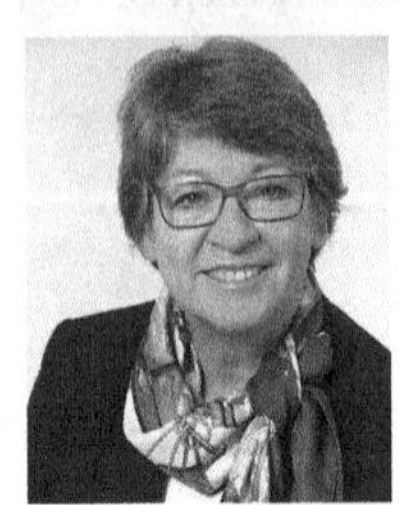

Prof. Dr. rer. nat. Karin Lange
Leiterin Abteilung Medizinische Psychologie der Medizinischen Hochschule Hannover, Diplompsychologin, Vorsitzende des Ausschusses »Fachpsychologe/in Diabetes (DDG)« innerhalb der »Arbeitsgemeinschaft Psychologie und Verhaltensmedizin«, Entwicklerin von Schulungsprogrammen für chronisch kranke Kinder sowie Fortbildungskursen für Eltern, Diabetesberaterinnen, Psychologen und Ärzte, Korrespondenzautorin der ISPAD-Leitlinien 2014 zum Thema »Diabetes-Schulung«.

Inhaltsverzeichnis

Abkürzungen

ACTH	Adrenocorticotropic hormone
ADA	American Diabetes Association
AGE	Advanced glycosylation endproducts
AGP	ambulantes Glukoseprofil
AGPD	Arbeitsgemeinschaft für Pädiatrische Diabetologie
APS	Autoimmun-Polyendokrinopathie-Syndrom
ATP	Adenosintriphosphat
BE	Broteinheit
BED	Binge eating disorder
BMI	Body-Mass-Index
BN	Bulimia nervosa
BZgA	Bundeszentrale für gesundheitliche Aufklärung
CF	zystische Fibrose
CGM	kontinuierliches Glukosemonitoring
CHMP	Committee for Medicinal Products for Human Use
CSII	Continuous subcutaneous insulin infusion
DAISY	Diabetes Autoimmunity Study in the Young
DCCT	Diabetes Control and Complications Trial
DDG	Deutsche Diabetes Gesellschaft
DEND	Developmental delay, epilepsy, neonatal diabetes
DGKED	Deutsche Gesellschaft für Kinderendokrinologie und -diabetologie
DGKJP	Deutsche Gesellschaft für Kinder- und Jugendpsychiatrie, Psychosomatik und Psychotherapie
DIDMOAD	Diabetes insipidus, Diabetes mellitus, opticus atrophy, deafness
DKA	diabetische Ketoazidose
DMP	Disease-Management-Programm
DRG	Diagnosis related groups
EMA	endomysiale Antikörper
EMA	European Medicines Agency
ESPGHAN	European Society for Paediatric Gastroenterology, Hepatology and Nutrition

FDA	Food and Drug Administration
FGB	Flash glucose monitoring
FPE	Fett-Protein-Einheit
GAD	Glutamatdecarboxylase
GADA	Glutamic acid decarboxylase antibodies
G-BA	Gemeinsamer Bundesausschuss
GdB	Grad der Behinderung
GDM	Gestational diabetes mellitus
GdS	Grad der Schädigungsfolgen
GFR	glomeruläre Filtrationsrate
GIGT	Gestational impaired glucose tolerance
GIP	Gastric inhibitory polypeptide
GMG	Gesundheitsmodernisierungsgesetz
GRP	Gastrin-releasing peptide
HHS	hyperglykämisches hyperosmolares Syndrom
HKS	hyperkinetische Störung
HNF	Hepatocyte nuclear factor
HOMA	Homeostasis model assessment
IAA	Insulinautoantikörper
ICA	Inselzellantikörper
ICT	Intensified conventional insulin therapy
IDAA	International Diabetic Athletes Association
IDF	International Diabetes Federation
IFCC	International Federation for Clinical Chemistry
IFG	Impaired fasting glucose
IGF	Insulin-like growth factor
IRG	immunreaktives Glukagon
IRR	Insulin receptor-related receptor
ISI	Insulin sensitivity index
ISPAD	International Society for Pediatric and Adolescent Diabetes
JDRF	Juvenile Diabetes Research Foundation
KE	Kohlenhydrateinheit
KJHG	Kinder- und Jugendhilfegesetz
LADA	Latent autoimmune diabetes of adults
LJM	Limited joint mobility

MAGE	Mean amplitude of glycaemic excursions
MDK	Medizinischer Dienst der Krankenversicherung
MELAS	Myopathie, Enzephalopathie, Laktatazidose, Schlaganfall
MGB	mittlere Blutglukose
MHC	Major histocompatibility complex
MIDD	Maternally inherited diabetes and deafness
MODD	Mean of daily differences
MODY	Maturity onset diabetes of the young
MW	Mittelwert
NHS	National Health Service
NPH	Neutral Protamin Hagedorn
NRS	numerische Ratingskala
oGGT	oraler Glukosetoleranztest
PDM	Persönlicher Diabetes-Manager
PKC	Proteinkinase C
PNDM	permanenter neonataler Diabetes mellitus
QUICKI	Quantitative insulin sensitivity check-index
RCAD	Renal cysts and diabetes
SGB	Sozialgesetzbuch
SuP	sensorunterstützte Pumpentherapie
TGF	tubuloglomeruläres Feedback
TNDM	transienter neonataler Diabetes mellitus
TNF	Tumornekrosefaktor
tRNA	Transport-Ribonukleinsäure
TSH	thyreoideastimulierendes Hormon
VAS	visuelle Analogskala
VEGF	Vascular endothelial growth factor
VIP	vasoaktives intestinales Peptid

Definition, Klassifikation und Epidemiologie des Diabetes bei Kindern und Jugendlichen

O. Kordonouri, T. Danne, K. Lange

T. Danne et al., *Kompendium pädiatrische Diabetologie*,
DOI 10.1007/978-3-662-48067-0_1,

Nach den Daten des aktuellen Atlas der International Diabetes Federation (IDF) haben weltweit im Jahr 2013 mehr als 382 Mio. Menschen Diabetes. Hinzu kommt eine möglicherweise ebenso große Zahl undiagnostizierter Menschen mit Typ-2-Diabetes. Im deutschsprachigen Raum tritt bei Kindern und Jugendlichen als Krankheitsentität des Syndroms Diabetes mellitus fast immer ein Typ-1-Diabetes auf. Da Kinder und Jugendliche immer häufiger Übergewicht oder Adipositas aufweisen, nimmt bei ihnen, besonders in bestimmten ethnischen Gruppen, der Typ-2-Diabetes deutlich zu. Zahlreiche andere Diabetestypen wurden in den letzten Jahren identifiziert.

1.1 Definition

Der Begriff »Diabetes mellitus« beschreibt eine Stoffwechselstörung unterschiedlicher Ätiologie, die durch das Leitsymptom Hyperglykämie charakterisiert ist. Defekte der Insulinsekretion, der Insulinwirkung oder beides verursachen v. a. Störungen des Kohlenhydrat-, Fett- und Eiweißstoffwechsels. Langfristig können Schädigungen, Dysfunktion und Versagen verschiedener Organe auftreten. Betroffen sind einerseits kleine Blutgefäße (Mikroangiopathie) mit Erkrankungen der Augen (Retinopathie), der Nieren (Nephropathie) und der Nerven (Neuropathie). Andererseits können Prozesse an den großen Gefäßen im Sinne einer Arteriosklerose durch Diabetes beschleunigt werden (Makroangiopathie).

1.2 Klassifikation

Das Expert Committee on the Diagnosis and Classification of Diabetes mellitus publizierte 1997 Empfehlungen zur Klassifikation des Diabetes. Ihnen folgten zwei Revisionen 2003 und 2009 sowie die Berichte der Expertengruppe der World Health Organization (WHO) 1999 und 2006. Diese bisher aktuellste Klassifikation berücksichtigt ätiologische Typen des Diabetes mellitus (◘ Abb. 1.1).

Terminologie Ein Typ-1-Diabetes liegt vor, wenn der Diabetes durch Zerstörung der β-Zellen mit Ketoazidoseneigung charakterisiert ist. Die β-Zellzerstörung ist meist Folge eines Autoimmunprozesses, der durch das Vorhandensein von diabetesspezifischen Autoantikörpern im Serum der Patienten begleitet wird. Bei einigen Patienten (< 10 %) werden solche Antikörper jedoch nicht nachgewiesen (idiopathisch). Wichtiges Kriterium für den Typ-1-Diabetes ist also die Ketoseneigung.

Ein Typ-2-Diabetes liegt vor, wenn der Diabetes Folge einer unzureichenden Insulinwirkung und/oder Insulinsekretion ist und, wie in den meisten Fällen, eine Insulinresistenz besteht.

Der Begriff »gestörte Glukosetoleranz« (IGT) wird dem klinischen Stadium der gestörten Glukoseregulation zugeordnet, die allen hyperglykämischen Störungen gemein und nicht unbedingt mit Diabetes gleichzusetzen ist.

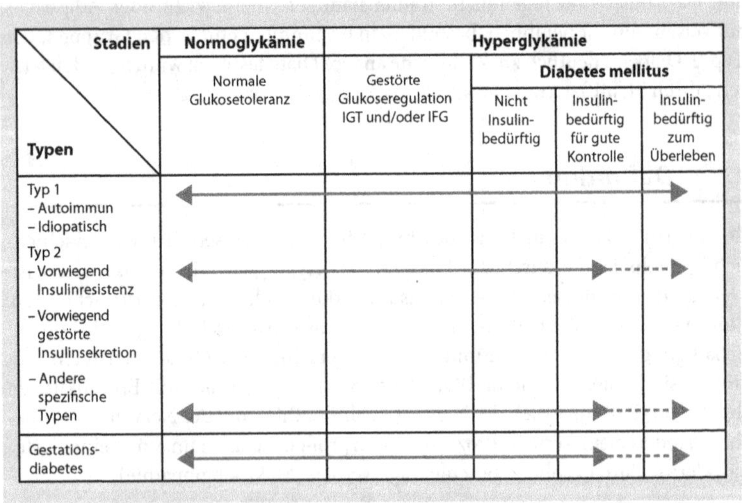

Stadien / Typen	Normoglykämie	Hyperglykämie			
			Diabetes mellitus		
	Normale Glukosetoleranz	Gestörte Glukoseregulation IGT und/oder IFG	Nicht Insulin-bedürftig	Insulin-bedürftig für gute Kontrolle	Insulin-bedürftig zum Überleben
Typ 1 - Autoimmun - Idiopatisch					
Typ 2 - Vorwiegend Insulinresistenz - Vorwiegend gestörte Insulinsekretion - Andere spezifische Typen					
Gestationsdiabetes					

◘ **Abb. 1.1** Gegenüberstellung der wichtigsten Diabetestypen mit den unterschiedlichen Stadien der Glukoseregulation (nach WHO 2006)

Der Begriff »gestörte Nüchternglukose« (»impaired fasting glucose«, IFG) wird als weiteres diagnostisches Kriterium einer gestörten Glukoseregulation definiert. Es gilt für Nüchternwerte oberhalb des Normalbereichs, aber unterhalb des für Diabetes gültigen Bereichs.

Im Terminus Gestationsdiabetes (»gestational diabetes«) werden nach dieser heute gültigen Klassifikation alle Schweregrade von der gestörten Glukosetoleranz (»gestational impaired glucose tolerance«, GIGT) bis zum Gestationsdiabetes (»gestational diabetes mellitus«, GDM) zusammengefasst.

Stadieneinteilung Nach den Empfehlungen der WHO von 1999 und 2006 werden drei klinische Stadien unterschieden:

- Stadium der normalen Glukoseregulation mit Normoglykämie,
- Stadium der gestörten Glukoseregulation mit Hyperglykämie,
- Stadium des Diabetes.

Der pathologische Prozess, der zum Diabetes führt, kann mit einer noch normalen Glukosetoleranz beginnen. Das Erkennen des pathologischen Prozesses ist wichtig, da die Entwicklung eines fortgeschritteneren Stadiums verhindert werden kann. Allerdings kann die erfolgreiche Behandlung oder der natürliche Verlauf einiger Diabetesformen dazu führen, dass die Hyperglykämie wieder in eine Normoglykämie übergeht. Die Klassifikation in die drei Stadien berücksichtigt daher sowohl die Entwicklung einer Normoglykämie zur Hyperglykämie bis hin zum Diabetes als auch deren Umkehrung.

Normoglykämie Als »normal« werden venös und kapillär im Plasma gemessene Glukosewerte unter 5,6 mmol/l bzw. 100 mg/dl definiert (◘ Tab. 1.1). Diese Grenzwerte wurden gewählt, da in verschiedenen Studien gezeigt werden konnte, dass erhöhte Nüchternwerte mit einer erhöhten Prävalenz der Mikroangiopathie und vor allem der Retinopathie einhergehen.

Gestörte Glukoseregulation Das Stadium der gestörten Glukoseregulation mit IGT und/oder IFG nimmt eine Mittelstellung zwischen einer normalen Glukosehomöostase und einem Diabetes ein. Das Risiko, einen Diabetes zu entwickeln, liegt sowohl bei einer IFG wie bei einer IGT vor, ist allerdings bei einer IGT deutlich größer als bei einer IFG.

Das Risiko besteht, auch wenn im täglichen Leben normale Blutglukosewerte gemessen werden und normale HbA_{1c}-Werte vorliegen. IFG und IGT gelten allerdings nicht als Krankheitsentitäten, sondern als Risikokategorien.

Tab. 1.1 Blutglukosegrenzwerte für die Diagnose eines Diabetes mellitus oder einer anderen Kategorie einer gestörten Glukoseregulation

		Glukosekonzentration im Plasma	
		mmol/l	mg/dl
Diabetes mellitus	Nüchtern	≥ 7,0	≥ 126
	OGTT 2-h-Werte	≥ 11,1	≥ 200
Gestörte Glukosetoleranz (IGT)	Nüchtern	< 7,0 und	< 126 und
	OGTT 2-h-Werte	≥ 7,8, aber < 11,1	≥ 140, aber < 200
Gestörte Nüchternglukose (IFG)	Nüchtern	5,6–6,9	100–125
	OGTT 2-h-Werte	< 7,8	< 140

OGTT oraler Glukosetoleranztest mit 1,75 g/kg KG bzw. maximal 75 g Glukose

Diabetes mellitus Ein behandlungsbedürftiger Diabetes mellitus liegt vor, wenn

- klinische Symptome einer Hyperglykämie (Polyurie, Polydipsie, Gewichtsabnahme) und ein im Plasma gemessener Blutzuckerwert über 11,1 mmol/l bzw. 200 mg/dl vorliegen oder
- der HbA_{1c}-Wert über 6,5 % bzw. 47,54 mmol/mol* beträgt oder
- der nüchterne im Plasma gemessene Blutzuckerwert über 7,0 mmol/l bzw. 126 mg/dl* ist oder
- der 2-h-Blutzuckerwert nach einem oralen Glukosetoleranztest (1,75 g/kg KG, maximal 75 g Glukose) über 11,1 mmol/l bzw. 200 mg/dl* liegt.
  * in der Abwesenheit klinischer Symptome müssen diese Ergebnisse durch eine zweite Testung verifiziert werden

Ätiologische Typen des Diabetes mellitus Ätiologisch wird der Diabetes mellitus folgendermaßen klassifiziert:

- Typ-1-Diabetes (Zerstörung der β-Zellen, führt normalerweise zu einem völligen Insulinmangel)
  - Immunologisch bedingt
  - Idiopathisch
- Typ-2-Diabetes (kann von einer überwiegenden Insulinresistenz mit relativem Insulinmangel bis zu einem überwiegend sekretorischen Defekt mit Insulinresistenz reichen)
- Andere Diabetestypen mit bekannten Ursachen

- Gestationsdiabetes (Krankheitsbeginn oder Nachweis einer Glukoseintoleranz während der Schwangerschaft)

Typ-1-Diabetes mellitus Bei Kindern und Jugendlichen tritt am häufigsten die Form des Typ-1-Diabetes auf, bei der es durch die autoimmunologische Zerstörung der β-Zellen des Pankreas zunächst zu einem relativen, später totalen Insulinmangel kommt. Bei 85–90 % der Patienten mit Typ-1-Diabetes können bei Manifestation Autoimmunmarker nachgewiesen werden:
- Inselzellantikörper (ICA),
- Insulinautoantikörper (IAA),
- Autoantikörper gegen Glutaminsäure-Decarboxylase (GADA),
- Autoantikörper gegen Tyrosinphosphatase IA-2 (IA2A),
- Autoantikörper gegen Zinktransporter 8 (Zn8A).

Der Typ-1-Diabetes tritt am häufigsten während der Kindheit und Jugend auf. Eine Manifestation kann jedoch grundsätzlich in jedem Lebensalter erfolgen.

Voraussetzung für die autoimmunologische Zerstörung der β-Zellen sind eine genetische Disposition und exogene Trigger, die nur teilweise identifiziert sind (z. B. Virusinfektionen). Die Patienten sind meist nicht übergewichtig. Eine Adipositas ist jedoch mit der Diagnose Typ-1-Diabetes nicht unvereinbar. Häufig liegt bei Patienten mit Typ-1-Diabetes eine weitere Autoimmunerkrankung vor (z. B. Autoimmunthyreopathie, Zöliakie etc.).

Aufgrund von langfristigen Beobachtungsstudien mit Bestimmung des Antikörperstatus bei erstgradigen Verwandten von Patienten mit Typ-1-Diabetes, aber auch in der Allgemeinbevölkerung wird gegenwärtig berechtigterweise gefragt, ob es weiter richtig ist, die Diagnose Typ-1-Diabetes erst beim Auftreten einer Glukosestoffwechselstörung zu stellen, obwohl man weiß, dass Menschen mit multiplen Antikörpern mit Sicherheit auch einen klinischen Diabetes entwickeln werden. Daher schlugen Experten verschiedener Fachgesellschaften und Institutionen (JDRF, NIH/NIDDK, ADA, Endocrine Society, ISPAD, FDA und Helmsley CT) folgende Einteilung der Stadien des Typ-1-Diabetes vor:
- **Stadium 1: Autoimmunität + / Dysglykämie – / Asymptomatischer Typ-1-Diabetes**
  Multiple Typ-1-Diabetes-assoziierte Autoantikörper und Euglykämie
- **Stadium 2: Autoimmunität + / Dysglykämie + / Asymptomatischer Typ-1-Diabetes**
  Multiple Typ-1-Diabetes-assoziierte Autoantikörper und gestörte Glukosetoleranz
- **Stadium 3: Symptomatischer Typ-1-Diabetes**
  Typische Symptome (Polyurie, Polydipsie, Gewichtsverlust, Müdigkeit, diabetische Ketoazidose etc.)

Auch wenn diese Einteilung noch nicht den Eingang in aktuelle ISPAD- und DDG-Leitlinien gefunden hat, schließen sich immer mehr Experten dieser Sichtweise an. Diese Überlegungen sind die Grundlage für bevölkerungsweite Pilotstudien zum Screening auf multiple Antikörper, wie bei der bayrischen Fr1da-Studie (▶ Kap. 2).

Typ-2-Diabetes mellitus In der Allgemeinbevölkerung ist der Typ-2-Diabetes die weitaus häufigste Diabetesform, die vorwiegend bei Erwachsenen auftritt. Er ist durch Störungen der Insulinwirkung und Insulinsekretion charakterisiert, deren Ursache bisher nicht bekannt ist. Immer liegt eine relative oder absolute Insulinresistenz vor. Genetische Faktoren spielen für die Entstehung eines Typ-2-Diabetes eine entscheidende Rolle. Bei identischen Zwillingen wurde eine 100%ige Konkordanz nachgewiesen.

Bei Kindern und Jugendlichen ist der Typ-2-Diabetes selten, obwohl in den letzten Jahren eine deutliche Zunahme beobachtet wurde (▶ Kap. 17). Sie wird mit der steigenden Häufigkeit von Adipositas in Zusammenhang gebracht. Neben genetischen Faktoren spielt auch bei Kindern der Lebensstil mit gesteigerter Nahrungszufuhr und wenig Bewegung eine entscheidende Rolle für die Entstehung eines Typ-2-Diabetes.

Besonders groß ist das Erkrankungsrisiko für Kinder und Jugendliche bestimmter ethnischer Gruppen (Amerikaner mexikanisch-hispanischer und afrikanischer Herkunft, amerikanische und kanadische Indianer, südasiatische Inder in Indien und Europa, pazifische Inselbewohner, australische Aborigines).

Bei Kindern und Jugendlichen ist die differenzialdiagnostische Entscheidung zwischen Typ-1- und Typ-2-Diabetes von zunehmender praktischer Bedeutung. In ◘ Tab. 1.2 sind daher die Charakteristika der beiden Haupttypen einander gegenübergestellt (ISPAD 2000).

Andere spezifische Diabetestypen Sehr viel seltener als ein Typ-1- oder Typ-2-Diabetes wird ein Diabetes diagnostiziert, der Teil oder Folge einer anderen Krankheit oder eines anderen Syndroms ist.

Defekte der β-Zellfunktion Einige seltene Diabetesformen sind mit monogenetischen Defekten assoziiert, die Störungen der β-Zellfunktion zur Folge haben. Eine unterschiedlich ausgeprägte Hyperglykämie tritt meist vor dem 25. Lebensjahr auf. Die Erkrankungen sind durch eine verminderte Insulinsynthese und Sekretion charakterisiert, während die Insulinwirkung wenig oder überhaupt nicht gestört ist. Die genetischen Defekte werden autosomal-dominant vererbt und wurden erstmalig unter dem Terminus MODY (»maturity-onset diabetes of the young«) beschrieben (▶ Kap. 17). Bei vielen weiteren genetischen Syndromen kann ein Diabetes auftreten (◘ Tab. 1.3).

Tab. 1.2 Charakteristika des Typ-1-, Typ-2- und monogenetischen Diabetes bei Kindern und Jugendlichen

Faktor	Typ 1	Typ 2	Monogenetisch
Genetik	Polygenetisch	Polygenetisch	Monogenetisch
Alter bei Manifestation	6 Monate bis junges Erwachsenenalter	Üblicherweise während der Pubertät (oder später)	Häufig nach der Pubertät (Ausnahme: Glukokinase und neonataler Diabetes)
Klinische Präsentation	Meistens akut, rasch	Variabel: von langsam, milde (häufig zufällig) bis schwer	Variabel (bei Glukokinase häufig zufällig)
Assoziation mit Autoimmunität	Ja	Nein	Nein
Assoziation mit Ketose	Häufig	Selten	Häufig bei neonatalem Diabetes, selten in den anderen Formen
Assoziation mit Adipositas	Entsprechend der Hintergrundspopulation	Erhöhte Häufigkeit	Entsprechend der Hintergrundspopulation
Assoziation mit Acanthosis nigricans	Nein	Ja	Nein
Häufigkeit (% der Diabetestypen bei Kindern und Jugendlichen)	90 % +	In meisten Ländern < 10 % (Japan 60–80 %)	1–3 %
Elternteil mit Diabetes	2–4 %	80 %	90 %

Tab. 1.3 Angeborene und erworbene Störungen, die gehäuft mit einem Diabetes mellitus oder einer gestörten Glukosetoleranz einhergehen. (Nach American Diabetes Association 2014 und ISPAD 2014)

Genetische Defekte der β-Zellfunktion	MODY 1 (Gendefekt für HNF-4α) MODY 2 (Gendefekt für Glukokinase) MODY 3 (Gendefekt für HNF-α) MODY 4 (Gendefekt für PDX-1) MODY 5 (Gendefekt für HNF-1β) MODY 6 (Gendefekt für Neuro-D1) MODY 7 (Gendefekt für KLF11) MODY 8 (Gendefekt für CEL) MODY 9 (Gendefekt für PAX4) MODY-like Transienter Neonataler Diabetes mellitus (TNDM, meistens imprinting Defekt 6q24) Permanenter Neonataler Diabetes mellitus (PNDM, meistens Gendefekt für KCNJ11) Mitochondrialer Diabetes Andere
Genetische Defekte in der Insulinwirkung	Typ-A-Insulinresistenz Leprechaunismus Rabson-Mendenhall-Syndrom Lipoatrophischer Diabetes Andere
Krankheiten des exokrinen Pankreas	Pankreatitis Trauma/Pankreatektomie Neoplasie Mukoviszidose Hämochromatose Fibrokalkuläre Pankreopathie Andere
Endokrinopathien	Akromegalie Cushing-Syndrom Glukagonom Phäochromozytom Schilddrüsenüberfunktion Somatostatinom Aldosteronom Andere

Tab. 1.3 (Fortsetzung)

Medikamenten- oder giftinduziert	Vacor, Pentamidin, Nikotinsäure, Glukokortikoide, Schilddrüsenhormon, Diazoxid, β-adrenerge Agonisten, Thiazide, Dilantin, Interferon α und andere
Infektionen	Konnatale Röteln Zytomegalie Andere
Ungewöhnliche Formen von immunmediiertem Diabetes	Stiff-man-Syndrom Anti-Insulinrezeptor-Antikörper Andere
Andere genetische Syndrome, die mit Diabetes assoziiert sind	Down-Syndrom Klinefelter-Syndrom Ullrich-Turner-Syndrom Wolfram-Syndrom (DIDMOAD-Syndrom) Friedreich-Ataxie Huntington-Chorea Laurence-Moon-Bardet-Biedl-Syndrom Myotone Dystrophie Porphyrie Prader-Labhardt-Willi-Syndrom Progeroid-Syndrome (Werner-, Cockayne-Syndrom) Andere

HNF Hepatic nuclear factor; *MODY* Maturity onset diabetes of the young; *DIDMOAD* Diabetes insipidus, Diabetes mellitus, opticus atrophy, deafness.

Krankheiten des exokrinen Pankreas Jeder Krankheitsprozess, der zu ausgedehnten Gewebszerstörungen der Bauchspeicheldrüse führt, kann einen Diabetes hervorrufen. Ursachen können entzündliche, metabolische, traumatische oder tumoröse Pankreaserkrankungen sein (► Kap. 17). Von besonderer Bedeutung ist bei Kindern und Jugendlichen der Diabetes bei zystischer Fibrose. Etwa 15–30 % der 15–25 Jahre alten Patienten mit Mukoviszidose entwickeln einen Diabetes.

Endokrinopathien Bei Krankheiten, die mit einer Überproduktion der kontrainsulinären Hormone Kortisol, Glukagon, Noradrenalin und Wachstumshormon einhergehen, kann ebenfalls ein Diabetes auftreten. Das ist z. B. der Fall bei Akromegalie, Cushing-Syndrom, Glukagonom und Phäochromozytom, aber auch Hyperthyreose (► Kap. 17).

Medikamenten- oder chemikalieninduzierter Diabetes Viele Medikamente, Hormone und Gifte können die Insulinsekretion vermindern und/oder die Insulinwirkung beeinträchtigen. Wegen der ausgeprägten Diabetogenität vieler Immunsuppressiva gewinnt der medikamenteninduzierte Diabetes in Zusammenhang mit den Fortschritten in der pädiatrischen Transplantationsmedizin zunehmend an Bedeutung (◘ Tab. 1.3).

Infektionen Bei Infektionen mit bestimmten Viren kann eine β-Zellzerstörung auftreten. Diabetes kommt gehäuft bei Patienten mit Röteln-Embryopathie vor. Andere Viren, von denen man annimmt, dass sie einen Diabetes induzieren können, sind das Coxsackie-B-Virus, Zytomegalievirus, Adenovirus und Mumpsvirus. Im Gegensatz zu den Virusinfektionen haben weder die Impfungen selbst noch der Impfzeitpunkt einen Einfluss auf die Entstehung eines Diabetes.

Seltene immunvermittelte Diabetesformen Das »Stiff-man«-Syndrom ist eine Autoimmunerkrankung des Zentralnervensystems, bei der hohe Titer von GAD-Antikörpern auftreten. Etwa die Hälfte der Patienten entwickelt einen Diabetes.

Bei Patienten, die eine Interferon-α-Therapie erhalten, wurden erhöhte Inselzellantikörper nachgewiesen, die zu erheblichem Insulinmangel führen können.

Anti-Insulinrezeptor-Antikörper können Diabetes hervorrufen und sind bei Patienten mit systematischem Lupus erythematodes und anderen Autoimmunerkrankungen nachgewiesen worden. Wie in anderen Fällen von ausgeprägter Insulinresistenz weisen Patienten mit Anti-Insulinrezeptor-Antikörpern oft eine Acanthosis nigricans auf. Dieses Syndrom wurde auch als Typ-B-Insulinresistenz bezeichnet.

Andere genetische Syndrome, die gelegentlich mit Diabetes assoziiert sind Bei vielen genetischen Syndromen kann ein Diabetes auftreten. Dazu gehören z. B. die Trisomie 21, das Klinefelter-Syndrom und das Ullrich-Turner-Syndrom. Auch einige hereditäre neuromuskuläre Krankheiten wie die Friedreich-Ataxie, die Huntington-Chorea und die myotone Dystrophie sind gelegentlich mit Diabetes assoziiert.

Das Wolfram-Syndrom ist eine autosomal-rezessiv vererbbare Krankheit, bei der ein insulinpflichtiger Diabetes bereits in der ersten Lebensdekade auftritt. Weitere Störungen der auch als DIDMOAD-Syndrom (»Diabetes-insipidus-Diabetes-mellitus-Optic-Atrophy-Deafness-Syndrome«) bezeichneten Krankheit sind Hypogonadismus, Diabetes insipidus, Optikusatrophie und Taubheit sowie zunehmende neurologische und mentale Defizite während der dritten und vierten Lebensdekade. 1994 konnte das Gen auf dem kurzen Arm des Chromosoms 4 lokalisiert werden. Es wurde inzwischen isoliert und als Wolframin-Gen bezeichnet.

Das Prader-Labhart-Willi-Syndrom ist durch extreme Adipositas und einen während der zweiten Dekade auftretenden Typ-2-Diabetes charakterisiert, der meist insulinpflichtig ist. Etwa 50 % der Patienten zeigen eine interstitielle Deletion am langen Arm des Chromosoms 15. Das deletierte Chromosom stammt immer vom Vater. Bei Patienten ohne Deletion wurde eine uniparenterale Disomie des Chromosoms 15 nachgewiesen.

Gestationsdiabetes Als GDM wird jeder Grad einer gestörten Glukosetoleranz während der Schwangerschaft bezeichnet.

1.3 Epidemiologie des Typ-1-Diabetes

Der Diabetes mellitus ist eine der häufigsten und am weitesten verbreiteten Krankheiten. Er kommt in jeder Altersstufe und bei allen Völkern vor. Dabei entfallen etwa 90 % auf den Typ-2-Diabetes, nur 10 % auf den Typ-1-Diabetes. Bei Kindern und Jugendlichen tritt vorwiegend der Typ-1-Diabetes auf.

Trotz großer geographischer Inzidenzunterschiede wird weltweit eine deutliche Zunahme des Typ-1-Diabetes bei Kindern und Jugendlichen beobachtet.

Die IDF geht in ihrer sechsten Ausgabe des Diabetes-Atlas 2013 bei einer Kinderpopulation von 1,9 Milliarden Kindern im Alter von 0–14 Jahren von 497.100 Kindern mit Typ-1-Diabetes aus. Auf der Grundlage publizierter Daten geht die IDF von 79.100 Neuerkrankungen pro Jahr aus (■ Abb. 1.2) sowie einem Anstieg der Inzidenzrate von weltweit 3 %. Dabei liegen die tatsächlichen Zahlen wesentlich höher, da vielerorts Kinder auch heute noch undiagnostiziert bleiben oder aufgrund fehlender Versorgung mit Insulin in der Ketoazidose versterben bzw. die publizierten epidemiologischen Daten unvollständig oder veraltet sind.

Der Typ-2-Diabetes kommt während der Kindheit und Jugend selten vor. In den letzten Jahren wurde eine Inzidenzzunahme beschrieben, die allerdings v. a. bestimmte ethnische Gruppen betrifft. Bei Erwachsenen wird dagegen eine dramatische Prävalenzzunahme des Typ-2-Diabetes beobachtet, insbesondere in den bevölkerungsreichen Gebieten Asiens. In den nächsten 10 Jahren wird weltweit mit einer Inzidenzzunahme von fast 50 % gerechnet.

1.3.1 Prävalenz und Inzidenz des Typ-1-Diabetes bei Kindern und Jugendlichen weltweit

Epidemiologische Daten über die Prävalenz des Typ-1-Diabetes bei Kindern und Jugendlichen in verschiedenen Ländern zeigen ausgeprägte regionale Unterschie-

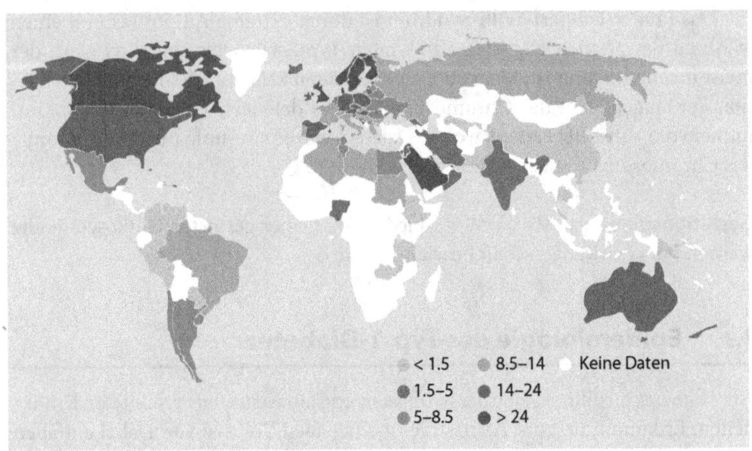

Abb. 1.2 Neue Typ-1-Diabetes-Fälle von Kindern (0–14 Jahre; pro 100.000 Kinder) pro Jahr weltweit im Jahr 2013 nach dem IDF-Atlas (6. Ausgabe)

de. Während des ersten Lebensjahres tritt dieser Diabetestyp extrem selten auf. Die Inzidenz nimmt mit dem Alter zu und erreicht einen kleineren Häufigkeitsgipfel um das 4. Lebensjahr, einen sehr viel ausgeprägteren zwischen dem 10. und 12. Lebensjahr. Jungen und Mädchen sind gleich häufig betroffen.

Am häufigsten kommt der Typ-1-Diabetes in Finnland und Schweden vor, seltener tritt die Krankheit im südlichen Europa (z. B. Frankreich) auf. Dieses zumindest für Europa nicht erklärbare Nord-Süd-Gefälle lässt sich nicht ausnahmslos bestätigen, da z. B. eine sehr hohe Inzidenz auf Sardinien und eine niedrige in Irland vorkommen.

Während der 1980er und 1990er Jahre wurden mehrere internationale Arbeitsgruppen gegründet, um Standardkriterien für die Inzidenzregister des Typ-1-Diabetes zu definieren. So erfolgt z. B. die Datenerhebung zur Überprüfung der Erfassungsgenauigkeit durch mindestens zwei voneinander unabhängige Datenquellen (Capture-Recapture-Verfahren). Ein weiteres Standardkriterium ist eine mehr als 90%ige Erfassungsvollständigkeit.

In Abb. 1.3 sind die in den ISPAD Clinical Practice Consensus Guidelines 2014 publizierten Inzidenzraten für Kinder bis 14 Jahre weltweit dargestellt. Die Inzidenzhäufigkeit variiert nicht nur zwischen verschiedenen Ländern (z. B. Korea vs. Finnland), sondern auch innerhalb einzelner Länder (z. B. Italien: Lombardei vs. Sardinien). Die Inzidenzunterschiede zwischen verschiedenen ethnischen Gruppen weisen auf die Bedeutung der genetischen Disposition bei der Entstehung des Typ-1-Diabetes hin.

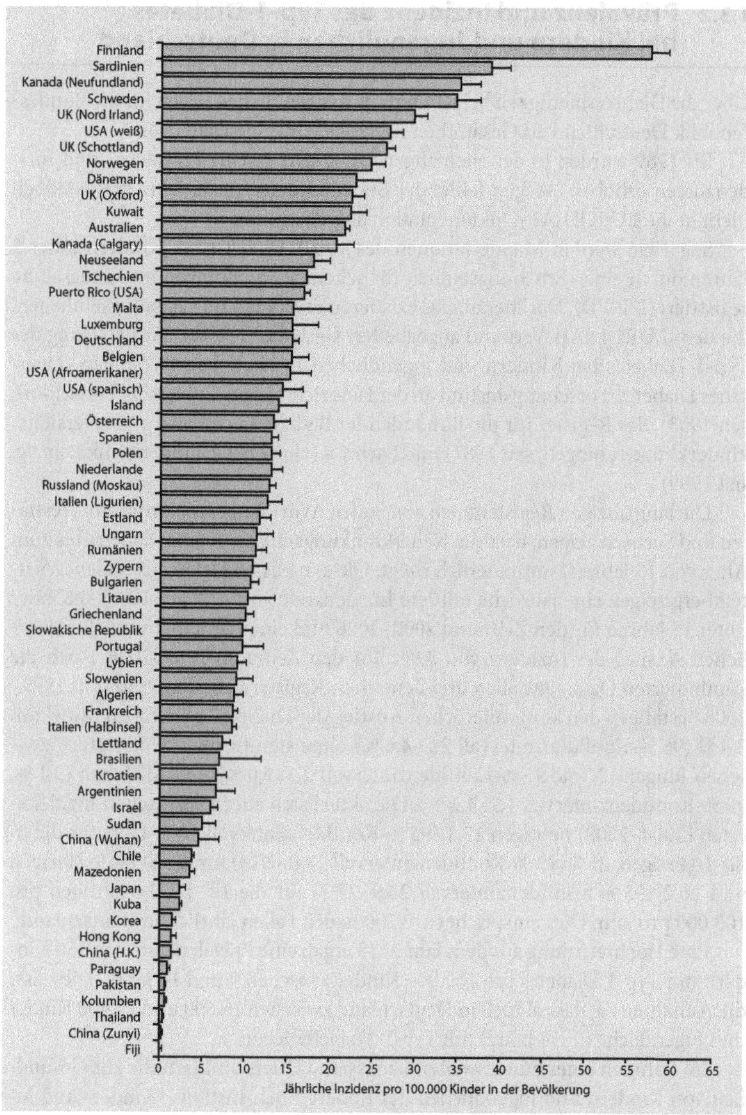

Abb. 1.3 Typ-1-Diabetesinzidenz weltweit in pädiatrischen Altersgruppen

1.3.2 Prävalenz und Inzidenz des Typ-1-Diabetes bei Kindern und Jugendlichen in Deutschland

Über die Diabeteshäufigkeit bei Kindern und Jugendlichen liegen für die Bundesrepublik Deutschland als Gesamtheit nach wie vor keine Daten vor.

Bis 1989 wurden in der ehemaligen DDR sehr genaue Prävalenz- und Inzidenzdaten erhoben. Wegen fehlender Sekundärdatenquelle wurden sie jedoch nicht in die EURODIAB-Dokumentation aufgenommen.

Seit 1996 werden Manifestationen des Typ-1-Diabetes bei Kindern unter 5 Jahren durch eine »Erhebungseinheit für seltene Erkrankungen im Kindesalter« registriert (ESPED). Darüber hinaus existieren drei deutsche Erfassungseinheiten, die dem EURODIAB-Verbund angegliedert sind: das Register zur Erfassung des Typ-1-Diabetes bei Kindern und Jugendlichen in Nordrhein-Westfalen (Deutsches Diabetes-Forschungsinstitut an der Heinrich-Heine-Universität Düsseldorf, seit 1993), das Register für die Bundesländer Baden-Württemberg (Universitätskinderklinik Tübingen, seit 1987) und Sachsen (Universitätskinderklinik Leipzig, seit 1999).

Die langjährigen Registerdaten aus Baden-Württemberg, Nordrhein-Westfalen und Sachsen zeigen, dass die Neuerkrankungsrate an Typ-1-Diabetes bis zum Alter von 15 Jahren kontinuierlich steigt. Die aktuellsten Daten aus Baden-Württemberg zeigen eine jährliche mittlere Inzidenzrate von 19,4 pro 100.000 Kinder unter 15 Jahren für den Zeitraum 2000–2006 und einen durchschnittlichen jährlichen Anstieg der Inzidenz von 3,9 % für den Zeitraum 1987–2006. Auch die kombinierten Daten aus allen drei deutschen Registern für den Zeitraum 1999–2008 bestätigen den kontinuierlichen Anstieg der Diabetesinzidenz im Mittel um 3,4 % (95 %-Konfidenzintervall 2,2–4,6 %) ohne signifikanten Unterschied zwischen Jungen (3,7 %, 95 %-Konfidenzintervall 2,3–5,0 %) und Mädchen (3,1 %, 95 %-Konfidenzintervall 1,7–4,5 %). Die aktuellsten altersspezifischen Inzidenzraten (2004–2008) betragen 17,1 (95 %-Konfidenzintervall 16,6–17,7) für die 0- bis 4-Jährigen, 25,4 (95 %-Konfidenzintervall 24,0–26,8) für die 5- bis 9-Jährigen und 26,2 (95 %-Konfidenzintervall 24,9–27,7) für die 10- bis 14-Jährigen pro 100.000 pro Jahr. Dies entspricht ca. 2.500 neuen Fällen jährlich in Deutschland.

Eine Hochrechnung aus dem Jahr 2013 ergab eine Prävalenzrate von 150 Kindern mit Typ-1 Diabetes pro 100.000 Kinder zwischen 0 und 14 Jahre. Dies lässt die Annahme zu, dass aktuell in Deutschland zwischen 15.600 und 17.400 Kinder und Jugendliche (0–14 Jahre) mit Typ-1-Diabetes leben.

Im Rahmen einer bundesweiten Längs- und Querschnittsstudie zur Gesundheit von Kindern und Jugendlichen des Robert-Koch-Instituts (Kinder- und Jugendgesundheitssurvey, KiGGS) wurden die Daten von 17.641 Kindern und Jugendlichen im Alter von 0–17 Jahren aus 167 Städten und Gemeinden Deutschlands erfasst und ausgewertet. Dabei ergab sich eine Lebenszeitprävalenz von

Diabetes mellitus für die 0- bis 17-Jährigen von 0,14 % (95 %-Konfidenzintervall 0,09–0,22). Es zeigten sich keine statistisch signifikanten Unterschiede zwischen den einzelnen Altersklassen sowie zwischen Jungen und Mädchen. Darüber hinaus waren auch keine Zusammenhänge zwischen der Lebenszeitprävalenz von Diabetes mellitus und Wohnregion, Wohnortgröße, Sozialstatus der Familien sowie Migrationshintergrund des Kindes zu verzeichnen.

Prognose Die jüngste Auswertung der EURODIAB-Daten aus 20 Ländern für den Zeitraum 1989-2003 zeigte einen mittleren jährlichen Anstieg der Diabetesinzidenz von 3,9 % (95 %-Konfidenzintervall 3,6–4,2 %). Obwohl dieser Trend bei Jungen und Mädchen gleich ausgeprägt war, wurde ein höherer Anstieg bei jungen Kindern unter 5 Jahren beobachtet (5,4 % [95 %-Konfidenzintervall 4,8 %-6,1 %]) als bei 5- bis 9-Jährigen (4,3 % [95 %-Konfidenzintervall 3,8–4,8 %]) oder 10- bis 14-Jährigen (2,9 % [95 %-Konfidenzintervall 2,5–3,3 %]) (■ Abb. 1.4).

Wenn die beobachtete Entwicklung in den nächsten Jahren anhält, wird unter Annahme einer linearen Regression die Anzahl der Neuerkrankungen im Jahr 2020 in Europa bei 24.400 liegen, während die Neuerkrankungen sich in der Altersgruppe der unter 5-Jährigen verdoppeln werden. Das entspricht einer Steigerung der Prävalenz des Typ-1-Diabetes bei Kindern bis zum 15. Lebensjahr in Europa von 94.000 in 2005 auf 160.000 in 2020. Die Prävalenz des Typ-1-Diabetes im Kindes- und Jugendalter (0–14 Jahre) lag nach Ergebnissen der Baden-Württemberger Diabetes Inzidenz Register-Gruppe (DIARY) bei 0,126 % (95 %-CI 0,121–0,132). Somit erkrankt jedes 600. Kind in Deutschland an Typ-1 Diabetes. Die vorhergesagte Prävalenz für 2026 liegt bei 0,27 %.

Obwohl diese epidemiologischen Untersuchungen keine Erklärung für die konstante Zunahme der Diabetesinzidenz im Kindes- und Jugendalter liefern können, machen sie jedoch deutlich, dass genetische Faktoren nicht dafür verantwortlich gemacht werden können. Beschleunigtes Wachstum und Übergewicht, Geburt per Kaiserschnitt oder reduzierte Infektionshäufigkeit im frühen Kindesalter sind einige von den Umweltfaktoren, die aufgrund beobachteter Assoziationen mit der steigenden Diabetesinzidenz in analytisch-epidemiologischen Studien intensiv diskutiert werden.

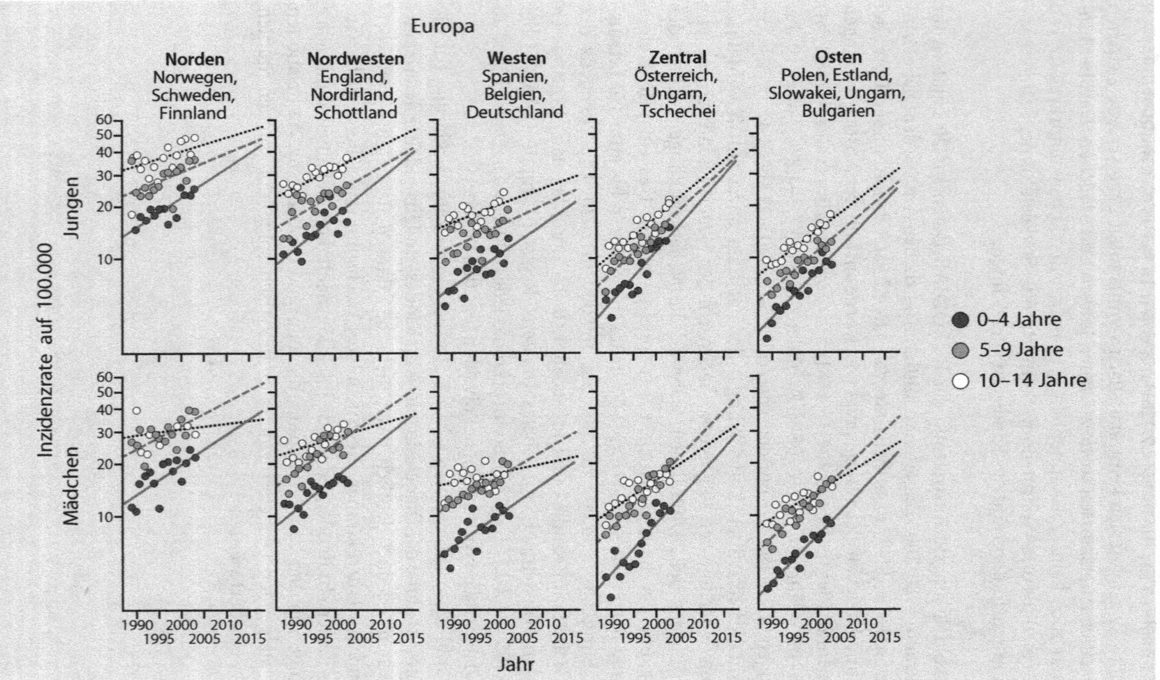

Abb. 1.4 Steigerung der Diabetesinzidenz in den verschiedenen Regionen Europas zwischen 1989 und 2003 (EURODIAB 2009). (Adaptiert nach Patterson et al. 2009)

Literatur und Webseiten

Craig ME, Jefferies C, Dabelea D, Balde N, Seth A, Donaghue KC (2014) Definition, epidemiology, and classification of diabetes in children and adolescents. ISPAD clinical practice consensus guidelines 2014 compendium. Pediatric Diabetes 15 (Suppl. 20): 4–17

Ehehalt S, Dietz K, Willasch AM, Neu A; Baden-Württemberg Diabetes Incidence Registry (DIARY) Group (2010) Epidemiological perspectives on type 1 diabetes in childhood and adolescence in Germany: 20 years of the Baden-Württemberg Diabetes Incidence Registry (DIARY). Diabetes Care 33: 338–240

Ziegler AG, Rewers M, Simell O, Simell T, Lempainen J, Steck A, Winkler C, Ilonen J, Veijola R, Knip M, Bonifacio E, Eisenbarth GS (2013) Seroconversion to multiple islet autoantibodies and risk of progression to diabetes in children. JAMA 309: 2473–2479

Literatur und Webseiten

[illegible]

Pathophysiologie und Prävention des Typ-1-Diabetes

T. Danne, K. Lange, O. Kordonouri

T. Danne et al., *Kompendium pädiatrische Diabetologie*,
DOI 10.1007/978-3-662-48067-0_2,

1869 beschrieb Paul Langerhans in seiner Dissertation die nach ihm benannten Inselzellen des Pankreas. 20 Jahre später (1889) erkannten Josef von Mering und Oskar Minkowski die Bedeutung der Bauchspeicheldrüse für die Entstehung des Diabetes mellitus. 1909 gab Jean de Meyer dem unbekannten, in den Langerhans-Inseln gebildeten Wirkstoff den Namen »Insulin«. Die epochale, die Fachwelt überzeugende Extraktion des wirksamen Hormons aus tierischen Bauchspeicheldrüsen gelang 1921 den beiden kanadischen Forschern Frederick Grant Banting und Charles H. Best. 1922 wurden die Forschungsergebnisse publiziert und 1923 mit dem Nobelpreis belohnt. Als weitere Mitarbeiter gehörten der Arbeitsgruppe der Universität Toronto J. J. R. Macleod als Chef und der Biochemiker James B. Collip an. Am 11. Januar 1922 wurde der erste Patient mit Typ-1-Diabetes im Toronto General Hospital mit dem von Banting und Best hergestellten Extrakt behandelt, während davor alle Patienten früher oder später verstorben waren. Es war der 14-jährige Leonard Thompson. Mit einer der größten Entdeckungen der Medizingeschichte begann die Insulinära des Diabetes mellitus. Ende der 1970er Jahre gelang die In-vitro-Synthese des Humaninsulins. Mit Insulin lispro wurde 1996 das erste Insulinanalogon auf den Markt gebracht.

2.1 Morphologie der Inselzellen

Das Pankreas weist zwei unterschiedliche Zellpopulationen auf:

- exokrine Zellen, die Enzyme in den Verdauungstrakt sezernieren, und
- endokrine Zellen, die Hormone in den Blutstrom abgeben.

Die Langerhans-Inseln machen annähernd 1–2 % des gesamten Pankreas beim Erwachsenen aus und sind relativ gleichmäßig in der gesamten Bauchspeicheldrüse verteilt, allerdings etwas dichter im Pankreaskopf. Das etwa 100 g schwere Pankreas des Erwachsenen enthält ca. 10^6 Inseln, das etwa 10 g schwere Pankreas eines einjährigen Kindes entsprechend weniger.

In den Inseln lassen sich vier Zelltypen nachweisen, die Insulin-sezernierenden β-Zellen, die Glukagon-sezernierenden α-Zellen, die Somatostatin-sezernierenden D-Zellen und die pankreatisches Polypeptid sezernierenden (PP-) Zellen. Die Hormonsekretion wird nicht nur über das klassische sympathische und parasympathische System gesteuert, sondern auch über peptidergische Nerven, die Neurotransmitter abgeben. Zu den Neuropeptiden, die die Insulinsekretion stimulieren, gehören u. a. die sog. Inkretine Glucagon-like Peptide-1 (GLP-1), vasoaktives intestinales Peptid (VIP) und Gastrin-Releasing Peptide (GRP).

2.2 Insulin

2.2.1 Molekulare Struktur des Insulins

Menschliches Insulin ist ein Protein mit einem Molekulargewicht von 5734. Es besteht aus insgesamt 51 Aminosäuren, die in zwei Ketten angeordnet sind. Die A-Kette mit 21 Aminosäuren ist mit der B-Kette mit 30 Aminosäuren über zwei Disulfidbrücken verbunden. Die A-Kette weist eine weitere Disulfidbrücke auf. Schon geringfügige Veränderungen der Molekülstruktur (z. B. Sprengung einer Disulfidbrücke, Abspaltung endständiger Aminosäuren) scheinen die dreidimensionale Struktur der rhombohedralen Insulinkristalle so zu verändern, dass die bioaktive Region zerstört wird und das Insulin seine biologische Wirksamkeit verliert.

Tierische Insuline, v. a. die vom Schwein, Rind und Schaf, unterscheiden sich nur in wenigen Aminosäuren vom Humaninsulin. Das Rinderinsulin differiert in drei, das Schweineinsulin nur in einer Aminosäure.

Insulinmoleküle lagern sich in verschiedenen Kristallisationsformen zusammen. Bei physiologischen Konzentrationen von weniger als 1 nmol liegt Insulin als Monomer vor. Bei höheren Konzentrationen kommt es zur Selbstassoziation von 2 Monomeren zu einem Dimer. In Anwesenheit von Zinkionen aggregieren 3 Dimere zu einer ringförmigen Struktur um 2 Zn^{2+} zu einem Hexamer. Die Assoziationen zu Dimeren und Hexameren erfolgen vorwiegend über Wasserstoffbrückenbindungen zwischen den Seitenketten von Aminosäuren der B-Kette.

2.2.2 Biosynthese und Sekretion des Insulins

Die Biosynthese des Insulins erfolgt schrittweise über zwei Vorstufen:
- Präproinsulin und
- Proinsulin.

Das funktionsfähige Insulin wird zunächst gespeichert und auf einen Sekretionsreiz hin an den perikapillären Raum abgegeben (Exozytose). Am Anfang der Signalkette, die die Insulinsynthese und Sekretion steuert, steht die β-Zellglukokinase als Glukosesensor der β-Zelle. Die Aktivität der Präproinsulinsynthese bzw. die Transkriptionsrate am Insulingen wird durch eine Reihe von Transkriptionsfaktoren gesteuert. Einzelgenmutationen an Genen, die das Enzym Glukokinase und verschiedene Transkriptionsfaktoren kodieren, sind als Ursachen der verschiedenen Formen des MODY-Typ-Diabetes identifiziert worden.

Ablauf der Insulinsynthese und Sekretion

In den Ribosomen der β-Zellen beginnt die Insulinsynthese mit der Bildung von zwei einkettigen Vorläufern, dem Präproinsulin und dem Proinsulin. Das Proinsulin ist ein Polypeptid, das die A- und B-Kette des Insulins und ein »connecting peptide« (C-Peptid) enthält. Das C-Peptid verbindet die endständige Karboxylgruppe der B-Kette mit der endständigen Aminogruppe der A-Kette. Das Proinsulin weist nur etwa 1–3 % der biologischen Wirksamkeit des Insulins auf. Allerdings besitzt Proinsulin ausgeprägte antigene Eigenschaften. Trypsinähnliche Proteasen spalten das Proinsulin in C-Peptid und Insulin.

Steuerung der Insulinsynthese und Sekretion

Die Transkriptionsfaktoren Hepatocyte Nuclear Factor(HNF)-1-α, HNF-1-β und HNF-4-α regulieren nicht nur die Expression von Insulin, sondern auch die von anderen Proteinen, die bei der Steuerung des Glukosetransports, der Glykolyse und des mitochondrialen Stoffwechsels und damit der Insulinsekretion beteiligt sind. Mutationen dieser Gene verursachen Störungen der Insulinsynthese und Sekretion, insbesondere bei der Antwort auf verschiedene Sekretionsreize, deren wichtigster die Glukose ist. Mutationen des HNF-1-α-Gens werden dem MODY-3 zugeordnet, solche des HNF-1-β-Gens dem MODY-5 und die des HNF-4-α-Gens dem MODY-1. Es ist damit zu rechnen, dass in Zukunft weitere Genmutationen und damit neue MODY- oder MODY-ähnliche Diabetestypen identifiziert werden.

In ◘ Abb. 2.1 sind Ablauf und Regulation der glukoseinduzierten Insulinsynthese und Sekretion in der β-Zelle schematisch dargestellt. Der Glukosetransport in die β-Zelle erfolgt energieunabhängig entsprechend dem Konzentrationsgefälle. Der passive Transport durch die beiden Lipidschichten der Zellmembran erfordert

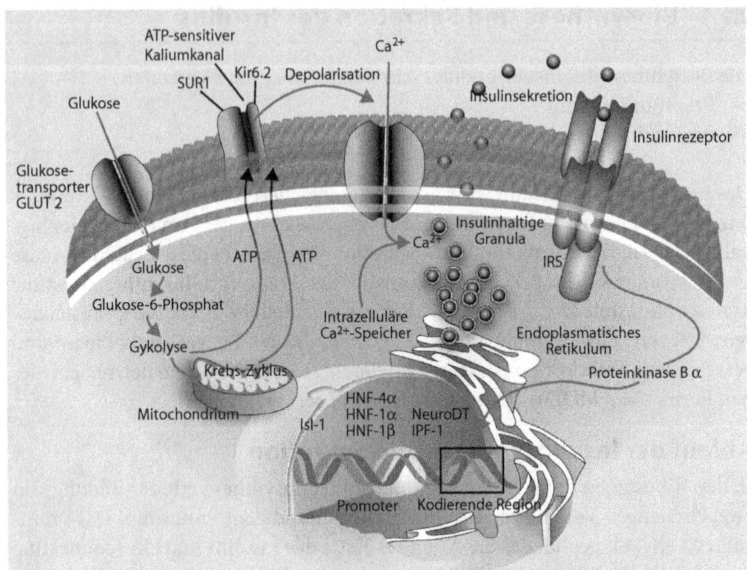

Abb. 2.1 Ablauf und Regulation der Insulinsynthese und Sekretion in der β-Zelle: Einstrom von Glukose in die β-Zelle mit Hilfe des Glukosetransporters GLUT 2. Glukokinase katalysiert den Transfer von ATP auf Glukose mit Bildung von Glukose-6-Phosphat. Die Bildung von ATP in Glykolyse und Krebszyklus führt zum Verschluss des ATP-sensitiven K+-Kanals, zur Depolarisation der Plasmamembran und zum Einstrom von extrazellulärem $Ca2^+$, das gemeinsam mit intrazellulärem $Ca2^+$ die Fusion der Speichergranula mit der Plasmamembran bewirkt. Durch Zerreißen der Membran wird Insulin in die Zirkulation sezerniert (Exozytose). Die Insulinsynthese erfolgt im endoplasmatischen Retikulum und wird durch eine Reihe von Transkriptionsfaktoren reguliert, u. a. durch die MODY-assoziierten Transkriptionsfaktoren HNF-4α (MODY-1), HNF-1a (MODY-3), HNF-1b (MODY-5), IPF-1 bzw. PDX-1 (MODY-4) und NeuroD 1 (MODY-6)

die Bindung an spezifische Carrier-Proteine, die Glukosetransporter. Der Glukosetransporter GLUT 2 ermöglicht den Einstrom in die β-Zelle. Die β-Zellglukokinase katalysiert den Transfer von Phosphat aus ATP (Adenosintriphosphat) auf Glukose und wirkt durch die Bildung von Glukose-6-Phosphat als Glukosesensor der β-Zelle. Die Glukokinasereaktion steuert damit das Ausmaß des Einstroms von Glukose in die Stoffwechselwege der Glykolyse und des Krebszyklus. Die hepatische Glukokinase ermöglicht den Aufbau von Glykogen aus Glukose. Heterozygote Mutationen des Glukokinasegens haben einen MODY-2, homozygote einen neonatalen Diabetes zur Folge. Die Plasmaglukose ist bei

Glukokinasemangel sowohl durch die verminderte glukoseinduzierte Insulinsekretion wie durch die verminderte Glykogenspeicherung in der Leber erhöht.

Die Bereitstellung von ATP aus Glykolyse und Krebszyklus führt zum Verschluss des ATP-sensitiven K^+-Kanals. Dadurch kommt es zur Depolarisation der Plasmamembran und zum Einstrom von extrazellulärem Kalzium. Das bewirkt, zusammen mit intrazellulärem Kalzium, das aus Speichern mobilisiert wird, eine Fusion der Insulin enthaltenden Speichergranula mit der Plasmamembran. Bei Zerreißen der Membran wird Insulin im Sinne einer Exozytose in die Zirkulation sezerniert.

2.2.3 Clearance und Degradation des Insulins

Sämtliche Insulin-sensitiven Gewebe können Insulin nicht nur aufnehmen, sondern auch abbauen. Clearance und Degradation des Insulins werden durch den Insulinrezeptor vermittelt. Die wichtigsten Organe für die Insulin-Clearance sind die Leber (50 %) und die Niere (25 %). Wegen der Notwendigkeit, auf Veränderungen der Blutglukosekonzentration schnell zu reagieren, besitzt das Insulin eine sehr kurze Halbwertszeit. Sie liegt bei physiologischer Sekretion in das Pfortadersystem zwischen 4 und 6 min. Bei Patienten mit Diabetes, die Insulin intrakutan injizieren, ist die Halbwertszeit verlängert, da nicht die Leber, sondern die Niere erstes Zielorgan der Insulin-Clearance ist. Die Insulin-Clearance der Niere spielt bei Insulin-behandelten Patienten eine sehr viel wichtigere Rolle als bei Stoffwechselgesunden, da subkutan injiziertes Insulin primär die Niere und erst sekundär die Leber passiert. Bei Niereninsuffizienz ist daher der Insulinbedarf dramatisch reduziert.

2.2.4 Wirkung des Insulins

Insulin stimuliert die Aufnahme von Glukose, Fettsäuren und Aminosäuren in die Zellen. Es erhöht die Aktivität bzw. Expression von Enzymen, die die Synthese von Glykogen, Lipiden und Proteinen katalysieren, während es die Aktivität bzw. Expression der Enzyme hemmt, die für deren Abbau zuständig sind. Insulin steuert die Glukosehomöostase, indem es die Glukoseaufnahme und Glykolyse in Muskulatur und Fettgewebe fördert und die Glukoneogenese und Glykogenolyse in der Leber hemmt. Insulin ist damit der wichtigste Regulator des Gleichgewichts zwischen Glukoseabsorption im Darm, Glukoseproduktion in der Leber und Glukoseaufnahme und Abbau in den peripheren Geweben (◘ Abb. 2.2).

Die vielfältigen Insulinwirkungen werden über einen spezifischen Insulinrezeptor an die Zielzellen vermittelt. Durch ihn werden Signaltransduktionsmecha-

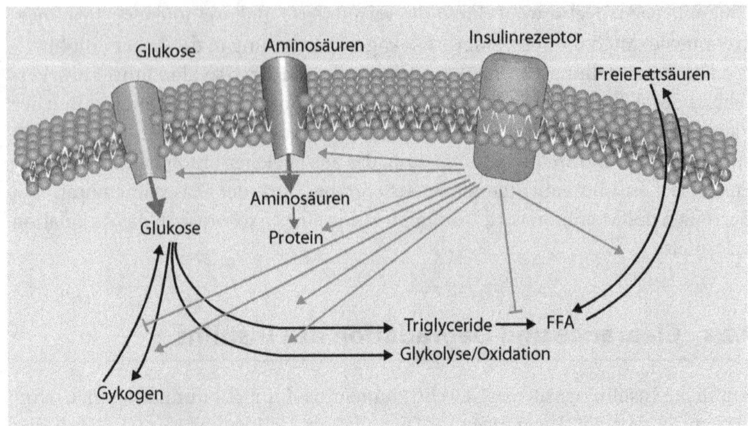

Abb. 2.2 Regulation des Stoffwechsels durch Insulin: Über den Insulinrezeptor fördert Insulin die Synthese und Speicherung von Kohlenhydraten, Lipiden und Proteinen. Es hemmt deren Abbau und Abgabe an die Zirkulation. Insulin stimuliert die Aufnahme von Glukose, Aminosäuren und Fettsäuren in die Zellen. Es erhöht die Expression und Aktivität von Enzymen, die die Glykogen-, Lipid- und Proteinsynthese katalysieren, und hemmt die Expression und Aktivität von Enzymen, die deren Degradation katalysieren. *FFA* freie Fettsäuren. (Adaptiert nach Saltiel u. Kahn 2001)

nismen in Gang gesetzt, die das Insulinsignal an die intrazellulären Stoffwechselsysteme weiterleiten. Insulin bewirkt einerseits die Aktivierung bzw. Inaktivierung von Enzymen des Kohlenhydrat-, Fett- und Proteinstoffwechsels (z. B. durch Phosphorylierungen bzw. Dephosphorylierungen), andererseits reguliert es die Enzymaktivitäten durch die Stimulation bzw. Hemmung der Transkription der Gene, die diese Enzyme exprimieren.

Insulinmangel bei Typ-1-Diabetes (Prärezeptorstörung) und Insulinresistenz bei Typ-2-Diabetes (Rezeptor- bzw. Postrezeptorstörung) führen zu einer erheblichen Dysregulation der komplexen intrazellulären Stoffwechselvorgänge.

Insulinwirkung auf den Kohlenhydratstoffwechsel

Insulin fördert den Glukosetransport in die Zellen von Muskulatur und Fettgewebe, die Glykolyse in allen Geweben und die Glykogensynthese in Leber und Muskulatur. Es hemmt dagegen die Glykogenolyse in Leber und Muskulatur und die Glukoneogenese in der Leber.

Insulin erhöht die Transportrate von Glukose durch die Zellmembran in das Fett- und Muskelgewebe. Etwa 75 % des Insulin-abhängigen Glukosetransportes betrifft die Muskulatur, nur ein kleiner Teil das Fettgewebe. Insulin fördert den Glukosetransport, indem es die Translokation des Glukosetransporters GLUT 4 aus einem intrazellulären Pool an die Zelloberfläche stimuliert. Die maximale Transportrate des für Muskel- und Fettzellen zuständigen GLUT 4 liegt im physiologischen Blutglukosebereich bei 5 mmol und kann durch Insulin um den Faktor 15–40 gesteigert werden. Mit Hilfe des Insulin-regulierten Glukosetransportes über GLUT 4 ist es daher möglich, die postprandiale Blutglukosekonzentration innerhalb physiologischer Grenzen zu halten, auch wenn unterschiedlichste Mengen von Glukose aus dem Darm resorbiert werden.

Die Funktion des für die Leberzellen und die β-Zelle zuständigen Glukosetransporters GLUT 2 wird dagegen nicht durch Insulin beeinflusst. Die maximale Transportrate von GLUT 2 liegt allerdings mit 17–20 mmol sehr hoch. Daher ist in der Leber ein bidirektionaler Glukosetransport über den gesamten Bereich unterschiedlicher Glukosekonzentrationen möglich. Die Glukoseaufnahme verläuft daher bei Hemmung der hepatischen Glukoseproduktion durch Insulin genauso ungestört wie die Glukoseabgabe bei Stimulierung der Glukoseproduktion durch Glukagon. Auch die β-Zelle kann proportional, entsprechend dem Konzentrationsgefälle, Glukose aus dem Blut aufnehmen, auch noch bei sehr hohen Blutglukosekonzentrationen. Das ist wichtig, da die für die Glukosehomöostase notwendige Insulinsekretionsrate von der intrazellulären Glukosekonzentration der β-Zelle bestimmt wird.

Die Glykolyserate wird durch Insulin deutlich erhöht. Insulin fördert nicht nur die Aktivität, sondern auch die Expression der bei der Glykolyse beteiligten Enzyme. Intrazellulär steigert Insulin die Aktivität verschiedener Schlüsselenzyme der Glykolyse. Zunächst wird die Hexokinase aktiviert, die nach Aufnahme von Glukose in die Zelle die Bildung von Glukose-6-Phosphat katalysiert, später die Phosphofruktokinase-1 (PFK-1), durch die Fruktose-6-Phosphat in Fruktose-1,6-Diphosphat umgesetzt wird. Außerdem stimuliert Insulin die Aktivität der Phosphofruktokinase-2 (PFK-2), die durch Bildung von Fruktose-2,6-Diphosphat aus Fruktose-6-Phosphat ebenfalls die Aktivität der PFK-1 stimuliert und damit zur vermehrten Bildung von Fruktose-1,6-Diphosphat beiträgt. Durch hohe Fruktose-1,6-Diphosphat-Spiegel wird wiederum die Pyruvatkinase stimuliert, sodass die Umwandlung von Phosphoenolpyruvat in Pyruvat gesteigert wird, aus dem schließlich Acetyl-CoA (Acetyl-Coenzym A), das Endprodukt der Glykolyse, entsteht.

Insulin stimuliert die Glykogensynthese und hemmt die Glykogenolyse. Das in den meisten Geweben nachweisbare Glykogen stellt eine jederzeit mobilisierbare Speicherform der Glukose dar. Die wichtigsten Glykogendepots sind in Leber und Muskulatur lokalisiert.

Wenn nach einer Mahlzeit die Glykogendepots gefüllt sind, wird fast die gesamte in Leber und Muskulatur eintretende Glukose zu Laktat abgebaut bzw. im Krebszyklus oxidiert. In der Muskulatur regelt der Glykogengehalt des Gewebes auch den Glukoseeinstrom, d. h., bei vollen Glykogendepots wird der Glukoseeinstrom gehemmt. Drei bis vier Stunden nach einer Mahlzeit, d. h. während der Postabsorptionsphase, beginnt die Leber, Glukose an die Blutzirkulation abzugeben. Die Glukose stammt zunächst fast ausschließlich aus der Glykogenolyse.

Andere Gewebe können ebenfalls Glykogen speichern. Da sie jedoch keine Glukose-6-Phosphatase-Aktivität aufweisen und daher keine freie Glukose freisetzen können, spielen sie für die Glukosehomöostase eine nachgeordnete Rolle. Das gilt v. a. für die Muskulatur, die insgesamt mehr Glykogen speichern kann als die Leber. Das Muskelglykogen wird bei Muskeltätigkeit, aber auch durch Anoxie, mobilisiert und bis zum Glukose-1-Phosphat abgebaut, um für die eigene Energiegewinnung bereitgestellt zu werden.

Die Phosphorylaseaktivität ist 50-mal größer als die der Glykogensynthase. Um die Glykogenolyse effektiv zu hemmen, muss daher die maximale Phosphorylaseaktivität durch Insulin um 99 % reduziert werden. Im Wechselspiel zwischen Glykogensynthese und Glykogenolyse spielt daher die Hemmung der Phosphorylaseaktivität eine entscheidende Rolle.

Auf molekularer Ebene kommt die Blockierung der Phosphorylaseaktivität durch die Reduktion des Phosphorylierungsgrades und damit die Deaktivierung der cAMP-abhängigen Proteinkinase zustande. Dadurch wird die aktive Phosphorylase A in die inaktive Phosphorylase B transformiert.

Insulin hemmt die Produktion und Freisetzung von Glukose aus der Leber nicht nur durch die Hemmung der Glykogenolyse, sondern auch durch die Blockierung der Glukoneogenese.

Der Begriff Glukoneogenese beschreibt die Bildung von Glukose aus verschiedenen Substraten, ausgenommen Monosacchariden und Glykogen. Glukoneogenese findet nicht nur in der Leber, sondern in geringem Maße auch in der Nierenrinde statt. Aminosäuren, insbesondere Alanin und Glutamin, sowie Laktat und Glyzerol sind die wichtigsten Substrate für die Glukoneogenese.

Die Aminosäuren stammen vorwiegend aus dem Proteinkatabolismus der Skelettmuskulatur. Dabei nimmt das Alanin eine Schlüsselstellung ein. Es stammt nicht nur aus dem Abbau der intrazellulären Proteine, sondern es wird auch im Muskelgewebe im Glukose-Alanin-Glukose-Zyklus durch Transaminierung aus Pyruvat gebildet. Keine andere Aminosäure wird in dem Maße von der Muskulatur abgegeben und von der Leber aufgenommen und zu Glukose umgewandelt wie Alanin.

Ein Drittel des für die Glukoneogenese utilisierten Laktats stammt aus Geweben mit anaerobem Stoffwechsel, z. B. Erythrozyten, Leukozyten, Nierenmark und

Retina, zwei Drittel aus Skelettmuskulatur, Dünndarm, Haut und Fettgewebe. Laktat wird zunächst zu Pyruvat, dann über Oxalazetat und Phosphoenopyruvat zu Glukose umgewandelt.

Das Ausmaß der Glukoneogenese wird in erster Linie über das Substratangebot gesteuert, d. h., hohe Konzentrationen von Aminosäuren, Laktat und Glyzerol steigern die Glukoneogenese. Durch Erhöhung der Glukosekonzentration wird die Glukoneogenese dagegen blockiert. Insulin vermindert die Freisetzung von Aminosäuren aus Proteinen durch Hemmung der Proteolyse, die von Glyzerol und Fettsäuren aus Triglyzeriden durch Hemmung der Lipolyse und die von Laktat durch Stimulierung der Pyruvatdehydrogenase.

Auf molekularer Ebene hemmt Insulin die Glukoneogenese durch die direkte Beeinflussung der Aktivität einer Reihe von Glukoneogeneseenzymen und durch die Hemmung der Expression von Genen, die diese Enzyme kodieren.

Insulinwirkung auf den Fettstoffwechsel

Insulin stimuliert die Lipogenese, d. h. die Synthese von Fettsäuren und Triglyzeriden. Es vermindert dagegen die Lipolyserate v. a. im Fettgewebe und senkt damit den Plasmaspiegel von freien Fettsäuren. Insulin hemmt die Fettsäureoxidation in Muskulatur und Leber und vermindert die Bildung von Ketonen in der Leber.

Lipogenese

Insulin vermittelt nicht nur die Aufnahme von Glukose in die Adipozyten, sondern es fördert auch den glykolytischen Abbau von Glukose. Als Endprodukt der Glykolyse entsteht Acetyl-CoA, das durch Karboxylierung in Malonyl-CoA, das Ausgangssubstrat der Fettsäuresynthese, umgewandelt wird. Die vermehrt anfallenden Fettsäuren werden zu Triglyzeriden nicht nur im Fettgewebe, sondern auch in anderen Geweben verestert.

Insulin fördert die Lipogenese jedoch nicht nur durch ein vermehrtes Substratangebot, sondern auch durch die direkte Aktivierung der Lipid-synthetisierenden Enzyme (z. B. Pyruvatdehydrogenase, Acetyl-CoA-Carboxylase, Fettsäuresynthase) sowie durch die Expression der Gene, die diese Enzyme kodieren.

Lipolyse, Fettsäureoxidation und Ketogenese

Insulin hemmt die Lipolyse durch die Verminderung von cAMP, indem es eine cAMP-spezifische Phosphodiesterase stimuliert. Dadurch wird die cAMP-abhängige Proteinkinase A gehemmt, die für die Phosphorylierung, d. h. Aktivierung der Lipase, zuständig ist. Die Aktivität der Lipase wird durch Insulin jedoch nicht nur über die Proteinkinaseblockierung gehemmt, sondern auch durch eine Phosphataseaktivierung. Dadurch wird die durch Phosphorylierung aktivierte Lipase vermehrt dephosphoryliert und damit inaktiviert.

Das Fettgewebe ist der wichtigste Triglyzeridspeicher des Körpers. Durch die Lipolyse werden langkettige Fettsäuren freigesetzt und über das Blut an verschiedene Gewebe transportiert, um dort oxidiert zu werden. Durch die Fettsäureoxidation z. B. in der Muskulatur wird nicht nur Energie freigesetzt, sondern auch die Utilisationsrate von Glukose herabgesetzt. Darüber hinaus wird jedoch auch die Oxidationsrate der Fettsäuren durch ein vermehrtes Glukoseangebot gesenkt. Es besteht daher eine reziproke Beziehung zwischen den Oxidationsraten der beiden Substrate. Dieser Kontrollmechanismus wird auch als Glukose-Fettsäure-Zyklus bezeichnet.

Der umsatzbestimmende Faktor der Fettsäureoxidation ist daher die Lipolyserate im Fettgewebe, durch die die Konzentration der Fettsäuren im Blut erhöht wird. Insulin hemmt durch Blockierung der Aktivität der Fettgewebslipase die Lipolyserate, senkt dadurch die Plasmaspiegel der Fettsäuren und vermindert deren Oxidation.

Glukagon hat eine entgegengesetzte Wirkung. Durch Erhöhung der Konzentration von Acyl-CoA steigert es die Aktivität der Lipase und damit die Lipolyserate. Fettsäuren werden vermehrt für die Oxidation bereitgestellt.

Das Schlüsselenzym der Fettsäureoxidation ist die Karnitin-Palmitoyl-Transferase 1. Sie katalysiert die Bildung von Fettsäurekarnitin (Acylkarnitin), wodurch die Passage der aktivierten Fettsäuren (Fettsäure-Acyl-CoA) durch die mitochondriale Membran erleichtert und deren Oxidation gesteigert wird.

Malonyl-CoA, dessen Bildung durch Acetyl-CoA-Carboxylase katalysiert wird, ist einerseits das Ausgangssubstrat der Fettsäuresynthese. Bei hohem Glukoseangebot mit entsprechender Insulinwirkung wird durch gesteigerte Glykolyse vermehrt Malonyl-CoA gebildet und damit die Fettsäuresynthese gefördert. Andererseits hemmt Malonyl-CoA die Aktivität der Karnitin-Palmitoyl-Transferase 1. Dadurch wird die Bildung von Acyl-Karnitin vermindert und die Passage von Fettsäure-Acyl-CoA in die Mitochondrien blockiert. Die Fettsäureoxidation wird gehemmt.

Bei Glukose- bzw. Insulinmangel ist durch die verstärkte Glukagonwirkung nicht nur die Lipolyse gesteigert und damit die Bereitstellung von Fettsäuren erhöht, sondern auch die Malonyl-CoA-Bildung durch Hemmung der Glykolyse vermindert. Dadurch ist die Fettsäuresynthese gehemmt und die Karnitin-Palmitoyl-Transferase 1 kann ungehemmt wirksam werden. Durch die vermehrte Bildung von Acylkarnitin wird der Einstrom von aktivierten Fettsäuren in die Mitochondrien erheblich gesteigert. Der vermehrte Einstrom von Fettsäure-Acyl-CoA führt dazu, dass die Fettsäuren nicht nur zur Energiegewinnung oxidiert, sondern auch im Hydroxymethylglutaryl-Zyklus zu β-Hydroxybutyrat und Azetazetat im Sinne einer gesteigerten Ketogenese transformiert werden.

Insulinwirkung auf den Proteinstoffwechsel

Insulin stimuliert die Proteinsynthese in Muskulatur, Fettgewebe, Leber und anderen Geweben und blockiert die Proteolyse v. a. in der Muskulatur. Insulin steigert die Transportrate von Aminosäuren in verschiedene Gewebe, insbesondere in die Leber.

Die Proteinsynthese wird durch das Substratangebot, d. h. die Bereitstellung von Aminosäuren, v. a. Leuzin, und in der Muskulatur auch durch das Ausmaß der Bewegungsaktivität gesteuert. Insulin erhöht die Proteinsyntheserate und blockiert den Proteinabbau durch die Aktivierung eines Enzymsystems, das als »mammalian target of rapamycin« (mTOR) bezeichnet wird. mTOR gehört zur Phosphatidyl-Inositol-3-Kinase-(PI(3)K-)Familie und wirkt v. a. als Serinkinase.

Die durch Insulin initiierte Aktivierung von mTOR erfolgt über die konsekutive Aktivierung der drei Enzyme
- PI(3)K,
- Phosphoinositide-dependent Proteinkinase (PDK 1) und
- Proteinkinase B (PK).

Als Aktivierungssignale sind neben Insulin auch Aminosäuren und »insulin-like growth factor 1« (IGF-1) beteiligt. Die Aktivierung von mTOR erfolgt letztlich durch die Phosphorylierung eines Serinrestes durch PKB. Sie kann durch Aminosäurendeprivation oder den PI(3)K-Hemmer Wortmannin blockiert werden. Das aktivierte mTOR kontrolliert die mRNA-Translationsreaktionen der Proteinsynthese.

2.2.5 Insulinrezeptor

Der Insulinrezeptor gehört zur Unterfamilie der Rezeptor-Tyrosinkinasen, zu denen auch der IGF-1-Rezeptor und der »insulin receptor-related receptor« (IRR) gehören. Beim Insulinrezeptor handelt es sich um ein tetrameres Protein, das aus einer dimeren extrazellulär gelegenen α-Untereinheit mit einer Bindungsstelle für das Insulinmolekül und einer extra-, überwiegend jedoch intrazellulär gelegenen, ebenfalls dimeren β-Untereinheit besteht. Die β-Untereinheit enthält die Tyrosinkinase. Beide Untereinheiten sind durch Disulfidbrücken miteinander verbunden. Die Synthese des Rezeptors erfolgt über ein einzelnes Polypeptid (Prorezeptor), das durch Proteolyse und Disulfidbrückenbildung in den reifen Rezeptor umgewandelt wird.

In ◘ Abb. 2.3 sind die wichtigsten Schritte der Signaltransduktion über den Insulinrezeptor dargestellt.

Die wichtigste Prärezeptorstörung ist der durch verminderte oder fehlende Insulinsekretion bedingte relative bzw. totale Insulinmangel beim Typ-1-Diabetes.

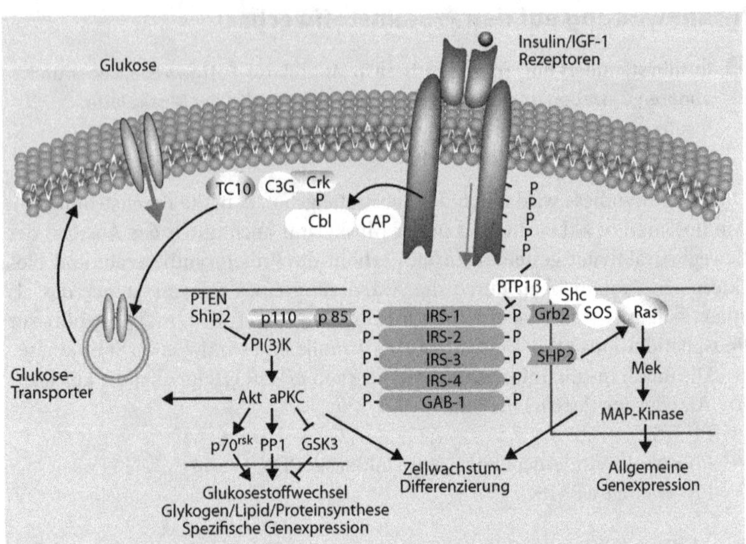

Abb. 2.3 Signaltransduktion über den Insulinrezeptor. Der Insulinrezeptor katalysiert als Tyrosinkinase die Phosphorylierung von Zellproteinen (z. B. IRS-1–4), die an die SH2-Domänen anderer Signalmoleküle andocken und sie aktivieren, z. B. die Untereinheiten p 85 und p 110 der PI(3)K mit Konsequenzen für die Glykogen-, Lipid- und Proteinsynthese, oder die SHP2 mit Aktivierung der MAP-Kaskade, die die Genexpression vieler Enzyme reguliert. Der Glukosetransporter GLUT 4 wird über den Adaptor-Protein-Komplex Cbl-CAP mit den Signalproteinen C3G und TC 10 aktiviert. Die verschiedenen Signaltransduktionswege wirken in konzertierter Weise auf die Koordination der GLUT-4-Vesikeltransporte, der Enzymaktivierung und Inaktivierung und der Genexpression und damit auf die Regulation des Kohlenhydrat-, Fett- und Eiweißstoffwechsels. (Adaptiert nach Saltiel u. Kahn 2001)

Störungen auf Rezeptorebene können durch eine verminderte Insulinbindung auf α-Untereinheitenebene oder eine gestörte Signalübermittlung auf β-Untereinheitenebene bedingt sein. Postrezeptordefekte sind Störungen im Bereich des oxidativen und nichtoxidativen Glukosestoffwechsels, der Glukoneogenese, der Glykogensynthese und Glykogenolyse, der Lipogenese und Lipolyse sowie der Proteinsynthese und Proteolyse. Die Assoziation und Dissoziation des Insulins an seinem Rezeptor ist in den verschiedenen Geweben (Adipozyten, Leberzellen, Muskelzellen) unterschiedlich ausgeprägt. Die Insulinbindung an den Rezeptor ist schließlich auch vom Ausmaß des Insulinangebots abhängig. So führt ein Überangebot von Insulin zur Verminderung der Rezeptorbindung (Down-Regulation), ein Minderangebot zu erhöhter Bindungsaffinität (Up-Regulation).

Zusammenwirken der verschiedenen Schritte der Insulinsignaltransduktion und Koordination der wichtigsten Insulinwirkungen

- Proteintranslokation zur Zellmembran (GLUT-4-Vesikeltransport)
- Stimulation des Membrantransports (Glukose, Fettsäuren, Aminosäuren, Ionen)
- Stimulation der Glykogenese in Leber und Muskulatur
- Stimulation der Lipogenese im Fettgewebe
- Stimulation der Proteinsynthese in Muskulatur, Fettgewebe und Leber
- Hemmung der Glukoneogenese in der Leber
- Hemmung der Lipolyse in Leber und Fettgewebe
- Hemmung der Proteolyse in verschiedenen Geweben
- Regulation der Zellproliferation und Zelldifferenzierung in verschiedenen Geweben

Intrazellulär wirkt Insulin meist über die Aktivierung bzw. Inaktivierung von Enzymen (Phosphorylierungs- bzw. Dephosphorylierungsreaktionen) und die Hemmung bzw. Stimulation der Transkription von Genen, die für die Expression der beteiligten Enzyme zuständig sind.

Beim Insulinmangel des Typ-1-Diabetes liegt eine typische Prärezeptorstörung vor, bei der Insulinresistenz des Typ-2-Diabetes dagegen eine Rezeptor- bzw. Postrezeptorstörung.

2.2.6 Insulinresistenz

Die bei Adipositas und Typ-2-Diabetes auftretende Insulinresistenz ist durch Defekte auf verschiedenen Funktionsebenen charakterisiert. Die Insulinsensitivität kann durch Verminderung der Konzentration des Insulinrezeptors in unterschiedlichen Geweben beeinflusst werden, aber auch durch die Reduzierung der Tyrosinkinaseaktivität, der Konzentration und Aktivität der IRS, der Aktivität der PI(3)K und seiner Untereinheiten, der Glukosetransporter-Translokation (GLUT 4) und der Aktivität weiterer intrazellulärer Enzyme. Auch das Fettgewebe verändert die Insulinsensitivität durch die Freisetzung freier Fettsäuren und die Sekretion von Hormonen, den sog. Adipokinen.

Genetische Defekte des Insulinrezeptors sind zwar sehr selten, sie gehen allerdings mit den schwersten Formen der Insulinresistenz einher (z. B. Leprechaunismus, Rabson-Mendenhall-Syndrom, Typ-A-Syndrom der Insulinresistenz).

Beim polygenetisch vererbbaren Typ-2-Diabetes ist die Insulinresistenz sehr unterschiedlich ausgeprägt. Ursache hierfür ist u. a. ein Polymorphismus der für die Kodierung der Proteine zuständigen Gene, die die Insulinsekretion, die Insulinsignalübertragung und die komplexen Vorgänge des Intermediärstoffwechsels kontrollieren.

Die Insulinsensitivität wird auch durch das Fettgewebe beeinflusst. Die bei Typ-2-Diabetes und Adipositas auftretende Insulinresistenz wird durch die aus dem Fettgewebe stammenden freien Fettsäuren deutlich verstärkt. So hemmen die freien Fettsäuren die Glukoseaufnahme, die Glykogensynthese und die Glukoseoxidation und fördern die hepatische Glukosebereitstellung. Außerdem vermindern sie die Insulinsensitivität durch Hemmung der Insulin-stimulierten IRS-1-Phosphorylierung und der IRS-1-assoziierten PI(3)K-Aktivität auf Postrezeptorebene.

Schließlich wird die Insulinsensitivität durch einige Hormone beeinflusst, die vom Fettgewebe sezerniert und als Adipokine bezeichnet werden. Leptin wirkt auf Rezeptoren des ZNS, hemmt die Nahrungsaufnahme und fördert die Energiebereitstellung. Leptinmangel oder -resistenz sind durch eine ausgeprägte Insulinresistenz charakterisiert. Die Zufuhr von exogenem Leptin verbessert dagegen die Insulinsensitivität und damit die Glukosetoleranz.

Weitere von den Adipozyten sezernierte Adipokinine sind das Adiponektin und das Resistin. Die Substitution von Mäusen mit Adiponektin vermindert die Insulinresistenz, die Plasmaspiegel von freien Fettsäuren und den Triglyzeridgehalt in Muskulatur und Leber. Bei lipoatrophischen Mäusen wird die Insulinresistenz durch die kombinierte Behandlung mit Leptin und Adiponektin aufgehoben, während die isolierte Zufuhr von Leptin bzw. Adiponektin die Insulinresistenz nur vermindert.

2.2.7 Messung der Insulinkonzentration, Sekretion und Sensitivität

Das Insulin weist erhebliche basale und postprandiale Konzentrationsschwankungen im Plasma auf (0–200 μU/ml). Die Basalwerte betragen 10–20 μU/ml, die Postprandialwerte steigen bis 100 μU/ml. Bei Kindern werden niedrigere Werte gemessen. Sie steigen jedoch während der Pubertät an. Die tägliche Insulinsekretion liegt bei Kindern und Jugendlichen zwischen 0,8 und 1,2 I.E./kg KG. Die Insulinsekretion erfolgt pulsatil in zwei Phasen, einer kurzen 1. Phase (10 min) und einer längeren 2. Phase (50–100 min). Die klassischen Clamp-Tests zur Bestimmung der Insulinsekretion und Sensitivität sind durch Berechnungsmethoden ergänzt worden, die entweder Basalwerte für Glukose und Insulin oder Befunde des oGTT verwenden. Die mit unterschiedlichen Formeln ermittelten Indizes (HOMA, QUICKI, ISI usw.) korrelieren gut mit den Ergebnissen der sehr viel aufwendigeren Clamp-Tests (s. unten).

Messung der Insulinkonzentration

Die β-Zelle sezerniert neben Insulin äquimolare Mengen von C-Peptid sowie in geringem Maße auch intaktes und Split-Proinsuline. Proinsuline werden von der Leber nicht extrahiert. Daher weisen sie im Vergleich zu Insulin (5 min) eine relativ lange Halbwertszeit auf (90 min). Da Proinsuline im Plasma akkumulieren, entfallen basal etwa 15–20 % der Gesamtmenge von Insulin und Proinsulin auf Proinsuline. Die mit klassischen Radioimmunoassays bestimmten Insulinwerte lagen wegen der Kreuzreaktivität mit Proinsulinen deutlich höher als die mit modernen Methoden gemessenen. Die Insulin-Assays werden am meisten durch Antiinsulin-Antikörper und Hämolyse gestört. C-Peptid-Radioimmunoassays sind weniger genau und kostenaufwendiger.

Die Insulinkonzentration ist durch ausgeprägte Schwankungen gekennzeichnet. Das hängt u. a. damit zusammen, dass das Insulin pulsatil sezerniert wird. Einer kurzen 1. Phase von etwa 10 min Dauer folgt eine längere 2. Phase von 50–100 min Dauer. Diese Oszillationen sind für die Glukosehomöostase notwendig. Sie sind nach Glukosebelastung bzw. nach Nahrungsaufnahme sehr viel ausgeprägter. Bei verminderter Glukosetoleranz, Typ-2-Diabetes und im Alter sind sie weniger ausgeprägt. Für eine normale Glukoseregulation ist die Insulinsekretion der 1. Phase von besonderer Bedeutung.

Die Insulinkonzentration beträgt beim nüchternen Stoffwechselgesunden venös und arteriell 10–20 μU/ml. Im Pfortaderblut liegt sie 2- bis 3-fach höher. Andere Autoren geben Nüchternwerte zwischen 10 und 15 μU/ml in arteriellem und Werte zwischen 17 und 40 μU/ml im Pfortaderblut an. Bei Kindern liegen die Basalwerte eher niedriger (zwischen 5 und 10 μU/ml). Bei sehr niedriger Blutglukosekonzentration werden Werte von nahezu 0–2 μU/ml gemessen.

Nach Nahrungsaufnahme werden arteriell Spiegel bis 100 μU/ml sowie portal Konzentrationen bis 180 μU/ml gemessen. Daraus geht hervor, dass die Leber fast 50 % des vom Inselzellsystem in den Pfortaderkreislauf sezernierten Insulins extrahiert.

Während der Pubertät treten deutlich erhöhte Insulinnüchternwerte auf. Die Insulinkonzentration nach oraler oder intravenöser Glukosebelastung ist bei Jugendlichen ebenfalls gegenüber der bei Kindern erhöht. Bei Mädchen liegen die Werte meist noch höher als bei Jungen. Ursache dieser basal und nach Stimulation erhöhten Plasmaspiegel von Insulin bei Jugendlichen ist die durch Wachstumshormon und wahrscheinlich auch durch Sexualhormone bedingte Verminderung der Insulinsensitivität während der Pubertät.

Stoffwechselgesunde Freiwillige sezernieren basal, d. h. ohne Nahrungszufuhr, 14–17 μU Insulin pro Minute, das sind etwa 1 I.E./h bzw. 24 I.E./Tag. Das entspricht einer Basalinsulinsekretion von etwa 0,35 I.E./kg KG und Tag. Bei Kindern und Jugendlichen werden während eines Fastentages entsprechende Basalinsulinwerte nachgewiesen. Die orale Gabe von 12 g Glukose erfordert die Bereitstellung von etwa 1,35 I.E. Insulin.

Unter Berücksichtigung dieser Daten weist ein etwa 10-jähriges Kind mit einem Körpergewicht von 30 kg folgenden täglichen Insulinbedarf auf:

- nahrungsunabhängige Basalinsulinsekretion: 10,5 I.E. (0,35 I.E./kg KG),
- nahrungsabhängige Prandialinsulinsekretion (bei Zufuhr kohlenhydrathaltiger Nahrungsmittel, die 14 × 10 g Glukose äquivalent sind): 19 I.E. (0,65 I.E./kg KG).

Insgesamt werden etwa 1,0 I.E. Insulin/kg KG und Tag benötigt. Der ermittelte Wert für den Insulintagesbedarf entspricht den klinischen Erfahrungen mit der differenzierten Prandial- und Basalinsulinsubstitution von Kindern und Jugendlichen mit Typ-1-Diabetes. Der tägliche Insulinbedarf liegt bei Säuglingen, Klein- und Schulkindern eher niedriger (0,8 I.E./kg KG), bei Jugendlichen dagegen oft deutlich höher (bis 1,5 I.E./kg KG).

Messung der Insulinsekretion und Sensitivität

Insulin nimmt unter den Hormonen eine Sonderstellung ein, weil seine Wirkung nicht nur von der Änderung seiner Sekretionsraten, sondern auch von seiner Sensitivität in verschiedenen Geweben abhängt. Insulinsekretion und Sensitivität beeinflussen sich gegenseitig. Jede Verminderung der Insulinsensitivität wird durch eine Steigerung der Insulinsekretion beantwortet. Dadurch wird eine Hyperglykämie normalerweise verhindert. Wenn eine Insulinresistenz vorliegt und die β-Zellen nicht mehr in der Lage sind, kompensatorisch vermehrt Insulin zu sezernieren, nimmt die Hyperglykämie zu, die Nüchternblutglukosewerte sind erhöht, die Glukosetoleranz ist vermindert und ein Typ-2-Diabetes kann auftreten.

Die Messung dieser beiden voneinander abhängigen Parameter ist im Hinblick auf die Aufklärung der Pathogenese des Typ-2-Diabetes von großer wissenschaftlicher, jedoch geringerer praktischer Bedeutung. Die Referenzmethode für die Bestimmung der Insulinsekretion ist der hyperglykämische Glukose-Clamp-Test, die für die Messung der Insulinsensitivität der euglykämisch-hyperinsulinämische Glukose-Clamp-Test. Da beide Messmethoden sehr aufwendig sind, wurden Tests entwickelt, die mit wenigen basalen Bestimmungen der Blutglukose- und Plasmainsulinkonzentration auskommen. Mit dem »homeostasis model assessment« (HOMA) können mit Hilfe mathematischer Annäherungen sowohl die β-Zellfunktion (HOMA-B) sowie die Insulinsensitivität bzw. Resistenz (HOMA-R) ermittelt werden. Im Abstand von 5 min werden jeweils dreimal der Nüchternblutglukose- und Insulinwert bestimmt. Die Gleichung zur Schätzung der Insulinresistenz bzw. β-Zellfunktion aus einem Nüchternglukose-Wert und dem korrespondierenden Insulinspiegel beruht auf dem Insulin-Glukose-Produkt geteilt durch eine Konstante nach der Formel (im Vergleich zu einem normalgewichtigen

Menschen < 35 Jahren, der eine 100 % β-Zellfunktion bzw. eine Insulinresistenz von 1 hätte):

- HOMA-IR = (Nüchternglukose (mg/dl) × Insulin mU/l)/405
- HOMA-IR = (Nüchternglukose (mmol/l) × Insulin mU/l)/22,5
- HOMA-β = (360 × Insulin mU/l)/(Nüchternglukose (mg/dl) – 63)
- HOMA-β = (20 × Insulin mU/l)/(Nüchternglukose (mmol/l) – 3,5)

Für die Berechnung des sog. »quantitative insulin sensitivity check-index« (QUICKI) zur Abschätzung der Insulinsensitivität wird nur eine Blutentnahme für die Messung der Nüchternwerte für Glukose und Insulin benötigt. Die Berechnungsformel lautet:

$$\text{QUICKI} = 1/(\log(\text{Nüchterninsulin}\ \mu\text{U/ml}) + \log(\text{Nüchternglukose mg/dl}))$$

Dabei sind Insulinresistenz und Insulinsensitivität invers korreliert. Typische Werte aus der QUICKI-Bestimmung fallen in einen Bereich zwischen 0,45 für sehr gesunde Menschen und 0,30 für Menschen mit Diabetes. Somit reflektieren niedrigere Zahlen eine zunehmende Insulinresistenz und geringere Insulinsensitivität. Auch die Befunde des oGTT können zur Ermittlung der Insulinsekretion und/oder Sensitivität herangezogen werden. Mit Hilfe unterschiedlicher Berechnungsformeln können verschiedene Indizes berechnet werden, z. B. der »insulin sensitivity index« (ISI). In die verschiedenen Formeln werden die Glukose- und Insulinwerte unterschiedlicher Zeitpunkte nach Glukosebelastung, evtl. auch der Body-Mass-Index (BMI), eingetragen und die Sensitivität sowie Werte für die 1. bzw. 2. Phase der Insulinsekretion berechnet. Die ermittelten Daten stimmen gut mit den Befunden der klassischen, sehr viel aufwendigeren Clamp-Tests überein.

2.3 Glukagon und andere Inselzellpeptide

Die Glukosehomöostase wird wesentlich durch den Insulin-Glukagon-Antagonismus, d. h. durch eine fein aufeinander abgestimmte Insulin- und Glukagonsekretion, gesteuert. Das Somatostatin, erst recht aber das PP, haben für die Pathophysiologie des Diabetes eine nachgeordnete Bedeutung, während die Inkretine, wie das Glukagon-like-Peptide (GLP-1), bereits heute eine große Bedeutung in der Therapie des Typ-2-Diabetes haben.

2.3.1 Glukagon

Glukagon ist ein einkettiges Peptid ohne Disulfidbrücke. Es besteht aus 129 Aminosäuren und hat ein Molekulargewicht von 3485. Die Primärstruktur des Glukagons ist bei allen Säugetieren gleich. Das C-terminale Ende der Peptidkette scheint für die biologische Wirksamkeit und die spezifische Antigenität des pankreatischen Glukagons verantwortlich zu sein. Glukagon wird nicht nur in den α-Zellen des Pankreas, sondern auch in der Magenmukosa gebildet. Daneben wurden in der Darmschleimhaut und in den Speicheldrüsen glukagonähnliche Substanzen nachgewiesen, deren Molekulargewicht meist über dem des pankreatischen Glukagons liegt. Da sie mit unspezifischen Glukagonantikörpern reagieren, werden sie als immunreaktives Glukagon (IRG) bezeichnet.

Die Biosynthese des Glukagons verläuft in den α-Zellen des Pankreas über ein Proglukagon. Bei Stimulation erfolgt die Sekretion des in Granula gespeicherten Glukagons ebenfalls durch Exozytose.

Die Sekretion wird durch folgende Agonisten stimuliert:

- nervöse (Vagus, Splanchnikus, β-adrenerge Agonisten, β-adrenerge Blocker),
- endokrine (Cholezystokinin, Gastrin, Sekretin, Pankreastatin, GIP, VIP, Wachstumshormon, ACTH, TSH, Katecholamine, Prostaglandine),
- metabolische (Abfall der extrazellulären Konzentration utilisierbarer Zucker und Fettsäuren, Anstieg des Aminosäurenspiegels), aber auch
- cholinerge,
- α-adrenerge,
- β-adrenerge und
- dopaminerge.

Schließlich fördern auch Neurotransmitter wie Galanin und pharmakologische Substanzen (Diazoxid, Sulfonylharnstoffe, Aspirin) die Glukagonsekretion. Insulin, Somatostatin, Glukagon selbst und GLP-1 hemmen die Glukagonsekretion. Während hohe Plasmaspiegel von Glukose und Fettsäuren die Ausschüttung von pankreatischem Glukagon hemmen, stimulieren Kohlenhydrat- und Fettingestion die Freisetzung von intestinalem Glukagon.

Die Art der Durchblutung einer Langerhans-Insel mit der Flussrichtung des arteriellen Blutes vom β-zellreichen Kern zum α-zellreichen Randsaum ermöglicht eine feinabgestimmte parakrine Regulation von Glukagon- und Insulinsekretion. Der funktionelle Insulin-Glukagon-Antagonismus ist eine der wichtigsten Grundlagen der Glukosehomöostase.

Die Inaktivierung des Glukagons erfolgt vorwiegend in der Leber, den Nieren und der Skelettmuskulatur.

Die physiologische Serumkonzentration pankreatischen Glukagons liegt bei stoffwechselgesunden Menschen zwischen 50 und 150 pg/ml, die Tagessekretion beträgt 0,10–0,15 mg. Die physiologischen Serumkonzentrationen von Glukagon schwanken sehr viel weniger als die von Insulin.

Glukagon repräsentiert gemeinsam mit den Katecholaminen (Adrenalin und Noradrenalin), Kortisol und Wachstumshormon das katabole Prinzip des Energiestoffwechsels. Seine Wirkungen sind dem des anabol wirkenden Insulins entgegengesetzt. Glukagon steigert die Glukoseproduktion durch Stimulation der Glukoneogenese und Glykogenolyse sowie die Ketogenese in der Leber. Es erhöht weiterhin die Lipolyserate im Fettgewebe.

Obwohl die Glukagonwirkung von relativ kurzer Dauer und durch die Insulinsekretion limitiert ist, sorgt das Glukagon für die Freisetzung utilisierbarer Substrate (Glukose, Fettsäuren, Ketonkörper) und für die Energiegewinnung bei Mangelzuständen (Hunger, Hypoglykämie). Daher steigt der Glukagonspiegel bei körperlicher Anstrengung, Trauma, Schmerz, Verbrennungen, Blutungen, Sepsis, Hypoxie oder anderen Formen von Stress.

Im Zusammenspiel mit anderen katabol wirkenden, kontrainsulinären Hormonen stellt Glukagon v. a. Glukose für das Gehirn bereit, während die Katecholamine Fettsäuren für die Muskulatur mobilisieren.

Neben seinen Stoffwechselwirkungen beeinflusst das Glukagon verschiedene Organfunktionen (Herz, Gefäße, Gastrointestinaltrakt, Niere) und stimuliert die Freisetzung von Hormonen (Katecholamine, Wachstumshormon, Insulin, Kalzitonin, Prostaglandin), während es die von GIP hemmt.

2.3.2 Somatostatin

Somatostatin wird in den D-Zellen der Inselzellen synthetisiert. Somatostatin-synthetisierende Zellen wurden jedoch auch in der Magenmukosa und in der Schilddrüse nachgewiesen. Das in den D-Zellen synthetisierte Peptid besteht aus einer Kette von 14 Aminosäuren (Somatostatin-14), während das gastrale Somatostatin 28 Aminosäuren (Somatostatin-28) aufweist.

Cholinerge und β-adrenerge Agonisten fördern die Somatostatinsekretion, während α-adrenerge und dopaminerge Agonisten sie hemmen. Glukagon, Insulin und v. a. GLP-1 und andere gastrointestinale Hormone (GIP, Cholezystokinin, Sekretin) stimulieren die Somatostatinfreisetzung, Somatostatin selbst hemmt sie.

In Abhängigkeit vom Ort seiner Entstehung scheint Somatostatin unterschiedliche Wirkungen aufzuweisen. Es hemmt die Ausschüttung von Wachstumshormon und TSH (thyreoideastimulierendes Hormon) in der Hypophyse und die basale und stimulierte Sekretion von Insulin, Glukagon und PP durch parakrine Wirkung auf die α-, β- und PP-Zellen im Pankreas. Kurzfristige Somatostatininfusionen führen zu Hypoglykämien (Glukagonsuppression), langfristige zu ausgeprägten Hyperglykämien (Insulinsuppression).

Seine Hauptwirkung entfaltet das Somatostatin jedoch im Bereich des Gastrointestinaltraktes. Während und nach der Nahrungsaufnahme stimulieren dieselben Substrate und Hormone die Insulinsekretion und die Somatostatinsekretion. Allerdings mit sehr unterschiedlichen Wirkungen. Somatostatin supprimiert die

Ausschüttung der gastrointestinalen Hormone Sekretin, Gastrin und Cholezystokinin. Weiterhin hemmt es die exokrine Funktion des Pankreas. Somatostatin hemmt die Magensäureproduktion und die Magenmotilität und verzögert damit die Magenentleerung. Es vermindert die Motilität der Duodenalmuskulatur und die Gallenblasenkontraktion und den Blutstrom im Gastrointestinaltrakt. Somatostatin zügelt nicht nur die endokrine Pankreassekretion (Insulin, Glukagon), sondern auch die Verdauung und Absorption von Nahrungssubstraten im Gastrointestinaltrakt.

2.3.3 Inkretine

Für die Regulation des Stoffwechsels bestehen zwischen Darm, endokrinem Pankreas und Gehirn enge endokrine Wechselwirkungen, die eine wichtige physiologische Rolle spielen. Als Inkretineffekt bezeichnet man das Phänomen, dass die Insulinantwort bei identischem Blutzuckerverlauf nach oraler Glukoseaufnahme stärker ausfällt als nach intravenöser Glukosegabe. Nach einer Mahlzeit werden von endokrinen Zellen des Dünndarms die Peptidhormone »glucagon-like peptide-1« (GLP-1) und »gastric inhibitory polypeptide« (GIP) sezerniert. GIP und GLP-1 stimulieren die Insulinsekretion und tragen zu etwa 60 % der postprandialen Insulinsekretion bei. Beide Hormone bedingen den Inkretineffekt und werden daher Inkretine genannt.

Bei Patienten mit Typ-2-Diabetes ist der Inkretineffekt aufgehoben oder eingeschränkt. Durch GLP-1-Gaben wird die bei Typ-2-Diabetes gesteigerte Glukagonsekretion gehemmt. Dies führt zu einer Hemmung der Glukoseproduktion der Leber und damit auch zu einer deutlichen Besserung der Nüchternhyperglykämie. Die physiologische Gegenregulation einer Hypoglykämie durch Glukagon ist von der GLP-1-bedingten Glukagonsuppression nicht betroffen. GLP-1 selbst kann keine Hypoglykämien auslösen. Zusätzlich ist GLP-1 auch als Neurotransmitter im Hypothalamus neben anderen regulatorischen Peptiden als Mediator der Sättigung beteiligt. Neben der Hemmung der Magenentleerung und Reduktion der Nahrungsaufnahme bewirkt GLP-1 in Tierexperimenten auch eine Zunahme der Betazellmasse und die Stimulation der Insulinbiosynthese in Betazellen. Dieses Phänomen ist nicht ausschließlich durch die Senkung von Glukosekonzentrationen und damit einer Wegnahme der Glukosetoxizität bedingt. GLP-1 hemmt zum einen die Apoptose von Betazellen, die bei Typ-2-Diabetes vor allem auch unter dem Einfluss von freien Fettsäuren und Fettgewebsmediatoren (Adipokinen) wie Tumornekrosefaktor-α (TNF-α) gesteigert ist. Zum anderen stimuliert GLP-1 die Betazellneogenese aus Stammzellen und undifferenzierten Vorläuferzellen. Die Insulinbiosynthese in Betazellen wird ebenfalls stimuliert. Ob diese Effekte auch beim Menschen eine identische Rolle spielen, ist bislang noch nicht endgültig geklärt.

2.4 Hormonelle Steuerung der Glukosehomöostase

Die Regulation der Glukosehomöostase mit Blutglukosewerten zwischen 60 und 180 mg/dl (3,3 und 10 mmol/l) hängt in erster Linie von einem fein aufeinander abgestimmten Wechselspiel der beiden Inselzellhormone Insulin und Glukagon ab. Während das Insulin die Aufnahme, Verbrennung oder Speicherung von Glukose in den insulinabhängigen Organen Muskulatur, Fettgewebe und Leber aktiviert, kontrolliert das Glukagon die Produktion von Glukose in der Leber durch die Stimulation der Glukoneogenese und der Glykogenolyse. Bei allen Lebenssituationen, z. B. unter Ruhebedingungen, bei Muskeltätigkeit, nach Mahlzeiten oder im Hungerzustand vertritt das Insulin daher das anabole, das Glukagon dagegen das katabole Stoffwechselprinzip. Unter bestimmten Bedingungen (z. B. bei Hypoglykämie) greifen neben Insulin und Glukagon auch Katecholamine, Kortisol und Wachstumshormon in die Glukoseregulation ein.

2.4.1 Glukosehomöostase unter Ruhebedingungen

Die typische Struktur der Durchblutung der Langerhans-Inseln mit der Flussrichtung des arteriellen Blutes vom β-zellreichen Kern zum α- und D-zellreichen Randsaum sorgt für eine direkte parakrine Kommunikation von α- und β-Zellen über interzelluläre Kanäle. Glukagon stimuliert auf diesem direkten Wege die Insulinsekretion, während Insulin die Glukagonsekretion hemmt. Bemerkenswert ist, dass das Insulin sehr viel ausgeprägtere physiologische Konzentrationsänderungen aufweist als das Glukagon (Insulin: 0–600 pmol; Glukagon: 10–40 pmol). Wichtig ist weiterhin, dass die beiden Hormone über das Portalsystem direkt zur Leber, dem wichtigsten Schaltorgan der Stoffwechselregulation, gelangen. Unter Ruhebedingungen reguliert das vom Inselzellsystem sezernierte Insulin-Glukagon-Gemisch die Glukosehomöostase und verhindert damit sowohl Hyper- wie Hypoglykämien.

Die Glukoseutilisation beträgt unter Ruhebedingungen beim Erwachsenen etwa 170 mg/min, entsprechend 10 g/h bzw. 240 g/Tag. Das sind etwa 2 mg/kg/min bzw. 120 mg/kg/h oder 3 g/kg/Tag. Etwa 50–60 % des Glukoseverbrauchs entfallen beim Erwachsenen auf das Gehirn, das über die Blut-Liquor-Schranke insulinunabhängig Glukose aufnehmen kann. Der Rest wird von Muskulatur, Fettgewebe, Leber und Nierenmark verbraucht sowie von den glykolyseabhängigen korpuskulären Bestandteilen des Blutes. Wegen ihres Mitochondrienmangels können Erythrozyten Glukose nur anoxidativ zu Laktat abbauen. Um unter basalen Bedingungen eine Glukosehomöostase aufrechtzuerhalten, muss die Leber pro Stunde mindestens 10 g Glukose produzieren. Davon entfallen knapp drei Viertel auf die glukagongesteuerte Glukoneogenese in der Leber. Glukagon ist lebensnotwendig, um unter Ruhebedingungen eine minimale Glukosebereitstellung für das Gehirn zu garantieren. Das erklärt z. B., warum bisher kein angeborener Glukagonmangel bekannt geworden ist.

Untersuchungen der basalen Glukoseproduktion und Utilisation bei Kindern zwischen 4 Monaten und 6 Jahren (1–25 kg KG) ergaben einen linearen gewichtsabhängigen Anstieg des Glukoseverbrauchs, der zwischen 5 und 8 mg/kg/min lag, entsprechend 300–480 mg/kg/h bzw. 7,2–11,5 g/kg/Tag. Das sind auf das Körpergewicht bezogen mehr als doppelt so viel wie beim Erwachsenen. Allerdings entfallen 60–80 % des Glukoseumsatzes auf das Gehirn, das bei jungen Kindern im Verhältnis zur Körpermasse sehr schwer ist und während der ersten Lebensjahre noch erheblich an Volumen zunimmt. Erst im Alter von 6 Jahren werden etwa 90 % des Gehirngewichtes von Erwachsenen erreicht. Der Glukoseverbrauch des Gehirns von größeren Kindern und Jugendlichen nähert sich zunehmend dem des Erwachsenen an.

2.4.2 Glukosehomöostase bei körperlicher Tätigkeit

Bei körperlicher Aktivität sorgen Hyperglukagonämie, Hypoinsulinämie und eine erhöhte Insulinsensitivität für eine ausreichende Glukoseversorgung der arbeitenden Muskulatur. Hypoglykämien und die Minderversorgung des Gehirns mit Glukose werden dabei vermieden. Wegen des erhöhten Glukoseverbrauchs der Muskulatur bei körperlicher Aktivität müssen erhebliche Mengen an Glukose bereitgestellt werden, um eine Hypoglykämie zu vermeiden. Der notwendige Anstieg der Glukoseproduktion in der Leber ist Folge einer adrenerg stimulierten Glykogenolyse und einer durch vermehrte Glukagonsekretion stimulierten Glukoneogenese. Gleichzeitig wird die Insulinsekretion adrenerg gehemmt. Dadurch werden die Glukoseaufnahme und der Glukoseverbrauch im Fettgewebe, aber auch in der nichtarbeitenden Muskulatur gehemmt.

In Ruhe sind nur etwa 5 % der Insulinrezeptoren am Glukosetransport beteiligt. Bei Muskelkontraktion werden deutlich vermehrt Insulinrezeptoren wirksam, u. a. durch die verbesserte Durchblutung. Insgesamt kommt es bei Muskeltätigkeit zu einer erheblichen Erhöhung der Insulinsensitivität.

2.4.3 Glukosehomöostase nach Nahrungsaufnahme

Die Steigerung der prandialen Insulinsekretion erfolgt bereits während der Nahrungsaufnahme durch die gastrointestinalen Hormone GIP und GLP-1, die auch als Inkretine bezeichnet werden. Weiterhin wird die Insulinsekretion reaktiv durch den Blutglukoseanstieg stimuliert. Die Glukagonsekretion wird in Abhängigkeit vom Ausmaß der Glukoseresorption gebremst. Die prandiale Somatostatinämie zügelt die Verdauung und Absorption der Nahrungssubstrate im Darm. Nach Nahrungsaufnahme wird die Glukosehomöostase daher durch ein funktionelles Wechselspiel der Inselzellhormone Insulin, Glukagon und Somatostatin sowie der gastrointestinalen Hormone GIP und GLP-1 gesteuert.

Nach oraler Nahrungsaufnahme sorgt der Insulin-Glukagon-Antagonismus für die Limitierung des Blutglukoseanstiegs auf Werte über 180 mg/dl (10 mmol/l). Der durch Glukoseresorption im Darm bedingte Glukoseanstieg im Blut stimuliert die Insulinsekretion. Die prandiale Insulinämie führt zur Steigerung der Glukoseaufnahme in Muskulatur und Fettgewebe und minimiert damit den Blutglukoseanstieg. Die hepatische Glukoseproduktion wird durch Hemmung der Glukagonsekretion reduziert.

Dabei spielt allerdings die Zusammensetzung der Nahrung eine wichtige Rolle. Glukosereiche Mahlzeiten führen zur Steigerung der Insulin- und ausgeprägten Verminderung der Glukagonsekretion und damit zur Reduzierung der Glukoneogenese und Steigerung der Glykogensynthese sowie Vermeidung einer Hyperglykämie. Bei eiweiß- und fettreichen, aber kohlenhydratarmen Mahlzeiten wird dagegen Glukagon vermehrt sezerniert, um die Glukoneogenese zu stimulieren und eine Hypoglykämie zu verhindern.

Die Insulinsekretion wird jedoch nicht nur reaktiv durch den prandialen Blutglukoseanstieg, sondern auch schon vorher durch gastrointestinale Hormone stimuliert. Bereits während des Anstiegs der enteralen Glukosekonzentration wird die Sekretion der Inkretine GIP und v. a. GLP-1 induziert.

Durch Insulin, aber auch die gastrointestinalen Hormone GLP-1, GIP, Cholezystokinin und Sekretin, werden gleichzeitig sowohl pankreatisches als auch v. a. gastrales Somatostatin vermehrt sezerniert. Durch die gastrointestinalen Wirkungen des prandialen Somatostatins werden die Verdauung und Absorption und damit der Einstrom von Nahrungsbestandteilen gezügelt, um den postprandialen Blutglukoseanstieg zu vermindern. Die subtile, durch Substrate und Hormone gesteuerte Koordination von α-Zell-, β-Zell- und D-Zellfunktion trägt wesentlich zur Glukosehomöostase während und nach der Nahrungsaufnahme bei.

2.4.4 Glukosehomöostase bei fehlender Nahrungsaufnahme

Bei hypokalorischer Ernährung oder während langanhaltenden Fastens wird die Glukosehomöostase in erster Linie durch Hypoinsulinämie und Hyperglukagonämie aufrechterhalten. Kinder weisen im Vergleich zu Erwachsenen wegen ihrer verminderten Leber-, Fett- und Muskelmasse eine geringere Toleranz gegenüber Hungerzuständen auf. Die Energieversorgung des Gehirns ist bei ihnen während längeren Fastens besonders auf die Utilisation von Ketonkörpern angewiesen.

Bei fehlender Nahrungszufuhr und sinkendem Blutglukosespiegel wird die Insulinsekretion blockiert. Als Folge des Insulinmangels gelangt weniger Glukose in die insulinabhängigen Gewebe, Muskulatur und Fett. Der Glukosemangel wird zunächst durch den Abbau von Glykogen ausgeglichen. Die Leber des Erwachsenen kann 40–50 g Glukose aus ihrem Glykogendepot mobilisieren. In der sehr viel kleineren Leber von Kindern wird entsprechend weniger Glykogen gespeichert. Bei Nahrungsmangel reicht diese Reserve daher für höchstens 12 h.

Nach längerem Fasten ist der Organismus auf die Energiebereitstellung durch Lipolyse, Ketogenese und Glukoneogenese angewiesen. Diese drei Vorgänge werden durch die Verminderung des Insulin-, v. a. aber die Erhöhung des Glukagonspiegels stimuliert. Durch die erhöhte Lipolyse im Fettgewebe und die gesteigerte Proteolyse in der Muskulatur werden Fettsäuren und Aminosäuren freigesetzt. Die Fettsäuren werden teils oxidiert, teils unter dem Einfluss von Glukagon zu Ketonen umgewandelt. Ein Drittel der Aminosäuren, die der Glukoneogenese als Substrat dienen, stammen aus der Muskulatur. Da sowohl die Fett- als auch die Muskelmasse bei Kindern im Vergleich zur Körpermasse vermindert sind, verfügen Kinder über eine deutlich verminderte Glukoneogenesekapazität. Nach 30 h Fasten weisen Kinder im Vergleich zu Erwachsenen niedrigere Glukosewerte (2,9 mmol/l vs. 4,0 mmol/l bzw. 52 mg/dl vs. 72 mg/dl), niedrigere Alaninwerte (167 μmol vs. 279 μmol), aber höhere β-Hydroxybuttersäure-Werte (3,7 mmol vs. 0,9 mmol) auf.

Da die Glykolyse bei Insulinmangel durch den verminderten Glukoseeinstrom in die Zellen und fehlende Aktivierung der Glykolyseenzyme gehemmt ist, fallen nicht nur Pyruvat, sondern auch Malonyl-CoA vermindert an. Dadurch fällt die Hemmung der in der Mitochondrienmembran lokalisierten Carnitin-Palmitoyl-Transferase-1 weg, sodass vermehrt Acylkarnitin gebildet wird und dadurch vermehrt Acyl-CoA-Ketten in die Leberzellen aufgenommen und teils oxidiert, teils zu Ketonen umgewandelt werden können. Die vermehrt gebildeten Ketone werden bei Glukosemangel zur Energiegewinnung sowohl in der Peripherie als auch im Gehirn verbrannt. Da bei Kindern der Energieverbrauch des Gehirns im Vergleich zur Körpermasse sehr viel größer ist als bei Erwachsenen, sind Ketonkörper bei Kindern die wichtigste alternative Energiequelle bei Glukosemangel.

> **Kinder tolerieren Hungerzustände sehr viel weniger als Erwachsene. Während Erwachsene nach mehrtägigem Fasten selten eine Hypoglykämie entwickeln, treten bei Kindern auch beim Fehlen metabolischer Störungen schon nach 20–24 h Hunger vermehrt Hypoglykämien auf.**

Nach längerem Fasten kommt es bei Kindern mit zunehmendem Alter zu einem relativen Anstieg der Blutglukosekonzentration und zum Abfall der Werte für freie

Fettsäuren und β-Hydroxybuttersäure. Die Fettsäureoxidation nimmt bei Kindern mit dem Alter ab, während die Ketonkörperutilisation zunimmt.

2.4.5 Glukosehomöostase bei Stress

Vorgänge, die mit Stress einhergehen (z. B. Trauma, Operationen, Verbrennungen, Sepsis), stellen an die Glukoseregulation erhebliche Anforderungen. Vor allem die zentralnervöse Energieversorgung muss auch bei evtl. Hypoperfusion des Gehirns gesichert werden.

Im Vordergrund steht eine adrenerg regulierte Stimulation der Glukagonsekretion und Hemmung der Insulinsekretion. Bei Hypovolämie wird adrenerg die Blutversorgung und damit auch die Glukoseversorgung der peripheren Organe zugunsten des Gehirns vermindert. Durch Adrenalin wird außerdem die Insulinsensitivität in den insulinabhängigen Organen erheblich reduziert (stressbedingte Insulinresistenz). Sowohl die Sekretion als auch die Wirkung von Glukagon werden durch die glukoregulatorischen Stresshormone Adrenalin, Kortisol, Wachstumshormon und die β-Endomorphine besonders in der Leber gesteigert. Die Glykogenolyse und Glukoneogenese werden maximal gefördert und steigern die hepatische Glukoseproduktion. Eine Erhöhung der Blutglukosekonzentration wird dabei in Kauf genommen, um auch bei zerebraler Hypoperfusion eine ausreichende Energieversorgung zu ermöglichen.

2.4.6 Glukosehomöostase bei Hypoglykämie

Bei stoffwechselgesunden Erwachsenen treten akute Hypoglykämien, d. h. Blutglukosewerte unter 50 mg/dl (2,8 mmol/l), praktisch nicht auf. Nur bei schwerster körperlicher Belastung und gleichzeitiger Nahrungskarenz (z. B. »Hungerast« bei Radrennfahrern) kann sich eine Hypoglykämie entwickeln. Bei Kindern besteht eine geringere Hypoglykämietoleranz, v. a. bei längerem Nahrungsentzug. Bei Patienten mit Typ-1-Diabetes ist die Glukoseregulation gestört, da die Wirkung des injizierten Insulins weiterbesteht, wenn eine Hypoglykämie droht.

Bei sinkendem Blutglukosespiegel erfolgt die Glukoseregulation zur Vermeidung einer Hypoglykämie über mehrere Stufen:

- Verminderung der Insulinsekretion,
- Stimulation der Glukagonsekretion,
- Stimulation der Adrenalinsekretion,
- Ausschüttung von Kortisol, Wachstumshormon, Noradrenalin,
- Glukoseautoregulation.

Der zweiten Stufe der Glukoseregulation entspricht die Stimulation der Glukagonsekretion (bei etwa 68 mg/dl bzw. 3,8 mmol/l). Der Antagonismus zwischen Insulin und Glukagon steht in der Hierarchie glukoseregulativer Faktoren zur Vermeidung einer Hypoglykämie an oberster Stelle. Die Stimulation der glukagonsezernierenden α-Zellen erfolgt über sympathische und parasympathische Nervenfasern, wobei die sympathischen Neurotransmitter Noradrenalin und Galanin und die parasympathischen Neuropeptide sowie Acetylcholin wirksam werden.

Bei weiterem Abfall des Blutglukosespiegels tritt die dritte Stufe der Glukoseregulation in Kraft, die Stimulation der Adrenalinsekretion. Dies ist auch notwendig, wenn im Rahmen einer autonomen Neuropathie bei länger dauerndem Diabetes die hypoglykämieinduzierte Glukagonsekretion ausfällt. Adrenalin hemmt die Insulinsekretion, stimuliert die Glukagonsekretion, fördert die Glukoneogenese in der Leber und hemmt die Glukoseutilisation in der Muskulatur. Adrenalin und Glukagon können sich gegenseitig im Rahmen der Glukoseregulation ersetzen. Bei fortgeschrittener autonomer Neuropathie mit Fehlen beider Regulationsfaktoren ist die Stoffwechselsituation allerdings desolat.

Kortisol, Wachstumshormon und andere Hormone (z. B. Noradrenalin) spielen bei der Glukoseregulation eine nachgeordnete Rolle. Ob bei Blutglukosewerten zwischen 30 und 50 mg/dl (1,7 und 2,8 mmol/l) eine effektive Glukoseautoregulation erfolgt, ist fraglich. Ohne hormonelle Unterstützung kann die hepatische Glukoseproduktion durch Glukosemangel nicht wirksam stimuliert werden.

2.5 Genetik

Der Typ-1-Diabetes entsteht durch eine immunvermittelte Zerstörung der insulinproduzierenden β-Zellen des Pankreas. Neben bislang nicht eindeutig identifizierten Umweltfaktoren spielen genetische Faktoren für die Initiierung dieser Fehlregulierung des Immunsystems eine Rolle. Man weiß heute, dass der Typ-1-Diabetes eine komplexe genetische Krankheit ist, bei der multiple Gene mit nicht genetischen Faktoren interagieren. Das Risiko, an Diabetes zu erkranken, ist für Verwandte eines Menschen mit Diabetes größer als für einen Menschen, in dessen Familie kein Diabetes nachweisbar ist. Die genetische Variation beeinflusst sowohl die Immunregulation als auch die Immunantwort gegen Umweltfaktoren. Dadurch wird die individuelle Empfänglichkeit sowohl für den Beginn der Autoimmunität bei Typ-1-Diabetes wie auch die Progression durch die asymptomatischen Stadien der Erkrankung bis zur klinischen Manifestation definiert.

Da nahe Verwandte ähnlichen Umweltfaktoren ausgesetzt sind, könnten diese auch als Erklärung des gehäuften familiären Auftretens herangezogen werden. Vergleichende Untersuchungen von monozygoten (100 % gemeinsame Gene) und dizygoten Zwillingen (im Schnitt 50 % gemeinsame Gene) konnten diese Annahme jedoch widerlegen, da Zwillinge vergleichbaren prä- und postnatalen Umwelteinflüssen ausgesetzt sind. Bei eineiigen Zwillingen liegt eine Konkordanz von 40–60 % vor. Bei zweieiigen Zwillingen beträgt diese Konkordanz dagegen nur 20 %, d. h., bei 20 % der zweieiigen Zwillinge weisen beide einen Diabetes auf. Die Konkordanzrate für Typ-1-Diabetes bei eineiigen Zwillingen erlaubt auch eine Abschätzung der nichtgenetischen Einflussfaktoren.

Sie beträgt etwa 34 % bis zum Alter von 30 Jahren, 43 % innerhalb von 12 Jahren nach Erkrankung des Indexpatienten und nur 50 % 40 Jahre nach Manifestation des ersten Zwillings. Diese hohe Diskordanzrate belegt, dass etwa die Hälfte der Variabilität durch andere ätiologische Faktoren erklärt wird. Genetische Faktoren spielen offenbar auch eine Rolle für das Manifestationsalter. Während eineiige Zwillingspaare eine hohe Korrelation im Manifestationsalter zeigten (r = 0,94), lag diese bei Nicht-Zwillingsgeschwistern deutlich niedriger (r = 0,53).

Die Bedeutung hereditärer Faktoren ist für die Entstehung der verschiedenen Diabetestypen (Typ 1, Typ 2, Schwangerschaftsdiabetes) unterschiedlich zu bewerten. Eindeutig ist die Situation bei den Diabetesformen zu bewerten, für die lokalisierte genetische Defekte in der Regulation der Insulinsekretion, der β-Zellmasse oder der Insulinsensitivität identifiziert wurden. Die klinische Symptomatik dieser Krankheit reicht von Glukosetoleranzstörungen bis zum manifesten Diabetes mellitus.

2.5.1 Erbmodus

Man geht davon aus, dass selbst der Typ-1-Diabetes eine genetisch heterogene Krankheit ist und somit unterschiedliche genetische Faktoren bei einzelnen Patienten zum Tragen kommen. Die Zahl der krankhaft veränderten Gene ist unterschiedlich groß, und die Gene sitzen an unterschiedlichen Orten (Loci) verschiedener Chromosomen. Ganz bestimmte Genkonstellationen können dann zu der Stoffwechselstörung führen, die sich als Diabetes manifestiert.

Die Analyse des Erbmodus wird dadurch zusätzlich erschwert, dass der Typ-1-Diabetes eine genetisch komplexe Krankheit ist, bei der zahlreiche Gene mit nichtgenetischen Faktoren (z. B. Umweltfaktoren) interagieren. Ein Beweis für die Notwendigkeit präzipitierender nichtgenetischer Faktoren ist die deutlich unter 100 % liegende Konkordanzrate monozygoter Zwillinge.

Während der letzten 10 Jahre sind über 20 Typ-1-Diabetes-prädisponierende Gene durch Kopplungs- und Assoziationsstudien identifiziert worden, die sich über das gesamte Genom verteilen (◘ Abb. 2.4). Während die HLA-Region ungefähr die Hälfte des genetischen Risikos erklärt, sind die Effekte der übrigen bislang identifizierten Gen-Loci schwach. Dieses kann darin begründet sein, dass der Effekt nur in einer kleinen Untergruppe von Patienten mit Typ-1-Diabetes vor-

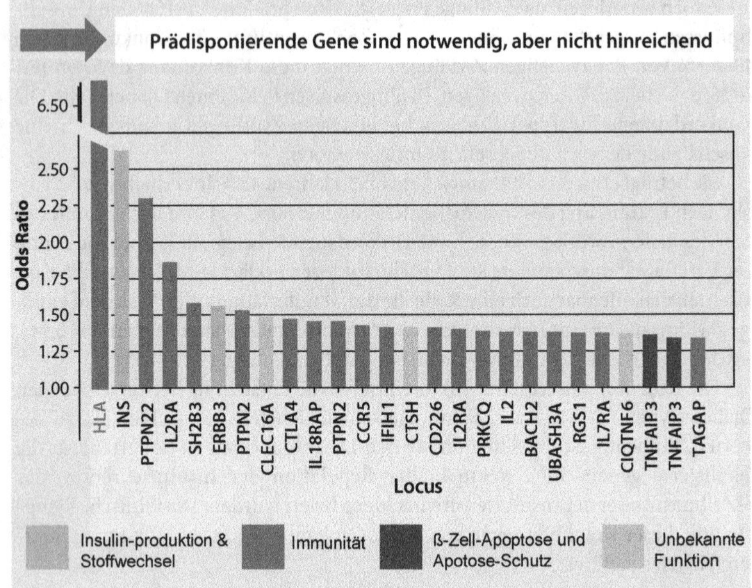

Abb. 2.4 Übersicht der mit Typ-1-Diabetes assoziierten Gene. (Adaptiert nach Pociot et al. 2010)

handen ist oder ein Empfänglichkeitsgen nur zu einem geringen Anstieg des Risikos führt, obwohl es häufig vorkommt. Daher ist die Identifikation der einzelnen genetischen Faktoren sehr schwierig und oft widersprüchlich.

Auch für den Typ-2-Diabetes wird ein multifaktorieller Erbgang angenommen. Zwillingsstudien erlauben eine Abschätzung der unterschiedlichen Bedeutung genetischer Faktoren für die Entstehung des Typ-1- bzw. Typ-2-Diabetes. So verdeutlichen die Befunde der englischen Zwillingskohorten, die bei nur 80 von 147 eineiigen Zwillingen eine Konkordanz für Typ-1-Diabetes, dagegen bei 48 von 53 Zwillingen eine Typ-2-Diabeteskonkordanz nachweisen konnten, dass der Typ-2-Diabetes fast ausschließlich durch hereditäre Faktoren determiniert wird, während für die Entstehung des Typ-1-Diabetes nichtgenetische Faktoren eine mindestens ebenso wichtige Rolle spielen.

2.5.2 Erbrisiko

Wegen der genetischen Heterogenität des Diabetessyndroms kann das Risiko, an Diabetes zu erkranken, nur geschätzt werden.

Eine Reihe neuerer Studien gibt Auskunft darüber, wie heute das Risiko, an Typ-1-Diabetes zu erkranken, zu beurteilen ist (◘ Tab. 2.1). Während man früher davon ausging, dass die Manifestation eines Typ-1-Diabetes üblicherweise bis zum 30. Lebensjahr auftrat (juveniler Diabetes), belegen immunologische Studien heute, dass viele ursprünglich als Typ-2-Diabetes klassifizierte Patienten einen spät manifestierenden Typ-1-Diabetes aufweisen. Wenn bei allen Diabetespatienten eine immunologische oder genetische Diagnostik durchgeführt würde, müssten die Inzidenz- und Prävalenzdaten für Typ-1-Diabetes sicher nach oben korrigiert werden. Bisher werden jedoch üblicherweise die Berechnungen bis zum 30. Lebensjahr angegeben.

Die Prävalenz des Typ-1-Diabetes liegt für Kaukasier bis zum 30. Lebensjahr bei 0,4 %. Etwa 10–13 % aller neu diagnostizierten Kinder stammen aus Familien mit mindestens einem erstgradigen Verwandten mit Typ-1-Diabetes. Bei Personen ohne familiäre Belastung liegt das Risiko dagegen etwa 10-mal niedriger. Bei Angehörigen 1. Grades eines Menschen mit Typ-1-Diabetes liegt die Prävalenz bei etwa 5 %, d. h. 15-mal höher. Dabei kommt es auch darauf an, wer in der Familie erkrankt ist. Am höchsten ist das Risiko bei monozygoten Zwillingen und höher bei Geschwistern als bei Eltern. Das Erbrisiko für Kinder beträgt ebenfalls etwa 5 %, wenn nur ein Elternteil erkrankt ist. Sind Vater und Mutter erkrankt, so steigt es auf mehr als 20 %. Bei Kindern erkrankter Väter entwickelt sich häufiger (5–6 %) ein Typ-1-Diabetes als bei Kindern diabetischer Mütter (2–3 %).

Diabetesassoziierte Antikörper treten ohne manifesten Diabetes häufiger bei Kindern von Vätern mit Diabetes auf. Die Ursachen für diese Beobachtung sind unbekannt. Diskutiert werden folgende Möglichkeiten:

- Bei Feten mit erhöhtem Diabetesrisiko tritt häufiger ein Abort auf.
- Der Diabetes der Mutter sowie das Alter der Mutter stellen einen gewissen Schutzfaktor für die Diabetesentwicklung beim Kind dar. Kindern von Müttern mit einem Typ-1-Diabetes, bei denen bei Geburt GAD oder IA-2-Antikörper nachweisbar sind (diaplazentar von der Mutter auf den Feten übertragen), haben ein niedrigeres Risiko, selbst Autoantikörper bzw. einen manifesten Diabetes zu entwickeln. Offenbar stellt die fetale Antikörperexposition einen Schutzfaktor für die zukünftige Entwicklung einer Inselzellautoimmunität dar.
- Diabetes-prädisponierende Faktoren wirken weniger diabetogen, wenn sie von der Mutter vererbt werden (»genetic imprinting«).

Tab. 2.1 Geschätztes Risiko für die Entwicklung von Diabetes (American Diabetes Association)

Diabetesvorkommen in der Familie		Geschätztes Risiko
Kein Diabetes in der Familie		11%iges Risiko für einen Typ-2-Diabetes im Alter von 70 Jahren
Ein Elternteil mit Typ-1-Diabetes (rund 2-mal höheres Risiko, wenn die Diagnose vor dem 11. Lebensjahr gestellt wurde)	Vater	6%iges Risiko für einen Typ-1-Diabetes
	Mutter, wenn sie bei der Geburt < 25 Jahre alt war	4%iges Risiko für einen Typ-1-Diabetes
	Mutter, wenn sie bei der Geburt ≥ 25 Jahre alt war	1%iges Risiko für einen Typ-1-Diabetes
Geschwister mit Typ-1-Diabetes		10%iges Risiko für einen Typ-1-Diabetes im Alter von 50 Jahren
Eineiige Zwillinge mit Typ-1-Diabetes		25- bis 50%iges Risiko für einen Typ-1-Diabetes
Ein Elternteil mit Typ-2-Diabetes	Vor dem 50. Lebensjahr diagnostiziert	15%iges Risiko für einen Typ-2-Diabetes
	Nach dem 50. Lebensjahr diagnostiziert	7- bis 8%iges Risiko für einen Typ-2-Diabetes
Beide Elternteile mit Typ-2-Diabetes	Bei beiden vor dem 50. Lebensjahr diagnostiziert	25%iges Risiko für einen Typ-2-Diabetes vor dem 50. Lebensjahr
	Bei beiden nach dem 50. Lebensjahr diagnostiziert	15%iges Risiko für einen Typ-2-Diabetes nach dem 50. Lebensjahr
	Gesamtrisiko	45%iges Risiko für einen Typ-2-Diabetes im Alter von über 65 Jahren
Geschwister mit Typ-2-Diabetes	Vor dem 50. Lebensjahr diagnostiziert	14%iges Risiko für einen Typ-2-Diabetes
	Nach dem 50. Lebensjahr diagnostiziert	7- bis 8%iges Risiko für einen Typ-2-Diabetes
	Eineiige Zwillinge mit Typ-2-Diabetes	58- bis 75%iges Risiko für einen Typ-2-Diabetes

Noch größer ist das Risiko, an Diabetes zu erkranken, wenn mehrere Verwandte 1. Grades von Typ-1-Diabetes betroffen sind. Das Risiko für Geschwister eines vor dem 16. Lebensjahr erkrankten Menschen mit Diabetes wird mit

- 13 % angegeben, wenn beide Eltern gesund sind,
- 25 %, wenn ein Elternteil ebenfalls einen Typ-1-Diabetes hat, und
- 50 %, wenn beide Eltern von Typ-1-Diabetes betroffen sind.

2.5.3 HLA-System

Die enge Beziehung zwischen dem Nachweis von Histokompatibilitätsantigenen, d. h. den MHC(**M**ajor **H**istocompatibility **C**omplex)-Proteinen und dem Typ-1-Diabetes ist lange nachgewiesen. Die MHC-Proteine kennzeichnen die immunologische Identität eines Organismus. Sie bestimmen, auf welche Antigene und in welchem Ausmaß ein Individuum immunologisch reagiert. Durch die Kombination von Familienanamnese und HLA-Typisierung ist es prinzipiell möglich, bereits bei Geburt Kinder zu identifizieren, die sich in ihrem Risiko um den Faktor 10^3 unterscheiden. Dabei ist bemerkenswert, dass der in den letzten Jahrzehnten beobachtete Anstieg der Erkrankungsinzidenz durch einen großen Anteil an Personen ohne hohes HLA-Risiko zu erklären ist.

Genomweite Kopplungsanalysen haben gezeigt, dass die stärksten Diabetes-prädisponierenden Gene im gesamten Genom in der HLA-Region auf dem Chromosom 6p21.3 lokalisiert sind (einschließlich der HLA-Klasse-II-Loci HLA-DRB1, -DQB1, -DQA1). Sie werden daher gemeinsam als IDDM 1 bezeichnet. Allerdings ist es wegen des ausgeprägten Kopplungsungleichgewichtes (»linkage dysequilibrium«) zwischen den verschiedenen HLA-Loci schwierig, die die Empfänglichkeit vermittelnde präzise Stelle zu identifizieren. So haben DR4-Haplotypen bei Menschen mit Diabetes eine höhere Frequenz von DQB1*302 im nahe gelegenen HLA-DQB1-Locus als DR4-Haplotypen bei Kontrollen. Daher könnte DQB1 und nicht DRB1 der primäre Locus zur Vermittlung eines erhöhten Diabetesrisikos sein. Darüber hinaus kodierten verschiedene positiv mit einer Diabetesentstehung assoziierte Haplotypen (einschließlich DR4-DQB1*302) für andere Aminosäuren als Aspartat in Position 57 der DQB1-Kette, was wiederum für DQB1 als primären Empfänglichkeitslocus sprechen würde.

Schließlich zeigte sich aber, dass DR4-Haplotypen, die sowohl für DRB*0401 (einem Subtyp von DR4) und DQB*0302 kodieren, diabetogener wirken als Haplotypen, die nur für einen dieser Loci kodieren. Die Empfänglichkeit wird offenbar von DRB1 und DQB1 gemeinsam vermittelt. Auch der HLA-DQA1-Locus ist mit einer erhöhten Empfänglichkeit assoziiert.

Neben den Empfänglichkeitsallelen gibt es auch protektive Allele. HLA-DR2-Haplotypen, die DRB1*1505 und DQB1*0602 aufweisen, vermitteln einen starken (offenbar dominanten) Schutz vor Diabetes.

Obwohl genetische Faktoren für den Typ-2-Diabetes noch wichtiger sind als für den Typ-1-Diabetes, besteht keinerlei Beziehung zwischen dem HLA-System und dem Typ-2-Diabetes.

In welcher Weise die HLA-Gene bei der Entstehung des Typ-1-Diabetes mitwirken, bleibt spekulativ. Man weiß jedoch, dass die Moleküle der MHC-Klassen I und II die Immunantwort regulieren. So kontrollieren die Klasse-I-Moleküle die Funktion zytotoxischer Lymphozyten bei deren Erkennung von Zielzellen, während die Klasse-II-Moleküle die Antigenpräsentation gegenüber T-Helferzellen regulieren. Solange das oder die Antigen(e), die gemeinsam mit dem HLA dem Immunsystem präsentiert werden, nicht bekannt sind, kann auch der Mechanismus, wie HLA-Gene eine erhöhte Empfänglichkeit bzw. einen Schutz vor Diabetes vermitteln, nicht aufgeklärt werden.

Eine Hypothese ist, dass empfänglichkeitsvermittelnde HLA-DR- und HLA-DQ-Moleküle diabetogene Antigene mit niedriger Affinität binden und somit erlauben, unter Umgehung des Thymus in die Peripherie zu autoreaktiven T-Zellen zu gelangen. Protektive HLA-Moleküle binden dagegen diese Antigene mit hoher Affinität, sodass es im Thymus zu einer negativen Selektion autoreaktiver T-Zellen kommt. Mit diesem Modell könnte auch der dominante Effekt der protektiven Allele erklärt werden.

Der Anteil der HLA-Gene an der gesamten genetischen Komponente der Autoimmunkrankheit Typ-1-Diabetes wird heute auf etwa 60 % geschätzt. Zusammen mit den immunologischen Partnern der HLA-Gene (Gene für HLA-Promotoren, T-Zellrezeptoren, intrazellulären Antigenverdau und Antigentransport, Adhäsionsmoleküle, Interleukine und Immunglobuline) liegt der ätiologische Anteil über 90 %.

Die HLA-Studien haben die empirischen Daten für die Ermittlung des Erbrisikos für Typ-1-Diabetes wesentlich ergänzt. So beträgt das empirische Geschwisterrisiko für Typ-1-Diabetes 7,5 %. Das Risiko kann mit Hilfe einer HLA-Typisierung differenziert werden und wird mit 18 % für HLA-identische Geschwister, für Geschwister mit einem identischen Haplotyp mit 5 % und für nicht-HLA-identische Geschwister mit 1,5 % angegeben.

In ◘ Tab. 2.2 sind die heute verfügbaren Daten über das Erbrisiko für Typ-1-Diabetes unter Berücksichtigung der HLA-Konstellationen in nichtdiabetischen und diabetischen Familien zusammengestellt.

Eine Vielzahl von non-HLA-Genen mit jeweils relativ geringen Effekten auf das absolute Erkrankungsrisiko, die in Kombination jedoch das HLA-genetische Risiko stratifizieren können, sind identifiziert worden. Der überwiegende Teil der

Tab. 2.2 Risiko für Typ-1-Diabetes in Familien mit und ohne Diabetes. (Adaptiert nach Ziegler u. Nepom 2010)

Population	Typ-1-Diabetesrisiko (%)
Niedriges Risiko	
Keine betroffenen V1G plus HLA-protektive Gene*	0,01
Keine betroffenen V1G	0,4
Betroffene V1G plus HLA-protektive Gene	0,3
Intermediäres Risiko	
Keine betroffenen V1G plus HLA-Risikogene**	4
Ein betroffener V1G	5
Mutter mit Typ-1-Diabetes	3
Vater mit Typ-1-Diabetes	5
Geschwister mit Typ-1-Diabetes	8
Hohes Risiko	
Ein betroffener V1G plus HLA-Risikogene	10–20
Mehrere betroffene V1G	20–25
Sehr hohes Risiko	
Eineiiger Zwilling betroffen	30–70
Mehrere betroffene V1G plus HLA-Risikogene	50
Geschwister betroffen mit identischen HLA-Risikogenen	30–70

* protektiv: HLA DQB1*0602
** Risiko: HLA DRB1*03, *04; DQB1*0302
V1G: Verwandter 1. Grades

genetischen Marker für Typ-1-Diabetes hängt mit der Regulation von Immunantworten zusammen. Für mehr als 50 Gen-Loci sind solche Assoziationen beschrieben worden. Man kann davon ausgehen, dass in der heutigen Ära von Genotyp-Phänotyp-Analysen verbunden mit neuen Erkenntnissen von Epigenetik, Transcriptomics und Interactomics unser Verständnis von diabetesprädisponierenden und -schützenden Genen sich weiter vertiefen wird.

Abschließend muss betont werden, dass die HLA-Bestimmung als wichtigstem identifiziertem Risiko-Gen nur eine Aussage zum Erkrankungsrisiko erlaubt. Erst ein Nachweis von krankheitsspezifischen immunologischen Markern (z. B. Autoantikörper) und Stoffwechselmarkern (Verlust der frühen Insulinsekretion nach i.v. Glukosebelastung etc.) erlaubt eine präzisere prognostische Aussage bzgl. einer Krankheitsmanifestation. Für die Progressionsrate nach dem Auftreten multipler Antikörper spielen offenbar non-HLA Gene eine determinierende Rolle (z. B. die Gene IL2, CD 25, INS VNTR, Il18RAP, Il10, IF1H1 und PTPN22).

2.6 Ätiologie

2.6.1 Heutige Auffassungen zur Entstehung des Typ-1-Diabetes

Der Typ-1-Diabetes ist nach heutiger Auffassung eine schubweise verlaufende Autoimmunkrankheit, durch die es zu einer immunvermittelten Zerstörung der Insulin-produzierenden β-Zellen des Pankreas kommt (■ Abb. 2.5). Die eigentliche Destruktion der β-Zellen erfolgt durch die selektive Infiltration der Langerhans-Inseln des Pankreas durch Immunzellen und deren Mediatoren im Sinne einer Insulitis. Diese Phase wird als Prädiabetes bezeichnet. Beim manifesten Diabetes ist der überwiegende Teil der β-Zellen zerstört. Es kann nicht mehr genügend Insulin produziert werden, um die Blutglukosekonzentration zu regulieren. Eine Hyperglykämie ist die Folge.

Während diabetesassoziierte Antikörper die Insulitis begleiten, spielen sie allerdings kaum eine Rolle in der Pathogenese der β-Zelldestruktion.

Die Zerstörung der β-Zellen wird durch die zelluläre Immunität, gekennzeichnet durch autoreaktive T-Lymphozyten und die von ihnen ausgeschütteten Immunmediatoren wie z. B. Tumornekrosefaktor α, Interferon γ und Interleukin 1, herbeigeführt, wobei adaptive und natürliche Immunantwort in Wechselwirkung stehen.

Neben den oben erwähnten genetischen Faktoren spielen bisher nicht eindeutig identifizierte Umweltfaktoren für die Initiierung dieser Immunreaktion eine wesentliche Rolle. Bei der genetischen Prädisposition spielen insbesondere Haupthistokompatibilitätsantigene (HLA) eine Rolle. Sie determinieren, welche Inselpeptide den spezifischen T-Zellen präsentiert und von den T-Zellrezeptoren erkannt werden. Dabei ist die Sequenz des Abfalls der β-Zellfunktion wahrscheinlich individuell variabel und kann ähnlich wie bei anderen Autoimmunkrankheiten (z. B. multiple Sklerose) einen primär progressiven, schubförmig remittierenden und sekundär progressiven Verlauf annehmen, bis etwa nur noch 20 % der insu-

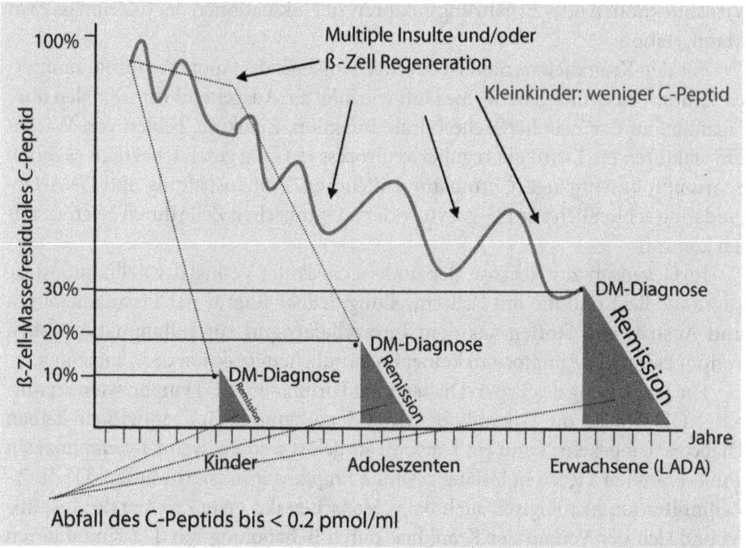

Abb. 2.5 Schubweiser Verlauf des Prä-Typ-1-Diabetes bis zum Zeitpunkt der klinischen Manifestation. Dabei verläuft die Erkrankung rascher bei kleinen Kindern und weist zum Zeitpunkt der Manifestation weniger Residualfunktion und eine weniger ausgeprägte Remissionsphase auf

linproduzierenden Zellen vorhanden sind und es zum Auftreten der typischen Diabetessymptome kommt.

Die Insulitis kann während einer längeren Zeit klinisch unauffällig bestehen (bei Menschen jahrelang, bei Nagetieren monatelang), bevor sie sich schließlich, manchmal auch nie, zum manifesten Diabetes fortentwickelt.

Bei Diabetesdiagnose sind einige Inseln zerstört, andere scheinen unversehrt, wobei ein Jahr nach Diagnose fast alle Inseln insulindefizient sind. Dabei verläuft die Krankheit umso schneller, je jünger die Kinder sind. Bereits zum Zeitpunkt der Diagnose ist bei kleinen Kindern weniger C-Peptid vorhanden als bei älteren Patienten, und auch der Abfall der Residualfunktion verläuft schneller. Grundsätzlich ist auch ein benigner Verlauf des Prädiabetes denkbar, bei dem die Erkrankung nach einigen Schüben zum Stillstand kommt und die Residualfunktion ausreicht, ohne dass es zu einer Diabetesmanifestation kommt. Daher ist die Phase des Prädiabetes Ziel intensiver Forschungsbemühungen, da es möglich erscheint, den Krankheitsverlauf vor Manifestation zu stoppen. Dabei führt das komplexe Wechselspiel zwischen genetischen Faktoren, Umweltfaktoren wie

Virusinfektionen oder Ernährungsfaktoren zu Fluktuationen der β-Zellmasse vor Manifestation.

Für den Krankheitsverlauf ist der Mechanismus der Apoptose (programmierter Zelltod) ausschlaggebend. Sie läuft wie folgt ab: Ausgehend von Signalen über Liganden an der Zelloberfläche (virale Infektion, Zytokine, Fehlen von Wachstumsfaktoren etc.) wird ein regulierter Prozess in Gang gesetzt, bei dem es durch Schrumpfungsvorgänge, Chromatinverdichtung, Proteinspaltung und DNA-Degradation schließlich zur Phagozytose der apoptotischen Zelle durch Nachbarzellen kommt.

Im Gegensatz zur Nekrose, der zumeist ein akuter Verlust der Zellhomöostase zugrunde liegt und die mit Zellschwellung, früher Ruptur der Plasmamembran und Austritt von Stoffen aus dem Intrazellulärraum zur Inflammation führt, kommt es bei der Apoptose zu keiner entzündlichen Reaktion der Umgebung.

Die Entstehung des Typ-1-Diabetes wird primär über T-Lymphozyten vermittelt. NOD-Mäuse, die T-lymphopenisch oder athymisch sind, entwickeln keinen Diabetes. Umgekehrt kann ein Diabetes ausgelöst werden, wenn T-Lymphozyten von erkrankten Tieren in bislang gesunde Empfänger injiziert werden. Da die T-Zellinfiltration histologisch auch beim Menschen das erste Zeichen der Insulitis ist und sich der Verlauf der Krankheit durch Behandlung mit T-Zellinhibitoren beeinflussen lässt, ist davon auszugehen, dass die im Tiermodell erhobenen Befunde auf den Menschen übertragen werden können. T-Zellen mit diabetogenen Eigenschaften gehören sowohl der $CD4^+$-Helferzellklasse wie auch der $CD8^+$-Killerzellklasse an. Die $CD4^+$-Zellen reagieren mit Antigenen, die von den MHC-Klasse-II-Molekülen auf antigenpräsentierenden Zellen präsentiert werden. Die $CD8^+$-Zellen werden von Antigenen der MHC-Klasse-I-Moleküle präsentiert, die sich auf den meisten Zelltypen befinden.

Während T-Zellen üblicherweise nicht in das Gewebe einwandern, ermöglicht ihnen die Aktivierung die Migration in das Inselzellgewebe. Durch wiederholten Kontakt mit dem Antigen werden sie im Inselzellgewebe festgehalten und initiieren dadurch die Insulitis. Verschiedene zelluläre und molekulare Mechanismen werden für den weiteren Ablauf des β-Zelltodes postuliert.

Entsprechend der Auffassung des Typ-1-Diabetes als einer schubweisen Erkrankung kommt es nach Initiierung des Entzündungsprozesses nicht immer zu einer Zerstörung der insulinproduzierenden Zellen. Dabei kommt es zu einer zyklischen Disruption und Wiederherstellung des Gleichgewichts zwischen Effektor-T-Zellen und regulatorischen T-Zellen (Tregs). Regulatorische T-Zellen (TReg), früher auch als Suppressor-T-Zellen bezeichnet, sind eine spezialisierte Untergruppe der T-Zellen. Sie haben die Funktion, die Aktivierung des Immunsystems zu unterdrücken und dadurch die Selbsttoleranz des Immunsystems zu regulieren. Sie verhindern dadurch im gesunden Organismus die Entstehung von Autoimmunkrankheiten. Es scheint eine benigne und eine destruktive Form der Insulitis zu geben. Daher könnten evtl. Behandlungsstrategien, die grundsätzlich die Aktivität von Tregs unterstützen, zu einem Schutz vor Diabetes führen.

Durch den Prozess der Apoptose könnte eine ätiopathogenetische Verbindung zwischen Typ-1- und Typ-2-Diabetes hergestellt werden. Eine Untergruppe von erwachsenen Patienten, deren Diabetes ursprünglich als Typ 2 klassifiziert wurde, weisen zu einem späteren Zeitpunkt autoimmunologische Parameter auf. Diese langsam fortschreitende und weniger schwere Form des Typ-1-Diabetes wird deshalb auch als »latent autoimmune diabetes of adults« (LADA) bezeichnet. Gegenwärtig wird allerdings noch darüber spekuliert, ob eine β-Zellapoptose die auslösende Ursache der Autoimmunphänome sein könnte, die bei den Patienten nachgewiesen wurden, die ursprünglich an einem Typ-2-Diabetes erkrankt sind. Neben den Patienten mit klassischem Typ-1-Diabetes weisen etwa 10 % aller Patienten mit Typ-2-Diabetes positive diabetesassoziierte Antikörper, in über 90 % der Fälle GADA auf. Wenn diese Patienten in den ersten 3–6 Monaten nach Diagnose konservativ oder medikamentös behandelbar sind und kein Insulin benötigen, werden sie als LADA (latenter autoimmuner Diabetes des Erwachsenen) bezeichnet. In den Leitlinien wird diese Form dem Typ-1-Diabetes zugeordnet, klinisch imponiert sie jedoch wie ein Typ-2-Diabetes. Da sich aktuell aus der Diagnose LADA keine Konsequenz für eine spezifische Therapie ableitet, kann die Bestimmung von diabetesassoziierten Antikörpern bei der großen Zahl von Typ-2-Diabetes-Patienten derzeit nicht empfohlen werden. Sie hilft jedoch im Einzelfall, eine Erklärung zu finden, wenn die Insulinbedürftigkeit besonders früh eintritt oder wenn der Patient mit oraler Diabetesmedikation schlecht einstellbar ist.

2.6.2 Virusinfektionen

Ein erster Hinweis für die Möglichkeit eines kausalen Zusammenhanges zwischen Virusinfektionen und Diabetesmanifestationen war die Beobachtung, dass der Typ-1-Diabetes gehäuft im Herbst und Winter auftritt und immer wieder örtliche und zeitliche Häufungen von Diabetesmanifestationen vorkommen. Bis heute wurden insgesamt 13 verschiedene Viren mit der Entstehung des Typ-1-Diabetes in Verbindung gebracht, bei Menschen insbesondere Entero- (besonders Coxsackie-), Mumps-, Röteln-, Zytomegalie-, Varizellen-, Poliomyelitis-, Hepatitis-A- und Influenzaviren.

In diesem Zusammenhang wurde immer wieder die mögliche Gefahr einer Diabetesentstehung durch eine Impfung (z. B. Mumps) diskutiert.

Inzwischen liegen gute epidemiologische Daten vor, die keinen Hinweis für einen Zusammenhang zwischen Impfungen und Typ-1-Diabetes ergeben haben.

In der prospektiven »Diabetes Autoimmunity Study in the Young« (DAISY) aus Denver, USA, zeigt sich auch kein Zusammenhang zwischen Impfungen und dem Auftreten diabetesassoziierter Antikörper bei erstgradig verwandten Kindern von Patienten mit Typ-1-Diabetes. Zum gleichen Ergebnis kommt die deutsche BABYDIAB-Studie. Eine Untersuchung von 11- bis 13-jährigen schwedischen Schulkindern vor und nach der Masern-Mumps-Röteln-Impfung ergab ebenfalls keinen Hinweis auf einen Zusammenhang zwischen dieser Impfung und β-Zell- oder Schilddrüsenautoimmunität. Auch für die neueren Impfungen wie Haemophilus influenzae Typ B oder Hepatitis B bzw. Abweichungen vom empfohlenen Zeitpunkt im Impfkalender fanden sich keine Hinweise für einen Zusammenhang mit einem erhöhten Risiko für Typ-1-Diabetes. Auf der Webseite des Robert Koch-Instituts ist auch eine offizielle Stellungnahme einsehbar, auf die besorgte Eltern gegebenenfalls verwiesen werden können.

Ein Beweis für die β-zellzytotrope Wirkung des Rötelnvirus ist die Beobachtung, dass ca. 50 % aller Kinder mit einer Rötelnembryopathie einen Typ-1-Diabetes entwickeln. Ein wichtiger Hinweis für die Wahrscheinlichkeit der Virusgenese ist der Fall eines 10-jährigen Jungen, bei dem unmittelbar nach Diabetesmanifestation ein Coxsackie-B4-ähnliches Virus isoliert werden konnte, das bei genetisch für Diabetes determinierten Mäusen ebenfalls einen Diabetes auslöste.

Inzwischen wurden verschiedene Vorstellungen über die ätiopathogenetische Wirkung von Virusinfektionen entwickelt (► Übersicht).

Mögliche ätiopathogenetische Wirkung von Virusinfektionen

- Viren infizieren die β-Zellen direkt und zerstören sie.
- Viren induzieren in β-Zellen die Expression von Antigenen, die das Immunsystem als fremd erkennt. Die autoimmunologische Zerstörung der β-Zellen wird gestartet.
- Im Sinne einer »molecular mimicry« exprimieren β-Zellen und Viren ähnliche Antigene. Das Immunsystem zerstört neben Viren auch β-Zellen (Beispiel: die Sequenzhomologie zwischen Glutamatdecarboxylase(GAD)-Proteinen der β-Zellen und Proteinen des Coxsackie-B4-Virus).
- Viren aktivieren MHC-Gene, sodass Klasse-II-MHC-Proteine exprimiert werden, die die autoimmunologische Zerstörung der β-Zellen induzieren.
- Viren beeinflussen direkt durch Immunmodulation die fehlgesteuerte β-zellzerstörende Immunantwort des Organismus.

Eine Infektion der β-Zelle ist aber nicht unbedingt Voraussetzung für eine Beteiligung von Viren an der Entstehung von Diabetes-Autoimmunität. Besonders Enteroviren sind indirekt mit dem Auftreten von Typ-1-Diabetes in Verbindung gebracht worden. Dabei lieferte die große Sequenz-Homologie zwischen dem 2C-Protein des Coxsackievirus und GAD, dem Hauptautoantigen des Typ-1-Diabetes, eine gute Grundlage für die »Molekuläre-Mimikry-Hypothese« in der Diabetes-Entstehung. Prospektive finnische Studien fanden einen Zusammenhang zwischen Enterovirusinfektion und späterem Auftreten eines Typ-1-Diabetes. Kontroverse Ergebnisse gibt es auch hinsichtlich des zeitlichen Zusammenhangs einer Enterovirusinfektion und der Manifestation eines Typ-1-Diabetes. Enteroviren wurden in 75 % der intestinalen Biopsien von Patienten mit Diabetes und nur in 10 % der Kontrollen gefunden. Dies könnte auf eine persistierende Enterovirusinfektion des Darms hinweisen, der ein Reservoir für einen späteren Übertritt zum Pankreas mit konsekutiver Auslösung einer Insulitis darstellt. Neben Enterovirusinfektionen bei frisch manifestierten Patienten wurden Enterovirusinfektionen auch bei Patienten im Stadium des Prädiabetes und bei Autoantikörper-positiven Kindern nachgewiesen. Eine Enterovirusinfektion in der Schwangerschaft ist ebenfalls als Risikofaktor für einen Typ-1-Diabetes des Kindes nachgewiesen worden.

Aber nicht nur Viren werden als Infektionserreger mit Typ-1-Diabetes assoziiert. Insbesondere die bakterielle Zusammensetzung des Darms könnte eine Rolle spielen. Eine Störung der mikrobiellen Flora des Darms könnte die Entwicklung einer Autoimmunität begünstigen. Die »Leaky-gut«-Hypothese beschreibt eine vermehrte Durchlässigkeit der intestinalen Barriere für bakterielle Pathogene in genetisch prädisponierten Individuen, die zu einer Immunaktivierung und einer Fehlregulation von vor Diabetes schützenden Tregs führt. Genauso könnten andere Bestandteile der intestinalen mikrobiellen Besiedlung diabetesschützende Eigenschaften aufweisen, sodass auch über Probiotika in der Diabetesprävention diskutiert wird.

2.6.3 Stilldauer und Ernährungsfaktoren

Während die Rolle des ernährungsabhängigen Faktors Übergewicht für Typ-2-Diabetes lange belegt ist, werden auch hinsichtlich des Typ-1-Diabetes immer wieder Ernährungsfaktoren als Auslöser eines zum Typ-1-Diabetes führenden Autoimmunprozesses diskutiert. In der »Akzelerator-Hypothese« werden die zunehmende Häufigkeit des Typ-1-Diabetes im Kindesalter und die möglicherweise abnehmende Zahl der Erwachsenen mit einer möglichen Rolle von Übergewicht und Insulinresistenz bei der Entwicklung auch eines Typ-1-Diabetes in Verbindung gebracht. Demnach erkranken keineswegs mehr Menschen an einem

Typ-1-Diabetes, die Erkrankung tritt lediglich in früheren Jahren auf. Die »Akzelerator-Hypothese« wird nach wie vor kontrovers diskutiert.

Die den Autoimmunprozess auslösenden (»triggernden«) Umweltfaktoren müssen zum Teil bereits innerhalb der ersten Lebensmonate des Kindes wirksam sein. So gehören Nahrungsantigene zu den Umweltfaktoren, mit denen das noch unreife Immunsystem des Kindes bereits in den ersten Lebensmonaten konfrontiert wird.

Unter anderem werden Nahrungsmittel mit einem hohen Gehalt an Nitrat-, Nitrit- und Nitrosaminverbindungen sowie Wasser mit hohem Nitratanteil diskutiert, aber auch ein gesteigerter Verbrauch von Kaffee oder Rohrzucker. In der Ernährung von Kindern im ersten Lebensjahr spielt vor allem die Aufnahme von Nitrat über das Trinkwasser, für die Zubereitung von Säuglingsmilch oder Tee, aber auch über Gemüse und Kartoffeln eine Rolle. N-Nitroso-Verbindungen hatten im Tierexperiment toxische Effekte an den β-Zellen. Ferner wird angenommen, dass Nitrosamine den diabetogenen Effekt bestimmter Viren verstärken.

In diesem Zusammenhang ist auch die Stilldauer von entscheidender Bedeutung, da gestillte Kinder nicht nur das Immunsystem günstig beeinflussende Substanzen aufnehmen, sondern sie erhalten erst zu einem späteren Zeitpunkt Beikost, die potenziell nachteilig wirkende Bestandteile enthalten kann. Da in den ersten Lebensmonaten die Permeabilität des Darms für Makromoleküle erhöht ist, kann es insbesondere in diesem Zeitraum zur Sensibilisierung gegen Nahrungsbestandteile kommen.

Übereinstimmend berichten die Forscher der amerikanischen DAISY- und der deutschen BABYDIAB-Studie, dass Inselzellautoimmunität häufiger bei Säuglingen auftritt, die abweichend von üblichen Ernährungsempfehlungen bereits in den ersten drei Lebensmonaten glutenhaltige Zerealien gefüttert bekommen. Auswertungen der Studienergebnisse zeigen aber, dass der unterschiedliche Zeitpunkt der ersten glutenhaltigen Ernährung keinen signifikanten Einfluss auf die untersuchten Parameter hatte.

Aufgrund seiner immunmodulatorischen Wirkung wird Vitamin D (1,25-Dihydroxycholecalciferol = Kalzitriol) als protektiver Faktor für Erkrankungen wie Typ-1-Diabetes, Multiple Sklerose, rheumatoide Arthritis, entzündliche Darmerkrankungen, Morbus Addison, Morbus Basedow und Hashimoto-Thyreoiditis diskutiert. Vitamin-D-Supplementierung scheint somit nach Datenlage ein vielversprechender Ansatz zur Prävention von Inselzellautoimmunität zu sein. Die Deutsche Gesellschaft für Kinderheilkunde empfiehlt derzeit eine kontinuierliche Rachitisprophylaxe im ersten Lebensjahr mit täglich 10–12,5 µg (400–500 I.E.) Vitamin D. Unklar ist, ob diese Dosis aber bereits einen protektiven Effekt bezüglich der Initiierung des Autoimmunprozesses besitzt. Auch hier sind die Ergebnisse von Studien mit ausreichender Fallzahl abzuwarten.

Der Einfluss von früher Aufnahme von Kuhmilchproteinen mit der Säuglingsnahrung wird in einer großen internationalen Studie zur Primärprävention des Typ-1-Diabetes untersucht. Kinder von Müttern mit Typ-1-Diabetes wurden nach Beendigung der dreimonatigen ausschließlichen Stillzeit für weitere 6–8 Monate mit einer kuhmilchfreien Spezialnahrung ernährt und mit einer Kontrollgruppe verglichen (»Trial to Reduce IDDM in the genetically at Risk«, TRIGR). Eine erste Zwischenauswertung des Risikos, im Beobachtungszeitraum diabetesassoziierte Antikörper zu entwickeln, zeigte 2014 keinen Effekt. Endpunkt der Studie ist jedoch das Diabetesauftreten mit 10 Jahren, sodass erst im Jahr 2017 endgültig geklärt sein wird, ob die Kuhmilch-Hypothese zur Primärprävention des Typ-1-Diabetes korrekt ist. Da es bislang keine ausreichend gesicherten Daten gibt, können aus der gegenwärtigen Studienlage noch keine speziellen Empfehlungen für die Ernährung von Säuglingen mit erhöhtem Typ-1-Diabetesrisiko abgeleitet werden. Eine Modifikation der Ernährung zur Primärprävention des Typ-1-Diabetes sollte nur im Rahmen von Studien mit regelmäßigen Kontrolluntersuchungen durchgeführt werden. Erst wenn als gesichert geltende Ergebnisse vorliegen und die Ernährungsfaktoren identifiziert sind, die eindeutig mit einem Risiko für oder einem Schutz vor Typ-1-Diabetes in Zusammenhang stehen, ist es möglich, spezielle Empfehlungen für die frühkindliche Ernährung zu formulieren. Bis dahin wird gemäß der Empfehlungen für die Ernährung von Säuglingen dazu geraten, Kinder in den ersten 4–6 Monaten ausschließlich zu stillen und Beikost erst im Alter von 5–7 Monaten einzuführen.

2.6.4 Perinatale Faktoren, Alter und Sozialstatus der Eltern

Eine ganze Reihe weiterer Umweltfaktoren, die bei der Ätiopathogenese des Typ-1-Diabetes eine Rolle spielen sollen, sind beschrieben worden, teilweise jedoch mit widersprüchlichen Ergebnissen. Um die Bedeutung von Umweltfaktoren und genetischen Faktoren auf die Entwicklung des Typ-1-Diabetes zu untersuchen sowie Marker für die Früherkennung des Typ-1-Diabetes zu finden, werden moderne Methoden der Genomik, Metabolomik, Mikrobiom-Analyse, Genexpressionsanalysen und Nutrigenomik in den verschiedenen prospektiven Verlaufsbeobachtungsstudien auch in Deutschland (BABYDIAB, TEDDY, TEENDIAB etc.) durchgeführt.

Perinatale Faktoren Ein Ergebnis der BABYDIAB-Studie zeigt, dass Kinder, die per Kaiserschnitt zur Welt kamen, ein mehr als doppelt so hohes Typ-1-Diabetesrisiko haben als Kinder, die spontan entbunden wurden. Ein größeres Diabetesrisiko durch Kaiserschnitt war vor allem nachweisbar bei Kindern mit bestimmten

Varianten des Gens IFIH1 (»interferon induced with helicase c domain 1«), das die Entwicklung von Typ-1-Diabetes beeinflusst. Das Protein IFIH1 ist für die Erkennung von Virus-RNA zuständig und reguliert somit die angeborene Immunabwehr gegenüber Viren. Man nimmt an, dass eine Virusinfektion das IFIH1-Gen aktiviert und es dadurch zur Ausschüttung des immunstimulierenden Proteins Interferon kommt. Dies hemmt zwar die Virusvermehrung, jedoch lockt es auch die zytotoxischen T-Zellen an, die – so nimmt man an – β-Zellen erkennen und zerstören. Somit scheinen Virusinfektionen die Entwicklung von Typ-1-Diabetes zu fördern. Bei Kindern mit bestimmten Varianten dieses Gens steigt das Risiko für die Autoimmunerkrankung bei einem Kaiserschnitt sogar um etwa das Dreifache.

Eine Erklärung für diese Ergebnisse ist die Tatsache, dass die Entbindung per Kaiserschnitt auf die Beschaffenheit der kindlichen Darmflora und damit auf das Immunsystem einwirkt. Unter den Mikroorganismen, die den Darm besiedeln, lassen sich bei Kindern, die per Kaiserschnitt auf die Welt kamen, zum Beispiel weniger Bifidobakterien nachweisen. Somit ähnelt die Darmflora dieser Kinder dem veränderten Mikrobiom von Menschen mit Diabetes. Bei den Bifidobakterien handelt es sich um die wichtigste Gruppe der nützlichen Darmbakterien. Sie sind auch in der Vagina gesunder Frauen zu finden, sodass sie bei einer vaginalen Entbindung vom Säugling aufgenommen werden können. Diese Mikroorganismen erfüllen neben der Bekämpfung von Krankheitskeimen und Schadstoffen vielfältige Aufgaben für das Immunsystem: So versorgen sie unter anderem die Immunzellen im Darm mit wichtigen Informationen zur Bekämpfung von Erregern, bilden Vitamine wie das Vitamin K und fördern den Aufbau der Darmschleimhaut. Eine andere Studie belegt, dass ein hohes Geburtsgewicht mit dem Erkrankungsrisiko positiv assoziiert ist; andere Studien widerlegen diese Beobachtung. Auch eine AB0- oder Rh-Inkompatibilität soll mit einem höheren Risiko, an Typ-1-Diabetes zu erkranken, einhergehen.

Alter der Eltern Während man zunächst davon ausging, dass mit zunehmendem Alter der Mutter das Erkrankungsrisiko der Kinder abnimmt, konnte eine neuere Studie zeigen, dass Kinder von älteren Müttern (> 35 Jahre) gegenüber jüngeren Müttern (< 25 Jahre) ein erhöhtes Risiko, an Diabetes zu erkranken, aufwiesen (Odds Ratio 2,43). Kinder mit älteren Vätern zeigten in derselben Studie ein um etwa 50 % höheres Erkrankungsrisiko. Auch andere Autoren konnten über ein erhöhtes Krankheitsrisiko bei höherem Alter der Mütter berichten.

Sozialstatus der Eltern Es gibt mehrere Studien, die belegen, dass Kinder aus Familien mit hohem durchschnittlichem Einkommen gegenüber Familien mit niedrigem ein größeres Erkrankungsrisiko aufweisen. Es wird diskutiert, dass unter besseren hygienischen Verhältnissen eine pathogenärmere Umgebung die

Diabetesinzidenz ansteigen lässt, während eine pathogenreichere Umgebung eher einen Schutz vermitteln soll. Diese sogenannte »Hygiene-Hypothese« für Autoimmunkrankheiten geht davon aus, dass ein durch große Hygiene »unterbeschäftigtes« Immunsystem für das Auftreten von Autoimmunität prädisponiert.

Bisher ist für keinen Umweltfaktor gesichert, dass er die Entwicklung eines Typ-1-Diabetes auslöst, sodass gegenüber Patienten und Angehörigen keine Empfehlungen zum Lebensstil ausgegeben werden können.

2.6.5 Manifestationsfördernde Faktoren

Die beiden wichtigsten manifestationsfördernden Faktoren des Typ-2-Diabetes sind Adipositas und Schwangerschaft. Beide Faktoren spielen bei der Entstehung des Typ-1-Diabetes bei Kindern und Jugendlichen keine Rolle. Sehr häufig tritt der Diabetes bei Kindern und Jugendlichen während oder im Anschluss an einen Infekt auf. Aber auch andere Belastungen wie Verletzungen, Verbrennungen, Operationen, Unfälle oder seelische Traumen können manifestationsfördernd sein. Man vermutet, dass die Mehrsekretion von kontrainsulinären Hormonen (Adrenalin, Noradrenalin, Glukagon, Glukokortikoide, Wachstumshormon), die durch »Stress« ausgelöst wird, eine bereits bestehende Glukosetoleranzstörung verstärkt und bei bereits bestehender β-Zellinsuffizienz die Grenze zur klinischen Manifestation eines Diabetes überschritten wird. Man sollte aber Eltern diesbezüglich entlasten, da diese Faktoren im Zusammenspiel genetischer Faktoren, Umwelteinflüsse und spezifischer Virusinfektionen von untergeordneter Bedeutung sind und der autoimmunologische Prozess schon lange vorher abläuft, sodass diese manifestationsfördenden Faktoren nur dann zum Tragen kommen, wenn wenig mehr als die verbleibenden 20 % der β-Zellen noch erhalten sind und die Manifestation ohnehin unmittelbar bevorsteht.

2.7 Prädiktion des Typ-1-Diabetes

Die Entwicklung von Methoden zur Prädiktion eines Typ-1-Diabetes hat dazu geführt, dass heute ein Prä-Typ-1-Diabetes mit ziemlicher Sicherheit diagnostiziert werden kann (■ Abb. 2.6). Aus praktischen Gründen stehen dabei Methoden zur Untersuchung der humoralen Autoimmunität im Vordergrund.

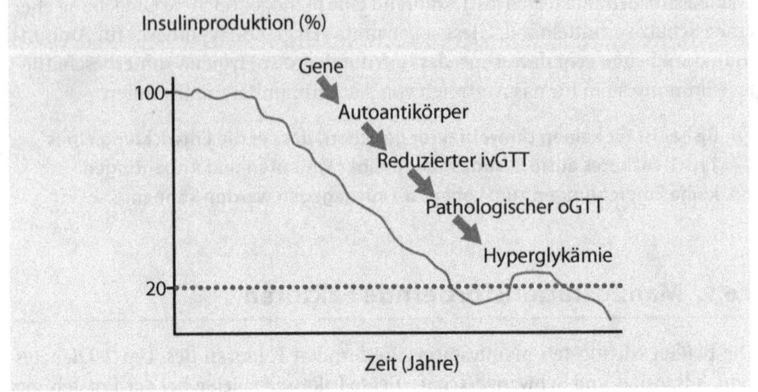

Abb. 2.6 Möglichkeiten der Diabetesdiagnostik im Verlauf des Prä-Typ-1-Diabetes. *HLA* »Human Leucocyte Antigen (Locus A) System«, *i.v. GTT* intravenöser Glukosetoleranztest, *oGTT* oraler Glukosetoleranztest

2.7.1 Humorale Autoimmunität

Für die Diagnose eines Prä-Typ-1-Diabetes eignen sich Autoantikörper, die mit spezifischen Inselzellproteinen reagieren. Inselzellantikörper (ICA), Insulinautoantikörper (IAA), Antikörper gegen Glutamatdecarboxylase (GAD), gegen das Enzymprotein Tyrosinphosphatase 2 (IA-2A) sowie gegen Zinktransporter-8 (ZnT8A) werden unterschieden (Tab. 2.3). Diese Antikörper sind eine relativ präzise Messgröße für das Vorliegen einer Inselzellautoimmunität bei Menschen. Für die eigentliche β-Zellzerstörung sind sie jedoch nicht verantwortlich.

Obwohl man davon ausgeht, dass T-Zellen die entscheidende Rolle bei der Betazellzerstörung spielen, stehen gegenwärtig keine geeigneten Methoden zur Bestimmung der spezifischen T-Zellen im peripheren Blut zur Verfügung. Das Auftreten von Inselautoantikörpern in sehr jungem Alter betrifft zumeist Kinder mit den Genotypen HLA DR3-DQ2/DR4-DQ8 oder HLA DR4-DQ8/DR4-DQ8. Die Entwicklung von multiplen Antikörpern ist mit dem Auftreten von hochaffinen Antikörpern verbunden. Personen mit niedrigaffinen, singulären Antikörpern zeigen dagegen meist keine Progression des Autoimmunprozesses. Die Intensität der Erkrankung spiegelt sich somit in der Anzahl der verschiedenen Antikörper und der Höhe des Titers wieder. Insgesamt kann der positive prädiktive Wert durch eine Kombination von verschiedenen Antikörpern gesteigert werden (Tab. 2.3).

Tab. 2.3 Inselzellautoantikörper zur Risikobestimmung und Diagnostik des Typ-1-Diabetes

Parameter	Abkürzung	Funktion	Nachweisbarkeit und klinische Bedeutung
Inselzell-antikörper	ICA	Antikörper gegen verschiedene Inselzellantigene (überwiegend GAD)	bei 80–90 % der Patienten mit neu diagnostiziertem Typ-1-Diabetes nachweisbar Heute kaum noch in Gebrauch
Glutamatdecarboxylase-Antikörper	GADA	Antikörper gegen das Enzym Glutamatdecarboxylase	bei 70–80 % der neu diagnostizierten Patienten mit Typ-1-Diabetes nachweisbar Bei LADA-Patienten in > 90 % positiv
Tyrosinphosphatase-Antikörper	IA-2A	Antikörper gegen das Enzymprotein Tyrosinphosphatase 2	bei 60–70 % der Kinder und Jugendlichen mit Typ-1-Diabetes nachweisbar bei 2–5 % der Verwandten ersten Grades von Kindern und Jugendlichen mit Typ-1-Diabetes
Insulinauto-antikörper	IAA	Antikörper gegen Insulin und Proinsulin	bei 60–80 % der Kleinkinder nachweisbar bei 40 % der Erwachsenen mit Typ-1-Diabetes nachweisbar Vorherige Insulintherapie führt zu Bildung von Insulinantikörpern (IAK) und stört den Nachweis von IAA
Zinktransporter-8-Antikörper	ZnT8A	Antikörper gegen Zinktransporter	Nachweisbar bei 60–80 % der Kinder und Jugendlichen mit neu entdecktem Typ-1-Diabetes

Als metabolischer Marker wird die Messung der frühen Insulinausschüttung im intravenösen Glukosetoleranztest (i.v. GTT) als zusätzlicher Prädiktionsparameter verwendet. Seit der Etablierung unterschiedlicher Antikörpermarker ist der i.v. GTT auch wegen seiner schwierigen Durchführbarkeit in der Routine in den Hintergrund getreten.

Inselzellantikörper

Die zunächst identifizierten zytoplasmatischen ICA sind zwar inselzellspezifisch, aber gegen alle vier Zelltypen (α, β, δ- und ε-Zellen) der Langerhans-Inseln gerichtet. Sie weisen Kreuzreaktionen mit anderen Tierspezies auf und gehören der IgG-Klasse an. Dabei handelt es sich um polyklonale Antikörper, die gegen verschiedene Determinanten der Inselzellen gerichtet sind. Die Bestimmung der ICA erfolgt mittels indirekter Immunfluoreszenz auf humanem Pankreas der Gruppe 0. Durch internationale Workshops ist es gelungen, die Messung von zytoplasmatischen Inselzellantikörpern zu standardisieren. Damit wurden die Sensitivität und Spezifität von ICA-Assays verschiedener Laboratorien vergleichbar (Maßeinheit: Juvenile-Diabetes-Federation[JDF]-Einheit). Der Wert von ICA wird dadurch eingeschränkt, dass die Messung mittels indirekter Immunfluoreszenz im üblichen Laboralltag nicht einfach umzusetzen ist. Daher spielt die ICA-Bestimmung im Gegensatz zu den biochemischen Antikörpern (IAA, GADA, IA-2A, ZNT8A) im klinischen Alltag keine Rolle mehr.

Insulinautoantikörper

Insulinautoantikörper (IAA) sind bereits vor der ersten Insulingabe nachweisbar und gegen körpereigenes Insulin gerichtet. Nach Beginn der Insulintherapie entwickelten auch primär IAA-negative Patienten als Konsequenz aus der subkutanen Insulintherapie Insulinantikörper. Insofern hat die IAA-Bestimmung als Maß für Autoimmunität nur bis ca. 1 Woche nach Beginn der Insulintherapie Wert, da die Insulintherapie-induzierten IAA von denen durch Autoimmunität mit den Nachweismethoden nicht unterschieden werden können. IAA zeigen eine strenge Altersabhängigkeit: Während nahezu 100 % der Kinder mit Diabetes unter 5 Jahren IAA aufweisen, sind es bei Erwachsenen über 30 Jahre nur noch 20 %. Damit spielen die IAA für die Diagnostik im Kindesalter eine besondere Rolle. Der prädiktive Wert der IAA wird ähnlich dem der ICA angegeben. Der positive prädiktive Wert für die kumulative 3- bzw. 5-Jahres-Inzidenz wird zwischen 33 bzw. 59 % angegeben. Methodisch ist die IAA-Bestimmung am komplexesten, mit hohen Serummengen für die Bestimmung. Auch die IAA sind wahrscheinlich eine heterogene Gruppe von Antikörpern mit unterschiedlichem prädiktivem Wert, die gegenwärtig nicht sicher zu differenzieren sind.

GAD-Antikörper

Ein großer Teil der ICA sind gegen ein β-Zellautoantigen mit dem GABA-synthetisierenden Enzym Glutamatdecarboxylase A (GAD-Antikörper [GADA]) gerichtet. Zum Zeitpunkt der Diabetesmanifestation können bei ca. 70–90 % der Patienten GADA nachgewiesen werden. Der positive prädiktive Wert von GADA wird mit 28 % bzw. 52 % (kumulative 3- bzw. 5-Jahres-Inzidenz) angegeben. Daten einer Langzeitstudie von Frauen mit Gestationsdiabetes sprechen dafür, dass GADA auch einen ausreichenden Risikomarker bei diesen Patientinnen darstellen, da das Vorhandensein von GADA unabhängig von anderen Antikörpermarkern mit einem sehr hohen Risiko (über 50 %) eines postpartalen Typ-1-Diabetes verknüpft ist. Auch für die Diagnostik des LADA-Diabetes (»late autoimmune diabetes in adults«) scheint das Vorhandensein von GADA ein Risikomarker für eine baldige Insulinabhängigkeit zu sein.

Tyrosinphosphatase-Antikörper

Als weiteres diabetesspezifisches Autoantigen wurden die Tyrosinphosphatase-Antikörper (IA-2) identifiziert, die ursprünglich als 40-kD-Protein beschrieben wurden. Diese Antikörper sind gegen die transmembranöse Tyrosinphosphatase gerichtet. IA-2 hat eine extrazelluläre, transmembranöse und zytoplasmatische Domäne, und die Wertigkeit verschiedener Antikörperuntergruppen wird gegenwärtig kontrovers diskutiert. Es wird vermutet, dass IA-2A eine schnellere Progression der Krankheit vorhersagt. Eine Analyse der amerikanischen Familienstudie ergab 40 % bzw. 81 % (kumulative 3- bzw. 5-Jahres-Inzidenz) als positiven prädiktiven Wert. Genauso wie GAD wird IA-2 in verschiedenen Geweben inklusive Gehirn, Hypophyse und Pankreas exprimiert, und es ist unklar, welche pathogenetische Bedeutung Autoimmunität für diese verschiedenen Gewebe hat.

ZnT8-Antikörper

Das kationische Efflux-Transporter-Protein (ZnT8) wird von den pankreatischen Betazellen gebildet und spielt u. a. eine Rolle bei der Insulinsekretion. ZinkT8 wurde kürzlich als eines der Hauptzielantigene von Autoantikörpern beim Diabetes mellitus Typ 1 beschrieben. Autoantikörper gegen ZnT8 sind vorwiegend gegen eine C-terminale Domäne gerichtet. Zum Zeitpunkt der Diagnosestellung sind bei 60–80 % der kaukasischen und bei 24–28 % der asiatischen Bevölkerung ZnT8-Antikörper bei einer diagnostischen Spezifität von > 98 % nachweisbar. Interessanterweise wurden ZnT8-Antikörper bei 25–30 % von T1D-Patienten gefunden, bei denen keine der etablierten diabetesspezifischen Autoantikörper (ICA-, IAA-, GAD-, IA-2A) nachweisbar waren. Bei kombinierter Bestimmung der etablierten Diabetes-Autoantikörper zusammen mit dem ZnT8-Antikörper kann die diagnostische Sensitivität auf über 90 % bei frisch manifestem T1D erhöht werden. Bei ZnT8A-positiven Kindern wird die Progressionsrate zusätzlich durch den Genotyp SLC30A8 stratifiziert. Weiterhin kann das Risiko für einen T1D bei Kindern, die entweder nur einen oder mehrere der etablierten Diabetes-Autoantikörper entwickelt haben, durch die zusätzliche Bestimmung von ZnT8-Antikörpern mit höherer Sicherheit eingeschätzt werden. Da sowohl IA-2 als auch IA-2β und ZnT8 Transmembranproteine der insulinsekretorischen Vesikel sind, könnte diese Autoimmunität gegen Bestandteile des Sekretionsapparats der β-Zellen eine hohe pathogenetische Relevanz besitzen.

2.7.2 Zelluläre Autoimmunität

Während diabetesassoziierte Antikörper diagnostisch hilfreich sind, aber pathogenetisch unbedeutend scheinen, können Inselantigen-reaktive T-Lymphozyten einen Diabetes übertragen und die Inseldestruktion verursachen. Die klinische Beobachtung eines Typ-1-Diabetes bei einem Patienten mit einer erblichen β-Zelldefizienz belegt die Hypothese der T-zellvermittelten Autoimmunität des Typ-1-Diabetes. Im Gegensatz zu den humoralen Autoantikörpern sind T-Lymphozyten also direkt in die Zerstörung der β-Zellen involviert. Es wäre daher naheliegend, direkt die Anzahl und die Aktivität der β-zellspezifischen T-Zellen bei Individuen mit erhöhtem Typ-1-Diabetesrisiko zu messen. Die Charakterisierung der T-Lymphozyten und Zytokinspiegel ist allerdings vom Einsatz im diagnostischen Alltag weit entfernt. Grund hierzu ist die Schwierigkeit, die Zellen überhaupt im peripheren Blut nachzuweisen, dazu kommen die verschiedenen schwer zu standardisierenden Assays. Derzeit werden T-Zell-Workshops durchgeführt, die auf eine Standardisierung und damit breitere Einsetzbarkeit hinarbeiten. Die Charakterisierung der zellulären und systemischen Immunantwort ist vor allem für das Verständnis der Pathogenese und das Immunmonitoring von klinischen Interventionsstudien interessant, bei denen versucht wird, über eine Immunintervention die Progression der β-Zellzerstörung aufzuhalten.

2.7.3 Kombination von Früherkennungsuntersuchungen

Üblicherweise werden nicht einzelne Diabetesantikörperspiegel bestimmt, sondern nur in Kombination. So ergeben sich bei Familienstudien bei mindestens drei Autoantikörpern deutlich höhere positive Vorhersagewerte (◘ Abb. 2.7). Ein Kind, bei dem multiple Antikörper bis zum 5. Lebensjahr nachweisbar sind, hat 5 Jahre später in 51 % einen Diabetes, in 10 Jahren in 75 % und eine nahezu hundertprozentige Wahrscheinlichkeit auf die Gesamtlebenszeit gerechnet. Gegebenenfalls können diese Antikörperbefunde mit der HLA-Typisierung oder mit metabolischen Markern (i.v. GTT) zur Prädiktion kombiniert werden. Da über 85 % der Menschen, die in der Zukunft einen Diabetes entwickeln, durch eine Kombination von GADA, IA-2A, IAA und ZnT8A mit entsprechend sensitiven Assays erkannt werden können, soll die Bestimmung von GAD mit IA-2, ZnT8A oder IAA in der Primärdiagnostik kombiniert werden (◘ Tab. 2.4). Besonders bei Kindern unter 10 Jahren sollte IAA zur Erhöhung der Sensitivität verwendet werden. Da das Risiko mit der Anzahl der nachgewiesenen Antikörper ansteigt, sollten bei Nachweis eines Antikörpers weitere Antikörper bestimmt werden, damit das Risiko exakter definiert werden kann (mindestens drei, besser alle vier: IAA, GADA,

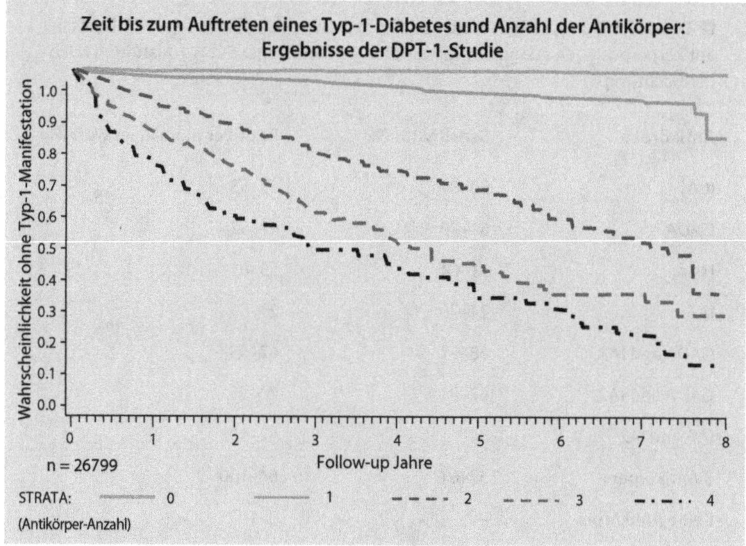

Abb. 2.7 Kumulative Diabetesinzidenz innerhalb von 10 Jahren in Abhängigkeit von der Anzahl der initial nachgewiesenen Antikörper

IA-2A, ZnT8A). Dabei sollten nur Ergebnisse von Laboratorien verwendet werden, die sich an sog. »Proficiency Workshops« beteiligt haben.

Intravenöser GTT Bei Autoantikörper-positiven Personen kann das Ausmaß der β-Zellzerstörung durch die Messung der frühen Insulinsekretion im i.v. GTT ermittelt werden.

Die Durchführung des Tests erfolgt nach einem international standardisierten Protokoll (Position Statement 1990). Unmittelbar vor sowie 1 und 3 min nach i.v. Glukoseinjektion (0,5 g/kg KG als 20%ige Glukoselösung) erfolgt die Blutentnahme zur Bestimmung der Insulinkonzentration im Serum.

In Tab. 2.5 sind die Normalwerte bei stoffwechselgesunden Kindern dargestellt. Wenn die Insulinkonzentration 1 und 3 min nach i.v. Gabe von Glukose unterhalb der 1. Perzentile von gesunden Kontrollpersonen liegt, muss davon ausgegangen werden, dass sich in 50–80 % der Fälle innerhalb eines Jahres ein manifester Typ-1-Diabetes entwickelt.

Personen mit multiplen Antikörpern und normaler Insulinausschüttung haben zwar auch ein erhöhtes Diabetesrisiko, allerdings mit einer verzögerten Diabetesentwicklung von bis zu 20 Jahren.

Tab. 2.4 Diagnostische Sensitivität für die Entwicklung eines Typ-1-Diabetes bei antikörperpositiven erstgradig Verwandten während einer 5- bis 10-jährigen Nachbeobachtung

Antikörper	Sensitivität (%)	Positiver prädiktiver Wert (%)
ICA	50–84	43–53
GADA	64–90	42–52
IA2A	31–64	55–81
IAA	24–76	29–59
GADA and IAA	68–81	67–68
GADA and IA2	62–81	70–95
IAA and IA2	54	62–100
3 Antikörper	52–61	64–100
Keine Antikörper	–	0–1

Tab. 2.5 Seruminsulinwerte (μU/ml) bei stoffwechselgesunden Kindern im i.v. GTT (Basalwerte vor Glukoseinjektion und Additionswerte 1 und 3 min nach Glukoseinjektion [0,5g/kg KG])

Tanner-Stadium	Basalwert 50. Perzentile	Additionswert 1+3 min			
		50. Perzentile	5. Perzentile	3. Perzentile	1. Perzentile
1	4,9	63,7	27,2	24,3	19,7
2–3	7,9	100,1	57,0	51,8	46,6
4–5	9,6	108,4	46,1	39,9	33,4
Erwachsen	8,3	82,0	35,5	29,8	19,7

2.7.4 Zeitlicher Ablauf der Autoimmunität

Ungefähr 80 % aller Kinder und Jugendlichen mit Typ-1-Diabetes entwickeln die Inselautoantikörper vor dem 5. Lebensjahr (◘ Abb. 2.8).

Das bedeutet für die Praxis, dass ein Antikörperscreening im Alter von 2–5 Jahren eine hohe Vorhersagekraft für die Entwicklung eines Typ-1-Diabetes im frühen Kindesalter hat. Offenbar beginnt der Autoimmunprozess auch beim Menschen sehr früh im Leben. Die finnischen prospektiven Untersuchungen bei Geschwistern zeigen allerdings, dass eine Serokonversion zu jedem Zeitpunkt während der Kindheit und der Adoleszenz auftreten kann. Zwei unterschiedliche Formen können im Antikörperverlauf unterschieden werden. In der BABYDIAB-Studie war beim fulminanten Typ sehr früh eine massive Antikörperbildung nachweisbar, die Diabetesmanifestation trat schon vor dem 3. Lebensjahr auf. Die andere Verlaufsform war eher schleichend mit oszillierenden Antikörperverläufen. Das Vorliegen von IA-2A und/oder ZnT8A ist ebenfalls mit schneller Progression verbunden, wobei etwa 50 % der Betroffenen innerhalb von 5 Jahren klinische Symptome entwickeln. Noch ungeklärt ist die Frage, ob es eine transiente Autoimmunität gibt. In den verschiedenen Studien wurden Kinder beobachtet, die zunächst GADA- bzw. IAA-positiv waren, diese Antikörper jedoch wieder verloren.

2.7.5 Prädiktion eines Typ-1-Diabetes in der Gesamtbevölkerung

Nach Empfehlung der DDG-Leitlinien war bisher ein generelles Screening auf einen Typ-1-Diabetes weder bei der Allgemeinbevölkerung noch bei Hochrisikogruppen unter Kindern und Jugendlichen durchgeführt worden. Im Gegensatz dazu wird in Japan bei einer deutlich höheren Inzidenz des Typ-2-Diabetes ein populationsbezogenes Diabetes-Screening (Messen der Glukose im Urin) für Schulkinder durchgeführt, hier werden bis zu 20,5 % aller Diabetesfälle (Typ 1 und Typ 2) durch dieses Screening diagnostiziert. Angesichts des beobachteten Typ-1-Diabetes-Inzidenzanstiegs, der Möglichkeit, damit eine potenziell lebensbedrohliche Ketoazidose zu vermeiden, und potenziell neuer Interventionsstudien wird dieser Ansatz in einer großangelegten Pilotstudie erprobt.

Seit Anfang 2015 wird daher zunächst in Bayern im Rahmen der Fr1da-Studie (Typ-1-Diabetes: Früh erkennen – Früh gut behandeln) die frühe Diagnose durch Insel-Autoantikörperscreening im Alter von 2–5 Jahren (U7, U7a, U8, U9) kostenlos für alle Kinder in Bayern angeboten. Zur Anwendung kommt ein neuer Test, der sogenannte 3-Screen, bei dem drei Antikörper in einem Test (GADA, IA-2A, ZnT8A) bestimmt werden und ein vierter Antikörper (IAA) dazugenommen wird, wenn 3-Screen > 99. Perzentile liegt. Im Falle eines positiven Testbe-

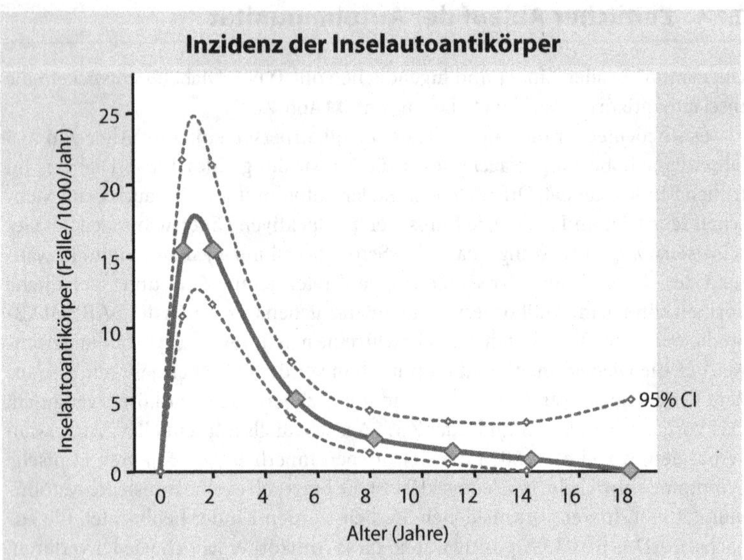

■ **Abb. 2.8** Multiple Antikörper werden früh im Leben nachgewiesen. (Nach Ziegler et al. 2012)

funds vermittelt der behandelnde Arzt Kontakt zum Fr1da-Team (Einladung zur Prä-Typ-1-Diabetesschulung in einem Schulungszentrum vor Ort). Hier erfolgt eine kompetente Betreuung mit einer intensiven Schulung zum frühen Stadium des Typ-1-Diabetes (Prä-Typ-1-Diabetes) und die Anbindung an ein erfahrenes Schulungszentrum. Psychologen sind an allen Schulungszentren in das Team integriert (mit einer speziellen Schulung zum Prä-Typ-1-Diabetes), und die Familien werden mit Informationsmaterial versorgt (► Kap. 9).

Im klinischen Alltag erfolgen von Verwandten von Kindern und Jugendlichen mit Typ-1-Diabetes häufig Anfragen nach einem Screening, insbesondere betrifft dies Geschwister. Aufgrund einer in der Regel mangelnden Konsequenz kann außerhalb von klinischen Studien für diese Personen mit erhöhtem Risiko kein generelles Screening empfohlen werden.

Innerhalb von kontrollierten Studien kann ein Screening bestimmter Bevölkerungsgruppen sinnvoll sein. Das Screening kann die Messung des Nüchtern-Blutzuckers, die Bestimmung diabetesspezifischer Antikörper oder auch die HLA-Typisierung umfassen. Da 9 von 10 Manifestationen in Familien ohne Typ-1-Diabetes auftreten, können Früherkennungsergebnisse bei erstgradig Verwandten nicht ohne Weiteres auf die Gesamtbevölkerung extrapoliert werden.

2.8 Prävention des Typ-1-Diabetes

Die Entwicklung des Typ-1-Diabetes ist durch drei Stadien charakterisiert:

- Stadium der genetischen Prädisposition,
- Stadium des Prä-Typ-1-Diabetes mit Beginn des autoimmunologischen Zerstörungsprozesses der β-Zellen und dem Nachweis von diabetesspezifischen Autoantikörpern,
- Stadium des manifesten Typ-1-Diabetes mit konstanter Hyperglykämie und Glukosurie.

Bei den Diabetes-Präventionsstudien unterscheidet man dementsprechend zwischen Primär-, Sekundär- und Tertiärprävention. Ausgehend von der Annahme, dass der Typ-1-Diabetes durch einen autoimmunologischen Prozess entsteht, wurden unterschiedliche Versuche einer immunologischen Intervention bei Menschen mit Typ-1-Diabetes unternommen (◘ Abb. 2.9).

2.8.1 Tertiäre Präventionsstudien

Die verwendeten Medikamente können in Wirkstoffe zur Immunmodulation (Plasmapherese, Leukozytentransfusionen, Gammaglobulin, Interferon, Levamisole, Ciamexon, Atorvastatin, Rituximab u. a.), Entzündungshemmung (Theophyllin, Indometazin, Nikotinamid, Ketotifen u. a.) und Immunsuppression (Kortikoide, Antithymozyten-Globulin, Azathioprin, Cyclosporin, Pentoxifyllin u. a.) eingeteilt werden. Nach zunächst erfolglosen Versuchen der tertiären Prävention mit Glukokortikoiden, Interferon, Azathioprin, Levamisole, Plasmapherese Antilymphozytenglobulin, Ciamexone, Gammaglobulin, Indomethacin, Inosine Pranabex, Nikotinamid und Theophyllin wurde versucht, in einem früheren Krankheitsstadium, d. h. bei Nachweis von Autoimmunität, aber noch fehlenden klinischen Symptomen, im Sinne einer sekundären Präventionsstudie zu intervenieren.

In der letzten Zeit steht die Tertiärprävention wieder weitaus mehr im Mittelpunkt des Forschungsinteresses. Ziel ist jetzt nicht mehr, die Insulinpflichtigkeit grundsätzlich zu vermeiden, sondern einen temporären oder permanenten Effekt auf die Remissionsphase zu erzielen. Durch diesen Ansatz sollen mit geringerem logistischem Aufwand und kürzerer Beobachtungsdauer als in den Primär- oder Sekundärpräventionsstudien erfolgversprechende Interventionen ermittelt werden. Studien zur Tertiärprävention werden meist in den ersten Wochen bis Monaten nach Manifestation des Typ-1-Diabetes begonnen, mit dem Ziel, einen Effekt auf C-Peptid und Insulindosis bzw. HbA_{1c} zu erreichen (◘ Abb. 2.10; ◘ Tab. 2.6). Als Maß der körpereigenen Insulinproduktion wird dabei der Serumspiegel des

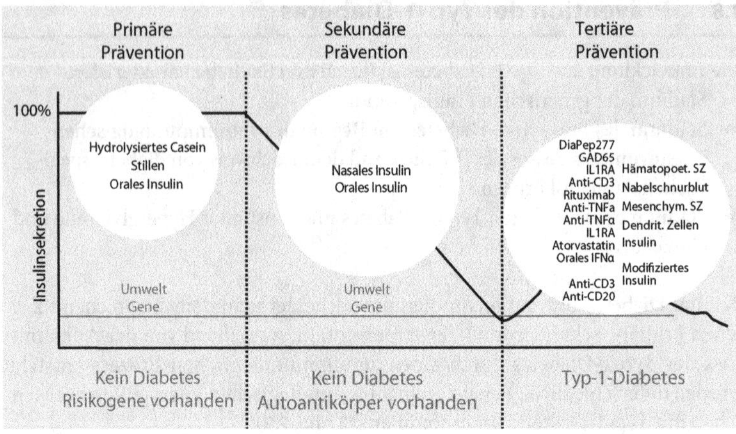

Abb. 2.9 Präventionsstudien bei Typ-1-Diabetes

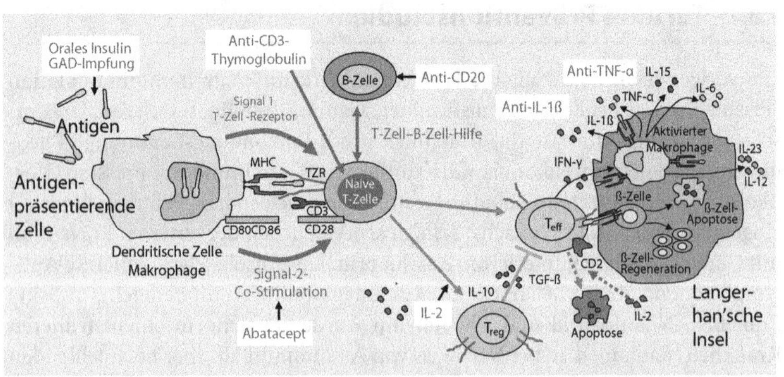

Abb. 2.10 Differenzierte Interventionsziele in der Ätiologie des Typ-1-Diabetes

C-Peptids vor und nach einer standardisierten Flüssigmahlzeit oder nach 1 mg Glukagon (6 min nach i.v. Injektion) gemessen. Allerdings sollte die Insulindosis nur in Kenntnis des HbA_{1c}-Werts beurteilt werden, da die therapeutischen Strategien zwischen den Studienzentren verschieden sind. Ein großer Vorteil der Tertiärprävention besteht darin, dass ausschließlich Erkrankte therapiert werden und der Therapieerfolg relativ leicht messbar ist. Der größte Nachteil ist die zum Zeitpunkt der Diagnose bereits ausgeprägte Inseldestruktion.

Bislang wurde eine Vielzahl Tertiärpräventionsstudien durchgeführt. Nur wenige Substanzen haben das Stadium der Phase-II/III-Studien beim Menschen er-

Tab. 2.6 Ansatzpunkte einer Immunintervention bei Typ-1-Diabetes (T1DM) in der Primär-, Sekundär- und Tertiärprävention

	Behandlung	Ergebnis
Primärprävention		
TRIGR-Studie	Casein-Hydrolysat nach dem Stillen, Phase II	Serokonversion um 50 % vermindert
	Phase III	Reduktion des Auftretens von Typ-1-Diabetes um 40 % bis zum Alter von 10 Jahren? Ergebnisse 2017 erwartet
Pre-POINT-Studie	Orales Insulin, Phase II	Studie läuft
Sekundärprävention		
ENDIT/DENIS	Nikotinamid oral, Phase II/III	Kein Erfolg
DPT-1	Insulin (i.v., s.c., oral), Phase II/III	Kein Erfolg (außer orales Insulin in Post-hoc-Analyse)
INIT I	Lispro intranasal, Phase II	Kein Erfolg
INIT II	Lispro intranasal, Phase II	Studie läuft
Tertiärprävention		
Anti-T-Zellen	Anti-CD3 (Teplizumab, Oltelixizumab)	C-Peptidstabilisierung
Abatacept	27 Infusionen über 2 Jahre	Nur transiente C-Peptid-stabilisierung, niedrigeres HbA_{1c} 3 Jahre nach Manifestation
Anti-B-Lymphozyten	Rituximab i.v., Phase II	Transienter Erfolg
GAD-Vakzinierung	GAD65 Diamyd s.c., Phase II und III	C-Peptidstabilisierung nur in Pilotstudien und Untergruppen
DiaPep277-Behandlung	DiaPep277 s.c., Phase II und III	C-Peptidstabilisierung
Proinsulinplasmid-Impfung	BHT3021 i.m. Phase II	C-Peptidstabilisierung

Tab. 2.6 (Fortsetzung)

	Behandlung	Ergebnis
Interleukin-1-Blockade	Anakinra (IL1RA) s.c., Canakinumab (aIL1) s.c., Phase II	Kein Erfolg
DIATOR-Studie	Atorvastatin, Phase II	C-Peptidstabilisierung nach 12 Monaten

reicht. Hierzu gehört die antigenspezifische Therapie mit dem Hitzeschockproteinpeptid DiaPep277, mit GAD65 und mit dem Proinsulinplasmid BHT30121. Nur die subkutane Behandlung mit DiaPep277 und die intramuskuläre BHT3012-Therapie zeigten eine signifikant verbesserte C-Peptid-Sekretion. Auch die antientzündliche Therapie mit Atorvastatin zeigte Teilerfolge. Die Ergebnisse der T-Zell-gerichteten Therapie mit Antikörpern, die an den T-Zell-Oberflächenmarker CD3 binden, erbrachten enttäuschende Phase-III-Ergebnisse.

Die Therapie mit Stammzellen wird derzeit kontrovers diskutiert. Die bisherigen Studienergebnisse zum Transfer von autologem Nabelschnurblut schadeten nicht, konnten jedoch auch keine klinisch relevante Verbesserung erreichen. Eine aufsehenerregende kleine Studie zur Stammzelltherapie aus Brasilien schaffte es, dass 70 % der behandelten Patienten vorübergehend ohne eine Insulintherapie auskamen. Dabei wurden in der Arbeitsgruppe von Voltarelli mindestens 15 neu manifestierte Patienten mit Typ-1-Diabetes zunächst mit Cyclophosphamid und GCSF konditioniert, autologe Stammzellen durch Leukapharese gewonnen und nach weiterer Konditionierung mit Cyclophosphamid und Ratten-Antithymozytenglobulin eine Transfusion der autologen Stammzellen durchgeführt. Mehrere Patienten wiesen danach wohl langanhaltende Intervalle ohne exogenes Insulin bei guten HbA_{1c}-Werten auf. Das klinische Protokoll der autologen nichtmyeloablativen hämatopoetischen Stammzelltransplantation führte jedoch zu ausgeprägten, lebensbedrohlichen Nebenwirkungen (Infektionen, Posttransplantations-Autoimmunkrankheiten, endokrinologischen Dysfunktionen und Oligospermie), sodass weder in Europa noch in den USA mit solchen Studien gerechnet werden kann. Aktuell wird diskutiert, wie Kombinationstherapien z. B. aus β-zellregenerativen Therapien wie β-Trophin oder auch Inkretinen in Kombination mit immunmodulierenden Ansätzen bessere Erfolge bei der Prävention und Immunintervention erzielen können.

2.8.2 Sekundäre Präventionsstudien

Nach der Entwicklung von Methoden zur Diagnose des Prä-Typ-1-Diabetes lag es nahe, eine Immunintervention während der prädiabetischen Phase, in der die β-Zellen noch weitgehend erhalten sind, zu erproben. So wurde in den letzten Jahren weltweit eine Reihe von sekundären Interventionsstudien bei erstgradigen Verwandten von Patienten mit Typ-1-Diabetes mit nachweisbar hohem Diabetesrisiko initiiert. Da aber in der Familie bei 9 von 10 Fällen mit Diabetesmanifestation keine weiteren Fälle von Typ-1-Diabetes bekannt sind, haben die Ansätze, die in diesen Studien untersucht werden, nur für einen kleinen Teil der an Typ-1-Diabetes erkrankenden Personen eine Aussagekraft.

In der Pre-POINT-Studie werden bei Kindern mit sehr hohem Diabetesrisiko im Alter von 2–7 Jahren verschiedene Dosierungen von oralem Insulin geprüft, um eine schützende Immunantwort hervorzurufen. Die Behandlung mit oralem Insulin erfolgt bereits vor dem Auftreten der ersten Zeichen von Inselautoimmunität (also bei Autoantikörper-negativen Kindern). Die Teilnehmer der Pre-POINT-Studie werden anhand ihrer familiären Vorbelastung und ihrem HLA-Genotyp rekrutiert und weisen ein Risiko von mindestens 50 % auf, noch in der Kindheit eine progressive Inselautoimmunität zu entwickeln und in der Folge an Typ-1-Diabetes zu erkranken. Kinder aus Deutschland, Österreich, Großbritannien und den USA können an der Studie teilnehmen. Ziel von Pre-POINT ist, eine sichere und für das Immunsystem bioverfügbare Insulindosis zu identifizieren, die danach in einer Phase-II/III-Studie (Diabetes POINT-Studie) auf ihre Effizienz hinsichtlich der Prävention von Typ-1-Diabetes geprüft werden soll (http://www.diabetes-point.org).

2.8.3 Primäre Präventionsstudien

Bei primären Präventionsstudien wird versucht, die Manifestation eines Diabetes bei gesunden Versuchspersonen ohne Anzeichen für Diabetes zu verhindern.

Die bislang größte solche Studie ist der »Trial to Reduce IDDM in the Genetically at Risk«, die sog. TRIGR-Studie (▶ Abschn. 2.6.3). Dabei handelt es sich um eine prospektive, placebokontrollierte Doppelblindstudie, bei der untersucht wird, ob eine frühe Kuhmilchproteinexposition bei Säuglingen mit einem hohen genetischen Risiko für einen Typ-1-Diabetes zur Entstehung der Erkrankung beiträgt bzw. ob durch Vermeidung einer Kuhmilchproteinexposition bei diesen Kindern das Auftreten eines Diabetes verhindert werden kann. Sobald die Mutter das Kind nicht mehr ausschließlich stillen konnte, wurde dem Kind entweder normale Säuglingsnahrung (Kontrollgruppe) oder kuhmilchproteinfreie Hydrolysatmilch (Interventionsgruppe) zugefüttert. Die Intervention erstreckte sich mindestens über die ersten 6 Lebensmonate. Wenn die Mutter während der ersten 6 Monate ausschließlich stillte, wurde sie aufgefordert, während der nächsten 2 Monate eine kuhmilchproteinfreie Hydrolysatmilch zu füttern. Diese Interventionsperiode wurde gewählt, weil der Darm während dieser Lebensphase für schädliche Proteine durchlässig ist. Die Publikation der Antikörperbefunde zeigte 2014 keine Reduktion der humoralen Autoimmunität durch Hydrolysatnahrung. Endgültiges Ergebnis ist aber die Diabetesinzidenz bis zum Alter von 10 Jahren. Dieses Ergebnis wird erst 2017 erwartet.

Die aktuelle Datenlage zu den verschiedenen Präventionsansätzen lässt keine konkrete Empfehlung zur Prävention für Familien zu. Angehörige und neudiagnostizierte Typ-1-Diabetespatienten sollten trotzdem immer über laufende Studien informiert werden, damit sie für sich entscheiden können, ob sie an den meist placebokontrollierten Studien teilnehmen wollen.

Literatur und Webseiten

Achenbach P, Winkler C, Haupt F, BeyerleinA, Ziegler AG (2014) Prädisposition, frühe Stadien und Phänotypen des Typ 1 Diabetes. Dtsch Med Wochenschr 139 (21): 1100–1104

Bonifacio E, Ziegler AG, Klingensmith G, Schober E, Bingley PJ, Rottenkolber M, Theil A, Eugster A, Puff R, Peplow C, Buettner F, Lange K, Hasford J, Achenbach P; Pre-POINT Study Group (2015). Effects of high-dose oral insulin on immune responses in children at high risk for type 1 diabetes: the Pre-POINT randomized clinical trial. JAMA 21; 313(15): 1541–1549

Offizielle Stellungnahme Diabetes & Impfungen: (http://www.rki.de/SharedDocs/FAQ/Impfen/AllgFr_Nebenwirkungen/FAQ02.html?nn=2391120)

Pociot F, Akolkar B, Concannon P, Erlich HA, Julier C, Morahan G, Nierras CR, Todd JA, Rich SS, Nerup J (2010) Genetics of type 1 diabetes: what's next? Diabetes 59: 1561–1571

Saltiel AR, Kahn CR (2001) Insulin signalling and the regulation of glucose and lipid metabolism. Nature 414: 799–806

Skyler JS (2013) Primary and secondary prevention of Type 1 diabetes. Diabet Med 30: 161–169

Übersicht zu Typ 1-Diabetes Gen-Loci: http://www.t1dbase.org/page/Regions/display/species/human/disease/T1D/type/assoc)

Ziegler AG, Bonifacio E; BABYDIAB-BABYDIET Study Group. (2012) Age-related islet autoantibody incidence in offspring of patients with type 1 diabetes. Diabetologia 55(7): 1937–1943

Ernährungsbehandlung

T. Danne, O. Kordonouri, K. Lange

T. Danne et al., *Kompendium pädiatrische Diabetologie*,
DOI 10.1007/978-3-662-48067-0_3,

3.1 Bedeutung der Ernährung für die Diabetestherapie

Moderne Therapievorstellungen basieren darauf, dass Kinder mit Diabetes gesunde Kinder sind, die sich durch einen Insulinmangel auszeichnen. Mit einer auf die Nahrungsaufnahme abgestimmten Insulinzufuhr sollen sie so weit wie möglich wie gesunde Kinder leben können. Kinder und Jugendliche mit Diabetes und ihre Eltern müssen in der Lage sein, vor jeder Mahlzeit den Kohlenhydratgehalt und die Blutglukosewirksamkeit der Nahrungsmittel abzuschätzen. Ohne Abschätzung insbesondere des Kohlenhydratgehalts der Nahrungsmittel sind auch die intensivierten Formen der Insulinbehandlung nicht erfolgreich umzusetzen. Es konnte nachgewiesen werden, dass Therapiekonzepte, die Ernährungsempfehlungen beinhalten, zu einer verbesserten Stoffwechselkontrolle beitragen. Bereits zu Beginn der 1930er Jahre beschrieb der Pädiater Karl Stolte das Prinzip der »freien Kost«. Er forderte, dass sich die Insulinmenge nach der vom Patienten aufgenommenen Nahrung richten solle. Somit gilt Karl Stolte als ein Begründer der Basis-Bolus-Therapie, der Grundlage der heutigen intensivierten Insulintherapie.

Die Ernährungsberatung im Rahmen der Schulung ist ein wichtiger Teil des umfassenden Therapieplanes. Die Ernährungsberatung für Kinder und Jugendliche mit Diabetes soll leitliniengerecht folgende Komponenten umfassen:

- Aufklärung über die Blutzuckerwirksamkeit von Kohlenhydraten, Fetten und Eiweißen,
- Stärkung gesunder Ernährungsweisen in der Familie und in öffentlichen Einrichtungen: regelmäßige ausgewogene Mahlzeiten und Zwischenmahlzeiten (Gemüse, Rohkost, Obst), Vorbeugung einer Essstörung (insbesondere »binge-eating«, d. h. unkontrollierte Essattacken) und Vorbeugung von Übergewicht,
- genügend Energie für ein altersgemäßes Wachstum und eine altersgemäße Entwicklung,

- Anstreben eines normalen BMI; dies schließt regelmäßige körperliche Aktivität ein,
- ausgewogene Balance zwischen Energieaufnahme und -verbrauch in Übereinstimmung mit den Insulinwirkprofilen,
- Ernährungsempfehlungen für Krankheit und Sport,
- Verminderung des Risikos für kardiovaskuläre Erkrankungen,
- Berücksichtigung kultureller Ernährungsgewohnheiten.

Entsprechend den DDG-Leitlinien sollte Ernährungsberatung durch Fachkräfte für Ernährung (Diätassistentinnen/Ökotrophologinnen) erfolgen, die über fundierte Kenntnisse über die Ernährung von Kindern und Jugendlichen einerseits und über die Insulintherapie andererseits verfügen.

3.2 Ernährungsempfehlungen

Eine detaillierte, qualitative Ernährungsanamnese ist der Grundstein für die darauf folgende Schulung. Der individuelle Ernährungsplan, der gemeinsam mit der Familie erstellt wird, soll dem Patienten und seinen Eltern einen Rahmen vorgeben, mit dem die Nahrungsaufnahme und Insulinzufuhr so aufeinander abgestimmt werden, dass daraus möglichst günstige Stoffwechselwerte resultieren. Dabei steht die Berücksichtigung der Menge und der Art der Kohlenhydrate im Vordergrund.

Es gibt für Kinder und Jugendliche mit Typ-1-Diabetes keine »Diabetesdiät«, sondern eine Ernährung, die möglichst gut abgestimmt ist mit
- ihrer aktuellen Wachstumsphase,
- ihrem persönlichen Energiebedarf,
- ihrer körperlichen Aktivität,
- den Gewohnheiten ihrer Familie und
- den individuellen Vorlieben jedes einzelnen Kindes.

3.2.1 Kalorienzufuhr

Die heute gültigen Ernährungsempfehlungen für Kinder und Jugendliche mit Typ-1-Diabetes unterscheiden sich nicht von denen, die für Gleichaltrige ohne Diabetes gelten. Sie haben den gleichen Bedarf an Energie und Nährstoffen wie alle anderen Kinder und Jugendlichen in ihrem Alter. Norm- und Richtwerte, wie z. B. Tabellen mit Angaben zur altersbezogenen Kalorienzufuhr, können nur als Orientierungshilfe dienen (◘ Tab. 3.1).

Tab. 3.1 Empfohlener Anteil der Nahrungskomponenten an der täglichen Energiezufuhr nach den DDG-Leitlinien 2015. (Die Angaben gelten für Kinder ab 4 Jahren, falls nicht anders angegeben)

Nahrungskomponente	%-Anteil Gesamtenergie, falls nicht anders angegeben	Evidenzbelege (Literatur siehe Leitlinie)
Kohlenhydrate gesamt	45–60 %	Gesamtanteil = tägliche Energiezufuhr abzüglich Protein und Fett
		Kein konsistenter Effekt von kohlenhydratarmer Kost (< 45 %) mit hohem Gehalt an einfach ungesättigten Fettsäuren auf Lipide und Blutzuckerspiegel (Studien nicht nach glykämischem Index differenziert)
		Positiver Effekt auf die Stoffwechselkontrolle durch Kohlenhydrate mit niedrigem glykämischem Index
Saccharose	< 10 %	Obergrenze 10 %
		Bis ca. 50 g/Tag keine negativen Effekte auf glykämische Kontrolle, Lipide und Lipoproteine verglichen mit einer zuckerfreien Diät
Fette gesamt	Maximal 35 % (ab 4 Jahren)	Risiko der Gewichtszunahme bei Fettkonsum > 35 %
		Verschlechterung der Insulinempfindlichkeit bei hoher Fettaufnahme
Gesättigte Fettsäuren	< 10 %	Verschlechterung des postprandialen Lipidmusters durch gesättigte Fettsäuren
		Negativer Effekt von Trans-Fetten auf LDL, HDL, LDL-Partikelgröße und Lipoprotein A
Einfach ungesättigte Fettsäuren	> 10 % (bis 20 % der Gesamtenergie)	Positive Effekte auf Serum-Lipidspiegel und Lipoprotein-Konzentration und -Zusammensetzung
		Senkung von LDL-Cholesterin aufgrund des Austausches von gesättigten Fettsäuren durch ungesättigte Fettsäuren
		Verbesserte Insulinempfindlichkeit aufgrund des Austausches von gesättigten Fettsäuren durch ungesättigte Fettsäuren

Tab. 3.1 (Fortsetzung)

Nahrungskomponente	%-Anteil Gesamtenergie, falls nicht anders angegeben	Evidenzbelege (Literatur siehe Leitlinie)
Mehrfach ungesättigte Fettsäuren	< 10 %	Eine direkte Evidenz für einen Grenzwert fehlt; wird aus Sicherheitserwägungen empfohlen, um das Risiko einer Lipidperoxidation nicht zu erhöhen
		Effekte der mehrfach ungesättigten Fettsäuren entsprechen denen einfach ungesättigter Fettsäuren
n-3-Fettsäuren (cis-Konfiguration): Fisch und α-Linolensäuren aus pflanzlichen Quellen	0,5 %	Senkung des Risikos von Herz-Kreislauf-Erkrankungen bei Frauen mit Diabetes durch regelmäßigen Fischkonsum
		Kein Konsens über den Einsatz von Supplementen mit n-3-Fettsäuren
Eiweiß	10–20 %	Keine positive Assoziation zwischen Auftreten von Mikroalbuminurie und Proteinaufnahme in empfohlener Menge
Fasergehalt der Nahrung	5 g/Tag und Alter in Jahren (> 2 Jahre)	Keine direkte Evidenz für genannte Mengenangabe
		Ballaststoffzufuhr in den Studien 40–50 g/Tag (zur Hälfte lösliche Ballaststoffe) Verbesserung des mittleren täglichen Blutzuckerwertes und des HbA_{1c}-Wertes durch ballaststoffreiche Nahrung
		Senkung der Anzahl hypoglykämischer Ereignisse
		Signifikante Abnahme der Insulinspiegel i. S. der Abnahme einer Hyperinsulinämie bei Patienten mit Typ-2-Diabetes
Salzgehalt der Nahrung	< 6 g/Tag	Senkung des systolischen Blutdrucks bei Typ-2-Diabetes durch Salzrestriktion
		Steigerung der blutdrucksenkenden Wirkung anderer Diätmodifikationen durch Salzrestriktion

Die älteste und einfachste Orientierungsgröße zur Ermittlung des Kalorienbedarfs von Kindern stammt von Priscilla White und wird nach folgender Formel berechnet:

$$\text{Alter in Jahren} \times 100 + 1000 = \text{Kalorienbedarf (kcal) pro Tag}$$

Die Angaben zur altersbezogenen Kalorienzufuhr können zur Ermittlung der Tages-KE-Menge genutzt werden. Als Faustregel entspricht eine »gut belegte« KE etwa 100 kcal.

3.2.2 Kohlenhydrate

Der Kohlenhydratanteil in der Nahrung sollte mehr als 50 % der insgesamt aufgenommenen Energie ausmachen. Dabei sollten komplexe, nicht raffinierte, ballaststoffreiche Kohlenhydrate bevorzugt werden. Da die Blutzuckerwirkung von Nahrungsmitteln nicht nur von dem enthaltenen Anteil an Kohlenhydraten, sondern auch von Faktoren, wie die Art der Kohlenhydrate, Fettgehalt, Ballaststoffanteil, Magenfüllung etc. beeinflusst wird, ist eine grammgenaue Berechnung von Kohlenhydraten ernährungsphysiologisch nicht begründbar. Studien weisen darauf hin, dass Kinder und Jugendliche mit Diabetes bei der Ernährung überwiegend auf die Kohlenhydratzufuhr achten, während der Fettkonsum in der Regel überhöht ist. Dies ist bei der Ernährungsberatung besonders zu berücksichtigen.

3.2.3 Fett

Kinder bis 4 Jahre benötigen eine höhere Zufuhr von Fett und Protein als ältere Kinder. Die von der Deutschen Gesellschaft für Ernährung angegebenen altersbezogenen Werte für diese Gruppe sind in ◘ Tab. 3.2 einzusehen. Die Fettzufuhr sollte bei Kindern ab 4 Jahren und Jugendlichen nicht höher als 35 % der Gesamtenergiezufuhr sein. Die Aufnahme gesättigter Fettsäuren tierischen Ursprungs (Vollmilch, Käse, Butter, Schmalz) und trans-ungesättigter Fettsäuren (Kekse, Kuchen, Schokolade) sollte wegen des kardiovaskulären Risikos möglichst gering sein. Besonders empfehlenswert sind dagegen mehrfach ungesättigte Fettsäuren des Omega-3-Typs (Fisch) und einfach ungesättigte Fettsäuren (Oliven, Sesam, Rapsöl, Nüsse). Eine Beratung hinsichtlich des wünschenswerten Fettanteils in der Ernährung und der Qualität erfolgt wie auch die Information über die Kohlenhydrataufnahme im Rahmen der Erstschulung. Für die Ernährung normalgewichtiger Kinder reichen einfache Regeln zum sparsamen Umgang mit sichtbaren und versteckten Fetten aus. Der Fettgehalt der Nahrung muss nicht berechnet werden, die Verwendung spezieller fettreduzierter Lebensmittel ist obsolet.

Tab. 3.2 Protein- und Fettzufuhr für Kinder. Aufgeführt sind die altersbezogenen Referenzwerte für Fett und Eiweiß nach den Empfehlungen der Deutschen Gesellschaft für Ernährung

Alter	Fett (% der Energie)		Essenzielle Fettsäuren (% der Energie)			
			Linolsäure (n-6)		α-Linolensäure (n-3)[3]	
0 bis 4 Monate	40–45		4,0		0,5	
4 bis unter 12 Monate	35–45		3,5		0,5	
1 bis unter 4 Jahre	30–40		3,0		0,5	
Alter			**Protein (% der Energie)**			
	g/kg[1]/Tag		**g/Tag**		**g/MJ[2] (Nährstoffdichte)**	
	m	**w**	**m**	**w**	**m**	**w**
0 bis unter 1 Monat	2,7		12	12	6,0	6,3
1 bis unter 2 Monate	2,0		10	10	5,0	5,3
2 bis unter 4 Monate	1,5		10	10	5,0	5,3
4 bis unter 6 Monate	1,3		10	10	3,3	3,4
6 bis unter 12 Monate	1,1		10	10	3,3	3,4
1 bis unter 4 Jahre	1,0		14	13	3,0	3,0
4 bis unter 7 Jahre	0,9		18	17	2,8	2,9
7 bis unter 10 Jahre	0,9		24	24	3,0	3,4
10 bis unter 13 Jahre	0,9		34	35	3,6	4,1
13 bis unter 15 Jahre	0,9		46	45	4,1	4,8
15 bis unter 19 Jahre	0,9	0,8	60	46	5,7	5,4

[1] Bezogen auf das Referenzgewicht

[2] Berechnet für Jugendliche und Erwachsene mit überwiegend sitzender Tätigkeit (PAL-Wert 1,4)

[3] Hierbei handelt es sich um Schätzwerte

3.2.4 Eiweiß

Der Eiweißbedarf liegt bei Kindern und Jugendlichen abhängig von Alter und Geschlecht zwischen 1,2 und 0,8 g/kg KG und Tag. Das entspricht etwa 10–15 % der zugeführten Gesamtenergie (◘ Tab. 3.2).

3.2.5 Zucker, Süßstoffe und Zuckeraustauschstoffe

Die Aufnahme von Zucker sollte wie in der Allgemeinbevölkerung 10 % der täglichen Kalorienaufnahme nicht übersteigen. Die tatsächliche Zuckeraufnahme ist nicht nur bei Kindern und Jugendlichen ohne Diabetes wesentlich höher. Sofern Zucker nicht pur, sondern in Nahrungsmitteln oder Mahlzeiten mit Fett, Eiweiß oder Ballaststoffen gemischt verzehrt wird, ist bei passender Insulingabe kein zu hoher Anstieg des Blutzuckers zu erwarten. Der Verzehr größerer Mengen hochkonzentrierter Zuckerwaren oder zuckerhaltiger Getränke und der plötzliche starke Blutglukoseanstieg stellen auch heute noch eine nicht befriedigende Situation für alle Beteiligten dar.

Die resorptionsverzögernde Wirkung von Fett in der Nahrung hat zur Folge, dass auch Kinder und Jugendliche mit Diabetes zuckerhaltige Nahrungsmittel verzehren können. Der Blutglukoseanstieg sollte immer mit Hilfe von Normalinsulininjektionen oder schnellwirksamen Insulinanaloga in Grenzen gehalten werden.

Süßstoffe sind Stoffe mit sehr hoher Süßkraft (◘ Tab. 3.3). Süßstoffe werden künstlich hergestellt und enthalten keine Kohlenhydrate, haben also keinen Einfluss auf den Blutglukosespiegel. Süßstoffe können, müssen aber nicht zwangsläufig in der Ernährung eines Kindes mit Diabetes eingesetzt werden. Bewährt haben sich süßstoffgesüßte Limonaden oder Cola-Getränke (»light« – »zero«).

Erfrischungsgetränke, die ausschließlich mit Süßstoffen gesüßt werden, dürfen die Angabe »kalorienfrei« tragen (»kalorienfrei«: das Produkt enthält nicht mehr als 4 kcal [17 kJ] je 100 ml, »energiefrei«: das Produkt enthält nicht mehr als 4 kcal [17 kJ] je 100 ml, »zuckerfrei« – das Produkt enthält nicht mehr als 0,5 g Zucker je 100 ml). In diesem Zusammenhang ist auch der sogenannte »ADI-Wert« (»Acceptable Daily Intake« – »duldbare tägliche Aufnahme«) wichtig. Er gibt eine Höchstmenge pro Tag an, die eine Person täglich ohne Bedenken zu sich nehmen kann und ist auf einen lebenslangen täglichen Konsum des jeweiligen Zusatzstoffes ausgerichtet. Der ADI-Wert von Süßstoffen wird besonders bei jüngeren Kindern rasch erreicht (jeweils in mg/kg KG/Tag: Acesulfam K: 15; Aspartam: 40; Cyclamat: 7; Neohespiridin DC: 5; Saccharin: 5; Sucralose: 15). So wurde für Aspartam ein ADI-Wert in Höhe von 40 mg/kg KG festgelegt, welcher bei einem Vorschulkind mit 19 kg (19 kg × 40 ≈ 760 mg Aspartam) bereits mit täglich 1,5 l

■ Tab. 3.3 Zuckerarten und Süßungsmittel

Zucker	Süßstoffe	Zuckeraustauschstoffe
Weißzucker Kandiszucker Brauner Zucker Vollrohrzucker Vanillezucker Honig Ahornsirup Rübensirup	Acesulfam K Aspartam Aspartam Acesulfam Salz Cyclamat Neohesperidin DC Saccharin Sucralose Thaumatin Neotam Stevia (natürlicher Süßstoff – als E 960 in der EU seit 2011 als Lebensmittelzusatzstoff zugelassen)	**Zuckeralkohole** (2,4 kcal/g): – Sorbit – Isomalt – Mannit – Xylit – Maltit – Laktit **Fruchtzucker** (4 kcal/g) **Polydextrose** (1 kcal/g)
10 g Zucker = KE	In Tablettenform für Heißgetränke Als flüssiger Süßstoff zum Kochen, Backen und für Desserts	Können abführend wirken

eines Light-Getränks (≈ 900 mg Aspartam) deutlich überschritten wird. Daher empfehlen wir energiefreie Erfrischungsgetränke in begrenzter Menge.

Unter dem Etikett »Diabetikerlebensmittel« wird eine Fülle unnötiger, meist teurer Lebensmittel angeboten. Eltern müssen immer wieder darauf hingewiesen werden, dass die üblichen, in normalen Lebensmittelgeschäften erhältlichen Nahrungsmittel für die Ernährung ihrer Kinder am besten geeignet sind. Zuckeraustauschstoffe (■ Tab. 3.3) werden in vielen sog. »Diabetiker- oder Diät-Produkten« verwendet. Es sind kalorienhaltige süße Substanzen wie z. B. Fruchtzucker, der langsam zu Traubenzucker umgewandelt wird und den Blutzuckerspiegel nur wenig beeinflusst. Auch Zuckeralkohole enthalten Energie, lassen den Blutzucker aber kaum ansteigen. Jedoch können bereits kleine Mengen Zuckeraustauschstoffe zu Blähungen und Durchfall führen. Ein weiterer Nachteil der Diabetes-Spezialprodukte sind die BE-Angaben auf den Packungen. Sie sind überholt und widersprechen dem aktuellen Wissensstand. Generell ist es nicht notwendig, Zuckeraustauschstoffe und Spezialprodukte für Patienten mit Diabetes zu verwenden. Eine Ausnahme bilden zahnfreundliche Bonbons, Lutscher oder Kaugummis, die in kleinen Mengen zwischendurch gegessen werden können, ohne dass sie als KE angerechnet werden müssen.

Tab. 3.4 Altersgemäße Lebensmittelverzehrmengen in der optimierten Mischkost

Alter (Jahre)		4–6	7–9	10–12	13–14	15–18
Energie	kcal/Tag	1450	1800	2150	2200/2700	2500/3100
Empfohlene Lebensmittel (> 90 % der Gesamtenergie)					w/m	w/m
Reichlich						
Getränke	ml/Tag	800	900	1000	1200/1300	1400/1500
Brot, Getreide (-flocken)	g/Tag	170	200	250	250/300	280/350
Kartoffeln*	g/Tag	180	220	270	270/330	300/350
Gemüse	g/Tag	200	220	250	260/300	300/350
Obst	g/Tag	200	220	250	260/300	300/350
Mäßig						
Milch, Milchprodukte**	ml/Tag	350	400	420	425/450	450/500
Fleisch, Wurst	g/Tag	40	50	60	65/75	75/85
Eier	Stück/Woche	2	2	2–3	2–3/2–3	2–3/2–3
Fisch	g/Woche	50	75	90	100/100	100/100
Sparsam						
Öl, Margarine, Butter	g/Tag	25	30	35	35/40	40/45
Geduldete Lebensmittel (< 10 % der Gesamtenergie)						
Beispiel***	Max. cal/Tag	150	180	220	220/270	250/310

* oder Nudeln, Reis u. a. Getreide
** 100 ml Milch entsprechen im Kalziumgehalt ca. 15 g Schnittkäse oder 30 g Weichkäse
*** Beispiel je 100 kcal = 1 Kugel Eiscreme, 45 g Obstkuchen, 4 Butterkekse, 4 TL Zucker, 20 g Schokolade, 2 EL Marmelade, 30 g Fruchtgummi, 10 Stück Chips

Tab. 3.5 Richtwerte für die Aufnahme von Wasser durch Getränke pro Tag

Alter	Flüssigkeitsmenge in ml
1 bis unter 4 Jahre	820
4 bis unter 7 Jahre	940
7 bis unter 10 Jahre	970
10 bis unter 13 Jahre	1170
13 bis unter 15 Jahre	1330
15 bis unter 19 Jahre	1530

3.2.6 Praktische Durchführung der Beratung

Das Forschungsinstitut für Kinderernährung in Dortmund (www.fke-do.de) hat das Ernährungskonzept der »optimierten Mischkost« entwickelt (Tab. 3.4). Die optimierte Mischkost ist zum einen an den aktuellen Referenzwerten für die Nährstoffzufuhr ausgerichtet und erfüllt zum anderen praktische Kriterien. Die praxisnahen Ratschläge haben auch für Kinder und Jugendliche mit Typ-1-Diabetes Gültigkeit.

Da der Flüssigkeitsbedarf von Kindern oft unterschätzt wird, sind in Tab. 3.5 die Richtwerte für die täglichen Umsatzraten dargestellt. Die Trinkmenge sollte etwa die Hälfte des Flüssigkeitsbedarfs decken. Wegen der großen Flüssigkeitsaufnahme sollten die Getränke für Kinder möglichst energiearm oder energiefrei sein.

3.3 Methoden zur Quantifizierung der Kohlenhydrate

3.3.1 Kohlenhydrataustauschtabellen

Broteinheit (BE) und Kohlenhydrateinheit (KE)

Die Aufgabe von Nahrungsmittelaustauschtabellen besteht darin, die Vielfalt verfügbarer Nahrungsmittel mit ihrem unterschiedlichen Gehalt an Eiweiß, Fett und Kohlenhydraten in ein berechenbares System zu überführen. Die Austauscheinheiten BE, KHE und KE sind nicht als Berechnungseinheiten, sondern als Schätzeinheiten zur praktischen Orientierung von insulinbehandelten Diabetespatienten anzusehen. Lebensmittelportionen, die 10–12 g verwertbare Kohlenhydrate enthalten, können gegeneinander ausgetauscht werden. Nach praktischer Erfahrung entsprechen solche Lebensmittelportionen praktikablen Größen. Das Einschätzen der Portionen kann orientiert an Küchenmaßen erfolgen:

Wichtige Küchenmaße

- 1 Esslöffel: ca. 15 g
- 1 Teelöffel: ca. 5 g
- 1 Tasse/Kaffeetasse: ca. 125 g (1/8 l)
- 1 mittelgroßes Glas: ca. 250 g (1/4 l)
- 1 mittelgroßes Schälchen: ca. 200 g (0,2 l)

Eine andere weitverbreitete Kohlenhydrataustauschtabelle ist die von Grüßer et al. (2013), die sich an »Zehn Gramm KH« orientiert. Sie wird in der Pädiatrie häufig verwendet, weil sie durch farbige Fotos von Nahrungsmittelportionen, die 10 g Kohlenhydrate enthalten, Kindern eine greifbare Vorstellung von Nahrungsmittelmengen vermittelt. Außerdem findet man auch Mengenangaben über Schokolade, Schokoriegel, Pralinen, Bonbons, Fruchtgummi, Lakritz, Eis, Fastfood und Sushi.

In ◘ Tab. 3.6 ist die im Kinder- und Jugendkrankenhaus AUF DER BULT verwendete Kohlenhydrataustauschtabelle wiedergegeben. Einer KE bzw. BE entsprechen 10–12 g Kohlenhydrate. Als Ergänzung zu dieser Kohlenhydrataustauschtabelle sind in ◘ Tab. 3.7 die Zusammensetzung und der Kaloriengehalt exotischer Gemüse und Früchte zusammengestellt. Bei den Gemüsen ist zu berücksichtigen, dass die meisten Kohlenhydrate komplexe, kaum aufschließbare Kohlenhydrate sind und daher in der Regel nicht als KE berechnet werden. Grundsätzlich wird empfohlen, Gemüse bis auf wenige Ausnahmen nicht zu berechnen. Schließlich ist die Zusammensetzung und der Kaloriengehalt von Fastfood-Gerichten und Tiefkühlpizzen in ◘ Tab. 3.8 zu finden. Nahrungsmittel, die keine Kohlenhydrate enthalten, sind in dieser Tabelle nicht zu finden, so z. B. Fleisch, Fleischwaren und Wurst, Fisch, Ei, Käse, Koch- und Streichfette. Diese Lebensmittel enthalten v. a. Eiweiß und Fett.

Eine grammgenaue Zubereitung kohlenhydrathaltiger Nahrungsmittel (z. B. Abschneiden von Ecken einer Brotscheibe oder eines Apfels) ist unsinnig und führt zu überflüssigen Beeinträchtigungen des täglichen Lebens.

Tab. 3.6 Kohlenhydrataustauschtabelle im Kinder- und Jugendkrankenhaus AUF DER BULT. 1 KE = 10 g Kohlenhydrate

Brot	**1 KE**
Dunkle Sorten	
Graubrot/Mischbrot	25 g
Grahambrot/Steinmetzbrot	25 g
Kommissbrot/Pumpernickel	25 g
Kleiebrötchen	25 g
Roggenbrot, -brötchen	25 g
Schusterjungen	25 g
Vollkornbrötchen	25 g
Knäckebrot (je nach Sorte)	15–25 g
Helle Sorten	
Brötchen, Baguette	25 g
Croissant	25 g
Kräcker	15 g
Weiß-, Toastbrot	25 g
Weizenmischbrot	25 g
Salzstangen	15 g
Zwieback	15 g
Mehle, Teigwaren, Nährmittel	**1 KE**
Cornflakes	15 g
Haferflocken	20 g
Kartoffelstärkemehl (Sago)	15 g
Mondamin, Gustin	15 g
Paniermehl, Semmelmehl	15 g
Puddingpulver	15 g
Weizenmehl	15 g

Tab. 3.6 (Fortsetzung)

Mehle, Teigwaren, Nährmittel	**1 KE**
Weizengrieß	15 g
Weizenvollkornmehl	20 g
Nudeln (roh 15 g) gekocht	45–50 g
Vollkornnudeln (roh 20 g) gekocht	60 g
Reis (roh 15 g) gekocht	45–50 g
Körner (gemahlen/ganz)	**1 KE**
Vollkorn/Buchweizen	15 g
Dinkel, Grünkern, Hirse	15 g
Mais, Grütze, Graupen (roh)	15 g
Alle Sorten (gekocht ×3)	60 g
Weizengrütze (Bulgur/Couscous roh)	15 g
(gekocht ×3)	45–50 g
Verschiedenes	**1 KE**
Blätterteig TK, roh	30 g
Hefeteig, Pizzateig	30 g
Popcorn, salzig	20 g
Milch und Milchprodukte	**1 KE**
Buttermilch	200 ml
Dickmilch (0,5–3,9 % Fett)	200 ml
Joghurt (0,5–3,9 % Fett)	200 ml
Kefir (1,5–3,9 % Fett)	200 ml
Milch (0,5–3,9 % Fett)	200 ml
Molke	200 ml
Kondensmilch 4 % Fett	100 ml
Kondensmilch 7,5 % Fett	120 ml
Kondensmilch 10 % Fett	90 ml

Tab. 3.6 (Fortsetzung)

Kartoffeln/Kartoffelerzeugnisse	**1 KE**
Kartoffeln roh oder gekocht	65 g
Kartoffelbrei, fertig zubereitet	75 g
Kartoffelknödel/-püree/-puffermehl	15 g
Knödel, Puffer, fertig zubereitet	45 g
Kroketten, fertig zubereitet	35 g
Kartoffelchips, Kartoffelsticks	25 g
Pommes frites	35 g
Obst und Obstkonserven (essbarer Anteil)	**1 KE**
Ananas	140 g
Apfel	90 g
Apfelsine/Orange (mit Schale 170 g)	150 g
Aprikosen	110 g
Banane (mit Schale 90 g)	70 g
Birne	90 g
Brombeeren	140 g
Cherimoya	100 g
Erdbeeren	160 g
Feigen frisch	80 g
Granatapfel	170 g
Guave	170 g
Grapefruit (mit Schale 230 g)	170 g
Himbeeren	150 g
Heidel-/Blaubeeren	140 g
Holunderbeeren	140 g
Honigmelone	100 g
Johannisbeeren, rot	140 g

Tab. 3.6 (Fortsetzung)

Obst und Obstkonserven (essbarer Anteil)	1 KE
Johannisbeeren, schwarz	120 g
Kakipflaume	70 g
Kiwi	110 g
Kirschen, sauer/süß	90 g
Kumquat	70 g
Litschi	90 g
Mango	110 g
Mandarine (mit Schale 170 g)	150 g
Moosbeeren	130 g
Mirabellen	70 g
Mispel	100 g
Nektarine	100 g
Opuntie/Kaktusfrucht	260 g
Papaya	200 g
Passionsfrucht	100 g
Pflaumen	90 g
Preiselbeeren	140 g
Quitte	140 g
Renekloden	100 g
Sanddornbeeren	200 g
Stachelbeeren	130 g
Karambole/Sternfrucht	160 g
Tamarillo/Baumtomate	130 g
Wassermelone	270 g

Tab. 3.7 Zusammensetzung und Kaloriengehalt von Gemüse in 100 g essbarem Anteil

Gemüsesorte	Eiweiß	Fett	KH	Ballaststoffe	kcal
	[g]	[g]	[g]	[g]	
Artischocken	2,4	0,1	12,2	1,5	61
Auberginen	1,2	0,2	4,6	0,8	26
Bambussprossen	2,5	0,3	4,1	1,2	29
Bohnenkeime (Lunja)	3,4		5,6		37
Bleichsellerie	1,2	0,2	3,6	1,0	21
Broccoli	3,3	0,2	4,4	1,3	33
Chicorée	1,3	0,2	2,3	0,8	16
Chili	2,0	0,5	6,0		37
Chinakohl	1,2	0,2	2,0	0,5	16
Eisbergsalat	5,0		5,0		42
Gemüsefenchel	2,4	0,2	9,1		50
Okra (Eibisch)	2,1	0,2	8,2	1,7	44
Palmito (Palmenmark)	2,5	0,5	5,0		34
Paprika	1,2	0,3	4,7		27
Radicchio	1,5		4,0		23
Topinambur	2,4	0,4	15,8	0,7	79
Zucchini	1,6	0,4	5,1	0,6	31
Zuckermais	3,2	1,2	19,2	0,8	107

3.3.2 Glykämischer Index

Äquivalente Kohlenhydratmengen verschiedener Nahrungsmittel weisen unterschiedliche Wirkungen auf den Blutglukosespiegel auf. Eine Hilfe für die Abschätzung der blutglukosesteigernden Wirkung kohlenhydrathaltiger Nahrungsmittel bietet der glykämische Index. Nach diesem Einteilungsprinzip werden Nahrungsmittel mit niedrigem glykämischem Index (z. B. Hülsenfrüchte, Haferflocken,

Tab. 3.8 Zusammensetzung und Kaloriengehalt von Fastfood-Gerichten und Tiefkühlpizza (vergleiche Inhaltsanalyse auf der Packung)

Fastfood-Gerichte	Gewicht	Eiweiß	Fett	KH	kcal ca.
	[g] ca.	[g] ca.	[g] ca.	[g] ca.	
1 Hamburger	100	13	10	29	260
1 Cheeseburger	120	17	15	28	320
1 Big Mäc	210	26	33	37	550
1 McRib	175	24	22	33	430
1 Fischmäc	145	16	26	36	450
Chicken McNuggets, 6 Stück	100	20	17	12	290
Pommes frites, kleine Portion	80	3	13	36	260
Chef-Salat mit Hausdressing	240	15	22	7	295
Tiefkühlpizza					
Traditionelle Salami	300	26	24	78	630
Pizzeria Schinken	300	30	19	81	609
Bolognese	300	21	12	93	564
Bella Napoli	300	24	12	96	588
Ristorante Spinacci	360	32	43	108	950
Pizzeria Frutti di Mare	400	46	29	81	764

Graupen) von solchen mit hohem glykämischem Index (z. B. Zucker, Weißbrot) unterschieden. Bezugsgröße für den glykämischen Index ist die blutglukoseerhöhende Wirkung von Glukose, die mit 100 % angegeben wird.

Die Methoden zum Ermitteln des glykämischen Index wurden häufig kritisiert, weil wichtige Einflussgrößen keine Berücksichtigung fanden (Ausgangsblutglukosewert, Glukosurie, Typ-1- bzw. Typ-2-Diabetes, Testdauer, Substitution mit und ohne Basalinsulin usw.). Weiterhin wurde immer wieder darauf hingewiesen, dass der glykämische Index nicht nur individuell, sondern auch interindividuell extrem variabel ist.

Trotzdem ist unstrittig, dass der glykämische Index der Nahrungsmittel zusätzliche wichtige Hinweise für die Einschätzung der Wirkung gibt. Eine Dosisberechnung allein nach dem Kohlenhydratgehalt der Nahrungsmittel in den Kohlenhydrataustauschtabellen erlaubt keine sichere Beurteilung des postprandialen Glukoseanstiegs. Folgende Faktoren sind für die unterschiedliche blutglukosesteigernde Wirkung der Nahrungsmittel zu berücksichtigen:

- Aufbereitung der Nahrungsmittel (Zerkleinern, Mahlen, Erhitzen, Rösten, Kochen, Backen, Garen, Pressen, Versaften usw.)
- Zeitpunkt der Magenentleerung (feste, breiige, flüssige Nahrung, Fett-, Eiweißbeimengung), Passage des Speisebreis durch den Dünndarm (z. B. Verzögerung bei Sport, nach dem Essen oder fehlende Nahrungsresorption bei Diarrhö)
- Verdauung und Resorption (Fermentaktivität und Verfügbarkeit/Amylase, Disaccharidase usw., Grad der Verdaulichkeit der Kohlenhydrate, Anteil an Ballaststoffen, Grad der Malabsorption usw.)
- Glukoseanteil der Kohlenhydrate (Anteil der Kohlenhydrate an Fruktose bzw. Saccharose und Laktose)

Obwohl der glykämische Index eine große praktische Bedeutung für die Einschätzung der blutzuckererhöhenden Wirkung kohlenhydrathaltiger Nahrungsmittel hat, wurde er in die Berechnung von Lebensmittelaustauschtabellen bisher nicht aufgenommen. Im Rahmen der Diabetesschulung sollten die Eltern von Kindern und Jugendlichen mit Typ-1-Diabetes jedoch darin geschult werden, den glykämischen Index wichtiger Nahrungsmittel bei der Berechnung der Insulindosis zu berücksichtigen.

3.3.3 Die Fett-Protein-Einheit (FPE)

In bestimmten Situationen kann es nach dem Verzehr einer fett- und eiweißreichen Mahlzeit zu einem verspäteten Blutzuckeranstieg kommen. Dies geschieht trotz einer korrekt berechneten Insulinsubstitution, die aufgrund der Kohlenhydratmenge der Nahrung kalkuliert wurde. Fett und Eiweiß beeinflussen die Blutglukosekonzentration auf unterschiedliche Art:

- verzögerte Magenentleerung nach fetthaltiger Mahlzeit
- das Auftreten einer Hyperglukagonämie beim (relativen) Insulinmangel
- Umwandlung von Eiweiß zu glukoplastischen Aminosäuren

Als Ergänzung zur KE erproben wir daher gegenwärtig die Fett-Protein-Einheit (FPE) (◘ Abb. 3.1), die von Pankowska et al. entwickelt wurde. Eine FPE steht für 100 kcal eines Lebensmittels aus dem Fett- und Eiweißanteil. Die Anwendung der

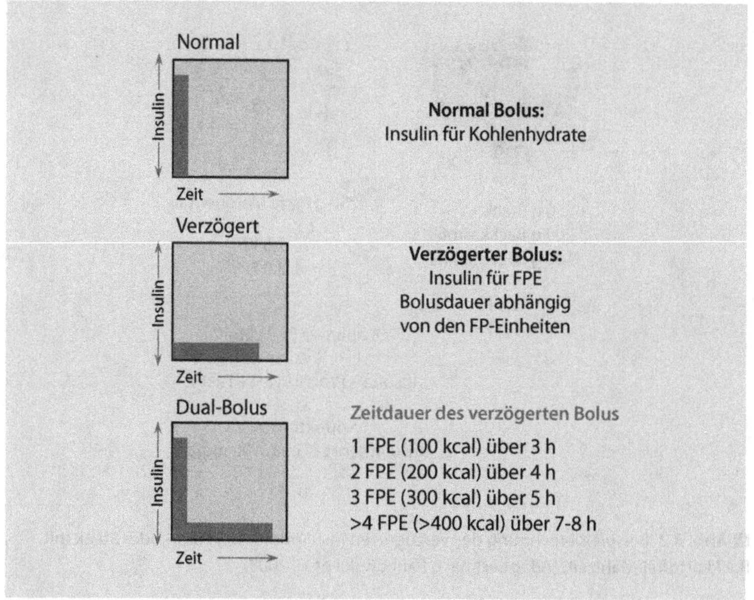

Abb. 3.1 Berechnung des verzögerten Insulinbolus bei der Insulinpumpentherapie mit FPE. (Adaptiert nach Pankowska et al. 2007)

Fett-Protein-Einheit zur Kalkulation der prandialen Insulinmenge bietet sich insbesondere bei der Insulinpumpentherapie an, da hier die Möglichkeit unterschiedlicher Formen der Bolusgaben existiert (KE = Normalbolusanteil, FPE = verzögerter Bolusanteil). Sie ist aber auch bei der Pentherapie machbar, indem der Mahlzeitenbolus aufgeteilt und verzögert injiziert wird. Dabei kommt der gleiche Insulinsensitivitätsfaktor (E pro KE bzw. FPE) für die jeweilige Tageszeit zur Anwendung. Die Dauer der verzögerten Bolusgabe richtet sich nach der Menge der FPE (Abb. 3.2).

Die zusätzliche Berechnung und Berücksichtigung der Fett-Protein-Einheit ist häufig erforderlich bei eiweiß- und fettreichen Mahlzeiten, z. B. Pizza, Grill-Mahlzeiten, überbackenen Speisen oder einseitiger Lebensmittelauswahl oder Mahlzeitenzusammensetzung.

3

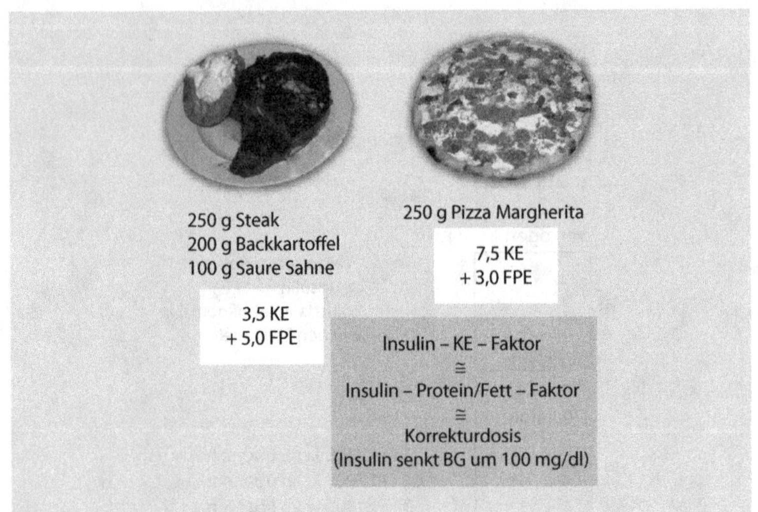

Abb. 3.2 Beispielberechnung des verzögerten Insulinbolus bei Pizza- oder Steak mit Backkartoffel-Mahlzeit. (Adaptiert nach Pankowska et al. 2007)

3.3.4 Alkoholische Getränke

Zur Ernährungsberatung gehört auch die Schulung im Umgang mit Alkohol. Man muss davon ausgehen, dass Alkohol bei Jugendlichen mit Diabetes im gleichen Maße konsumiert wird wie bei Gleichaltrigen ohne Diabetes. Jugendliche sollten daher ab 16 Jahren generell und in jüngerem Alter bei entsprechender Anamnese geschult werden. Ein generelles Alkoholverbot ist aus psychologischen und stoffwechselphysiologischen Gründen nicht gerechtfertigt. Jugendliche müssen wissen, welche alkoholhaltigen Getränke ihre Blutglukosespiegel in welcher Weise beeinflussen können. Dabei müssen der Zuckergehalt, z. B. in Cocktails und Mischgetränken, und der Alkoholgehalt eingeschätzt werden können. Außerdem ist Alkohol ein nicht zu unterschätzender Energieträger: 1 g Alkohol liefert 7,1 kcal. Es muss dabei besonders betont werden, dass Alkohol die Glukoneogenese in der Leber hemmt. Alkoholgenuss kann zu Hypoglykämien führen, wenn nicht gleichzeitig Kohlenhydrate verzehrt werden. Spirituosen dürfen daher nie nüchtern getrunken werden. Da alkoholische Getränke oft schnell resorbierbare Kohlenhydrate enthalten (Maltose in Bier, Glukose in Mischgetränken), können sie, in größeren Mengen genossen, auch zu ausgeprägten Hyperglykämien führen. Insulingaben für diese Kohlenhydrate müssen wegen der Wirkung des Alkohols sehr kritisch gesehen werden.

Ratschläge in der Beratung von Jugendlichen bezüglich Alkohol

- Nur so viel trinken, dass man noch genau weiß, was man tut, z. B. Insulindosis sicher berechnen können.
- Andere, mit denen man ausgeht, müssen über den Diabetes Bescheid wissen.
- Unterzuckerungssymptome lassen sich von Trunkenheit schwer unterscheiden, daher muss man immer ein Blutzuckermessgerät dabei haben.
- Injiziertes Glukagon wirkt nicht bei Trunkenheit.
- Es gibt keine wirklichen Verbote alkoholischer Getränke, sondern die Erfahrung mit begrenzten Mengen (BG-Messungen) von Lieblingsgetränken, die gut berechenbar sind.

3.3.5 Ernährung bei akuten Erkrankungen

Die Insulinsubstitution sollte bei akuten Infektionskrankheiten zunächst unverändert oder leicht reduziert beibehalten werden. Der Insulinbedarf kann aber auch ansteigen, sodass trotz verminderter Nahrungszufuhr dieselbe Insulindosis oder sogar mehr appliziert werden muss. Nach Beendigung des Infektes geht der erhöhte Insulinbedarf häufig wieder zurück, manchmal bleibt er jedoch auch bestehen. Schwarzer Tee mit Traubenzucker (2 Teelöffel pro 100 ml) oder Coca-Cola (hoher Zuckergehalt und Substanzen, die wie Tee den Magen-Darm-Trakt ruhigstellen) sind geeignete Nahrungsmittel, um Übelkeit, Erbrechen und eine drohende Hypoglykämie zu behandeln. Neben regelmäßigen Blutglukosebestimmungen muss auch die Ketonausscheidung im Urin geprüft werden.

3.3.6 Parameter zur Beurteilung der Qualität der Ernährung

Subjektive Zeichen dafür, dass Kinder und Jugendliche mit Typ-1-Diabetes richtig ernährt werden, sind Angaben der Patienten, dass sie satt werden und die Wünsche und Erwartungen, die sie an die Nahrung stellen, befriedigt werden. Objektive Hinweise für eine gesunde Ernährung sind eine normale Größen- und Gewichtszunahme und ein normaler Body-Mass-Index (BMI). Die Größen- und Gewichtszunahme von Kindern und Jugendlichen mit Typ-1-Diabetes kann mit Hilfe von alters- und geschlechtsbezogenen Perzentilenkurven der entsprechenden Referenzpopulation beurteilt werden. Der BMI ist definiert als Körpergewicht (kg) dividiert durch das Quadrat der Körperlänge (m). Obwohl die Definition des BMI als abstrakte Verhältniszahl seine Anwendung in der täglichen Praxis erschwert hat, wird die Verwendung des 90. bzw. 97. alters- und geschlechtsspezifischen Perzentils als Grenzwert zur Definition von Übergewicht bzw. Adipositas im Kindes- und Jugendalter empfohlen.

Literatur und Webseiten

Grüßer M, Jörgens V, Kronsbein P (2013) Zehn Gramm KH = … Kirchheim, Mainz

Kordonouri O, Hartmann R, Remus K, Bläsig S, Sadeghian E, Danne T (2012) Benefit of supplementary fat plus protein counting as compared with conventional carbohydrate counting for insulin bolus calculation in children with pump therapy. Pediatr Diabetes 13: 540–544

Neu A, Bartus B, Bläsig, S, Bürger-Büsing J, Danne T, Dost A, Holder M, Holl RW, Holterhus P, Kapellen T, Karges B, Kordonouri O, Lange K, Lilienthal E, Ludwig-Seibold C, Müller F, Raile C, Schweizer R, Stachow R, von Sengbusch S, Wagner V, Wiegand S, Ziegler R (2015) S3-Leitlinie zur Diagnostik, Therapie und Verlaufskontrolle des Diabetes mellitus im Kindes- und Jugendalter. S3-Leitlinie der Deutschen Diabetes Gesellschaft (im Druck). http://www.deutsche-diabetes-gesellschaft.de

Pańkowska E, Błazik M, Groele L (2012) Does the fat-protein meal increase postprandial glucose level in type 1 diabetes patients on insulin pump: the conclusion of a randomized study. Diabetes Technol Ther 14: 16–22

Rosario AS, Kurth BM, Stolzenberg H, Ellert U, Neuhauser H (2010) Body mass index percentiles for children and adolescents in Germany based on a nationally representative sample (KiGGS 2003–2006). Eur J Clin Nutr 64: 341–349

Smart CE, Annan F, Bruno LPC, Higgins LA, Acerini CL. ISPAD Clinical Practice Consensus Guidelines 2014 Compendium. Nutritional management in children and adolescents with diabetes. Pediatr Diabetes 15 (Suppl 20): 135–153

Insulin und andere Medikamente

T. Danne, O. Kordonouri, K. Lange

T. Danne et al., *Kompendium pädiatrische Diabetologie*,
DOI 10.1007/978-3-662-48067-0_4,

4.1 Insulin

4.1.1 Herstellung von Humaninsulin

Die industrielle Herstellung von Humaninsulin erfolgt heute ausschließlich biosynthetisch durch gentechnologische Verfahren. Während zunächst Escherichia coli benutzt wurde, um Proinsulin herzustellen, aus dem durch enzymatische Abspaltung des C-Peptids Humaninsulin gewonnen wurde, wird heute fast ausschließlich synthetische DNS zur Herstellung von Mini-Proinsulin in Hefen zur Herstellung von Humaninsulin und kurz- und langwirksamen Insulinanaloga benutzt.

4.1.2 Standardisierung von Insulinpräparaten

Die biologische bzw. blutzuckersenkende Aktivität des Insulins wird in internationalen Einheiten pro Milliliter (I.E./ml bzw. U/ml) angegeben. Nach dem 1. Internationalen Standard für reines Humaninsulin entspricht eine internationale Einheit 38,5 µg Reinsubstanz (= 26 I.E./ml). Jede Fabrikationsmenge musste bisher biologisch getestet werden. Das erfolgte nach international festgelegten Richtlinien im In-vivo-Bioassay. Nach der Definition des »Public Health Committee of the League of Nations« entspricht eine internationale Einheit Insulin der Menge an Substanz, die notwendig ist, um den Blutzucker eines 2,0–2,5 kg schweren Kaninchens, das 24 h lang gefastet hat, vom Normalwert (118 mg/dl) auf 50 mg/dl in 1 h bzw. auf 40 mg/dl in 2 h zu senken.

Die Messung des hypoglykämisierenden Effekts zur Bestimmung der Wirkungsstärke von Insulin ist heute durch die quantitative Bestimmung des Insulingehalts der Insulinzubereitung (z. B. durch HPLC) ersetzt worden.

4.1.3 Insuline tierischer Herkunft

Der Insulinausschuss der Deutschen Diabetes Gesellschaft hat bereits im Jahre 1984 empfohlen, Kinder und Jugendliche nach Manifestation eines Typ-1-Diabetes ausschließlich mit Humaninsulin zu behandeln. Begründet wurde diese Stellungnahme mit der im Vergleich zu anderen Speziesinsulinen geringeren Immunogenität des Humaninsulins bei gleicher Stoffwechselwirkung. An dieser Empfehlung hat sich nichts geändert.

4.1.4 Insulinantikörper

Trotz der molekularen Identität des Humaninsulins mit körpereigenem Insulin wurden auch bei der Substitution mit Humaninsulin Insulinantikörper nachgewiesen, allerdings in sehr viel niedrigerer Konzentration als z. B. bei Schweineinsulin. Als Ursache werden die subkutane Applikationsart, Insulinaggregationen und die Degradation des Insulins an der Injektionsstelle diskutiert. Da die Bildung, Affinität und Avidität von Antikörpern gegen Humaninsulin sehr gering ist, spielen sie klinisch praktisch keine Rolle.

4.1.5 Konzentration von Insulinpräparaten

In der Bundesrepublik Deutschland enthalten die Insulinpräparate (in Flaschen zum Aufziehen in Spritzen bzw. Pen-Ampullen) 100 I.E. Insulin/ml (U100-Insulin). In der Vergangenheit gab es Insulinpräparate und die dazugehörigen Spritzen mit einer Konzentration von 40 I.E. Insulin/ml (U40-Insulin). Dadurch dass letzthin nur U100-Insuline vertrieben werden, sind die nicht selten aufgetretenen Verwechslungen zwischen Insulinen und/oder Spritzen mit verschiedenen Konzentrationen, die zu Unter- bzw. Überdosierungen geführt haben, endlich vermieden worden. Das könnte sich allerdings in Zukunft wieder ändern. Das langwirksame Insulinanalogon Degludec liegt auch in der Konzentration U200 mit vergleichbarem Wirkprofil wie U100 als Fertigpen vor, was das Risiko der Fehldosierung minimiert. Glargin ist unter dem Handelsnamen Toujeo als U300 für erwachsene Patienten zugelassen, unterscheidet sich aber im Wirkprofil von der Konzentration U100 und kann nicht 1 : 1 ausgetauscht werden. In den USA ist Insulin lispro auch in der Konzentration U500 zur Behandlung von Patienten mit extremer Insulinresistenz erhältlich, eine U200-Präparation ist in der Entwicklung.

4.1.6 Herstellung von Insulinverdünnungen

Selten muss der Pädiater Säuglinge oder Kleinkinder mit Diabetes behandeln, die einen sehr niedrigen Insulinbedarf aufweisen. Bei Einzeldosen z. B. unter 1 oder 2 I.E. Insulin kann man mit Hilfe eines insulinfreien Mediums vom Apotheker eine niedrigkonzentrierte U50-, U25-, U10- oder U5-Insulinzubereitung herstellen lassen. Die Fa. Lilly bietet zur Verdünnung von U100-Humalog (Lispro) eine Verdünnungslösung mit der Bezeichnung »Sterile Diluent ND-800« an, mit deren Hilfe z. B. eine U50-Präparation hergestellt werden kann. »Sterile Diluent« ist in den USA zur Verdünnung von Humalog zugelassen und in 10-ml-Flaschen erhältlich. Die Verdünnungslösung enthält neben Glyzerin auch Metakresol und Phenol als antimikrobielle Zusätze sowie einen Natriumphosphatpuffer. Die Stabilität der Humalog-Verdünnungen in den Konzentrationen U10 und U50 wurde im Rahmen einer umfangreichen Untersuchung in den Lilly-Forschungslabors in Indianapolis untersucht. Hierbei zeigte sich, dass die Humalog-Verdünnung bei einer Lagerungstemperatur von 5 °C über 28 Tage und bei 30 °C über 14 Tage stabil ist. Bei Bedarf kann »Sterile Diluent ND-800« in 10-ml-Flaschen gemäß § 73 Abs. 3 AMG unter Angabe des verordnenden Arztes bzw. Vorlage einer Verordnung bei der Kundenbetreuung der Fa. Lilly bestellt werden. Die Verdünnungslösung für Novorapid wurde inzwischen vom Markt genommen. Entsprechend der Fachinformation kann IAsp mit physiologischer Kochsalzlösung verdünnt werden. Allerdings wird hier eine Stabilität nur für einen Zeitraum von 24 h genannt und auf fehlende Erfahrung dieser Verdünnung bei subkutaner Applikation verwiesen. Bei Verwendung von Apidra-Insulin (Insulin glulisin, Sanofi) darf dieses weder verdünnt noch mit anderen Insulinen gemischt werden.

4.1.7 Zusätze zu Insulinzubereitungen/pH-Wert

Allen Insulinzubereitungen sind antibakteriell wirksame Substanzen zugesetzt. Die meisten Präparate enthalten m-Kresol und Phenol bzw. beides in geringen Konzentrationen als Konservierungsmittel.

Insulin ist bei einem sauren pH-Wert von 2–3 klar löslich. Am isoelektrischen Punkt, d. h. bei einem pH von 5,4, besitzt Insulin sein Fällungsmaximum. Bei weiterem Anstieg des pH geht Insulin wieder in Lösung. Daher sind die meisten der heute angebotenen Insulinzubereitungen neutral. Ihr pH-Wert liegt zwischen 7,0 und 7,3. Nur Glargin-Insulinlösungen liegen im sauren Bereich bei einem pH-Wert von 4 vor.

4.1.8 Aufbewahrung von Insulinpräparaten

Die Stabilität der Insulinpräparationen hängt von der Lagerungstemperatur ab. Insulinpräparate sollten während der Zeit der Bevorratung sorgfältig bei einer Temperatur zwischen +2 und +8 °C aufbewahrt werden, damit ihre Wirksamkeit voll erhalten bleibt. Am besten geschieht das im Kühlschrank, nicht jedoch im Tiefkühlfach, denn durch Einfrieren treten ähnliche Denaturierungen wie bei hohen Temperaturen auf. Bei Temperaturen um 30 °C kommt es bei kurzwirkenden Insulinpräparaten zu Fibrillenbildung. Das Insulin wird biologisch inaktiv. Bei länger wirksamen Insulinzubereitungen treten Insulinkoagulationen auf. Während der Zeit des Gebrauchs, z. B. im Pen oder in der Insulinpumpe, können Insulinpräparate jedoch zeitlich begrenzt bei Zimmertemperatur aufbewahrt werden.

Auf das Verfallsdatum der Insulinpräparation ist streng zu achten. Wenn Insulinlösungen oder Suspensionen ihre Farbe oder ihr Aussehen verändern, sollten sie entsorgt werden. Intensive Sonnenbestrahlung verändert ebenfalls die Qualität des Insulinpräparats. Bei kurzen Reisen kann auf die Kühlung verzichtet werden. Bei längeren Reisen sollte das Insulinpräparat allerdings in einer Kühltasche transportiert werden, v. a. im Sommer und im Auto.

Bei Kindern mit sehr niedrigem Insulintagesbedarf sollte der Inhalt eines Insulinfläschchens bei Zimmertemperatur nur 4 Wochen Verwendung finden; im Kühlschrank bei 2–8 °C hält er bis zu 3 Monaten. Nach Ablauf dieser Frist sollte der unbenutzte Rest des Insulins entsorgt werden.

4.2 Absorption des injizierten Insulins

4.2.1 Transportwege und Halbwertszeiten des Insulins

Bei Stoffwechselgesunden gelangt das von den β-Zellen sezernierte Insulin direkt über den Pfortaderkreislauf in die Leber und erst von dort in den peripheren Blutkreislauf. Die Basalinsulinkonzentration liegt daher in der Pfortader um ein Dreifaches, die Postprandialinsulinkonzentration um das Doppelte höher als in der Peripherie. Mehr als 50 % des in den Pfortaderkreislauf sezernierten Insulins werden von der Leber extrahiert. Um eine den normalen Verhältnissen entsprechende Insulinkonzentration in der Leber zu erreichen, müssen daher bei Patienten, die Insulin in das subkutane Fettgewebe spritzen, unphysiologisch hohe Insulinspiegel hingenommen werden. Die biologische Halbwertszeit von sezerniertem Insulin beträgt beim Stoffwechselgesunden 5,2 ± 0,7 min. Sie hängt fast ausschließlich von der v. a. in Leber und Niere erfolgenden Degradation und Elimination des Insulins ab. Im Vergleich dazu ist die Halbwertszeit subkutan injizierten Normalinsulins etwa um das Zehnfache verlängert. Die Halbwertszeit der verschiedenen Verzögerungsinsuline ist noch viel länger. Sie kann in Abhängigkeit von der Insulinpräparation mehr als 12 h, im Falle des neuen Insulins Degludec sogar über 24 h betragen. Im Gegensatz zum intravasal sezernierten Insulin hängt die biologische Halbwertszeit der subkutan injizierten Insulinpräparate daher in erster Linie von ihrem unterschiedlich lang dauernden Absorptionsprozess ab, erst in zweiter Linie von ihrer Degradation und Elimination.

4.2.2 Die Subkutis als Ort der Insulininjektion

Unter Absorption versteht man den Transport von Insulin aus dem subkutanen Fettgewebe über die Kapillaren in das Gefäßsystem. Die Kapillardichte und das Ausmaß der Kapillardurchblutung, die durch verschiedene Faktoren beeinflusst werden können, bestimmen die Absorptionsrate des injizierten Insulins. Das Interstitium des subkutanen Gewebes wird von lockerem Bindegewebe und Fettgewebe gebildet, das über zahlreiche Kapillaren mit Blut versorgt wird. Der Übertritt von Insulin aus dem extravasalen in den intravasalen Raum erfolgt ausschließlich über die Kapillarwände. Die Absorption von Insulin hängt entscheidend vom Blutfluss im Injektionsgebiet ab. Nur ein Teil der Kapillaren ist ständig durchblutet. Durch Erhöhung der Anzahl der offenen Gefäße kann die Mikrozirkulation beträchtlich verbessert werden. Faktoren, die den Blutfluss in den Kapillaren beeinflussen, haben eine starke Wirkung auf die Insulinabsorption in der Subkutis.

Die Kenntnis der Faktoren, die die Absorption fördern, ist von großer praktischer Bedeutung für die Insulintherapie. Vor allem die unterschiedliche Kapillardichte des Fettgewebes an der Injektionsstelle muss berücksichtigt werden. Sie ist im Gesicht mit ca. 150 Kapillarschlingen pro mm^2 am höchsten, am Oberschenkel mit ca. 30 pro mm^2 am geringsten. Die Absorptionsgeschwindigkeit im subkutanen Fettgewebe der Bauchregion ist sehr viel größer als die aus der Subkutis des Oberschenkels. Die Injektionsstellen an Oberarm und Gesäß weisen eine mittlere Absorptionsgeschwindigkeit auf. Die Injektionsstellen sollten wegen ihrer unterschiedlichen Kapillardichte mit entsprechend variabler Absorptionsgeschwindigkeit im Hinblick auf die gewünschte Insulinwirkung ausgewählt werden (z. B. Normalinsulin vor einer Mahlzeit in die Bauchhaut, Verzögerungsinsulin spätabends in den Oberschenkel).

Die Insulinabsorption ist bei Lipodystrophien (Lipome, Lipoatrophien) durch Verminderung der Mikrozirkulation herabgesetzt. Injektionsareale, die Lipodystrophien aufweisen, sind daher für die Insulinapplikation ungeeignet.

Die Absorptionsgeschwindigkeit wird bei Erwärmen der Injektionsstelle durch Verbesserung der Durchblutung beschleunigt. Das ist z. B. bei Reisen in den Süden zu beachten. Aber auch ein heißes Bad oder eine Wärmflasche auf der Injektionsstelle beschleunigen die Absorption. Intensive Sonneneinstrahlung kann

z. B. bei Kindern, die am Strand spielen, die Insulinabsorption so sehr beschleunigen, dass eine Hypoglykämie auftritt.

Muskelarbeit führt zur Mehrdurchblutung der Injektionsstelle und damit ebenfalls zu einer Beschleunigung der Insulinabsorption.

Bei Kleinkindern und schlanken Schulkindern ist das subkutane Fettgewebe oft dünner als 8 mm. Die Injektionskanülen der Spritzen und Pens sollten entsprechend kurz, z. B. 4 oder 6 mm, gewählt werden. Es besteht die Möglichkeit der intramuskulären Injektion, die bei sehr dünnen Kanülen nicht schmerzhaft sein muss. Wegen der im Vergleich zur Subkutis deutlich vermehrten Blutversorgung der Muskulatur ist die Resorptionsgeschwindigkeit bei intramuskulär appliziertem Insulin erheblich größer als bei subkutan injiziertem Insulin. Ausgeprägte Blutglukoseschwankungen mit Hypoglykämien können auftreten.

Besonders in der Insulinpumpentherapie ist eine besonders schnelle Insulinwirkung – noch schneller als bei den bisherigen kurzwirksamen Insulinanaloga – gewünscht. Daher wurde eine Insulinkanüle mit eine Heizspule entwickelt, wobei eine kurzzeitige Erwärmung der Katheterstelle bei Bolusgabe zu einer Absorptionsbeschleunigung führt (»InsuPad«). Ein anderer Ansatz zur Beschleunigung der Absorption wird von der Fa. Halozyme verfolgt. Hier soll ein schnellerwirksames Insulin durch Hinzugabe des Enzyms Hyaluronidase (rHuPH20) erreicht werden. Es baut vorübergehend Hyaluronsäure, den Hauptbestandteil der extrazellulären Matrix ab, bewirkt dadurch eine gesteigerte Diffusion sowohl der extrazellulären Körperflüssigkeit wie auch von außen zugeführter Flüssigkeit und erlaubt somit eine raschere Absorption des Insulins. Ein anderer Ansatz zum Einsatz des Enzyms verfolgt eine subkutane Injektion von rHuPH20 vor Setzen eines neuen Insulinpumpenkatheters (»pre-administration«). Bislang ist rHuPH20 nur in der Brustkrebsbehandlung zugelassen.

4.2.3 Assoziationszustand der Insulinmoleküle (Mono-, Di- und Hexamere)

Die Kapillaren der Subkutis weisen eine Schicht aus Endothelzellen auf, die einer Basalmembran anliegt. Der Kapillarraum ist mit dem Interstitium über zahlreiche Endothelkanäle mit einem Radius von 4,0–4,5 nm verbunden. Durch diese transmuralen Poren kann Insulin nur diffundieren, wenn es in monomerer oder dimerer Form vorliegt. Die Diffusion ist deutlich behindert, wenn die Insulinmoleküle zu Hexameren assoziiert sind. Somit hängt die Absorption davon ab, in welchem Mengenverhältnis die Insulinmoleküle in der Präparation als Monomere, Dimere oder Hexamere vorliegen.

Nach Injektion des Insulinpräparats werden die Hexamere durch Diffusion zu den Kapillaren transportiert. Durch Entzug von Zinkionen dissoziieren sie zu

Dimeren und Monomeren. Dabei spielt die Verdünnung des durch die Injektion gesetzten Insulindepots eine wichtige Rolle. In kommerziellen Insulinmischungen liegt Insulin in einem Gemisch aus Monomeren, Dimeren und Hexameren vor. In zinkhaltigen Mischungen beträgt der Anteil an Hexameren mehr als 75 %.

Das Verhältnis der Assoziationsformen zueinander ändert sich in Abhängigkeit von der Insulinkonzentration, des pH-Wertes, der Zinkionenkonzentration und den Salzbeimischungen (NaCl). Bei niedrigen Insulinkonzentrationen in neutralen Lösungen liegt Insulin weitgehend als Monomer vor, bei höheren Konzentrationen und in Anwesenheit von Zinkionen überwiegen die Hexamere.

Durch Behinderung bzw. Verstärkung der Assoziation der Insulinmoleküle zu Di- und Hexameren kann die Resorption beschleunigt bzw. verlangsamt werden. Die intermolekularen Bindungskräfte können dadurch verändert werden, dass eine oder mehrere der für die Assoziation der Insulinmoleküle verantwortlichen Aminosäuren der B-Kette ausgetauscht bzw. angehängt oder ihre Sequenz verändert werden. Nach diesem Prinzip wurden die rasch oder lang wirkenden Insulinanaloga entwickelt. Im Hinblick auf die Insulinwirkung ist es wichtig, dass die Modifikationen der Aminosäurefrequenz der B-Kette weit entfernt von den Bereichen des Insulinmoleküls liegen, die an der Insulinrezeptorbindung beteiligt sind. Die intermolekularen Bindungskräfte, die zur Selbstassoziation der Insulinmonomere zu Dimeren und Hexameren führen, können verringert werden, wenn einzelne Aminosäuren ausgetauscht werden oder deren Reihenfolge verändert wird.

Bei den Verzögerungsinsulinen wird die Absorption durch den Zusatz von Verzögerungssubstanzen beeinflusst. Die physikochemischen Grundlagen der Absorptionsvorgänge von Verzögerungsinsulinen konnten bisher nicht aufgeklärt werden. Durch Modifikationen der Aminosäuresequenz des Insulins kann die Bindungsfestigkeit der Moleküle untereinander sowohl vermindert wie verstärkt werden. Nach diesem Prinzip wurden Insulinanaloga mit beschleunigter und verlangsamter Absorption entwickelt. Bei den Insulinanaloga mit raschem Wirkungseintritt (Lispro, Aspart und Glulisin) ist die Selbstassoziation behindert, sodass das Insulin vorwiegend als Mono- und Dimer vorliegt und daher schnell absorbiert wird. Bei dem Insulinanalogon Glargin mit langer Wirkungsdauer ist der Zusammenhalt der Moleküle als Hexamere verstärkt, sodass die Absorption verzögert ist. Bei Glargin in der Konzentration U300 (Toujeo) ist die im Vergleich zu Glargin U100/ml länger anhaltende Freisetzung aus dem Toujeo-Präzipitat auf das um zwei Drittel reduzierte Injektionsvolumen zurückzuführen, das wiederum eine kleinere Präzipitatoberfläche bewirkt und dadurch zu einer verzögerten und gleichmäßigeren Absorption führt. Bei dem mittellangwirkenden Insulinanalogon Detemir (Levemir) wird die Verzögerungswirkung durch eine Assoziation des Insulinmoleküls an Serumalbumin erzielt. Bei dem extralangwirksamen Insulin degludec (Tresiba) der Firma NovoNordisk wird durch Multihexamerbildung in der Subkutis eine besonders langsame Dissoziation in Monomere vor Aufnahme in die Blutbahn erreicht. Ein anderes Verzögerungsprinzip wird bei dem gegenwärtig im Zulassungsverfahren befindlichen Insulin LY2605541 der Firma Lilly angewendet. Dabei handelt es sich um Insulin lispro, welches kovalent modifiziert wurde, indem ein 20-kDA Polyethyleneglycol(PEG)-Molekül an Position B29 des Insulinmoleküls gebunden wurde. Die große hydrodynamische Gesamtgröße resultiert in einer verzögerten Insulinabsorption aus dem subkutanen Depot, einer reduzierten renalen Clearance und somit einer ausgeprägt verzögerten Wirkung. Die funktionelle Größe des LY2605541-Moleküls beeinflusst offenbar auch die Gewebsverteilung dieses Insulins und führt damit wohl zu einer hepatoselektiven Wirkung, was dieses Insulin von den anderen überwiegend peripher wirksamen Insulinen unterscheiden würde und der physiologischen, in den Pfortaderkreislauf abgegebenen Insuline näher kommen würde. Hier sind die laufenden Studienergebnisse abzuwarten. In ◘ Abb. 4.1 werden die Strukturen der gegenwärtig zugelassenen Insuline dargestellt, und die wesentlichen Präparate werden in ◘ Tab. 4.1 aufgeführt.

4.3 Typisierung der Insulinpräparate

Der wichtigste pharmakodynamische Effekt des subkutan injizierten Insulins ist seine blutglukosesenkende Wirkung. Das Wirkungsprofil der verschiedenen Insulinpräparationen wird daher mit Hilfe der euglykämischen Glukose-Clamp-Technik bestimmt. Nach subkutaner Injektion von Insulin wird bei kontinuierlicher Blutglukosemessung die Flussrate der Glukoseinfusion ermittelt, die notwendig ist, um die Abweichungen von einem definierten Blutglukosewert (z. B. 4,5 mmol/l bzw. 81 mg/dl) möglichst gering zu halten. Die über den Zeitraum der Insulinwirkung infundierte notwendige Glukosemenge gibt das Wirkungsprofil der getesteten Insulinpräparation wieder. Das während des Glukose-Clamp-Versuchs gleichzeitig gemessene Konzentrationsprofil des Seruminsulins ist zeitlich verschoben, da zwischen dem Plasmaraum und dem Interstitium, das die insulinsensitiven Zellen umgibt, Verzögerungen und Konzentrationsabnahmen auftreten.

Ein geringer Teil des subkutan injizierten Insulins wird bereits an der Injektionsstelle enzymatisch degradiert. Der Anteil ist individuell sehr unterschiedlich und variiert in Abhängigkeit vom Insulinpräparat und Injektionsort. Die lokale Abbaurate kann bis zu 20 % der injizierten Insulindosis betragen und ist nicht selten Ursache von Problemen bei der Stoffwechseleinstellung.

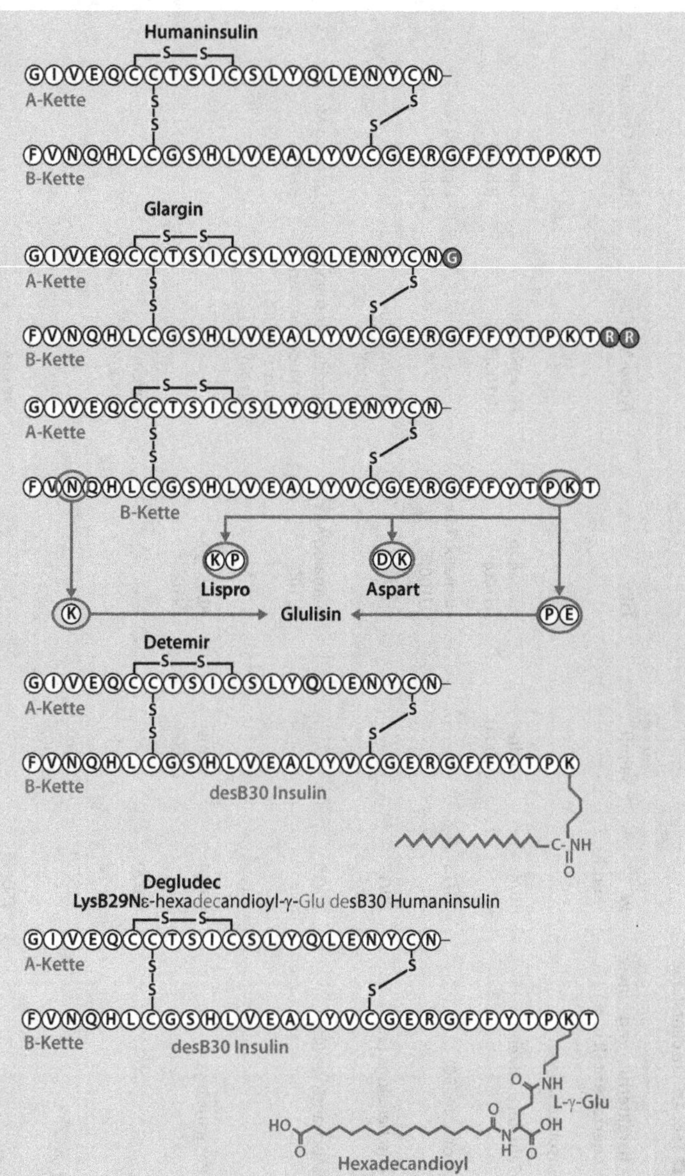

Abb. 4.1 Strukturelle Unterschiede der gegenwärtig in Deutschland zugelassenen kurz- und langwirksamen Insulinanaloga im Vergleich zu Humaninsulin

Tab. 4.1 Insulintabelle

Charakterisierung (unverzögerter Anteil in %)	W (min/h)	Sanofi	Lilly	Novo-Nordisk	Berlin-Chemie
Insulinanaloga					
Sehr kurz wirkend	10/4	Apidra (U100)d	Humalog (U100)[a]	NovoRapid (U100)[d]	Liprolog (U100)
Protamin (50)	15/15		Humalog Mix 50 (U100)[a]		Liprolog Mix 50 (U100)
Mischanaloga (30)	20/17			NovoMix 30 (U100)[b]	
Mischanaloga (25)	20/18		Humalog Mix 25 (U100)[a]	Ryzodeg (Insulin degludec/Insulin aspart 70/30) (U100)	Liprolog Mix 25 (U100)
Basalanaloga	60/24	Lantus (U100)[c]	Abasaglar (U100) [c]		
	90/20			Levemir (U100)[e]	
	120/30	Toujeo (U300)[c]			
	150/30			Tresiba (U100)[f]	

Tab. 4.1 (Fortsetzung)

Charakterisierung (unverzögerter Anteil in %)	W (min/h)	Sanofi	Lilly	Novo-Nordisk	Berlin-Chemie
Humaninsuline					
Normalinsuline kurz wirkend	20/8	Insuman Rapid, Insuman Infusat (U100)	Huminsulin Normal	Actrapid (U100)	Berlinsulin H Normal (U100)
NPH (50)	30/14	Insuman Comb 50		Actraphane 50 (U100)	
Mischinsuline (40)	35/17			Actraphane 40 (U100)	
Mischinsuline (30)	35/19		Huminsulin Profil III	Actraphane 30 (U100)	Berlinsulin H 30/70 (U100)
Mischinsuline (25)	35/17	Insuman Comb 25			
Mischinsuline (20)	45/21		Huminsulin Profil II (U100)	Actraphane 20 (U100)	Berlinsulin H 20/80 (U100)
Mischinsuline (15)	45/18	Insuman Comb 15			

Tab. 4.1 (Fortsetzung)

Charakterisierung (unverzögerter Anteil in %)	W (min/h)	Sanofi	Lilly	Novo-Nordisk	Berlin-Chemie
Mischinsuline (10)	45/23			Actraphane 10 (U100)	
NPH-Insuline	45/20	Insuman Basal	Huminsulin Basal	Protaphane	Berlinsulin H Basal (U100)

[a] Lispro Humalog, [b] Aspart NovoRapid, [c] Glargin Lantus/Toujeo, Biosimilar-Glargin Abasaglar [d] Glulisin Apidra, [e] Detemir Levemir.
[f] Degludec Tresiba
W ungefährer Beginn der Insulinwirkung (Minuten) und Wirkdauer (h)

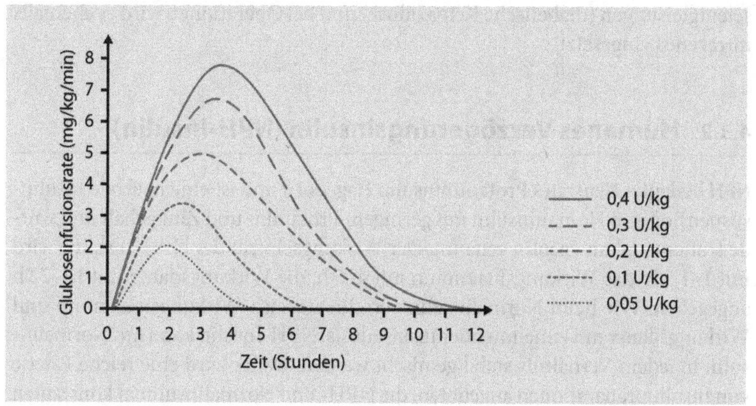

Abb. 4.2 Glukoseinfusionsraten nach subkutaner Injektion unterschiedlicher Dosierungen von Normalinsulin (0,05–0,4 I.E./kg KG) bei stoffwechselgesunden Probanden. Höhe und Zeitpunkt des Wirkungsmaximums und Wirkungsdauer variieren in Abhängigkeit von der Insulindosis. (Adaptiert nach Heinemann u. Woodsworth 1998)

4.3.1 Normalinsulin

Der Wirkungsablauf der verschiedenen Normalinsulinpräparate (Humaninsulin) unterscheidet sich nicht voneinander. Der Wirkungseintritt erfolgt etwa 15–30 min nach subkutaner Injektion. Das Wirkungsmaximum tritt nach 120–150 min auf. Die Wirkungsdauer beträgt nach Angaben der meisten Firmen 6–8 h.

Das Maximum der Wirkung weist in Abhängigkeit von der Insulindosis dagegen erhebliche Unterschiede auf. Bei niedrigen Dosen (0,05 I.E./kg KG) liegt es zwischen 1,5 und 3 h, bei mittleren Dosen (0,2 I.E./kg KG) zwischen 2 und 5 h, bei hohen Dosen (0,4 I.E./kg KG) zwischen 2,5 und 7 h. Auch die Wirkungsdauer nimmt mit steigender Insulindosis zu. In ◘ Abb. 4.2 sind die Glukoseinfusionsraten nach Injektion unterschiedlicher Normalinsulindosen (0,05 I.E./kg–0,4 I.E./kg) dargestellt.

Normalinsulin wird üblicherweise auch bei der i.v. Applikation verwendet, obwohl auch die kurzwirksamen Insulinanaloga Lispro, Aspart und Glulisin dafür zugelassen sind, aber keine klinischen Vorteile bieten. Bei intravenöser Anwendung ist der blutzuckersenkende Effekt des Normalinsulins bereits 15 min nach Injektion nachweisbar. Die Maximalwirkung ist nach 30 min erreicht, die Wirkungsdauer beträgt etwa 2 h. Normalinsulin wird während der Initialtherapie nach Manifestation des Typ-1-Diabetes intravenös verwendet. Bei Stoffwechselentgleisungen (diabetische Ketoazidose) und bei Operationen wird es ebenfalls intravenös eingesetzt.

4.3.2 Humanes Verzögerungsinsulin (NPH-Insulin)

NPH bedeutet **N**eutrales **P**rotamininsulin **H**agedorn und ist eine neutrale Insulinsuspension von Humaninsulin mit geringem Protamin- und Zinkgehalt und wurde früher Isophan-Insulin genannt. Der Wirkungseintritt der NPH-Insuline wird mit 1–1,5 h, das Wirkungsmaximum mit 4–5 h, die Wirkungsdauer mit 16–22 h angegeben. Wie beim Normalinsulin verschieben sich Wirkungsmaximum und Wirkungsdauer mit zunehmender Insulindosis. NPH-Insulin kann mit Normalinsulin in jedem Verhältnis stabil gemischt werden. Daher wird eine reiche Palette von Insulinpräparationen angeboten, die NPH- und Normalinsulin in konstanten Mischungen enthalten. Weit verbreitet ist die freie Mischung von NPH- und Normalinsulin in der Spritze unmittelbar vor der Injektion.

Die NPH-Insuline haben sich auch als Basalinsulin für die intensivierte Insulintherapie bewährt. Wesentlicher Nachteil des NPH-Insulins gegenüber den in klarer Lösung vorliegenden langwirksamen Insulinanaloga ist die Tatsache, dass die NPH-Insuline als Suspension vor jeder Injektion gründlich gemischt werden müssen. Hier haben mehrere Studien eine erhebliche inter- und intraindividuelle Variation der Insulinserumspiegel nach Injektion belegt, wo neben Absorptionseffekten die ungenaue Durchmischung der Suspension fraglos eine große Rolle spielt. So wurde bei Erwachsenen gezeigt, dass die Abgabe von NPH-Insulin mit Pens zwischen 5 und 214 % der korrekten Insulinmenge in Abhängigkeit von der Qualität der Re-Suspension schwanken kann.

4.3.3 Kombinationsinsuline

Kombinationsinsuline sind konstante Mischungen aus Normal- und Verzögerungsinsulin bzw. kurz- und langwirksamen Insulinanaloga.

Bei der Behandlung des Typ-1-Diabetes von Kindern und Jugendlichen finden die Kombinationsinsuline kaum Anwendung. Auch bei einer konventionellen Therapie mit 2 Insulininjektionen pro Tag werden fast ausschließlich freie Mischungen von Normal- und NPH-Insulin verwendet.

4.3.4 Kurzwirksame Insulinanaloga

In 2013 verwendeten nach Analysen der DPV-Wiss-Gruppe 75 % der pädiatrischen Patienten mindestens einmal täglich ein schnellwirkendes Analoginsulin. Junge Kinder ohne Insulinpumpe setzen Insulinanaloga bisher seltener ein als Jugendliche – wobei hier zum einen Zulassungsregelungen eine Rolle spielen, zum anderen unterschiedliche Anforderungen an die Flexibilität im Tagesablauf.

Das Analogon Lispro der Fa. Lilly, bei dem das Prolin in Position 28 und das Lysin in Position 29 der B-Kette miteinander vertauscht wurden, ist seit dem Frühjahr 1996 unter dem Namen Humalog auf dem Markt. Bei dem Insulinanalogon Aspart der Fa. Novo-Nordisk wurde die Aminosäure Prolin in Position 28 der B-Kette durch Asparaginsäure ausgetauscht. Das Präparat ist seit 2000 als NovoRapid im Handel. Die Fa. Sanofi hat das rasch wirksame Insulinanalogon Glulisin entwickelt, welches seit 2004 als Apidra auf dem Markt ist. Bei diesem Analogon ist das Asparagin in Position 3 der B-Kette durch Lysin und das Lysin in Position 29 der B-Kette durch Glutaminsäure ersetzt worden. Für alle kurzwirksamen Insulinanaloga liegt eine Zulassung für bestimmte pädiatrische Altersgruppen vor.

Mehrere der zunächst in Tierversuchen getesteten Insulinanaloga zeigten nicht nur eine deutliche Verminderung der Selbstassoziation zu Hexameren in den pharmakologischen Insulinzubereitungen, sondern auch einen beschleunigten Zerfall der Hexamere nach Injektion ins subkutane Fettgewebe. Da diese Insulinanaloga fast ausschließlich als Monomer und Dimer vorlagen, war die Absorption aus dem subkutanen Fettgewebe um das 2- bis 3-Fache gegenüber humanem Normalinsulin beschleunigt.

Das schnellwirksame Analoginsulin zeigt den rascheren Wirkungseintritt und die frühere postprandiale Glukosesenkung gegenüber Normalinsulin. Dieser Effekt ist in allen Altersgruppen nachweisbar. Die Glukoseinfusionsraten nach Injektion von Insulin lispro, Insulin aspart und Insulin glulisin sind vergleichbar. In einer Reihe von klinisch-experimentellen Studien wurde gezeigt, dass der Wirkungseintritt rascher und die Wirkungsdauer kürzer ist als bei Normalinsulin. Auf einen Spritz-Ess-Abstand kann daher bei den rasch wirkenden Insulinanaloga verzichtet werden. Da bei Kindern nicht immer feststeht, wie viel sie während einer Mahlzeit wirklich essen, kann es zweckmäßig sein, das Insulinanalogon bis zu 20 min nach Essensbeginn zu injizieren. In Studien zeigten sich daher Vorteile in der Akzeptanz von Eltern kleiner Kinder, während Eltern Jugendlicher der postprandialen Injektion gegenüber kritisch gegenüberstanden, da die postprandiale Injektion leicht vergessen wird.

4.3.5 Ultra-schnelle kurzwirksame Insulinanaloga

Da durch strukturelle Änderungen des Insulinmoleküls offenbar keine Beschleunigung der Insulinwirkung über die gegenwärtig erhältlichen kurzwirksamen Insulinanaloga hinaus erreicht werden kann, laufen gegenwärtig klinische Versuche mit geänderten Zusätzen zur Beschleunigung der Monomerbildung nach Injektion von kurzwirksamen Insulinen. Die Fa. NovoNordisk verwendet beim FIAsp (Faster acting Insulin aspart) Nicotinamid zur Beschleunigung der Absorption sowie eine Zugabe von Arginin zur Stabilisierung des Insulinmoleküls. Ersten klinischen Studien zufolge wird damit ein doppelt so schneller Wirkbeginn im Blutstrom erreicht sowie eine um 50 % größere Wirkung in den ersten 30 min, somit also eine Linksverschiebung der initialen Wirkkurve. Die Wirkdauer scheint insgesamt gleich zu sein. Während der beschleunigende Effekt der Zusätze bei einer Injektion nur in den ersten 60 min nachweisbar ist, scheint er bei kontinuierlicher Infusion im Rahmen einer Pumpentherapie erhalten zu bleiben. Erste pädiatrische Ergebnisse zeigen, dass die bei Erwachsenen beschriebene veränderte Pharmakokinetik und Pharmakodynamik auch bei Kindern und Jugendlichen gefunden wird. Es wird erwartet, dass bereits Ende 2015 die Zulassung für FIAsp beantragt wird. Die Fa. Lilly hat eine Zusammenarbeit mit der Fa. Adocia zur Entwicklung von »BioChaperone Insulin Lispro« in den Konzentrationen U100/U300 begonnen. Dabei wird Lispro mit einem patentierten Trägermolekül kombiniert, welches die Absorption beschleunigt und möglicherweise auch die Wirkdauer verkürzt. Die Fa. Biodel versucht, durch Herauslösen des Zinks mittels EDTA und Zugabe von Citrat ein besonders schnelles Humaninsulin zu entwickeln. Für die beiden letzten Entwicklungen ist ein Zeitpunkt der Markteinführung gegenwärtig noch nicht abzusehen. Klinische Vorteile der ultra-schnellen kurzwirksamen Insulinanaloga werden insbesondere bei der Insulinpumpentherapie und beim »Closed-loop« erwartet.

4.3.6 Langwirksame Insulinanaloga

Die Insulinanaloga mit langer Wirkungsdauer werden bei Patienten mit Typ-1-Diabetes in erster Linie als Basalinsulin bei der intensivierten Insulintherapie eingesetzt. Lantus hat bereits teilweise die NPH-Insuline ersetzt. Weil es häufig nur einmal am Tag injiziert wird, ist es bei den Patienten sehr beliebt. Jedoch empfehlen einige Ärzte, es wie die NPH-Insuline mehrfach täglich zu injizieren.

Eindeutige Verbesserungen der Stoffwechseleinstellung (HbA_{1c}) konnten mit langwirkenden Insulinanaloga bei Typ-1-Diabetes bisher nicht durchgängig nachgewiesen werden. Die Hypoglykämiehäufigkeit, v. a. nachts, scheint unter allen langwirksamen Insulinanaloga allerdings geringer zu sein als unter NPH-Insulin.

Glargin Durch Verschiebung des isoelektrischen Punktes, d. h. des pH-Wertes, bei dem das Insulin am wenigsten löslich ist, von 5,4 zum neutralen pH-Wert, können die pharmakokinetischen Eigenschaften der Insulinanaloga dahingehend modifiziert werden, dass sie langsamere Absorptionsraten aufweisen als Humaninsulin. Die Fa. Sanofi entwickelte ein solches, als klar gelöste Insulinzubereitung vorliegendes Insulinanalogon, das Diarginin(B31, B32)-Insulin Glargin. Durch Austausch von Asparagin in Position 21 der A-Kette gegen Glycin wurden die Bindungskräfte der Insulinmoleküle innerhalb der Hexamere noch verstärkt. Dadurch konnte die Absorption noch mehr verzögert und der Depot-Effekt potenziert werden. Das endgültige Glycin (A21)-Diarginin (B31, B32)-Insulin (Glargin) befindet sich seit 2001 als Lantus® (U100) bzw. seit 2015 als Toujeo (U300) der Fa. Sanofi im Handel. Entsprechend der Ergebnisse der PRESCHOOL-Studie wurde Glargin U100 auch für Vorschulkinder ab einem Alter von 2 Jahren zugelassen. Das Insulinanalog LY2963016 der Firmen Lilly und Boehringer (Biosimilar Glargin-Insulin, Abasaglar) wurde am 10. September 2014 als erstes Biosimilar Insulin in der Europäischen Union zugelassen. Weder für Toujeo noch für Abasaglar liegen gegenwärtig Kinderstudien vor.

Detemir Andere Wege bei der Entwicklung eines Insulinanalogons mit langer Wirkungsdauer beschritt die Fa. Novo-Nordisk. Beim Detemir wurde eine Fettsäure an das Ende der B-Kette (Position 28) angekoppelt. Der Verzögerungseffekt entsteht dadurch, dass das lösliche Insulinanalogon nach relativ schneller Absorption im Blut über die Fettsäure an Albumin gebunden wird. Erst nach verzögerter Freisetzung aus der Albuminbindung kann das Analogon über den Insulinrezeptor wirken. Nach klinischer Prüfung wurde Detemir als Levemir 2004 zugelassen. Insulin detemir hat eine geringere interindividuelle Varianz als NPH-Insulin und kann altersunabhängig bei Kindern, Jugendlichen und Erwachsenen nach den gleichen Titrationsregeln dosiert werden. Eine bislang ungeklärte Beobachtung ist, dass die Gewichtsentwicklung verschiedener Patientengruppen bei einer Verwendung von Levemir als Basalinsulin reproduzierbar günstiger verläuft als bei allen anderen Basalinsulinen. Dies traf auch auf Kinderstudien zu. Zu den physiologischen Ursachen gibt es verschiedene Hypothesen: Insulin detemir könnte die Nahrungsaufnahme durch einen direkten oder indirekten Effekt auf das zentrale Nervensystem modifizieren, könnte einen selektiven Effekt auf die Leber und den hepatischen Glukosemetabolismus haben oder die Flüssigkeitshomöostase über renale Effekte beeinflussen. Verschiedene Studien belegten eine reduzierte Energieaufnahme unter Behandlung mit Insulin detemir und schlossen aus, dass die Veränderungen der Energiebalance Ausdruck seltenerer Hypoglykämien mit Detemir wären. Gegenwärtig geht man von einer Kombination verschiedener Mechanismen unter Beteiligung des ZNS als Ursache für die günstige Körpergewichtsentwicklung unter Behandlung mit Levemir aus.

Degludec Insulin degludec (Tresiba) ist ein neues, langwirksames Insulinanalogon, das eine mutmaßliche Wirkungsdauer von über 24 h besitzt. Degludec ist ein modifiziertes Humaninsulin, chemisch LysB29(Nε-hexadecandiolyl-γ-Glu) des (B30) Humaninsulin, bei dem die Aminosäure Threonin an Position B30 entfernt wurde und an Lysin in Position B29 eine Fettsäure (Hexadecandioylrest) und eine Glutaminsäure als Spacer eingebracht wird. Dadurch bildet Degludec lösliche Multihexamere nach subkutaner Gabe und Verteilung des Phenols im umliegenden Gewebe. Erst durch die langsame Verteilung des Zinks kommt es zur Lösung einzelner Degludec-Moleküle und einer stabilen langsamen Abgabe ins Gewebe. Pharmakodynamische Untersuchungen bei Patienten mit Typ-1- und Typ-2-Diabetes belegten ein stabiles und flaches Wirkungsprofil mit einer Wirkung von über 40 h und einer Halbwertszeit von ca. 25 h. Bei einmal täglicher Injektion wird der steady-state nach ungefähr 3 Tagen erreicht. Bei Patienten mit Typ-1-Diabetes scheint die Tag-zu-Tag-Variabilität gegenüber Insulin glargin ungefähr viermal niedriger zu sein. Anderen langwirksamen Insulinen gegenüber hat Degludec offenbar zwei Vorteile, die besonders für pädiatrische Patienten von Bedeutung sein können. In der pädiatrischen Zulassungsstudie waren die Hyperglykämien mit Ketonämie gegenüber einer Gabe von Insulin detemir nach 26 Wochen um 64 % niedriger, nach 52 Wochen um 59 % trotz einer nach 52 Wochen 30 % niedrigeren Basalinsulindosis. Dies könnte für die Prävention einer Ketoazidose bei entsprechend prädisponierten Patienten ein besonderer Vorteil von Degludec sein. Dabei ergab sich in der Erwachsenenstudie kein Unterschied zwischen flexibel verabreichtem Insulin degludec (Injektionsintervalle zwischen 8 h und 40 h aufeinanderfolgender Injektionen) mit täglich zur selben Zeit verabreichtem Insulin glargin und Insulin degludec. Gerade bei Jugendlichen mit täglich sehr wechselndem Tagesrhythmus kann diese Flexibilität besonders nützlich sein. Degludec ist in Deutschland ab dem Alter von einem Jahr zugelassen. Jedoch wurde es zum 1. September 2015 in Deutschland vom Markt genommen.

4.3.7 Sicherheit der Insulinanaloga

Weil es sich bei den Insulinanaloga gegenüber dem Humaninsulin um veränderte Moleküle handelt, sind insbesondere auch in der Laienpresse Sicherheitsbedenken gegen diese »Kunstinsuline« vorgebracht worden. Dabei muss auch berücksichtigt werden, dass die erste Entwicklung eines schnellwirksamen Insulinanalogons, des Insulins AspB10, Tumoren in Tierstudien bewirkte. Neben seiner schnelleren Wirkung zeigte AspB10 eine verstärkte Affinität zum IGF-1- und Insulinrezeptor.

Für viel Aufregung hatte dann eine Studie mit Zellkulturen gesorgt, die darüber berichtete, dass Insulin glargin über eine 7,8-fach höhere mitogene Potenz gegenüber Normalinsulin verfügt. Während Insulin lispro ebenfalls eine etwas höhere mitogene Potenz in diesen Studien aufwies, war dies bei Insulin aspart und Insulin detemir nicht der Fall. Die erhöhte Mitogenität wurde über die höhere Bindungsaffinität von Glargin und Lispro am IGF-1-Rezeptor (IGF = »insulin-like growth factor«) erklärt. Allerdings ist das Modell, bei dem die mitogene Potenz geprüft wurde, eine humane Osteosarkom-Zelllinie mit sehr vielen IGF-1- und wenigen Insulinrezeptoren. Die Beobachtung konnte in anderen experimentellen Modellen nicht reproduziert werden. Darüber hinaus ist es inzwischen klar, dass die erhöhte Kanzerogenität von Insulin AspB10 durch eine deutlich verlängerte Bindungszeit am Insulinrezeptor und nicht durch eine höhere Affinität zum IGF-1-Rezeptor bedingt ist. Durch diese verlängerte Bindungszeit kommt es zu einer Anregung mitogener Signalwege durch den Insulinrezeptor, was unter normalen Bedingungen nicht beobachtet wird. Außerdem würde eine 1000-fach über der physiologischen liegende Insulinkonzentration erforderlich sein, um eine 50 %-Rezeptorbindung am IGF-1-Rezeptor zu erreichen.

Zusätzliche Kontroversen entstanden durch vier verschiedene epidemiologische Studien sehr umstrittener Qualität in der Zeitschrift Diabetologia, die angeblich Hinweise für eine erhöhte Glargin-Kanzerogenität gegenüber NPH-Insulin ergaben: Das europäische »Committee for Medicinal Products for Human Use« (CHMP) verlangte daraufhin vom Hersteller weitergehende Analysen, die im Mai 2013 die European Medicines Agency (EMA) zu dem abschließenden Statement veranlassten, dass umfassende Untersuchungen keinen Zusammenhang von glarginhaltigen Medikamenten mit Krebs zeigten. Neben der großen 9-jährigen ORIGIN-Studie, die insbesondere auch keine höhere Retinopathiehäufigkeit mit Glargin zeigte, wurden Daten von 175.000 Patienten aus Europa und 140.000 US-amerikanischen Patienten ausgewertet. »Basierend auf diesen populationsbasierten Studien, folgerte das CHMP, dass sich keine Hinweise für ein erhöhtes Krebsrisiko bei Insulin glargin ergeben« sagte die EMA und führte aus, dass »kein Mechanismus bekannt wäre, der Krebs durch Glargin auslösen würde und ein Krebsrisiko in Laborstudien nicht gesehen wurde«.

Eine andere Sicherheitsdiskussion fand bei der Zulassung von Degludec durch die FDA statt. Nach erfolgter Zulassung von Tresiba in Europa, Japan und Mexiko verweigerte die FDA im Februar 2013 die Zulassung in den USA. Nach den Kontroversen um die kardiovaskuläre Sicherheit des oralen Diabetesmedikaments Rosiglitazon verlangen die Zulassungsbehörden jetzt dazu umfangreiche Studien. Hierbei schaut man auf das Risiko für sog. »Major Averse Cardiovascular Events (MACE)«. Bei der Tresiba-Zulassung kam es zu unterschiedlichen Einschätzungen der Daten zu diesen sehr seltenen Ereignissen zwischen Hersteller und FDA. Sicher kann man einwenden, dass noch keine »Langzeiterfahrungen« vorliegen, denn die Zulassung für Lispro erfolgte 1996, die für Insulin aspart 1999 und die Zulassung für Insulin glargin bei Kindern erst 2003. Insgesamt gibt es aber gegenwärtig aus unserer Sicht keine wissenschaftlich begründbaren Zweifel an der

Sicherheit der im Handel befindlichen Insulinanaloga für ihre Anwendung in der Pädiatrie. Grundsätzlich sind aber die aktuellen altersbezogenen Zulassungsbeschränkungen einzelner Präparate im pädiatrischen Bereich zu beachten.

4.3.8 Biosimilars

Mit dem Biosimilar Glargin-Insulin LY2963016 (Abasaglar) der Firmen Lilly und Boehringer wurde ein erstes Biosimilar Insulin in der Europäischen Union zugelassen. Im Gegensatz zu üblichen generischen Medikamenten sind Insulinmoleküle wesentlich größere Moleküle. Grundsätzlich muss man also zwischen Generika und Biosimilars unterscheiden. Gegenüber den kleinmolekularen Medikamenten muss bei Vergleichsmedikamenten großer Proteinmoleküle (Biosimilars) neben einer Konsistenz in der Primärstruktur (Aminosäurensequenz) auch die Sekundär- und Tertiärstruktur (dreidimensionale Faltungskonfiguration) und vergleichbare Quartärstruktur (stabile Assoziation von zwei oder mehr identischen oder verschiedenen Moleküleinheiten), also im Falle des Insulins der Bildung von Hexameren nach Injektion, gewährleistet sein. Daraus folgt, dass Biosimilars deutlich aufwendiger zu produzieren sind als kleinmolekulare Medikamente. Dazu kommt die gentechnologische Herstellung durch lebende Organismen, die eine zusätzliche Variabilität bedeuten kann. Insofern muss die Konsistenz und Qualität des gesamten Herstellungsprozesses gewährleistet sein. Kleinste Änderungen im Produktionsprozess können leicht erhebliche klinische Konsequenzen haben. Ausgangsprodukt und Biosimilar werden also nie absolut identische Moleküle sein.

Gegenwärtig werden von indischen (Wockard) oder polnischen (Bioton) Firmen wirkungsgleiche Medikamente mit den schon bisher erhältlichen Insulinen erwartet. Es bleibt abzuwarten, wann für die gegenwärtig in Entwicklung befindlichen Biosimilars die regulatorische Analyse eine »Wirkungsgleichheit« im Vergleich mit einem zugelassenen Referenzinsulin belegt.

4.4 Mischbarkeit von Insulinpräparaten

Für die Insulinsubstitution bei Kindern und Jugendlichen mit Typ-1-Diabetes hat sich die freie Mischung von Normal- und Verzögerungsinsulin in der Spritze unmittelbar vor der Injektion vielfach bewährt. Kombinationsinsuline werden kaum noch verwendet.

Folgende chemisch-galenische Voraussetzungen müssen an die Mischbarkeit von Normal- und Verzögerungsinsulin gestellt werden:

Chemisch-galenische Voraussetzungen für die Mischbarkeit von Normal- und Verzögerungsinsulin

- Die Normal- und Verzögerungsinsuline sollten vom gleichen Hersteller stammen.
- Selbsthergestellte Insulinmischungen sollten stabil sein. Der Depotstoff sollte nicht im Überschuss vorhanden sein, da er Normalinsulin binden kann; damit würde der Verzögerungsinsulineffekt unberechenbar verstärkt werden. Die Bindung an den Depotstoff sollte stabil sein, da sonst Insulin freigesetzt und der Normalinsulineffekt der Mischung unberechenbar verstärkt wird.
- Die Konservierungsstoffe (Kresol, Phenol, Methylparaben) sollten in Verzögerungs- und Normalinsulin identisch sein.
- Der pH-Wert sollte gleich sein.

Die in der Übersicht genannten Voraussetzungen werden von Mischungen aus Normal- und NPH-Insulin derselben Firma erfüllt. In jedem Mischungsverhältnis bleiben die Wirkungscharakteristika der beiden Insulinpräparationen zeitlich unverändert erhalten.

Nicht mischbar sind dagegen Normalinsuline mit Insulinpräparaten, die Zink als Verzögerungsprinzip enthalten (z. B. Glargin).

Die Insulinanaloga mit raschem Wirkungseintritt (NovoRapid und Humalog) dürfen mit NPH-haltigen Insulinen nur direkt vor der Injektion gemischt werden. Lantus, das Analogon mit langer Wirkungsdauer, darf nicht mit Normalinsulin oder Humalog bzw. NovoRapid gemischt werden, da die Präparationen unterschiedliche pH-Werte aufweisen. Eine Mischbarkeit von Insulin levemir, Insulin glulisin und Insulin degludec mit anderen Insulinen liegt nach Herstellerangaben ebenfalls nicht vor.

4.5 Zusammenstellung der Insulinpräparate

In ◻ Tab. 4.1 sind die in Deutschland häufig verwendeten Präparate aufgeführt. Die für die Therapie von Kindern und Jugendlichen wichtigsten Präparategruppen sind die Normalinsuline und die NPH-Insuline sowie die zugelassenen Insulinanaloga (Humalog, NovoRapid, Apidra, Lantus, Levemir und Tresiba). Die in ◻ Tab. 4.1 mitgeteilten Angaben über den Wirkungseintritt und die Wirkungsdauer der Insulinpräparate sind an die Angaben der Hersteller adaptiert. Sie bieten allerdings nur einen gewissen Anhalt zum Vergleich der einzelnen Insulinzubereitungen. Wirkungseintritt und Wirkungsdauer sind in Abhängigkeit von der

Menge des injizierten Insulins, der aktuellen Blutglukosekonzentration, dem Spritz-Ess-Abstand und dem Injektionsort intra- und interindividuellen Schwankungen unterworfen.

4.6 Weitere Medikamente zur Beeinflussung des Glukosestoffwechsels bei pädiatrischem Diabetes

4.6.1 Metformin

Metformin ist bei pädiatrischem Typ-2-Diabetes Mittel der ersten Wahl (► Kap. 16). Von Studien bei Erwachsenen weiß man, dass es den Sulfonylharnstoffen bei gleicher Stoffwechselkontrolle bezüglich der Gewichtsentwicklung überlegen ist. Dies hat sich auch bei Jugendlichen bestätigt. Die Kombination von Insulin mit Metformin könnte nach theoretischen Überlegungen auch für ein ausgewähltes Kollektiv adoleszenter Patienten mit Typ-1-Diabetes geeignet sein (Übergewicht, hohe Insulindosis, hohes HbA_{1c}) und zusätzlich einen günstigen Effekt auf den Lipidstoffwechsel haben. Die Evidenz hierfür ist jedoch widersprüchlich, sodass derzeit keine generelle Empfehlung zum zusätzlichen Einsatz von Metformin in Kombination mit einer intensivierten Insulintherapie ausgesprochen werden kann. Ein positiver Effekt von Metformin auf den BMI bei übergewichtigen Patienten mit Typ-1-Diabetes hat sich nach unseren Erfahrungen nur selten gefunden.

Da Metformin die Insulinsekretion nicht primär beeinflusst, besteht kein Risiko einer Hypoglykämie. Metformin führt zu einer Reduktion der freien Fettsäuren und der Lipidoxidationsrate. Die Einnahme von Metformin oder Sulfonylharnstoffen senkt darüber hinaus eine erhöhte Aminotransferase (ALAT). Nebenwirkungen und Kontraindikationen entsprechend den Leitlinien sind in ◘ Tab. 4.2 und der ► Übersicht (die Daten stammen von Erwachsenen) dargestellt. Ist die Metformin-Monotherapie bei Typ-2-Diabetes nicht erfolgreich, wird eine Therapieerweiterung um Insulin empfohlen. Bei Vorliegen einer Kontraindikation oder einer persistierenden Metformin-Unverträglichkeit wird ebenfalls die Therapie mit Insulin empfohlen. Für weitere Antidiabetika wie Thiazolidine, Glinidine, α-Glukosidase-Inhibitoren, Exenatide und Dipeptidyl-Peptidase-IV-Inhibitoren besteht bislang für das Kindesalter keine ausreichende oder keine ausreichend sichere Datenlage.

Tab. 4.2 Nebenwirkungen von Metformin

Nebenwirkungen von Metformin	Kommentar
Übelkeit/Magendruck Blähungen Durchfälle Metallischer Mundgeschmack	Auftreten v. a. zu Beginn einer Metforminbehandlung Am häufigsten sind Appetitlosigkeit und Magendruck Die Nebenwirkungen persistieren bei ca. 5 % der Patienten bzw. führen zum Absetzen der Medikation
Laktatazidose Inzidenz unter Metformin beträgt 0–0,084 Fälle/1000 Patientenjahre	Mortalitätsrisiko von ca. 30 % Nahezu alle beschriebenen Fälle traten bei Patienten mit eindeutigen Kontraindikationen (v. a. Niereninsuffizienz und Herzinsuffizienz) auf

Kontraindikationen von Metformin

- Eingeschränkte Nierenfunktion (Grenzwert der Kreatinin-Clearance 60 ml/min)
- Schwere Lebererkrankung
- Pankreatitis
- Alkoholismus
- Konsumierende Erkrankungen
- Hypoxische Zustände mit schlechter Sauerstoffversorgung der Gewebe
- Respiratorische Insuffizienz, schwere Herzinsuffizienz (NYHA III/IV), Kreislaufschock
- Zustand vor, während und nach einer Operation
- Abmagerungskuren (< 1000 kcal täglich)
- Schwangerschaft

4.6.2 GLP-1-Analoga

Nicht-insulinbasierte Zusatzbehandlungen bieten die Möglichkeit eines Zusatznutzens gegenüber intensivierten Insulintherapien (ICT und CSII) bei Typ-1-Diabetes. Inkretinmimetika imitieren GLP-1-Wirkungen und zeigen bei Typ-2-Diabetes eine gute Wirksamkeit, indem sie über den Inkretin-Glukagonstoffwechsel Einfluss auf die Blutglukoseregulation nehmen. GLP-1-Analoga sind jeweils resistent gegenüber dem Enzym DPP-IV, welches endogenes GLP-1 rasch abbaut.

Sie müssen allerdings parenteral subkutan gegeben werden. Sie verstärken die glukoseabhängige Insulinsekretion, vermindern das Hungergefühl im ZNS, verzögern die Magenentleerung und unterdrücken die Glukagonsekretion. Man unterscheidet zwischen kurz- und langwirksamen GLP-1-Analoga. Beide begünstigen eine Gewichtsabnahme. Langwirksame GLP-1-Analoga beeinflussen insbesondere die Nüchternglukose, während kurzwirksame GLP-1-Analoga mehr auf die postprandialen Werte wirken. Beide haben durch ihren Wirkmechanismus kaum eine Hypoglykämiegefahr. Erste Ergebnisse einer zusätzlichen Gabe kurzwirksamer GLP-1-Analoga zur üblichen Insulintherapie bei übergewichtigen Patienten mit Typ-1-Diabetes zeigten Verbesserungen im Gewicht, eine Reduktion des systolischen Blutdrucks und der Insulindosis und eine bessere Glukosekontrolle. Hier sind allerdings noch weitere kontrollierte Studien erforderlich, bevor ein langfristiger Benefit der Kombinationstherapie etabliert ist. Ein ganz anderer Aspekt betrifft mögliche β-zellprotektive Wirkungen der GLP-1-Analoga. Insofern wird diese Substanzgruppe auch als Teil einer Kombinationsbehandlung im Rahmen der tertiären Prävention zur Präservation der C-Peptid-Residualfunktion diskutiert.

4.6.3 SGLT-Inhibitoren

SGLT-Hemmer führen zu einer Zuckerausscheidung über die Nieren und senken dadurch den Glukosespiegel. Sie sind zur Behandlung für Patienten mit Typ-2-Diabetes zugelassen. Der SGLT-2 wird fast vollständig in der Bürstensaummembran der proximalen Nierentubuluszellen in den Segmenten S1 und S2 exprimiert und ist verantwortlich für 90 % der gesamten renalen Glukosereabsorption. Prälimінäre klinische Daten weisen auf einen Benefit mit SGLT-2-Inhibitoren als Zusatzbehandlung mit Insulin auch bei erwachsenen Patienten mit Typ-1-Diabetes hin. Erste Studien mit Empagliflozin oder Dapagliflozin einmal täglich demonstrierten eine signifikante Verbesserung bezüglich Stoffwechseleinstellung (HbA_{1c}-Senkung um 0,4 %, Besserung der CGM-Profile), Gewicht und Hüftumfang. Diese Substanzklasse repräsentiert somit einen möglichen Ansatz für eine Kombinationstherapie auch bei pädiatrischem Typ-1-Diabetes. Durch den insulinunabhängigen Wirkungsmechanismus wird die erhöhte Blutglukose ohne medikamentenbedingte Hypoglykämiegefahr gesenkt. Außerdem bietet die Substanzklasse mögliche Schutzeffekte hinsichtlich der Nephropathie. Bekanntlich kann eine renale Hyperfiltration eine Rolle bei der Entwicklung der diabetesbedingten Nephropathie spielen. Es gibt Hinweise im Tiermodell, dass SGLT-2-Inhibitoren renoprotektive Effekte haben könnten, z. B. durch Beeinflussung des tubuloglomerulären Feedbacks (TGF). Mögliche Nebenwirkungen dieser Therapie sind häufigere Harnwegsinfektionen und Genitalmykosen. Sowohl bei Typ-1- wie auch Typ-2-Diabetes sind mehrere Fälle einer sogenannten »euglykämischen« Ketoazidose beschrieben worden, was zu einer entsprechenden Warnung der Aufsichtsbehörden geführt hat. Insofern müssen Patienten bei einer (gegenwärtig für Typ-1-Diabetes noch »off-label«) durchgeführten SGLT-2-Inhibitor-Behandlung besonders auf die Zeichen einer Ketoazidose auch bei nicht wesentlich erhöhter Blutglukose und die Notwendigkeit einer Ketonbestimmung – bevorzugt im Blut zur raschen und exakten Erfassung – aufmerksam gemacht werden.

Literatur und Webseiten

ISPAD 2014 Clinical Practice Consensus Guidelines. Bangstad HJ, Danne T, Deeb L, Jarosz-Chobot P, Mungaie L, Saboo B, Urakami T, Battelino T, Hanas R (2014). Insulin treatment in children and adolescents with diabetes. Pediatr Diabetes 15 (Suppl 20): 115–134

Neu A, Bartus B, Bläsig S, Bürger-Büsing J, Danne T, Dost A, Holder M, Holl RW, Holterhus P, Kapellen T, Karges B, Kordonouri O, Lange K, Lilienthal E, Ludwig-Seibold C, Müller F, Raile C, Schweizer R, Stachow R, von Sengbusch S, Wagner V, Wiegand S, Ziegler R (2015) S3-Leitlinie zur Diagnostik, Therapie und Verlaufskontrolle des Diabetes mellitus im Kindes- und Jugendalter. S3-Leitlinie der Deutschen Diabetes Gesellschaft. (im Druck). http://www.deutsche-diabetes-gesellschaft.de

Thalange N, Deeb L, Iotova V, Kawamura T, Klingensmith G, Philotheou A, Silverstein J, Tumini S, Ocampo Francisco AM, Kinduryte O, Danne T (2015). Insulin degludec in combination with bolus insulin aspart is safe and effective in children and adolescents with type 1 diabetes. Pediatric Diabetes 16: 164–176

Stoffwechselkontrollen

T. Danne, O. Kordonouri, K. Lange

T. Danne et al., *Kompendium pädiatrische Diabetologie*,
DOI 10.1007/978-3-662-48067-0_5,

5.1 Stoffwechselkontrolle

Der Einsatz der heute verfügbaren Methoden zur Beurteilung der Effektivität der Insulinbehandlung hängt in erster Linie von ihren unterschiedlichen Integrationszeiten ab. In ◘ Abb. 5.1 sind die verschiedenen, heute verfügbaren Parameter und Integrationszeiten der Methoden zur Stoffwechsel- und Stoffwechselselbstkontrolle schematisch dargestellt.

Die Blutglukosemessung gibt als Momentaufnahme Auskunft über einen Zeitraum von wenigen Minuten. Nichtblutige, kontinuierliche Glukosemessverfahren des Gewebezuckers wie Flash Glucosemonitoring (FGM) und kontinuierliches subkutanes Glucosemonitoring (CGM) erlauben eine aktuelle Beurteilung sowie eine Analyse zusammenhängender Glukoseverläufe und gewinnen dabei zunehmend an Bedeutung. Die aktuelle pädiatrische Leitlinie (DDG 2015) führt aus, dass bei pädiatrischen Patienten mit Typ-1-Diabetes beim Nichterreichen des HbA_{1c}-Zielwerts und nach Ausschöpfen anderer stoffwechseloptimierender Maßnahmen und Schulungen CGM erwogen und gegebenenfalls eingesetzt werden sollte.

> **Ohne die Durchführung täglicher Blutglukosebestimmungen bzw. kontinuierlicher Messverfahren (FGM oder CGM) durch den Patienten selbst ist eine zufriedenstellende Stoffwechselkontrolle heute nicht mehr denkbar und nicht mehr zu verantworten.**

Die Glukosebestimmung im Spontanurin ergibt den Mittelwert der Glukosekonzentration des Zeitraums zwischen der aktuellen und der vorausgegangenen Messung. Die Methoden der Urinzuckerbestimmung funktionieren allerdings nur, wenn die Nierenschwelle für Glukose überschritten wird. Sie spielt heute für die Stoffwechselselbstkontrolle bei Typ-1-Diabetes nur noch eine Rolle, wenn BZ-Selbstmessungen bzw. eine kontinuierliche subkutane Glukosemessung nicht zur Verfügung stehen.

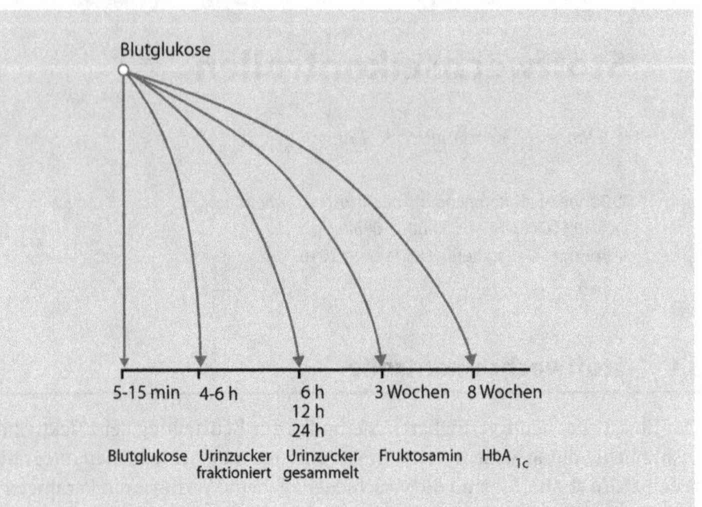

Abb. 5.1 Integrationszeiten der Kontrollparameter zur Beurteilung der Qualität der Stoffwechseleinstellung

Der Fruktosaminwert gibt einen Überblick über die Qualität der Stoffwechseleinstellung eines Zeitraums von etwa 3 Wochen. Die Fruktosaminbestimmung spielt heutzutage nur noch bei kurzdauernden klinischen Studien und zur Langzeitstoffwechselkontrolle bei Hämoglobinopathien, die eine Bewertung des HbA_{1c}-Wertes unmöglich machen, eine Rolle.

Der HbA_{1c}-Wert ist das langfristigste heute verfügbare »Blutglukosegedächtnis«. Die Konzentration der stabilen Fraktion des glykierten Hämoglobins gibt Auskunft über die Stoffwechselsituation eines Zeitraums von 6–8 Wochen. Der HbA_{1c}-Wert ist daher zu einem unverzichtbaren Kontrollparameter für die ambulante Langzeitbehandlung der Patienten mit Typ-1-Diabetes geworden. Er sollte bei jeder ambulanten Vorstellung, mindestens jedoch einmal pro Vierteljahr, bestimmt werden.

5.2 Blutglukoseselbstkontrolle

Ohne täglich mehrfache Blutglukosemessungen ist die Insulinsubstitution (individuell angepasste Insulinmischungen, intensivierte Formen der Insulintherapie – ICT und CSII) undenkbar. Wichtig ist, dass die erhobenen Befunde protokolliert und von den Eltern und Patienten selbst so sicher beurteilt werden, dass sie daraus sachgerechte therapeutische Konsequenzen ziehen können. Dabei werden elektronische Tagebücher, Auswertungssoftware und Apps zunehmend wichtig. Außerdem kommt Softwarelösungen, die mit einer Vielzahl von Messgeräten und Pumpen kommunizieren können (z. B. DIABASS etc.), zunehmende Bedeutung zu.

Ob und wie weit die aus den Stoffwechselmessungen gezogenen Schlüsse richtig und notwendig waren, wird anhand der Protokollaufzeichnungen mit dem behandelnden Arzt während der ambulanten Vorstellung erörtert.

Cave

Alle Eltern und Patienten müssen die Methode der Blutglukosebestimmung beherrschen. Sie vermittelt einen genauen Einblick in die aktuelle Stoffwechselsituation.

5.2.1 Kapillarblutentnahme

Die Blutglukosebestimmungen können ohne Schwierigkeiten von Schulkindern, Jugendlichen und Eltern durchgeführt werden. Am unangenehmsten ist die Kapillarblutentnahme, an die sich jedoch, wie die Erfahrung zeigt, Schulkinder und Jugendliche so sehr gewöhnen, dass sie sie subjektiv kaum noch als Belastung empfinden.

Zunächst wird die Fingerbeere seitlich, das Ohrläppchen oder eine andere Entnahmestelle mit Wasser gereinigt. Die Haut im Bereich der Blutentnahme sollte gut durchblutet sein, damit ein ausreichend großer Blutstropfen gewonnen wird. Die Durchblutung kann durch Reiben, Waschen mit warmem Wasser oder durch Heizungswärme verbessert werden.

Durch einen Stich mit einer Lanzette wird frisches Kapillarblut gewonnen. Für den Einstich in die Haut sind Stechhilfen mit Einmallanzetten sehr gut geeignet, die meist in Zusammenhang mit den Blutglukosemessgeräten angeboten werden. Durch die Wahl einer individuell unterschiedlichen Einstichtiefe kann das Ausmaß der Hautverletzung bestimmt und der Einstichschmerz vermindert werden.

Bei den Sensorteststreifen (Sensorelektroden) wird das Blut kapillar angesaugt, bis die winzige Testkammer gefüllt ist. Wenn das nicht der Fall ist, zeigen die Geräte eine Fehlermeldung.

5.2.2 Blutglukosemessgeräte

Bei der Stoffwechselselbstkontrolle wird die Glukosekonzentration im Kapillarblut gemessen, das einer nicht bestimmbaren Mischung aus arteriellem und venösem Blut entspricht. Im arteriellen Blut liegen die Glukosekonzentrationen durchschnittlich 8 % höher als im venösen Blut. Obwohl die Glukosemolalität (Glukosegehalt pro Flüssigkeitsmenge) in Vollblut und Plasma gleich ist und Glukose quasi ungehindert in die Erythrozyten gelangt, ist durch den ca. 11 % höheren Wassergehalt des Plasmas auch die Glukosekonzentration im Plasma ca. 11 % höher. Die International Federation for Clinical Chemistry empfiehlt seit 2005 die Angabe von Blutglukosewerten als plasmakalibrierte Werte mit einem Umrechnungsfaktor von 1,11.

Cave

Die von den Patienten gemessenen Kapillarblutwerte für Glukose liegen 10–15 % niedriger als die entsprechenden Plasmawerte. Heutzutage sind aber alle Geräte auf Plasmamessung kalibriert.

5.2.3 Blutglukosemessmethoden

Heute steht für die visuelle Schätzung des Blutglukosewertes nur noch eine Teststreifenmethode zur Verfügung: Haemo-Glukotest 20–800 (Roche Diagnostics). Der Test misst die Glukosekonzentration über die Glukoseoxidase-Peroxidase-Reaktion. Die Teststreifenmethode wird heute kaum noch angewendet.

Für die Glukosebestimmung im Blut finden grundsätzlich die drei folgenden Methoden Anwendung:

- Glukoseoxidase-Peroxidase(GOD/POD)-Methode,
- Glukosedehydrogenase(Gluc-DH)-Methode,
- Hexokinase/Glukose-6-phosphat-Dehydrogenase-Methode.

Blutglukosemessgeräte, die mit einem elektrochemischen Messsystem arbeiten, werden als Blutglukosesensoren bezeichnet. Die Elektroden enthalten einen Enzymkomplex mit Glukoseoxidase und dem Elektronentransmitter Ferrocen. Nach Auftragen des Blutstropfens auf den Testbezirk wird die Glukose in Glukonolakton umgewandelt. Die dabei frei werdenden Elektronen werden durch den Transmitter an die Elektrode geführt. Der vom Sensor gemessene Elektronenstrom, d. h. die Veränderung des elektrischen Widerstandes, wird zum Blutglukosewert umgerechnet. Die zulässige Genauigkeit von Blutzuckermessgeräten ist in der DIN EN ISO 15197 geregelt und verlangt in der neuesten Fassung von 2013, dass bei 95 % aller Messwerte die Abweichung zu einem Referenzwert nicht mehr als 15 mg/dl bzw. 0,8 mmol/l (für Glukosewerte < 75 mg/dl bzw. 4,2 mmol/l) bzw. 15 % (für Messwerte ≥ 75 mg/dl bzw. 4,2 mmol/l) beträgt.

Trotz ständiger technischer Verbesserungen der Blutglukosemessgeräte bleiben eine Reihe von Einfluss- und Störfaktoren: Hämatokrit, Temperatur, Feuchtigkeit,

Sauerstoffgehalt, hohe Triglyzeridkonzentration, v. a. aber Folgen des unzureichenden Trainings der Patienten. Auch die Impräzision der Geräte ist nach wie vor hoch. Prinzipiell gelten Blutzuckermessgeräte als Laborgeräte, für die Qualitätssicherungsmaßnahmen in der »Richtlinie der Bundesärztekammer zur Qualitätssicherung laboratoriumsmedizinischer Untersuchungen (RiliBAEK)« dargelegt sind. Dabei fallen Blutglukosemessgeräte unter das sogenannte Point-of-Care-Testing (patientennahe Sofortdiagnostik), d. h., es wird ohne Probenvorbereitung unmittelbar eine Einzelprobenmessung durchgeführt. Damit entfallen Qualitätssicherungsmaßnahmen wie die Teilnahme an Ringversuchen. Vorgeschrieben ist jedoch eine mindestens einmal wöchentliche Kontrollprobeneinzelmessung, deren Ergebnis anhand der vom Hersteller vorgegebenen Fehlergrenzen zu bewerten ist. Für Glukose gibt die RiliBAEK eine zulässige Abweichung des Einzelwerts von maximal 11 % vor. Bei Überschreiten des Messwerts sollte ein Gerät erst dann wieder verwendet werden, wenn die Ursache für die Abweichung sicher beseitigt wurde. Obwohl diese Aspekte eher für die Praxis bzw. das Krankenhaus von Bedeutung sind, sollten auch Patienten zu einer regelmäßigen Messung mit den vom Hersteller zur Verfügung gestellten Kontrollproben angehalten werden.

Teststreifen gelten im Bereich der deutschen Krankenversicherung als Arzneimittel und gehen damit in die Berechnung der Arzneimittelausgaben und der Richtgrößen ein. Gegenwärtig gibt es Absprachen zwischen einzelnen Kassen und den Apotheken, die Blutzuckerteststreifen in die Preisgruppen A (hochpreisig) und B (preiswerter) unterteilen. Teststreifen machen einen bedeutsamen Anteil an den Behandlungskosten bei Diabetes aus. Ziel der oben genannten Vereinbarung ist es daher, Kosten für das Gesundheitssystem im Bereich der Blutglukoseselbstmessung einzusparen. Bislang ist allerdings keine wissenschaftliche Untersuchung bekannt, die die Gleichwertigkeit der Messqualität der Produkte der Gruppen A und B schlüssig belegt. Im Gegenteil ist bekannt, dass es in der Güte der Messqualität verschiedener Hersteller eine beachtliche Bandbreite gibt. Weiterhin muss die individuelle Handhabbarkeit eines Geräts vor allem auch für Kinder durch eine qualifizierte Schulung als integralem Teil der täglichen Behandlung sichergestellt werden.

5.3 Ketonkörpernachweis in Blut oder Urin

Die häufigsten Ursachen für eine Hyperketonämie mit Ketonurie sind eine schlechte Stoffwechseleinstellung mit mangelnder Insulinsubstitution und/oder unzureichende Kalorien-, insbesondere Kohlenhydratzufuhr.

Bei bestimmten Stoffwechselsituationen (z. B. Infektionen, ausgeprägter Hyperglykämie, Übelkeit, Erbrechen, Durchfall, Hunger, Fasten) sollte Urin oder Blut auf Ketonkörper bzw. Betahydoxybutyrat untersucht werden.

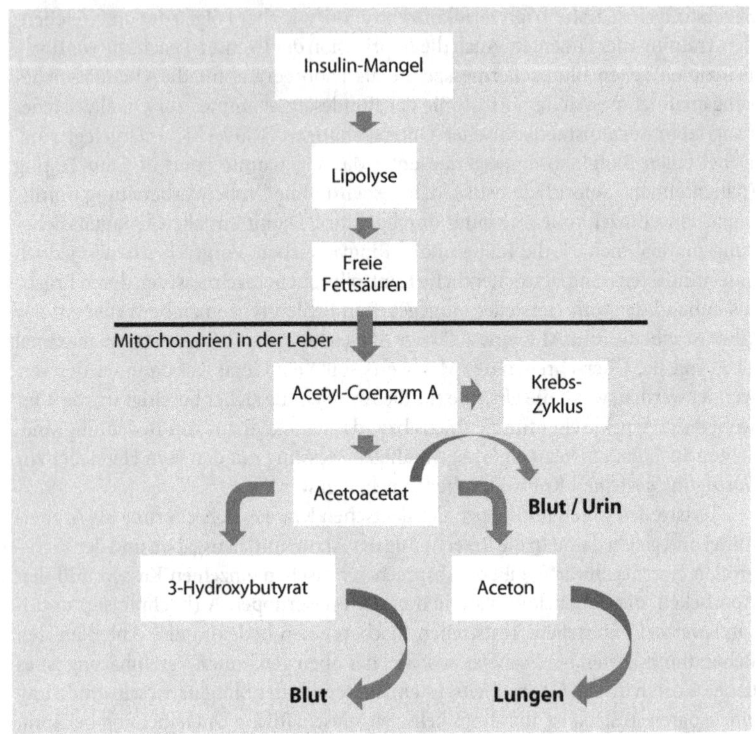

Abb. 5.2 Entstehung der drei wichtigsten Ketonkörper bei Insulinmangel

Bei mangelhaftem Glukoseangebot an die Zellen, z. B. aufgrund unzureichender Insulinsubstitution oder wegen eines nicht ausreichenden Nahrungsangebots, werden vermehrt Triglyzeride gespalten. Dabei entstehen freie Fettsäuren, die teils oxidieren, teils in der Leber zu Ketonkörpern umgewandelt werden. Die Serumkonzentration der Ketonkörper β-Hydroxybuttersäure, Acetessigsäure und Azeton steigt an (Hyperketonämie bzw. Ketose). Die Ketonkörper werden im Urin ausgeschieden (Abb. 5.2).

Für den Nachweis der beiden Ketonkörper Acetessigsäure und Azeton im Urin werden Schnelltests angeboten, die auf der Legal-Probe basieren, bei der die beiden Ketonkörper im alkalischen Milieu einen violetten Farbkomplex mit Nitroprussiat bilden. Die β-Hydroxybuttersäure wird nicht gemessen. Die Tests weisen eine praktische Empfindlichkeit von 5 mg/dl auf. Eine physiologische Ketonurie, bei der Werte bis 2 mg/dl auftreten können, wird durch die Tests nicht erfasst. Die

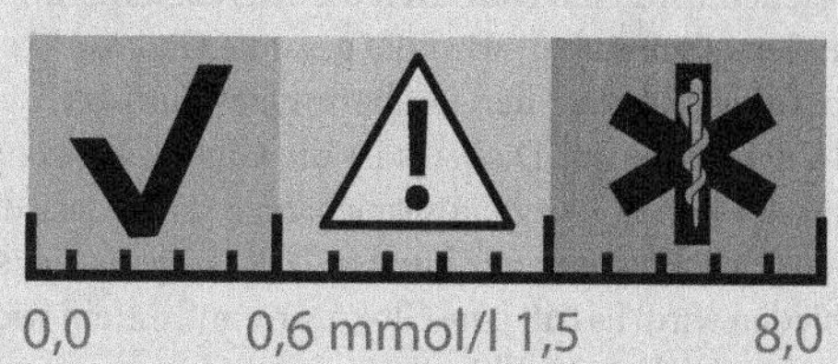

Abb. 5.3 Schema zur Interpretation der Ergebnisse der Blutketonmessung. Während im grünen Bereich eine Kontrolle im weiteren Verlauf gegebenenfalls erforderlich sein kann, sollte bei einem Ergebnis der β-Ketonmessung im gelben Bereich Kontakt mit dem betreuenden Diabetesteam aufgenommen bzw. entsprechende Maßnahmen zur Stoffwechselkorrektur unternommen werden. Im roten Bereich zwischen 1,5 und 3,0 mmol/l ist eine Ketoazidose wahrscheinlich und über 3,0 mmol/l liegt der Notfall einer Ketoazidose vor. Der Patient sollte unverzüglich ein Krankenhaus aufsuchen

Nitroprussid-Methode wird durch einige Faktoren gestört. Falsch-positive Werte werden bei ACE-Hemmern und bei Eigenfärbung des Urins nachgewiesen, falsch-negative bei stark saurem Urin oder bei unverschlossen aufbewahrten Teststreifen.

Für den Ketonkörpernachweis im Urin sind die Teststreifen Ketostix (Bayer Vital) und Keturtest (Roche Diagnostics) verfügbar. Mit den Schnelltests Keto-Diabur-Test 5000 (Roche Diagnostics) und Ketodiastix (Bayer Vital) können Glukose und Ketonkörper im Urin bestimmt werden.

Die Urinteststreifen sind für die Abschätzung der Ketonkörperkonzentration im verdünnten Blut nicht geeignet, da die bei Ketose stark vermehrte β-Hydroxybuttersäure mit der Nitroprussid-Methode nicht nachgewiesen wird. Für die rasche und sichere Diagnose einer beginnenden Ketoazidose insbesondere bei der CSII und Überwachung der diabetischen Ketoazidose ist dagegen eine enzymatische Teststreifen-Methode mit β-Hydroxybutyrat-Dehydrogenase verfügbar. Gegenwärtig gibt es Geräte, die kombiniert eine Blutglukose- und eine Blutketonmessung durchführen können (z. B. Fa. Abbott, Fa. Menarini). Eine einfache Darstellung zur Interpretation der klinischen Konsequenzen einer β-Ketonmessung zeigt Abb. 5.3.

5.4 Uringlukosemessung

Die Blutglukosebestimmung hat die Uringlukosemessung vollständig verdrängt. Trotzdem sollte die sehr viel preiswertere Methode zur Uringlukosemessung nicht ganz vergessen werden.

Bei allen Menschen wird Glukose durch die Nierenglomeruli im Primärharn ausgeschieden. In den Nierentubuli wird die gesamte Glukose bis auf einen winzigen Rest rückresorbiert, sodass der Endharn beim Stoffwechselgesunden fast glukosefrei ist. Bei Patienten mit Diabetes ist die Glukosekonzentration im Primärharn aufgrund des hohen Blutglukosespiegels so hoch, dass die Tubuli nicht die gesamte Glukose rückresorbieren können. Die Folge ist, dass im Endharn Glukose ausgeschieden wird. Es tritt eine Glukosurie auf, die ein wichtiges Zeichen für das Vorliegen eines Diabetes mellitus ist.

Die Kapazitätsgrenze der Tubuli für die Rückresorption von Glukose ist individuell unterschiedlich. Bei Kindern und Jugendlichen liegt die sog. Nierenschwelle für Glukose bei Blutglukosewerten zwischen 140 und 160 mg/dl (7,8 und 8,9 mmol/l). Erwachsene weisen eine Nierenschwelle um 180 mg/dl (10 mmol/l) auf. Die Rückresorptionskapazität für Glukose ist auch individuellen Schwankungen unterworfen. So kann die Nierenschwelle z. B. während eines Infekts vorübergehend von 150 mg/dl (8,3 mmol/l) auf 120 mg/dl (6,7 mmol/l) zurückgehen. Die Hemmung der Rückresorption ist das Therapieprinzip der SGLT-Inhibitoren. Für Eltern und Patienten ist es wichtig zu wissen, dass immer dann, wenn die Nierenschwelle überschritten wird, Glukose im Urin ausgeschieden wird. Das Ausmaß der Glukosurie ist daher ein indirekter Maßstab für die Höhe des Blutglukosespiegels.

Bei einer nahezu normoglykämischen Stoffwechseleinstellung mit Blutglukosewerten zwischen 60 und 160 mg/dl (3,3 und 8,9 mmol/l) ist die Uringlukosemessung wegen der häufig bestehenden Aglukosurie ungeeignet. Patienten, die eine der intensivierten Formen der Insulintherapie anwenden, können daher mit der Uringlukosemessung nicht arbeiten.

5.5 Praktisches Vorgehen

5.5.1 Häufigkeit der Stoffwechselselbstkontrollen

Unterschiedliche Meinungen bestehen darüber, wie häufig Stoffwechselselbstkontrollen, d. h. in erster Linie Blutglukosemessungen, zur Überprüfung der aktuellen Stoffwechselsituation durchgeführt werden sollen. Die Häufigkeit von Stoffwechselselbstkontrollen bei Kindern und Jugendlichen mit Typ-1-Diabetes hängt von der Stoffwechselsituation und den Lebensumständen ab. Manchen Patienten reichen nur wenige Messungen, andere müssen sehr oft den Blutzucker bestimmen, um Unterzuckerungen oder Gefahrzustände zu erkennen. Aus diesem Grund dürfen insulinpflichtigen Patienten solche Teststreifen in benötigter Anzahl auf Kassenrezept verordnet werden. Der Arzt ist hierbei nicht in der Verordnungsmenge beschränkt. Anders ist es bei nicht insulinpflichtigen Patienten mit Typ-2-Diabetes – dort ist die Verordnung gegenwärtig nur im Ausnahmefall möglich und dann grundsätzlich auf bis zu 50 Teststreifen pro Behandlungssituation gedeckelt.

Die kassenärztliche Vereinigung Westfalen-Lippe bestätigte im April 2014 auf eine förmliche Anfrage, dass es keine Obergrenze zur Teststreifenverordnung bei insulinpflichtigem Diabetes gibt. Die Arznei- und Hilfsmittelversorgung ist bundesweit einheitlich gesetzlich geregelt, es gibt insoweit daher keine länderspezifischen Unterschiede. Die vorliegende Auskunft der KV Westfalen-Lippe gilt daher bundesweit. Genauso hatte auch schon der Bayerische Landtag als Antwort auf eine Petition festgestellt, dass die die tatsächlich notwendige Menge an Teststreifen ausschließlich vom Einzelfall abhängt und im Ermessen des behandelnden Arztes liegt. Deshalb kann sich die verordnete Menge an Teststreifen im konkreten Fall verringern oder auch erhöhen.

5.5.2 Zeitpunkt der Blutzuckerselbstkontrollen

Wann sollte der Blutglukosewert bestimmt werden? Wichtig ist, dass Zeitpunkte gewählt werden, die in enger zeitlicher Beziehung zur Insulininjektion und zur Nahrungsaufnahme stehen. Die Kenntnis des Blutglukosewerts vor jeder Hauptmahlzeit ist für die Berechnung der notwendigen Insulindosis wichtig, auch um evtl. die Mahlzeit in Abhängigkeit vom Blutzuckerwert zu modifizieren. Wenn man prüfen will, ob das Verhältnis zwischen Insulindosis und Nahrungszufuhr richtig gewählt war, kann der Blutglukosewert 2 h nach der Mahlzeit gemessen werden. Der Nüchternwert, unmittelbar nach dem Aufwachen morgens früh, der meist mit dem Wert vor der 1. Hauptmahlzeit übereinstimmt, ist wichtig, weil er u. U. wichtige Informationen über die abgelaufene Nacht (Hypoglykämie) oder das Ausmaß der häufigen Morgenhyperglykämie (Dawn-Phänomen) gibt. Auch der Spätwert zwischen 22 und 23 Uhr, d. h. bei vielen Patienten vor der Basalinsulininjektion für die Nacht, ist sehr informativ für die Wahl der Insulindosis bzw. für die Vermeidung einer Hypoglykämie. Schließlich gibt es Zeitpunkte für die Blutglukosebestimmung, die keinen unmittelbaren Bezug zu Insulininjektionen oder Mahlzeiten haben. Nachts zwischen 24 und 2 Uhr treten erfahrungsgemäß häufiger niedrige Blutzuckerwerte auf, in den frühen Morgenstunden zwischen 4 und 7 Uhr dagegen relativ hohe. Daher kann es notwendig sein, z. B. um 1 Uhr und/oder um 4 Uhr orientierend den Blutglukosewert zu messen.

Der Patient muss selbst täglich neu entscheiden, wie oft und zu welchem Zeitpunkt er eine Blutglukosemessung durchführen will. Im Alltag reichen bei relativ stabiler Stoffwechseleinstellung in der Regel 4 Messungen in 24 h, an Tagen mit problematischer Stoffwechselsituation (Infekt, Sport usw.) kann häufiger gemessen werden.

Besorgte Eltern, die dazu neigen, sehr häufig, d. h. 10- oder 14-mal am Tag und auch nachts, den Blutzucker bei ihrem Kind zu messen, muss man helfen, die ständig wechselnden Blutglukosewerte gelassen und ohne Angst vor ausgeprägten Hyper- oder Hypoglykämien zu akzeptieren.

Die pädiatrischen Leitlinien empfehlen eine durchschnittliche Frequenz der Blutzuckerkontrollen zwischen 5- und 8-mal täglich, stellen aber fest, dass sie im Einzelfall deutlich höher liegen kann. Außerdem sollte CGM beim Nichterreichen des HbA_{1c}-Zielwertes nach Ausschöpfen anderer stoffwechseloptimierender Maßnahmen und Schulungen entsprechend den Leitlinien eingesetzt werden.

Die Leitlinien empfehlen Blutglukosemessungen in folgenden Situationen:

- präprandial immer und postprandial zur Therapieanpassung,
- vor, evtl. während und nach intensiver körperlicher Bewegung zur Vermeidung von Hypoglykämien,
- nach einer Hypoglykämie,
- während einer Krankheit oder ungewohnten Situation,
- vor dem Führen eines Kraftfahrzeugs und währenddessen ggf. Einlegen von Pausen zur Blutzuckermessung.

Die Stoffwechselselbstkontrolle ist für das tägliche Management des Diabetes unerlässlich zur Insulindosisanpassung, zur Vermeidung von Hypo- und Hyperglykämien sowie zur Bewältigung von speziellen Situationen wie Krankheit, Sport oder Reisen. Dabei richtet sich die Häufigkeit der Messungen nach der gewählten Therapieform und der aktuellen Stoffwechselsituation. Höhere tägliche Messfrequenzen können zu einer Verbesserung der Glykämielage führen, wenn der Patient bzw. die betreuenden Personen zu adäquaten Reaktionen befähigt werden. Je flexibler die Therapie gestaltet wird, umso häufiger ist eine Blutzuckermessung notwendig und sinnvoll. Jüngere Kinder benötigen die Hilfe eines Elternteiles oder Betreuers, ggf. einer Pflegekraft, zur Blutzuckermessung und -interpretation. Bei mangelnden (z. B. bei Adoleszenten) oder zu häufigen Blutzuckermessungen (z. B. durch besorgte Eltern von Kleinkindern) soll eine individuelle Beratung und Unterstützung erfolgen.

5.5.3 Protokollierung der Ergebnisse der Stoffwechselselbstkontrollen

Die Messergebnisse der Stoffwechselselbstkontrollen sind unverzichtbar, um die notwendige Insulindosis zu ermitteln und sich ein Bild von der aktuellen Stoffwechselsituation zu machen. Sie sind aber auch eine wichtige Grundlage für die Beratung in der Diabetessprechstunde. Darum sollten sie regelmäßig dokumentiert werden.

Für die Protokollierung der Ergebnisse der Stoffwechselselbstkontrollen sind verschiedene Protokollbogen und Protokollheftchen entwickelt worden.

In ◘ Abb. 5.4 ist der Wochen-Protokollbogen der Diabetesambulanz am Kinderkrankenhaus AUF DER BULT Hannover dargestellt. In der ► Übersicht ist zusammengestellt, welche Daten in einen Protokollbogen eingetragen werden sollten.

Daten für den Protokollbogen

- Wochentag und Datum
- Insulininjektionen (differenziert nach Normal- und Verzögerungsinsulin)
- Verteilung der Kohlenhydrateinheiten (KE)
- Blutglukosewerte
- Letzter HbA_{1c}-Wert
- Platz für Bemerkungen

Für Eltern und Jugendliche, die sich besonders intensiv mit den Ergebnissen der Stoffwechselselbstkontrollen beschäftigen wollen, wird eine Reihe von Computerprogrammen angeboten. Die Patienten sollten durch die Möglichkeit der elektronischen Datenspeicherung jedoch nicht auf die Analyse ihrer Eigenmessungen verzichten, wie sie bei der Führung täglicher handgeschriebener Protokolle leicht fallen. Inzwischen erlaubt auch eine Vielzahl von Apps für mobile Endgeräte (z. B. mySugr) eine individuelle Darstellung der Ergebnisse. Für die Beratung in der Sprechstunde bitten wir unsere Patienten um eine einheitliche Werteübersicht, da dies die Beratung vereinfacht.

5.6 HbA_{1c}

Die glykierten Hämoglobine HbA_{1a}, HbA_{1b} und HbA_{1c}, die nach ihrer Elutionsreihenfolge bei der Säulenchromatographie benannt wurden, sind die Produkte einer Reaktion von Hämoglobin A2 mit β-D-Glukose (HbA_{1c}), Fruktose-1,6-diphosphat (HbA_{1a1}) und Glukose-6-phosphat (HbA_{1a2}). Die Struktur von HbA_{1c} ist sicher geklärt. Die Bindung der β-D-Glukose-Moleküle an HbA_2 findet an den freien Aminogruppen der terminalen Valinreste der β-Kette des Hämoglobins statt. Der Reaktionspartner des HbA_{1b} ist nicht bekannt.

Die Glykierung von HbA_2 unter Bildung von HbA_1 ist eine nichtenzymatische Kondensation, die in zwei Schritten verläuft. Der 1. Schritt ist die rasche und reversible Bildung eines Aldimins. Der 2., langsamere Schritt ist die Amadori-Umlagerung des Aldimins unter Entstehung der stabilen Ketoaminform, dem HbA_{1c}. Die Bildungsgeschwindigkeit von Aldimin in den Erythrozyten ist abhängig von

Diabetes-Zentrum für Kinder und Jugendliche
Diabetesstation Tel. 0511/8115-2209
Diabetesambulanz Tel. 0511/8115-3335
eMail diabetesambulanz@hka.de

AUF DER BULT
KINDER- UND JUGEND-KRANKENHAUS

Dokumentation der Insulintherapie

Name:________________ Woche vom________ bis________

Uhrzeit		1-2	3-4	5-6	7-8	9-10	11-12	13-14	15-16	17-18	19-20	21-22	23-24	Aceton	Bemerkungen
Mo	BZ														
	KE														
	Insulin														
Di	BZ														
	KE														
	Insulin														
Mi	BZ														
	KE														
	Insulin														
Do	BZ														
	KE														
	Insulin														
Fr	BZ														
	KE														
	Insulin														
Sa	BZ														
	KE														
	Insulin														
So	BZ														
	KE														
	Insulin														

Insuline:________________

Abb. 5.4 Stoffwechseldokumentationsbogen im Kinder- und Jugendkrankenhaus AUF DER BULT. Der ursprünglich für die Insulinpumpentherapie entwickelte Dokumentationsbogen wird jetzt auch für Patienten mit einer Injektionstherapie verwandt

der Glukosekonzentration. Die Konzentration des stabilen HbA_{1c} wird durch kurzfristige Hyperglykämien nicht oder nur wenig verändert, d. h., kurzfristige Blutglukosespitzen werden nicht erfasst.

Inzwischen ist eine große Zahl von Proteinen in unterschiedlichen Geweben nachgewiesen worden, die auf das erhöhte Angebot von Glukose bei Diabetes mit einer nichtenzymatischen Glykierung reagieren. Aus den Amadori-Produkten entstehen die sog. AGE-Produkte (»advanced glykosylation end products«), die bei der Entstehung der diabetischen Mikroangiopathie eine ursächliche Rolle spielen (▶ Kap. 7). Beim Vergleichen der HbA_{1c}-Werte von gesunden und Zwillingen mit Diabetes zeigten sich allerdings auch diabetesunabhängige genetische Einflüsse auf den HbA_{1c}-Wert. Offenbar beeinflussen genetische Faktoren – unabhängig vom Glukosespiegel – ebenfalls das Ausmaß der Protein-Glykierung und tragen somit zur Höhe des HbA_{1c}-Wertes und dem Risiko für Folgeerkrankungen bei. Mit dem Nachweis der in erster Linie vom Substratangebot abhängigen, nichtenzymatischen Glykierung von Proteinen als eine der Ursachen diabetischer Folgeerkrankungen wurde die These gestützt, dass nur eine Normalisierung des Blutglukosespiegels das Auftreten diabetischer Folgeerkrankungen verhindern kann.

5.6.1 Messung der Glykohämoglobine

Der heute für die Beurteilung der Stoffwechseleinstellung anerkannte Glykohämoglobin-Parameter ist der HbA_{1c}-Wert, der etwa 80 % des Gesamt-HbA_1 ausmacht.

Um die Vergleichbarkeit der Analysewerte zu erreichen, hat die International Federation for Clinical Chemistry (IFCC) einen internationalen Standard für HbA_{1c} auf der Basis eines Referenzmessverfahrens begründet, welches – im Gegensatz zu früheren Verfahren – rückverfolgbar und genauer ist. Die neue Referenzpräparation für HbA_{1c} ist durch eine Mischung aus reinem HbA_0 und HbA_{1c} gebildet worden. Das neue Referenzmessverfahren besteht aus einer HPLC, gekoppelt mit Massenspektrometrie (LC-MS/MS). Eine internationale Gruppe von Laboratorien wacht durch fortlaufende Vergleichsmessungen zwischen diesen Referenzlaboratorien darüber, dass die Zuverlässigkeit des Messverfahrens erhalten bleibt. Mittlerweile haben die internationalen Diabetesorganisationen ein Consensus-Statement zur neuen Standardisierung von HbA_{1c} abgegeben und damit die Notwendigkeit einer weltweiten Umstellung auf den neuen HbA_{1c}-Standard bekräftigt.

Die externe Qualitätskontrolle des HbA_{1c} wurde auf der Basis eines verbesserten, internationalen Referenzmessverfahrens auf die neue Einheit mmol/mol (HbA_0 + HbA_{1c}) umgestellt. Die Umrechnung von Prozent HbA_{1c} in HbA_{1c} mmol/mol (HbA_0 + HbA_{1c}) erfolgt nach der Formel:

$$HbA_{1c}\ (mmol/mol) = (\%\ HbA_{1c} - 2{,}152) \times 10{,}931$$

$$HbA_{1c}\ (\%) = HbA_{1c}\ (mmol/mol) \times 0{,}09148 + 2{,}152$$

Wir empfehlen, in der Übergangszeit die Ergebnisse der HbA_{1c}-Messung in der alten (Prozent) und in der neuen Einheit (mmol/mol) anzugeben. Zur raschen Umrechnung siehe ◘ Tab. 5.1.

In den letzten Jahren haben Immunassay-Methoden (z. B. DCA 2000) v. a. in Diabetesambulanzen verbreitet Anwendung gefunden. Während die HPLC-Kationenaustauschchromatographie als Labormethode etwa 8 min in Anspruch nimmt, sind die Ergebnisse mit den Immunassay-Methoden in kürzerer Zeit verfügbar, sodass sie beim Patientengespräch bereits vorliegen (»point-of-care-testing«). Die Nahrungsaufnahme hat keinen Einfluss auf die Glykohämoglobinbestimmung, sodass die Blutentnahme für den Test (kapillär oder venös) zu jeder Tageszeit vorgenommen werden kann. Verschiedene Einflussfaktoren können zu falsch-niedrigen oder falsch-hohen HbA_{1c}-Werten führen (◘ Tab. 5.2). Bei Extremwerten unter 4 % bzw. über 15 % sollte nach der Ursache gefahndet werden (z. B. Hämoglobinvarianten).

5.6.2 Beurteilung der HbA_{1c}-Werte

Wegen der mittleren Erythrozytenlebensdauer von 100–120 Tagen kennzeichnet der HbA_{1c}-Wert die Qualität der Stoffwechseleinstellung während eines Zeitraums von etwa 6–8 Wochen. Messungen des HbA_{1c}-Wertes sollten daher bei Kindern und Jugendlichen mit Typ-1-Diabetes mindestens einmal im Vierteljahr durchgeführt werden.

Die HbA_{1c}-Werte sind bei Patienten mit Diabetes im Gegensatz zu denen bei Stoffwechselgesunden nicht normal verteilt. Einige Autoren geben daher die Durchschnittswerte von Menschen mit Diabetes nicht als Mittelwert, sondern als Median an. Beim Vergleich der HbA_{1c}-Werte aus verschiedenen Laboratorien sind die folgenden Kriterien besonders zu beachten:

- Bestimmungsmethode (z. B. HPLC-DIAMAT, DCA 2000),
- Durchschnittswerte als Mittelwert mit Standardabweichung (z. B. von Stoffwechselgesunden) und
- Durchschnittswerte als Median mit Perzentilen (z. B. von Patienten mit Diabetes).

Das gilt nicht nur für die Beurteilung des individuellen HbA_{1c}-Wertes eines Patienten, sondern auch für den Vergleich kollektiver HbA_{1c}-Durchschnittswerte

Tab. 5.1 Umrechnung der HbA_{1c}-Einheiten und Beziehung zur mittleren Durchschnittsglukose (eAG = estimated Average Glucose) nach http://professional.diabetes.org/eAG

HbA_{1c}		Durchschnittsglukose	
%	mmol/mol	mg/dl	mmol/l
4,4	25	80	4,4
4,7	28	88	4,9
5,0	31	97	5,4
5,3	34	105	5,8
5,6	38	114	6,3
5,9	41	123	6,8
6,0	42	126	7,0
6,2	44	131	7,3
6,5	48	140	7,8
7,0	53	154	8,6
7,5	58	169	9,4
7,7	61	174	9,7
8,0	64	183	10,2
8,3	67	192	10,6
8,6	70	200	11,1
9,0	75	212	11,8
9,2	77	217	12,1
9,8	84	235	13,0
10,0	86	240	13,4
10,4	90	252	14,0
11,0	97	269	14,9
12,0	108	298	16,5

Tab. 5.2 Beispiele von medizinischen Gründen, die das Messergebnis einer HbA_{1c}-Bestimmung beeinflussen können

HbA_{1c} falsch erniedrigt	HbA_{1c} falsch erhöht
Hämoglobinvarianten (HbS, HbC, Himeji, Riyadh, Hoshida, Cousetta) Alle Zustände mit verminderter Erythrozytenlebensdauer (akuter und chronischer Blutverlust, hämolytische Anämien) Blutungsleiden Erythropoietin-Behandlung Schwangerschaft: 2. Trimester Vitamin C und E Frauen vor der Menopause	Hämoglobinvarianten (Graz, Hope) Alter steigert die HbA_{1c}-Werte ungefähr um 0,1 % pro Dekade ab 30 Jahren Niereninsuffizienz (carbamyliertes Hb) Eisenmangelanämie Ethnizität: Afroamerikaner Schwangerschaft: 3. Trimester Vitamin C (methodenabhängig) Hypertriglyzeridämie Hyperbilirubinämie Chronischer Alkoholismus Chronischer Salicylatabusus (acetyliertes Hb) Opiat-Abusus

aus verschiedenen Diabeteszentren. Wegen der verschiedenen Methoden zur Messung des HbA_{1c}, der unterschiedlichen Mittelwerte und Standardabweichungen bei Stoffwechselgesunden und der fehlenden Normalverteilung der Werte bei Patienten mit Diabetes sind entweder komplexe statistische Verfahren oder, besser noch, Vergleichsmessungen bzw. eine zentralisierte Bestimmung mit der gleichen Methode für Vergleichsuntersuchungen heranzuziehen.

5.7 Fruktosamin

Auch Serumproteine werden wie das Hämoglobin in Abhängigkeit von Höhe und Dauer der Hyperglykämie irreversibel nichtenzymatisch glykoliert. Hauptbestandteil der Serumproteine ist das Albumin (60–70 %). Daher wird für die Beurteilung von Messungen der glykolierten Serumproteine die Bildungs- und Schwundkinetik des Serumalbumins zugrunde gelegt. Da die Halbwertszeit des Serumalbumins nur 18–20 Tage beträgt, kann der Serumspiegel des glykolierten Albumins als Parameter für die Qualität der Stoffwechseleinstellung über einen zurückliegenden Zeitraum von etwa 3 Wochen angesehen werden.

Als geeignete Methode zur Messung glykolierter Serumproteine hat sich die Fruktosaminbestimmung erwiesen. Fruktosamine sind Ketoamine, die als Produkte der nichtenzymatischen Reaktion zwischen einem Zucker und einem Protein entstehen. Die Methode zur Fruktosaminbestimmung beruht auf der Reduk-

■ **Tab. 5.3** Referenzbereiche des Fruktosamins im Serum bei Frauen und Männern

Alter	n	Fruktosamin (µmol/l) Perzentile		
		2,5.	50.	97,5.
4–5 Jahre	42	190,5	220,0	257,5
6–10 Jahre	186	207,0	234,0	265,0
11–15 Jahre	236	209,5	240,0	273,0
16–19 Jahre	139	215,0	247,0	281,0
20–60 Jahre	492	201,5	238,0	275,5

tion von Nitroblau-Tetrazoliumchlorid, das als Formazanfarbstoff kolorimetrisch gemessen wird.

In ■ Tab. 5.3 sind die Referenzbereiche für Fruktosamin im Serum zusammengestellt. In der Regel werden für den Normalbereich bei Erwachsenen Werte zwischen 205 und 285 µmol/l angegeben. Altersabhängige Unterschiede sind gering. Zwischen Männern und Frauen bestehen keine Unterschiede.

Fruktosaminwerte gelten nur für Patienten mit einer im Normbereich liegenden Serumproteinkonzentration. Bei pathologisch erhöhten oder erniedrigten Eiweißwerten (z. B. bei Dehydratation) muss der Fruktosaminwert auf einen einheitlichen Proteinwert von 7,2 mg/dl nach folgender Formel korrigiert werden:

$$[\text{Fruktosamin } (\mu\text{mol/l}): \text{Gesamteiweiß } (\text{mg/dl})] \times 7{,}2 \ (\text{mg/dl})$$

Für die Korrektur des Fruktosaminwertes muss daher die Serumeiweißkonzentration immer mitbestimmt werden. Störmöglichkeiten der Fruktosaminmessung sind pathologisch veränderte Serumkonzentrationen von Harnsäure und Fruktose, das Vorliegen von Paraproteinämie, Proteindefizienz und Hyperbilirubinämie.

Der Fruktosaminwert wird heute vorwiegend zur Beurteilung des Behandlungserfolges bei kurzfristigen Studien oder bei Patienten mit medizinischen Gründen für falsch-niedrige oder -hohe HbA_{1c}-Werte verwendet.

5.8 Beurteilung der Ergebnisse der Stoffwechselselbstkontrollen

Bei Menschen ohne Diabetes steigen die Blutglukosewerte praktisch nie über 140 mg/dl (7,8 mmol/l) an und sinken nie unter 60 mg/dl (3,3 mmol/l) ab. Der mittlere Blutglukosewert liegt bei ihnen um etwa 80 mg/dl (4,4 mmol/l). Solche Werte sind bei Kindern und Jugendlichen mit Typ-1-Diabetes auch mit Hilfe einer sachgerechten Insulintherapie und Ernährung nicht zu erreichen.

Die American Diabetes Association empfiehlt unter Berücksichtigung der Standardwerte des DCCT in ihren »Standards of medical care for patients with diabetes mellitus« als Therapieziel für erwachsene insulinbehandelte Patienten HbA_{1c}-Werte, die maximal 1 % über der Obergrenze des Normalbereichs liegen, d. h. HbA_{1c}-Werte unter 7 % (53 mmol/mol). Die Autoren empfehlen als Behandlungsziel, das sie als »therapeutisches Fenster« bezeichnen, HbA_{1c}-Werte zwischen 7,0 und 7,5 % bzw. 53 und 58 mmol/mol. Sie sind der Auffassung, dass sowohl das Risiko für das Auftreten diabetischer Folgeerkrankungen als auch das Risiko für die Inzidenz schwerer Hypoglykämien innerhalb dieser therapeutischen Grenzen verantwortbar minimiert werden kann.

Nach den Leitlinien der ISPAD und der AGPD/Deutschen Diabetes-Gesellschaft (DDG) wird die Stoffwechseleinstellung wie folgt beurteilt: ▣ Tab. 5.4. Demnach betragen die DCCT-standardisierten Normalwerte für Kinder und Jugendliche ohne Diabetes 4,0–6,1 % (20–43 mmol/mol) (Mittelwert ± doppelte Standardabweichung). Die Stoffwechseleinstellung bei Kindern und Jugendlichen mit Typ-1-Diabetes gilt als »optimal« bei HbA_{1c}-Werten unter 7,5 % (58 mmol/mol), als »mäßig« bei Werten zwischen 7,6 und 9,0 % (60 und 75 mmol/mol) und als »sehr schlecht« bei Werten über 9 % (75 mmol/mol).

Die Maßstäbe sind sehr streng und, wie die Erfahrung lehrt, in der täglichen Praxis oft schwierig zu erreichen. Darum müssen diese allgemeinen Orientierungsdaten selbstverständlich den individuellen Umständen des Kindes oder Jugendlichen angepasst werden. Es gehört sicher zu den schwierigsten Aufgaben der Diabetesberatung, praxisgerechte Ratschläge für die individuelle Bewertung der Daten der Blutglukosemessungen zu vermitteln.

Tab. 5.4 Empfohlene Orientierungswerte zur Blutglukosekontrolle. (Nach ISPAD-Leitlinien 2014 und Leitlinien DDG 2015)

BZ-Kontrolle – Klinisch-chemische Bewertung[1]	Stoffwechsel			
	Gesund	Gut	Mäßig (Maßnahmen empfohlen)	Schlecht (Maßnahmen erforderlich)
Präprandiale oder nüchtern BG (mmol/l/mg/dl)	3,6–5,6 65–100	5–8[2] 90–145	> 8 > 145	> 9 > 162
Postprandiale BG (mmol/l/mg/dl)	4,5–7 80–126	5–10 90–180	10–14 180–250	> 14 > 250
Nächtliche BG[2] (mmol/l/mg/dl)	3,6–5,6 65–100	4,5–9 80–162	< 4,2 oder > 9 < 75 oder > 162	< 4,0 oder > 11,1 < 70 oder > 200
HbA_{1c}-Wert standardisierte Messung nach Vorgaben des DCC-Trials/IFCC (%/mmol/mol)	< 6,05 < 43	< 7,5 < 58	7,5–9 58–75	> 9 > 75

[1] Diese allgemeinen Orientierungswerte müssen den individuellen Umständen eines Patienten angepasst werden. Abweichende Werte gelten insbesondere für Kleinkinder, Patienten mit schweren Hypoglykämien oder Patienten, die nicht in der Lage sind, Hypoglykämien zu erkennen.
[2] Ist die morgendliche Nüchtern-Blutglukose unter 72 mg/dl (< 4 mmol/l), sollte die Möglichkeit einer vorangegangenen nächtlichen Hypoglykämie in Erwägung gezogen werden.

5.9 Kontinuierliche Glukosemessung

5.9.1 Prinzip der Messmethode

Das kontinuierliche Glukosemonitoring (CGM) ist seit 1999 auf dem Markt verfügbar. Von den verschiedenen denkbaren Verfahren zur Glukosemessung hat sich beim CGM, wie bei den Blutzuckerteststreifen auch, das trockenchemische Nachweisverfahren durchgesetzt. Physikalische Verfahren, welche die Wechselwirkung von Glukose mit zugeführter Energie (Strahlung, Wärme, elektromagnetische Felder u. a.) für die Messung nutzen und sich dadurch auszeichnen, dass sie nichtinvasiv sind, haben bezüglich der Messgenauigkeit und Alltagstauglichkeit bisher nicht die Anforderungen der Diabetestherapie erfüllen können.

Das Wesentliche der elektrochemischen Methode ist die chemische Umwandlung von Glukose mit Hilfe von biokatalytischen Enzymen (z. B. Glukoseoxidase, GOD) und der Nachweis der bei der GOD-Reaktion entstandenen Reaktionsprodukte. Üblicherweise betrifft dies das Wasserstoffperoxid (H_2O_2), welches in einer nachgeschalteten zweiten Reaktion elektrochemisch an einer Platin-Elektrode mit einer Spannung zwischen 600 und 900 mV oxidiert wird. Die dabei entstehenden Elektronen erzeugen einen Stromfluss, der die umgewandelte Glukosemenge repräsentiert.

Die elektrochemische Messung ist auf einen direkten Zugang zu dem glukosehaltigen Kompartiment angewiesen. Dies bedingt, dass der Glukosesensor (die mit einer sauerstoffdurchlässigen Membran umhüllte elektrochemische Enzymelektrode) durch die Haut in das subkutane Fettgewebe eingestochen wird, um dort einen Zugang zur interstitiellen Flüssigkeit zu erhalten. Weiterhin bedingt das, dass der Glukosesensor nur im Fall der Glukosestabilität die gleiche Glukosekonzentration vorfindet, wie sie im Blut gemessen wird. Im Falle eines Glukoseanstiegs oder -abfalls kommt es zu einer zeitlichen Verschiebung von 5–25 min zwischen den Messwerten im Blut und im Interstitium. Folglich ist in diesem Zusammenhang die Frage nach der Übereinstimmung der Messergebnisse nur wenig sinnvoll, es sei denn die zeitliche Verschiebung wird berücksichtigt. Diese ist jedoch nicht nur individuell unterschiedlich, sondern hängt auch noch von der Übereinstimmung von Glukoseresorption und Insulinwirkung ab. Bei der Entwicklung von Algorithmen zur Steuerung der Insulinabgabe auf der Grundlage gemessener Glukosewerte ist das zu berücksichtigen.

Ein Glukosesensor besteht aus der flexiblen Enzymelektrode (der eigentliche Glukosesensor), einer kleinen auf der Haut zu fixierenden Elektronikeinheit, sowie einem Anzeige- und Speichergerät. Im Abstand von wenigen Sekunden erfolgt eine Messung. Diese Einzelmesswerte werden zu einem gemittelten Messwert zusammengefasst (nach 1–5 min) und auf einem Display angezeigt. Die Datenübertragung von dem Messsystem zu dem üblicherweise handygroßen Monitor erfolgt per Radiowellen. Dort werden der Glukosewert, die Glukosekurve sowie Trendpfeile angezeigt, um die Richtung der Glukoseänderung sichtbar zu machen. Einstellbare Alarme für zu hohe und zu niedrige Glukosewerte und auch entsprechende Voralarme geben dem Patienten die Möglichkeit, die Therapie aktiv zu beeinflussen. Die Einsatzdauer eines Sensors liegt zwischen 5 und 14 Tagen. Bei kombinierten Systemen, d. h., wenn das CGM-System mit einer Insulinpumpe kombiniert wird, dient das Display der Insulinpumpe zur Anzeige der Glukosedaten und ersetzt damit den Monitor.

Der Glukosesensor muss mit Hilfe von herkömmlichen Blutzuckermesswerten kalibriert werden, um einen Anschluss an die Glukosekonzentration im Blut zu erreichen. Ausnahme davon ist das Flash Glucose System, welches bereits werkseitig kalibriert ist.

Generell bedürfen die Glukosesensoren weiterer Verbesserungen hinsichtlich der Genauigkeit und Zuverlässigkeit der Messungen. Letztere betrifft auch die reibungslose Datenübertragung, selbst wenn der Patient nachts auf dem Sensor liegt. Sicher werden sich hier mit wachsender Anwendungserfahrung deutliche Verbesserungen ergeben.

5.9.2 Typen von Glukosesensoren

Grundsätzlich werden zwei unterschiedliche Typen von Glukosesensoren unterschieden:

- Geräte für die minimalinvasiven und
- Geräte für die nichtinvasiven Methoden.

Minimalinvasive Methoden bestimmen die Glukosekonzentration in der interstitiellen Flüssigkeit der Haut oder Subkutis. Dabei muss der Sensor entweder direkt ins Gewebe platziert werden, oder die Analyseflüssigkeit muss aus dem Körper zur Messung transferiert werden. Der Vorteil dieser minimalinvasiven Methoden ist die Möglichkeit der spezifischen Glukosemessung und der Bestimmung der absoluten Konzentration. Die minimalinvasiven Methoden arbeiten einerseits mit Glukose-Elektroden (z. B. iPro, DexCom G4), mit Mikrodialysemethoden (z. B. Glucoday der Fa. Menarini) oder mit transdermalen Methoden (z. B. GlucoWatch der Fa. Cygnus, inzwischen nicht mehr erhältlich). Mikrodialysegeräte und transdermale Geräte sind allerdings zurzeit nicht außerhalb von Studien erhältlich.

Bei den nichtinvasiven Methoden werden üblicherweise optische Glukosesensoren verwendet. Das grundsätzliche Prinzip eines optischen Glukosesensors besteht darin, einen Lichtstrahl durch die intakte Haut zu senden und danach die Eigenschaften des reflektierten Lichtes zu analysieren. Dabei wird das reflektierte Licht einerseits durch direkte Interaktionen mit der Glukose verändert (spektroskopische Ansätze) oder durch indirekte Effekte der Glukose, indem die physikalischen Eigenschaften der Haut verändert und dadurch die Lichtreflexe beeinflusst werden (sog. Scattering). Das Hauptproblem dieser nichtinvasiven optischen Methoden ist es, eine Spezifität der Glukosebestimmung mit ausreichender Präzision zu erzielen. Die nichtinvasiven Glukosesensoren (optische Glukosesensoren, Polarimetrie, Infrarotspektroskopie usw.) befinden sich noch in der präklinischen

Studienphase. Es ist nicht voraussehbar, ob Geräte für den breiten klinischen Einsatz entwickelt werden können.

5.9.3 Das Verhältnis von Blutglukose- und interstitieller Glukosekonzentration

Angesichts der Risiken, einen Glukosesensor langfristig in das intravaskuläre Blutstromgebiet einzubringen, werden Glukosesensoren üblicherweise in den Intrazellulärraum bzw. in die interstitielle Flüssigkeit oder das intervaskuläre Kompartiment gelegt. Daher messen Glukosesensoren nicht den Blutglukosewert, sondern die Glukosekonzentration in der Flüssigkeit, in der der Sensor lokalisiert ist. So misst der minimalinvasive Glukosesensor die Glukosekonzentration der interstitiellen Flüssigkeit, während die nichtinvasiven Dialysemethoden bzw. die transdermalen Sensoren eine Mischung der Glukosekonzentration aus Intrazellulärraum, interstitieller Flüssigkeit und intervaskulärem Kompartiment bestimmt. Da 45 % des Volumens der Haut aus interstitieller Flüssigkeit besteht und weniger als 5 % des Volumens aus Blutgefäßen besteht, bewirken Änderungen der Blutglukose nur geringe Änderungen der Glukosekonzentration in der Haut oder dem Unterhautfettgewebe. Unter physiologischen Bedingungen gibt es einen raschen Austausch der Glukosemoleküle zwischen Blutplasma und interstitieller Flüssigkeit. Daher besteht eine enge Korrelation zwischen den beiden Glukosekonzentrationen.

5.9.4 Klinischer Einsatz von Glukosesensoren

Die Entwicklung begann mit größeren, computergesteuerten Geräten (Biostator, Fa. Ames), die nicht nur die Fähigkeit besitzen, kontinuierlich die Blutglukosekonzentration zu messen, sondern auch ständig die Insulingabe an die Höhe des Blutglukosespiegels anzupassen. Die Geräte »übernehmen« die Aufgabe der β-Zellen. Es handelt sich um glukosegesteuerte, rückgekoppelte intravenöse Insulininfusionssysteme (künstliches Pankreas, »Closed-Loop-System«), die nach wie vor in Kliniken und Forschungslabors eingesetzt werden. Die Patienten müssen dabei meistens liegen, eine engmaschige ärztliche Überwachung ist notwendig.

In den letzten Jahren sind kleinere, weniger invasive und handlichere Geräte entwickelt worden, mit deren Hilfe die Glukosekonzentration kontinuierlich gemessen werden kann. In einer Reihe von Studien wurden sie erprobt, auch bei Kindern und Jugendlichen mit Typ-1-Diabetes. Die erhaltenen Daten vermitteln wichtige Einblicke in den Glukoseverlauf bei unterschiedlichen Therapieformen. Diese Geräte erlauben eine kontinuierliche Anzeige subkutan gemessener Glukosekonzentrationen, die in einer engen Korrelation mit den Blutzuckerwerten ste-

■ Tab. 5.5 Tabellarische Übersicht der Sensorsysteme und ihre Charakteristika

Charakteristika	Guardian REAL-Time	Paradigm REAL-Time	DexCom G4/G5	FreeStyle Navigator
Sensorgröße	23 Gauge (= 0,6 mm)	23 Gauge (= 0,6 mm)	25 Gauge (= 0,5 mm)	22 Gauge (= 0,7 mm)
Sensorlänge	8,75 mm	8,75 mm	12,7 mm	6 mm
Einführwinkel	90°	90°	45°	90°
Maximale Messdauer	6 Tage	6 Tage	7 Tage	5 Tage
Zeit zwischen Legen und Anzeige	2 h	2 h	2 h	1 h
Kalibration	2, 8, dann alle 12 h	2, 8, dann alle 12 h	2× initial, dann alle 12 h	1,2,10, 24, 72 h
Neue Werte	Alle 5 min	Alle 5 min	Alle 5 min	Jede min
Display-Optionen	3, 6, 12, 24 h	3, 6, 12, 24 h	1, 3, 6, 12, 24 h	2, 4, 6, 12, 24 h
Daten-Download	Möglich	Möglich	Möglich	Möglich

hen. Sie sind zudem mit Alarmen für Hypo- und Hyperglykämien sowie raschen Änderungen der Glukosekonzentration ausgestattet. (■ Tab. 5.5, ■ Abb. 5.5).

5.9.5 Flash Glucose Monitoring (FGM)

Im Jahr 2014 ist ein neuartiges kontinuierliches Glukosemesssystem eingeführt worden, das »Flash Glucose Monitoring System« (FGM) der Fa. Abbott. Dieses System ist nicht länger nur auf intensiv behandelte Patienten mit Typ-1-Diabetes ausgerichtet, sondern soll als Alternative zur traditionellen Blutglukosemessung auch für Patienten mit Typ-2-Diabetes attraktiv sein. Obwohl das FGM gegenwärtig aufgrund noch laufender pädiatrischer Zulassungsstudien nur für Erwachsene zugelassen ist, wird es von einigen pädiatrischen Patienten »off label« erfolgreich eingesetzt. Auch Kostenträger haben Erstattungen im Rahmen von Einzelfallentscheidungen genehmigt.

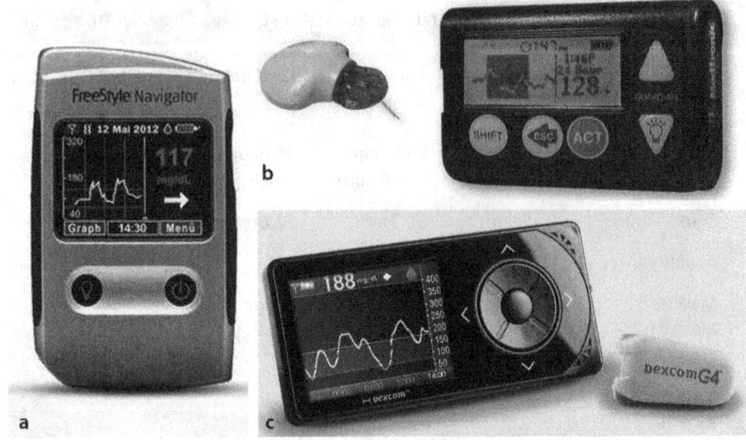

Abb. 5.5a–c Gegenwärtig erhältliche Geräte zur subkutanen kontinuierlichen Glukosemessung. **a** FreeStyle Navigator (Abbott). **b** Guardian (Medtronic). **c** DexCom Gen4 (DexCom)

Im Gegensatz zu den anderen CGM-Systemen wird das Gerät firmenseitig kalibriert und benötigt keine Eichung durch den Patienten. Der Glukosesensor wird mit einem den Katheterrondellen vergleichbaren Patch auf die Haut geklebt und übermittelt bis zu einer Dauer von 14 Tagen drahtlos kontinuierliche Glukosedaten an einen Touchscreen-Reader, der zum Ablesen der Werte über das Rondell gehalten werden muss. Dieser Reader enthält einen Boluskalkulator sowie eine Software zur Erstellung eines sogenannten ambulanten Glukoseprofils. Wie schon beim Freestyle Navigator wird beim Ablesen des Werts mit dem Reader nicht nur der aktuelle Real-time Sensorglukose-Wert, sondern auch ein Glukosetrendpfeil sowie eine Grafik der letzten 8 h gezeigt. Ein weiterer Unterschied zu den herkömmlichen Geräten ist das Fehlen einer Alarmfunktion, da der Nutzer ohnehin das Lesegerät über den Sensor halten muss, um die Werte drahtlos einzuscannen.

5.9.6 Ambulantes Glukoseprofil (AGP)

Mit Hilfe einer Auswertungssoftware wird beim FGM ein sogenanntes ambulantes Glukoseprofil (AGP) angezeigt, das die Daten von 14 Tagen statistisch ausgewertet und grafisch aufbereitet hat (Abb. 5.6). Der Kurve ist dann beispielsweise zu entnehmen, dass die Werte zu einem bestimmten Tageszeitpunkt oft zu hoch oder zu

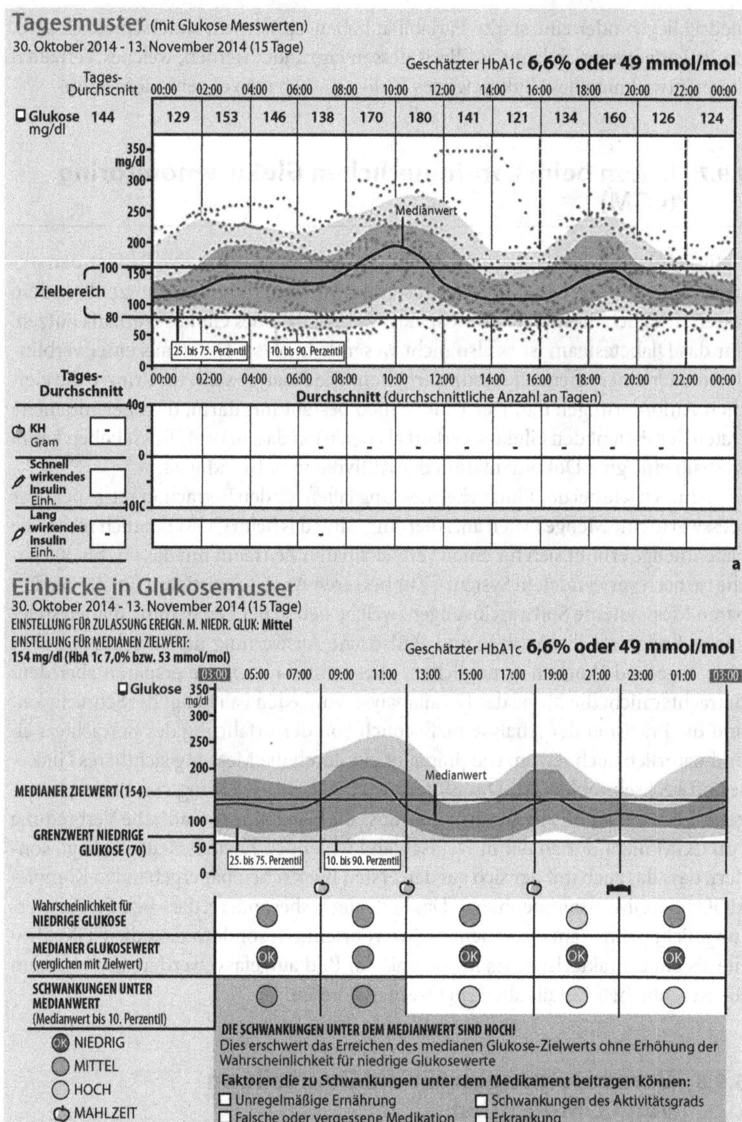

Abb. 5.6 Ambulantes Glukoseprofil des Flash Glucose Monitoring (FGB). Muster der Einzelwerte mit statistischer Auswertung der Perzentilen (oben) und graphische Aufarbeitung, ob Werte zu hoch oder zu niedrig sind bzw. eine besonders große Streuung zeigen (unten)

niedrig liegen oder eine starke Variabiliät haben, sprich sehr unterschiedlich sind. Im Patientengespräch kann auf Basis dessen ergründet werden, welches Verhalten diese Entwicklung des Glukosewertes auslöst und ob man es verändern kann.

5.9.7 Daten beim kontinuierlichen Glukosemonitoring (CGM)

Natürlich ist bei der Alltagsanwendung entscheidend, dass der Patient den aktuellen Glukosewert und den Glukosetrend für seine Therapie nutzt. Trotzdem lassen sich auch diese Daten retrospektiv zur Analyse des Glukoseverlaufs nutzen. Für das Diabetesteam ist es also nicht wesentlich, ob sie Daten aus einer verblindeten oder einer offenen Messung erhalten. Die Analyse stellt im Prinzip die gleichen Anforderungen dar. Der Unterschied besteht nur darin, dass bei »offenen« Daten der Patient den Glukoseverlauf als Reaktion darauf beeinflusst haben kann, weshalb eine gute Dokumentation der Aktivitäten notwendig ist.

Ähnlich wie bei der Blutzuckermessung fallen für den Betrachter retrospektiver Messwerte eine Menge Daten an. Allerdings sind das beim CGM deutlich mehr: die Datenmenge erhöht sich für einen vergleichbaren Zeitraum um das 60- bis 300-fache (je nach verwendetem System). Zur besseren Analyse existieren für alle verfügbaren Messsysteme Softwarelösungen, welche neben der Darstellung diabetesrelevanter Ereignisse die Analyse und statistische Auswertung der Messkurven über viele Tage und Wochen ermöglichen. Diese unterstützen, sie ersparen aber dem Betrachter nicht die Mühe der Detailanalyse. Auf jeden Fall hängt die Schnelligkeit und die Präzision der Analyse maßgeblich von der Erfahrung des Betrachters ab und natürlich auch davon, wie prägnant ein durch die Messung sichtbares Glukosestoffwechselproblem ist. Das ist genauso bei der Auswertung von Blutzuckertagebüchern der Fall. Es ist zu vermuten, dass die bisher nur sporadische Verbreitung von CGM nicht nur an der in Deutschland fehlenden Kostenerstattung liegt, sondern dass das auch mit der sich auf den ersten Blick scheinbar ergebenden Komplexität von CGM zusammenhängt. Das bedeutet insbesondere, dass sich die Auswertung nicht primär am einzelnen Messwert orientiert, sondern dass die CGM-Profile als ein charakteristisches Muster, als ein Bild aufgefasst werden, aus welchem die wesentlichen Details abgeleitet werden können.

5.9.8 Voraussetzungen für die Beurteilung von CGM-Profilen

Unabhängig um welches CGM-System es sich handelt, werden die gemessenen Daten grundsätzlich zunächst in eine spezifische Software geladen. Die Programme der Hersteller unterscheiden sich, liefern aber in unterschiedlichen Darstellungen prinzipiell vergleichbare Informationen. Um CGM-Profile beurteilen zu können, müssen einige Anforderungen erfüllt sein. Als Erstes muss sichergestellt sein, dass die Messungen im Rahmen der Messgenauigkeit überhaupt korrekt waren. War das nicht der Fall, so ist es auch nicht sinnvoll, eine weitere Analyse vorzunehmen.

5.9.9 Dauer der Messung bzw. der zur Verfügung stehenden Daten

Eine Analyse der Glukosedaten ist nur sinnvoll, wenn diese die Stoffwechselsituation des Patienten auch wirklich repräsentieren. Die notwendige Dauer der Aufzeichnung hängt dabei davon ab, wie reproduzierbar die Glukoseverläufe von Tag zu Tag sind und welche Parameter bestimmt werden sollen. Ist Reproduzierbarkeit gegeben und sollen Parameter wie der Mittelwert und die Standardabweichung sowie die AUC (»area under curve«) und die Zeit in bestimmten Bereichen der Glukosekonzentration analysiert werden, so sind Messdaten über etwa 6 Tage ausreichend. Dagegen werden Daten über ca. 3 Wochen benötigt, wenn bei einem Patienten Hypoglykämien umfassend analysiert werden sollen.

5.9.10 Datenlücken

Der erste Blick über die Daten verrät, ob die Messung wirklich kontinuierlich erfolgte oder ob zahlreiche Datenlücken aufgetreten sind. Werden in den CGM-Kurve häufig Unterbrechungen sichtbar, so ist zu prüfen, ob die aufgezeichneten Daten überhaupt den Glukoseverlauf dokumentieren. Es wäre dann mit dem Patienten zu klären, was die Ursache für die Messlücken ist (zeitweiser Ausfall des Sensors, Nichttragen des Monitors/der Insulinpumpe, Unterbrechung der Verbindung zwischen Datentransmitter und dem Monitor/Insulinpumpe). Mitunter treten auch, insbesondere nachts, unlogische Minima in den Glukosekurven auf. Meist hat dann der Patient so ungünstig auf dem Sensor gelegen, dass dieser praktisch vom Fluss der interstitiellen Flüssigkeit im Gewebe »abgeklemmt« war.

5.9.11 Dokumentation bei CGM

Eine wichtige Voraussetzung für die erfolgreiche Interpretation der CGM-Daten ist die Dokumentation aller relevanten Daten durch die Patienten (Angaben zu Kohlenhydraten, körperlicher Aktivität und Sondersituationen). Das ist vor allem essenziell, wenn es sich um CGM-Daten handelt, die der Patient als Therapieunterstützung nutzt, weil diese für ihn sichtbar waren und folglich durch aktives Handeln beeinflusst wurden. Die Diabetesbehandlung ist besonders transparent, wenn der Patient die sensorunterstützte Pumpentherapie durchführt, weil dann viele Aktionen mit der Insulinpumpe (Änderung Basalrate, Boli usw.) dokumentiert vorliegen.

5.9.12 Kalibrierung

Eine wichtige, die Datenqualität unmittelbar beeinflussende Aktion ist die Kalibrierung des Glukosesensors. Dabei wird versucht, die vom Glukosesensor gemessene interstitielle Glukosekonzentration an die Glukosewerte im Blut anzupassen. Allerdings handelt es sich dabei um zwei unterschiedliche Kompartimente, die physiologisch bedingt teilweise unterschiedliche Glukosewerte aufweisen. Im Fall konstanter Glukosespiegel zum Beispiel vor einer Mahlzeit ist Übereinstimmung gegeben (häufig auch morgens, vorausgesetzt es traten in der Nacht keine Hypoglykämien auf). Im Falle eines Glukoseanstiegs oder -abfalls kommt es jedoch zu einer zeitlichen Verschiebung von 5–25 min zwischen den Messwerten im Blut und in der interstitiellen Flüssigkeit, was individuell vom metabolischen Zustand des Patienten und der Insulinwirkung abhängig ist. Dieser sogenannte »time lag« entsteht, weil es eine gewisse Zeit dauert, bis die Glukosemoleküle aus dem Blut die interstitielle Flüssigkeit erreichen und damit auch zum Glukosesensor gelangen. Zur Fehleinschätzung der tatsächlichen Blutglukosekonzentration trägt bei, dass es wahrscheinlich eine intra- wie auch eine interindividuelle Variabilität dieser Zeitverzögerung gibt und auch lokale Faktoren wie Körpertemperatur oder körperliche Bewegung das Ausmaß der Zeitverzögerung beeinflussen können. Werden bei einem Glukoseanstieg oder -abfall die Glukosewerte im Blut (Blutglukosemessgerät) und im Gewebe (CGM-Sensor) verglichen, so ergeben sich zu einem festgelegten Zeitpunkt teils erhebliche Unterschiede. Diese hängen vor allem von der Geschwindigkeit ab, mit welcher sich die Glukosekonzentration ändert (eine moderate Änderung der Glukosekonzentration im Bereich ≤ 1 mg/dl/min führt meist nicht zu Sprüngen und ist vertretbar). Eine in diesem Moment durchgeführte Kalibrierung würde folglich die CGM-Kurve nach oben oder unten verschieben und für Messwertabweichungen von 40–80 mg/dl (2,2–4,4 mmol/l) gegenüber Blutglukosewerten führen (■ Abb. 5.7). Es kommt zu »Sprüngen« in der CGM-Kurve. Im Falle der Glukosestabilität ergibt sich dagegen ein Gleichgewichtszustand, der ideal ist, um die Kalibrierung vorzunehmen.

Bei der Betrachtung von Glukoseprofilen ist folglich als Erstes festzustellen, ob die Kalibrierung bei gleichmäßigem Glukoseverlauf vorgenommen wurde. Sind »Sprünge« in den CGM-Kurven zu sehen, dann erfolgte die Kalibrierung bei einer

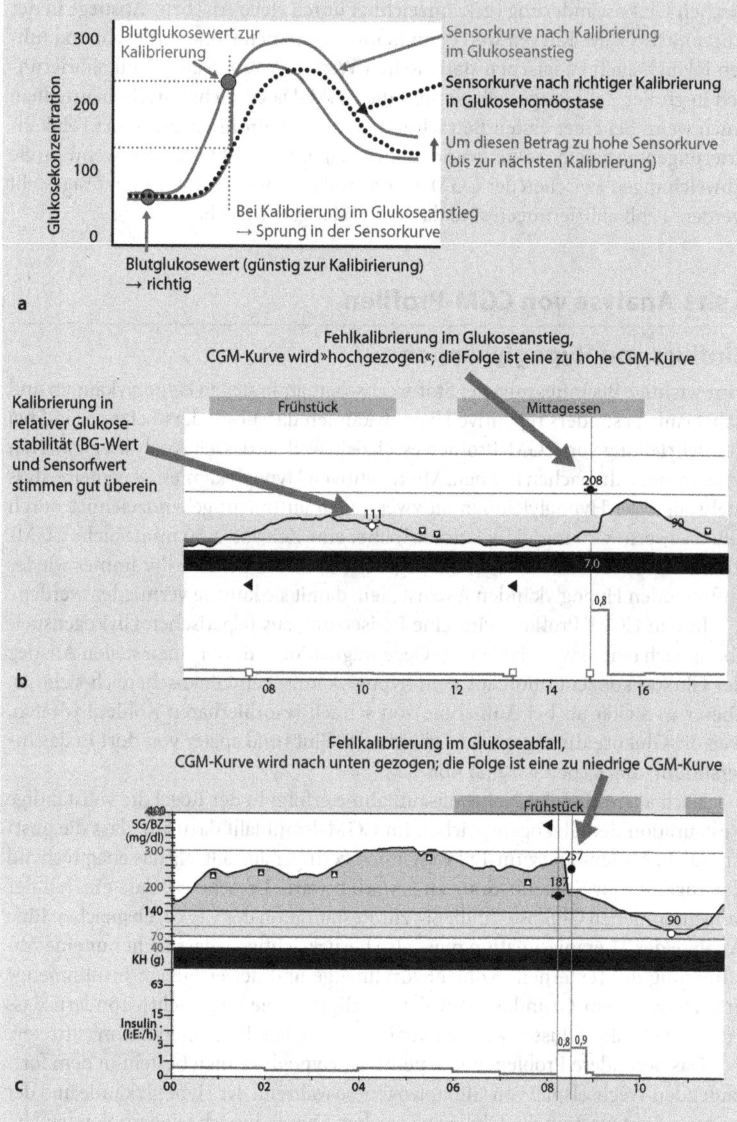

Abb. 5.7a–c Fehlkalibrierung. **a** Schematische Darstellung der Auswirkung einer falschen Kalibrierung. **b** Fehlkalibrierung im Glukoseanstieg. **c** Fehlkalibrierung im Glukoseabfall

raschen Glukoseänderung (gekennzeichnet durch steile An- bzw. Abstiege in der Kurve). Die CGM-Kurven sind dann in ihrer absoluten Höhe verfälscht und führen folglich auch zu falschen statistischen Werten. Werden also Fehlkalibrierungen in großer Zahl festgestellt, so sind die CGM-Daten nicht korrekt beurteilbar. Auch wenn bei einer ersten Betrachtung der CGM-Profile nicht sofort Fehlkalibrierungen auffallen, sollte grundsätzlich danach gesucht werden, wenn große Abweichungen zwischen der CGM-Kurve und den Blutglukosewerten festgestellt werden. Fehlkalibrierungen sind dafür die häufigste Ursache.

5.9.13 Analyse von CGM-Profilen

Einfluss von Hypoglykämien

Eine wichtige Beeinflussung der Stoffwechselsituation stellen Hypoglykämien und dabei ganz besonders repetitive Hypoglykämien dar. Besonders Letztere sind bei der Beurteilung von CGM-Profilen essenziell, weil sie dessen Analyse erschweren bzw. unmöglich machen können. Mit repetitiven Hypoglykämien ist gemeint, dass mehr als zwei Hypoglykämien an zwei Tagen auftreten, gekennzeichnet durch Glukosewerte < 70 mg/dl (3,9 mmol/l) über eine Zeit von ≥ 30 min. Solche CGM-Profile lassen sich nur nutzen, um gegebenenfalls die Ursache der immer wieder auftretenden Hypoglykämien festzustellen, damit sie künftig vermieden werden.

In den CGM-Profilen wird eine Freisetzung aus hepatischen Glykogenspeichern nach einer Hypoglykämie (»Gegenregulation«) durch einen steilen Anstieg der Glukosekonzentration aus dem hypoglykämischen Glukosebereich sichtbar. Dieser ist steiler als bei Aufnahme von schnell resorbierbaren Kohlenhydraten, weil die Glukose direkt von der Leber in das Blut (und später von dort in das Interstitium) abgegeben wird (◘ Abb. 5.8).

Nach ausreichender Nahrungsaufnahme erfolgt in der Regel die vollständige Restauration der Glykogenspeicher. Im CGM-Profil fällt dazu auf, dass die postprandiale Auslenkung zum Teil wesentlich geringer ausfällt, als das entsprechend der zugeführten Kohlenhydrate zu erwarten wäre. Ursache ist, dass ein Teil der aufgenommenen Glukose »abfließt« zur Restauration der Glykogenspeicher. Eine Analyse der Therapiesituation muss also berücksichtigen, dass nicht nur eine Abstimmung der (externen) Kohlenhydratmenge und der exogenen Insulinmenge erfolgt (was dem Grundkonzept der Insulintherapie entspricht), sondern dass endogene Glukoseflüsse zwischen der Leber und dem Blut/Interstitium auftreten.

Das besondere Problem von repetitiven Hypoglykämien besteht in dem fortlaufenden Wechselspiel von Glukoneogenese während der Hypoglykämie und der späteren Restauration der Glykogenspeicher. Durch die sich wiederholenden Hypoglykämien werden die Glykogenspeicher einerseits ständig beansprucht, andererseits nicht mehr vollständig restauriert: Es entsteht eine Glukosekurve, die sich

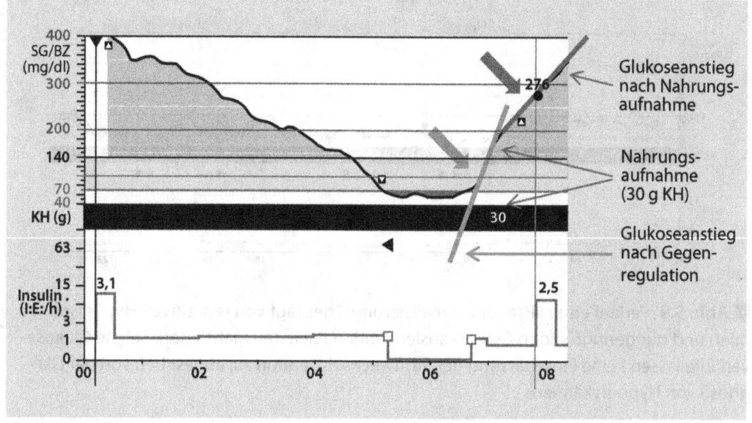

Abb. 5.8 Unterschiede im Glukoseanstieg nach Gegenregulation infolge Hypoglykämie und nach Nahrungsaufnahme: Typischerweise sind die Anstiege – individuell für jeden Patienten – nach einer Hypoglykämie-Gegenregulation steiler

im tiefen normoglykämischen Glukosebereich bewegt (70–110 mg/dl bzw. 3,9 und 6,1 mmol/l) und kaum Auslenkungen aufweist, auch nicht nach Nahrungsaufnahme. Weil diese Kurve der eines Menschen ohne Diabetes mit Mittelwerten von 85–100 mg/dl bzw. 4,7–5,6 mmol/l (Gesunde: 90–95 mg/dl bzw. 5–5,3 mmol/l) und einer Standardabweichung von 10–20 mg/dl bzw. 0,6–1,1 mmol/l (Gesunde 10–15 mg/dl bzw. 0,6–0,8 mmol/l) sehr ähnelt, täuscht sie eine Normalisierung der Glukoseregulation vor, ist aber in Wahrheit eine »Pseudonormalisierung« (Abb. 5.9). Eine Analyse der CGM-Profile im Sinne der detaillierten Beurteilung der Stoffwechselsituation (Basalrate, Bolusgaben, Statistik usw.) ist bei solchen Glukoseverläufen überhaupt nicht möglich.

Grundsätzlich lässt sich zum Einfluss von Hypoglykämien auf die Glukosestoffwechselregulation feststellen:

- Es ist äußerste Vorsicht bei der Beurteilung der Daten geboten, weil diese durch die kritische Stoffwechselsituation »Hypoglykämie« beeinflusst sind.
- CGM-Daten mit repetitiven Hypoglykämien liefern kaum weitergehende Erkenntnisse bezüglich der Stoffwechselregulation.
- Bei repetitiven Hypoglykämien sollte zunächst deren Vermeidung im Vordergrund stehen (Entwicklung von Vermeidungsstrategien), bevor eine weitere (insuffiziente) Analyse von CGM-Daten erfolgt.
- Nächtlichen Hypoglykämien ist ebenfalls eine besondere Beachtung zu schenken, weil im Schlaf die hormonelle Gegenregulation erst bei sehr

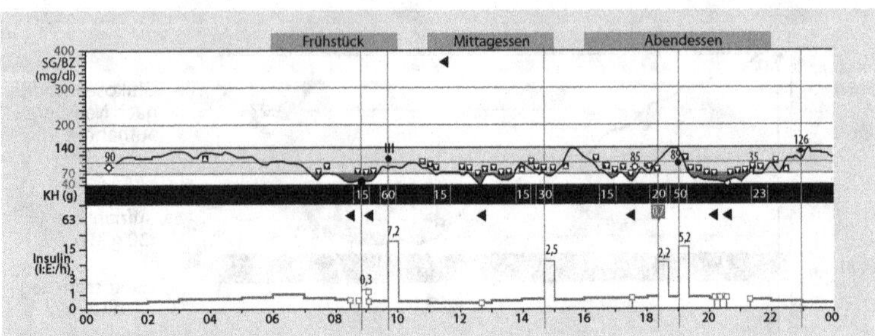

Abb. 5.9 Verlauf einer »Pseudonormalisierung«, geprägt von repetitiven Hypoglykämien und nur geringfügigen Glukoseauslenkungen nach den Mahlzeiten. Solche Glukoseverläufe lassen keine Einschätzung der Stoffwechselsituation zu, abgesehen von der Diagnose von Hypoglykämien

niedrigen Glukosewerten einsetzt und dabei weniger gegenregulatorische Hormone ausgeschüttet werden.
- Die Betrachtung der Einzeltage ist für die Ursachenfindung für repetitive und nächtliche Hypoglykämien essenziell.

CGM bietet dabei die Möglichkeit, Hypoglykämien in ihrer Ausprägung zu beurteilen. Das ist ein wichtiger Vorteil gegenüber der punktuellen Blutglukosemessung. Mit der üblichen Blutglukoseselbstmessung lassen sich nur die Anzahl hypoglykämischer Ereignisse feststellen, wobei erfahrungsgemäß ein Teil dieser Ereignisse nicht bemerkt und damit auch nicht registriert wird. CGM bietet dagegen durch die lückenlose Aufzeichnung nicht nur die vollständige Anzahl der Ereignisse, sondern charakterisiert über die AUC und die verbrachte Zeit im Glukosebereich ≤ 70 mg/dl (3,9 mmol/l) die Intensität der Hypoglykämie. Eine Trias aus Ereignis, AUC und Zeit beschreibt Hypoglykämien in umfassender Weise.

Charakteristische Kenngrößen von CGM-Profilen

CGM-Profile, die nicht durch fehlerhafte Kalibrierungen und/oder repetitive Hypoglykämien beeinflusst sind, lassen sich anhand dreier Beurteilungsebenen analysieren. Das sind:
- die Glukosestabilität,
- das Niveau der Glukosekonzentration,
- reproduzierbare Glukosemuster.

Glukosestabilität Die Glukosestabilität sagt aus, wie gleichmäßig der Glukoseverlauf ist. Ausgeprägte Glukoseexkursionen beschreiben einen instabilen Verlauf, charakterisiert durch eine große Standardabweichung (SD). Allerdings ist es erheblich, ob zum Beispiel eine SD von 50 mg/dl bei einem mittleren Glukoseniveau von 120 mg/dl (6,7 mmol/l) oder 180 mg/dl (10 mmol/l) vorliegt. Ein sinnvolles Maß für die Glukosestabilität ist deshalb der Stabilitätsindex (SI) als das Verhältnis vom Mittelwert der Glukosekonzentration (MW) zu deren Standardabweichung (SD) bzw. der sich daraus ergebende Variabilitätskoeffizient (VK):

$$VK = 100 \times SD/MW$$

Ist das Verhältnis SI = MW/SD > 3 (bzw. der VK < 33 %), kann der Glukoseverlauf als stabil angesehen werden. Ist das Verhältnis von SI = MW/SD < 2 (bzw. der VK > 50 %), ist der Glukoseverlauf instabil. Werte für den SI zwischen 2 und 3 bzw. den VK von 25 und 33 % sind weder stabil noch instabil. MW und SD werden in der CGM-Software ausgewiesen, woraus sich SI bzw. VK berechnen lassen.

Die Feststellung der Glukosestabilität ist der erste Teil der Analyse. Liegt ein stabiler Glukoseverlauf vor (SI > 3; VK < 33 %), so bedarf es keiner weiteren tiefgehenden Betrachtung. Bei instabiler (SI < 2; VK > 50 %) oder metastabiler (2 < SI < 3; 33 % < VK < 50 %) Stoffwechselsituation ist jedoch nach den Ursachen für die Instabilität zu suchen. Dazu sollten die Zeitintervalle mit der höchsten glykämischen Variation herausgesucht werden. Erfahrungsgemäß sind Hypoglykämien eine häufige Ursache für instabile Glukoseverläufe. Aber auch häufig vergessene Boli bzw. ein schlechtes Bolusmanagement erhöhen die Glukosevariabilität.

Niveau der Glukosekonzentration Das Glukoseniveau bezeichnet das mittlere Niveau der Glukosekonzentration über mehrere Tage (charakterisiert durch den Mittelwert der Glukosekonzentration [MW]). Nach den Leitlinien der DDG gilt als obere Grenze für die Einstellung des Typ-1-Diabetes ein HbA_{1c}-Wert von 7,5 % (58,5 mmol/mol). Das entspricht einem Mittelwert der Glukose von ca. 175 mg/dl (9,7 mmol/l). Dieser wird durch die verschiedenen Softwarelösungen ausgewiesen. Meist kann das mittlere Glukoseniveau auch anhand einer Mittelwertkurve unmittelbar eingesehen werden.

Auch anhand des Glukoseniveaus ist abschätzbar, ob sich daraus eine therapeutische Konsequenz ergeben muss. Ist das Glukoseniveau niedrig (MW ≤ 120 mg/dl bzw. 6,7 mmol/l), so ist zu überprüfen, ob häufig Hypoglykämien aufgetreten sind. Ist das der Fall, muss die Feinanalyse zu den Ursachen führen, wie:

- repetitive Hypoglykämien,
- Basalrate ist zu hoch eingestellt,
- Mahlzeiten werden zu hoch abgedeckt,
- betrifft es nur bestimmte Mahlzeiten (z. B. das Frühstück), dann ist der tageszeitabhängige IE/KE-Faktor zu überprüfen,
- betrifft es alle Mahlzeiten, dann liegt ggf. generell ein zu hoher IE/KE-Faktor vor,

- Wirkung körperlicher Aktivität/Sport, auch Nachwirkungen (nicht beachteter Muskelauffülleffekt).

Es ist essenziell, die Ursachen für Hypoglykämien zu beseitigen.

Treten trotz des niedrigen Glukoseniveaus keine oder nur selten Hypoglykämien auf, findet man meist eine große Glukosestabilität (der Stabilitätsindex ist dann meist deutlich größer 3 bzw. der Variabilitätskoeffizient unter 33 %).

Die gleiche Herangehensweise und Fragestellung ergibt sich, wenn sich das Glukoseniveau im Glukosebereich < 120–175 mg/dl (< 6,7–9,7 mmol/l) befindet. Auch hier ist besonders auf Hypoglykämien zu achten.

Liegt das Glukoseniveau dagegen ≥ 175 mg/dl (= 9,7 mmol/l), so ergeben sich viele Bereiche in der Perspektive »24-h-Übersicht« im erhöhten Bereich. Als Nächstes ist dann die Frage zu stellen, ob sich die Glukosekonzentration stabil auf hohem Niveau befindet. Als Ursachen kommen infrage:

- eine zu niedrige Basalrate (bei CSII) bzw. zu geringe Menge an Basalinsulin (bei ICT),
- bei CSII: eine zu lange Tragedauer des Infusionssets,
- Mahlzeiten werden zu niedrig abgedeckt,
- betrifft es nur bestimmte Mahlzeiten (z. B. das Frühstück), dann ist der tageszeitabhängige IE/KE-Faktor zu überprüfen,
- betrifft es alle Mahlzeiten, dann liegt ggf. generell ein zu niedriger IE/KE-Faktor vor,
- der Boluskalkulator wurde nicht richtig eingestellt (z. B. die Dauer des wirksamen Insulins zu lang gewählt).

Für eine weitere Feinanalyse ist es sinnvoll, bestimmte zu hohe Glukosebereiche gesondert zu betrachten, z. B. > 160 mg/dl (8,9 mmol/l), > 200 mg/dl (11,1 mmol/l) usw.

Ist das Niveau der Glukosekonzentration nur an einigen Tagen zu hoch, so liegt eine Tag-zu-Tag-Instabilität vor. Die Ursachen dafür können sein:

- Hypoglykämien mit Gegenregulationen,
- stark unterschiedliche Tagesaktivitäten (Anamnese!),
- Einfluss von Stress (Schule?).

Erfahrungsgemäß liegen Tag-zu-Tag-Schwankungen des Glukoseniveaus besonders bei sportlich aktiven Diabetespatienten häufig vor. Soll daraus eine Modifikation der Insulineinstellung abgeleitet werden, so ist es wichtig, einen Kompromiss zwischen solch unterschiedlichen Tagen zu finden. Die Einstellung muss so erfolgen, dass keine extremen Auslenkungen in den hyperglykämischen, besonders aber nicht in den hypoglykämischen Bereich vorkommen.

Praktisches Vorgehen zur Analyse von Glukosemustern

Glukosemuster bezeichnen immer wiederkehrende charakteristische Details des Glukoseverlaufs wie das Auftreten von Hypoglykämien, Hyperglykämien oder postprandialen Auslenkungen in einem vergleichbaren Zeitfenster. Wichtig ist zunächst die Frage, ob diese reproduzierbar sind und wenn ja, über welchen Zeitraum.

Liegen reproduzierbare Glukosemuster vor, so ist es sinnvoll, einzelne Tagesabschnitte getrennt zu betrachten. Das sind:

- Betrachtung der Nacht,
- Betrachtung der Nüchternglukose,
- Betrachtung des Glukoseniveaus vor den Mahlzeiten,
- Betrachtung des Glukoseniveaus nach den Mahlzeiten.

Die Tagesabschnitte sind zu unterscheiden entsprechend dem für den Patienten individuell angestrebten Normbereich, also danach, ob die Glukosewerte unter, im oder über diesem liegen. Schließlich werden die Faktoren analysiert, die auf den jeweiligen Tagesabschnitt Einfluss genommen haben (■ Tab. 5.6). Grundsätzlich sollte die Analyse in der oben angegebenen Reihenfolge vorgenommen werden, weil der nachfolgende Punkt immer auf der Stoffwechselsituation des vorherigen aufbaut: Nüchternglukose nach der Nachtglukose; postprandial nach präprandial.

Sind keine reproduzierbaren Glukosemuster zu erkennen, so liegt die Ursache insbesondere in einer sehr unterschiedlichen Rhythmik von Tag zu Tag, wodurch sich Glukoseauslenkungen in der Gesamtdarstellung »24-h-Glukoseübersicht« zum Teil nivellieren. Das kann beispielsweise geschehen, wenn zu einer bestimmten Zeit an einigen Tagen niedrigere Werte auftraten (deutlich unter dem Mittelwert), an anderen Tagen aber zur gleichen Zeit Nahrung aufgenommen wurde. Auch flexible Zeiten bei einer Mahlzeit, z. B. Mittagessen im breiten Zeitbereich zwischen 11.00 Uhr und 15.00 Uhr führen zu einer Nivellierung der gemittelten Glukosekurve. In diesen Fällen fehlender Glukosemuster ist deshalb zu untersuchen, ob sich bestimmte Wochentage oder Tagesabschnitte separieren lassen, an denen eindeutige Glukosemuster auftreten. Das kann z. B. eine Unterscheidung sein zwischen

- Wochentagen und Wochenende,
- speziellen Sporttagen,
- Mahlzeiten, die täglich zur gleichen Zeit eingenommen werden (z. B. das Frühstück) und anderen. Bleibt der Versuch der Separierung von Glukosemustern an bestimmten Tagen/Tageszeiten erfolglos, so zeigen die vorhandenen CGM-Daten nur, dass eine chaotische Glukosestoffwechselsituation vorliegt, die einer Veränderung bedarf. Die weitere Vorgehensweise erfordert eine Feinanalyse von Nächten, einzelnen Mahlzeiten, Aktivitäten usw., wozu

5

Tab. 5.6 CGM-Analyse nach Faktoren, die auf den jeweiligen Tagesabschnitt Einfluss genommen haben

Tagesabschnitt	Glukosebereich	Einflussfaktoren
Glukosewerte in der Nacht * optimal sind 100–120 mg/dl (5,6–6,7 mmol/l)	Unter dem individuellen Normbereich*	Die Basalrate ist zu hoch eingestellt
		Abendmahlzeiten zu hoch abgedeckt (regelmäßig bestehende Insulinlast)
		Regelmäßig am Abend erhöhte körperliche Aktivität/Sport
	Im Normbereich*	Okay
	Über dem individuellen Normbereich*	Die Basalrate ist zu niedrig eingestellt
		Abendmahlzeiten werden meist sehr spät eingenommen
		Es werden größtenteils Abendmahlzeiten mit niedrigem glykämischem Index (Pasta, Pizza) und/oder mit hohem Fett/Protein-Gehalt gegessen
		Die Abdeckung solcher Abendmahlzeiten erfolgt nur mit kurzem Bolus (keine Nutzung von verlängertem Bolus/Dualbolus)
		Ggf. liegt eine iatrogene Insulinresistenz vor
Glukosewerte am Morgen *(optimal sind 90–120 mg/dl (5–6,7 mmol/l)	Unter dem individuellen Normbereich*	Morgendliche Basalrate ist zu hoch
	Im Normbereich*	Okay
	Über dem individuellen Normbereich*	Die Basalrate ist zu niedrig (Dawn-Phänomen)
		Die Basalrate ist am Abend vorher zu hoch, sodass nach einer nächtlichen Hypoglykämie immer wieder Gegenregulationen auftreten (Somogyi-Effekt)
		Größtenteils werden Abendmahlzeiten mit hohem Fett/Protein-Gehalt gegessen
		Die Abdeckung solcher Abendmahlzeiten erfolgt nur mit kurzem Bolus (keine Nutzung von verlängertem Bolus/Dualbolus)

Tab. 5.6 (Fortsetzung)

Tagesabschnitt	Glukosebereich	Einflussfaktoren
Präprandiale Glukosewerte	Größtenteils unter 70 mg/dl (3,9 mmol/l)	Prüfen: betrifft das alle Tagesmahlzeiten?
		Die Basalrate ist zu hoch (1–2 h vorher)
		Vorangegangene Mahlzeiten werden mit zu hohen Bolusgaben abgedeckt (regelmäßige Insulinlast) → Schulung zur Ernährung notwendig!
		Vorangegangene Mahlzeiten werden ungerechtfertigt mit dem verlängerten Bolus abgedeckt
		Im Bolus-Expert ist das wirksame Insulin zu lang programmiert
		Regelmäßig Sport/erhöhte körperliche Aktivität vor der Mahlzeit
	70–120 mg/dl (3,9–6,7 mmol/l)	Okay
	Größtenteils über 120 mg/dl (6,7 mmol/l)	Prüfen: betrifft das alle Tagesmahlzeiten?
		Die Basalrate ist zu niedrig (1–2 h vorher) → immer vor dem Frühstück → durch Basalrate nicht kompensiertes Dawn-Phänomen → immer vor dem Abendessen → durch Basalrate nicht kompensiertes Dusk-Phänomen
		Vorangegangene Mahlzeiten werden mit zu geringen Bolusgaben abgedeckt → Schulung zur Ernährung notwendig!
		Typische vorangegangene Mahlzeiten weisen eine verzögerte KH-Resorption (viel Fett, Eiweiß) auf und werden nicht mit verlängertem Bolus abgedeckt

Tab. 5.6 (Fortsetzung)

Tagesabschnitt	Glukosebereich	Einflussfaktoren
Postprandiale Glukosewerte	Unter 70 mg/dl (3,9 mmol/l)	Prüfen: betrifft das alle Tagesmahlzeiten?
		Ggf. stimmen bei der Bolusgabe nicht: – Bolusinsulin wirkt in Bezug auf die KE-Resorption relativ zu lang (z. B. Frühstück mit Honig/Marmelade …) – Falscher Spritz-Ess-Abstand – Zu hohe Insulindosis – IE/KE-Faktor zu hoch
		Die Basalrate ist 1–2 h vor der jeweiligen Mahlzeit zu hoch programmiert (Test mit Mahlzeitenauslassversuch)
		Vorliegen einer »Pseudonormalisierung«
	120–160 mg/mg (6,7–8,9 mmol/l)	Okay
	Über 160 mg/dl (8,9 mmol/l)	Prüfen: betrifft das alle Tagesmahlzeiten?
		Ggf. stimmen bei der Bolusgabe nicht: – Zu niedrige Insulindosis – IE/KE-Faktor zu niedrig – Falscher Spritz-Ess-Abstand – Bolusart (ungerechtfertigt verlängerter Bolus/Dualbolus bei diesen Tagesmahlzeiten)
		Die Basalrate ist 1–2 h vor der jeweiligen Mahlzeit zu niedrig programmiert (Test mit Mahlzeitenauslassversuch)

der Patient befragt werden muss. Erfahrungsgemäß finden sich aber Muster, wenn hinreichend viele Messdaten vorliegen. Notfalls ist ein längerer CGM-Messzyklus nötig. Da häufig Hypoglykämien die Ursache für chaotische Glukoseverläufe sind, werden Daten über mehr als 3 Wochen benötigt.

Wurden dagegen Muster gefunden, so sind diese zunächst getrennt auszuwerten (Analyse entsprechend Tab. 5.6) und anschließend zusammenzufassen, wie z. B. die Wochenenden.

Tab. 5.7 Vorgehensweise bei in der Gesamtheit nicht klar erkennbaren Glukosemustern. Es ist notwendig, Glukosemuster an bestimmten Tagen/Tageszeiten zu separieren, getrennt zu analysieren und zusammenzufassen

	Glukosemuster erkennbar	Kein Glukosemuster erkennbar	
Muster an bestimmten Tagen	Glukosemuster getrennt auswerten, anschließend zusammenfassen	Ursachen suchen	Repetitive Hypoglykämien?
	Beurteilung entsprechend Tab. 5.6		Zu kurze Messdauer für die betreffende (chaotische) Stoffwechselsituation?
Muster nur in den Nächten	Beurteilung entsprechend Tab. 5.6	Ursachen suchen	Unterschiedliche Zeitpunkte des Schlafengehens?
	Eine weitere Feinanalyse ist notwendig in Bezug auf: – Mahlzeiten – Aktivitäten der Patienten usw. (Patienten befragen)		Betrachtung der Glukosewerte zum Zeitpunkt des Schlafengehens, Beeinflussung dieser durch: – Abendmahlzeiten – Abendaktivitäten – ggf. Alkoholgenuss
Muster nur bei der Nüchternglukose	Beurteilung entsprechend Tab. 5.6	Ursachen suchen	Einfluss von Mahlzeiten am Vorabend (postabsorptive Phasen)
			Einsatz Bolusmanagement (verlängerter Bolus/Dualbolus)
			Einfluss von sehr unterschiedlichem vorabendlichem Lebensrhythmus (Wochentag vs. Wochenendtag, Party, Spätmahlzeiten, Sport/erhöhte körperliche Aktivität)
	Eine weitere Feinanalyse ist notwendig in Bezug auf: – einzelne Nächte – Mahlzeiten – Aktivitäten der Patienten usw. (Patienten befragen)		Einfluss Schlafverhalten (kürzer oder länger als im sonstigen Alltag, gestörte Schlafarchitektur (erfragen)

◘ **Tab. 5.7** (Fortsetzung)

	Glukosemuster erkennbar	Kein Glukosemuster erkennbar	
Muster nur bei den Mahlzeiten	Beurteilung entsprechend ◘ Tab. 5.6	Ursachen suchen	Werden die Mahlzeiten an verschiedenen Tagen sehr unterschiedlich eingenommen?
			Sind gleiche Tagesmahlzeiten an verschiedenen Tagen sehr unterschiedlich?
	Eine weitere Feinanalyse ist notwendig in Bezug auf: – einzelne Nächte – Aktivitäten der Patienten usw. (Patienten befragen)		Art der Mahlzeit untersuchen – kohlenhydratreich, fett- und/oder proteinreich (beachte Restaurantbesuche, Grillmahlzeiten, Alkoholgenuss usw.)

Relevant sind typische Glukosemuster:
- zu definierten Zeiten (bestimmte Wochentage, das Wochenende usw.),
- in der Nacht,
- bezüglich der Nüchternglukose,
- zu den Mahlzeiten.

In ◘ Tab. 5.7 ist die analytische Vorgehensweise bei erkennbaren bzw. nicht erkennbaren Glukosemustern zusammengestellt. Da falsch eingestellte Alarme vielleicht der häufigste Grund für eine Unzufriedenheit mit der CGM sowohl vom Diabetesteam als auch vom Patienten sind, gibt ◘ Tab. 5.8 Empfehlungen für die Alarmeinstellungen entsprechend verschiedener Patiententypen.

5.9.14 Einschätzung der Glukosevariabilität

Die Bedeutung der Blutglukosevariabilität unabhängig von der absoluten Glukoselast durch hohe Werte für die Entwicklung der Folgeerkrankungen wird gegenwärtig kontrovers diskutiert und wird sich letztendlich wahrscheinlich nur durch eine CGM-Studie analog der DCCT-Studie klären lassen. Die Ergebnisse der kontinuierlichen Messungen bieten die Möglichkeit, komplementär zu HbA_{1c}- und Blutglukosemessungen durch die Patienten eine Einschätzung der Stoffwechselschwankungen zu erhalten. Wie oben ausgeführt lässt sich dies am einfachsten

Tab. 5.8 Bewährte CGM-Starteinstellungen entsprechend dem individuellen Patientenprofil zur Vermeidung von falschen Alarmen entsprechend den Empfehlungen der AG Diabetes Technologie der DDG (www.diabetes-technologie.de)

Alarm	CGM-Profil, gut eingestellt	CGM-Neuling, viele Schwankungen	Schwangere, Folgeerkrankungen etc.	Hypoglykämie-wahrnehmungsstörung	Beim Sport
Niedrigalarm (Ton) mg/dl oder mmol/l	80 4,4	80 4,4	70 3,9	100 5,6	120 6,7
Wiederholungsintervall	15–20 min	15–20 min	15–20 min	15–20 min	15–20 min
Voralarm tief (Ton) Empfindlichkeit	30 min Hoch	30 min Hoch*	30 min Hoch	30 min Hoch	30 min Hoch
Änderungsratenalarm tief (Ton)	2 mg/dl 0,11 mmol/l	2 mg/dl* 0,11 mmol/l	2 mg/dl 0,11 mmol/l	2 mg/dl 0,11 mmol/l	2 mg/dl 0,11 mmol/l
Hochalarm (Vibration)	160–180 mg/dl 8,9–10 mmol/l	180–220 mg/dl* 10–12 mg/dl	140 mg/dl 7,8 mg/dl	220 mg/dl 12,2 mg/dl	250/14 mg/dl oder aus
Wiederholungsintervall (Vibration)	120 min	120–180 min	90–120 min	180 min	120 min/aus
Voralarm hoch (Vibration) Empfindlichkeit	10 min Gering	10 min Gering*	20 min Gering	0–10 min Gering	Aus
Änderungsratenalarm hoch (Vibration)	3 mg/dl 0,17 mmol/l	3 mg/dl 0,17 mmol/l*	3 mg/dl 0,17 mmol/l	3 mg/dl 0,17 mmol/l	Aus/3 mg/dl 0,17 mmol/l

* oder aus

über die Standardabweichung in Bezug auf den Mittelwert berechnen. Bereits während der Anfangszeiten der Blutglukosebestimmungen waren hierfür weitere Messgrößen entwickelt worden. Service et al. (2013) schlugen den sog. MAGE-Wert (Mean Amplitude of Glycaemic Excursions) vor. Er ist ein Maß für die Blutglukoseschwankungen eines Tages. Dabei wird der Absolutwert der Differenz zwischen dem höchsten und niedrigsten Blutzuckerwert einer Blutzuckerschwankung herangezogen. Alle Blutzuckerschwankungen, die über einer Standardabweichung der mittleren Blutglukose (MBG) einer 24-h-Periode liegen, werden zur Berechnung eines Mittelwerts herangezogen. Als Maß für die Blutzuckerschwankungen zwischen einzelnen Tagen wurde der MODD-Wert (Mean Of Daily Differences) entwickelt. Dabei werden über 200 Wertepaare von Blutglukosebestimmungen zur gleichen Tageszeit gebildet und der Mittelwert des Absolutwertes der jeweiligen Differenzen berechnet. In letzter Zeit sind viele weitere Indizes vorgeschlagen worden, wobei man abwarten muss, welche sich im klinischen Alltag durchsetzen werden.

Literatur und Webseiten

Cheta DM, Rusu E, Stirban A, Constantin C (2012) HbA1c: Importance for diagnosis and treatment. Diabetes, Stoffw Herz 21: 371–382

Neu A, Bartus B, Bläsig S, Bürger-Büsing J, Danne T, Dost A, Holder M, Holl RW, Holterhus P, Kapellen T, Karges B, Kordonouri O, Lange K, Lilienthal E, Ludwig-Seibold C, Müller F, Raile C, Schweizer R, Stachow R, von Sengbusch S, Wagner V, Wiegand S, Ziegler R (2015) S3-Leitlinie zur Diagnostik, Therapie und Verlaufskontrolle des Diabetes mellitus im Kindes- und Jugendalter. S3-Leitlinie der Deutschen Diabetes Gesellschaft (im Druck)

Rewers MJ, Pillay K, de Beaufort C, Craig ME, Hanas R, Acerini CL, Maahs DM (2014) ISPAD Clinical Practice Consesus Guidelines. Assessment and monitoring of glycemic control in children and adolescents with diabetes. Ped Diabetes 15 (Suppl 20): 102–114

Service FJ et al (2013) Glucose variability. Diabetes 62: 1398–1404

Praxis der Insulintherapie

T. Danne, O. Kordonouri, K. Lange

T. Danne et al., *Kompendium pädiatrische Diabetologie*,
DOI 10.1007/978-3-662-48067-0_6,

Jedes an Diabetes mellitus erkrankte Kind hat Anspruch auf eine optimale Betreuungsqualität unabhängig von der sozioökonomischen Herkunft oder der Region, in der es lebt. Erstbehandlung und Dauerbetreuung sollen vom 1. bis zum 18., in Einzelfällen bis zum 21. Lebensjahr kontinuierlich von einem kinderdiabetologisch erfahrenen Team durchgeführt werden. Die spezialisierte Betreuung trägt nachweislich zu einer Senkung der Krankenhaustage und -wiederaufnahmen, einem niedrigeren HbA_{1c}-Wert bei besserem Krankheitsmanagement und zu weniger Komplikationen bei (DDG-Leitlinien).

6.1 Manifestation des Typ-1-Diabetes

Die häufigsten Leitsymptome, die Arzt und Patienten daran denken lassen müssen, dass ein Diabetes vorliegt, sind starker Durst, vermehrtes Trinken und Urinlassen, Gewichtsabnahme, Abgeschlagenheit und Mattigkeit sowie Leistungs- und Konzentrationsschwäche. Auch eine Nykturie kann auftreten. Wegen der Polyurie fangen v. a. kleinere Kinder, die bereits trocken waren, wieder an, einzunässen.

Solange der Gewichts- bzw. Flüssigkeitsverlust nicht ausgeprägt ist, fühlen sich die Kinder nicht sehr krank. Sie können oft nicht verstehen, warum sie bei dieser milden Manifestationsform in die Kinderklinik aufgenommen werden. Obwohl eine Infusionsbehandlung nicht notwendig ist, sollte die Erstbehandlung wegen der notwendigen initialen Diabetesschulung grundsätzlich stationär durchgeführt werden.

Zu den Symptomen der leichten Manifestationsform kommen bei mittelgradiger Manifestation die Zeichen der hypertonen Dehydratation hinzu. Charakteristische Exsikkosezeichen sind trockene Haut und Schleimhäute, belegte, trockene Zunge, rissige Lippen, eingesunkene, weiche Augäpfel und evtl. Stehenbleiben hochgehobener Hautfalten. Eine Azidose mit pH-Werten unter 7,3 liegt nicht vor. Der Gewichts- bzw. Flüssigkeitsverlust ist jedoch so ausgeprägt, dass eine i.v. Rehydratationsbehandlung notwendig ist.

Klinische Hinweise für das Vorliegen einer ausgeprägten diabetischen Stoffwechselentgleisung, die von einer leichten Ketoazidose bis zum Coma diabeticum reichen kann und immer durch eine sehr ausgeprägte Dehydratation gekennzeichnet ist, sind Azetongeruch der Ausatmungsluft und des Urins, Übelkeit, Erbrechen, Kopfschmerzen, abdominelle Beschwerden, Bewusstseinsstörung mit Unruhe und Angstzuständen, Kussmaul- bzw. Azidoseatmung, Bewusstseinstrübung bis Bewusstlosigkeit, evtl. generalisierte hirnorganische Anfälle. Bei dieser lebensbedrohlichen Manifestationsform ist keine Zeit zu verlieren; die sofortige Aufnahme in einer Kinderklinik mit Intensivüberwachungs- und Behandlungsmöglichkeit ist dringend erforderlich.

6.1.1 Differenzialdiagnostische Abgrenzung des Typ-1-Diabetes

Polydipsie und Polyurie

Neben dem Diabetes mellitus weist v. a. der Diabetes insipidus eine gesteigerte Flüssigkeitsdiurese auf. Infolge einer Störung der tubulären Wasserrückresorption treten beim Diabetes insipidus wie beim Diabetes mellitus sowohl eine Polyurie wie auch eine Polydipsie und ein ausgeprägter Gewichtsverlust auf. Beim Diabetes insipidus neurohormonalis ist die Verminderung der Wasserrückresorption durch einen Mangel des Hypophysenhinterlappenhormons Adiuretin bedingt, während beim Diabetes insipidus renalis eine Rezeptorstörung der Nierentubuli für Adiuretin angenommen wird. Die differenzialdiagnostische Entscheidung zwischen Diabetes mellitus und insipidus fällt leicht, da beim Diabetes insipidus weder eine Hyperglykämie noch eine Glukosurie nachgewiesen wird. Weiterhin ist das spezifische Gewicht des Urins beim Diabetes mellitus durch den Glukosegehalt hoch, während es beim Diabetes insipidus durch die Störung der Urinkonzentrationsfähigkeit erniedrigt ist. Selten gehen auch andere Nierenerkrankungen mit Polyurie und Polydipsie einher (z. B. chronische Glomerulonephritis).

Hyperglykämie und Glukosurie

Jeder Mensch scheidet im Urin winzige Mengen Glukose aus. Uringlukosekonzentrationen bis 30 mg/dl gelten als physiologisch. Vereinbarungsgemäß liegt daher eine Glukosurie erst bei Werten über 30 mg/dl vor. Beim Nachweis einer pathologisch erhöhten Glukoseausscheidung im Urin muss immer ein Diabetes mellitus ausgeschlossen werden. Erst bei gleichzeitig vorliegender Normoglykämie muss eine renale Glukosurie anderer Genese angenommen werden.

Der Diabetes mellitus renalis ist durch eine Störung der tubulären Glukoserückresorption gekennzeichnet, d. h., es liegt eine Verminderung der maximalen tubulären Rückresorption von Glukose (Tm_G) aus dem Primärharn vor, die normalerweise etwa 350 mg Glukose/min beträgt. Dabei kann es sich um eine harmlose, dominant vererbbare Anomalie handeln, die als »familiäre renale Glukosurie« bezeichnet wird und keiner Therapie bedarf. Es kann jedoch auch eine Tubulopathie mit echtem Krankheitswert vorliegen. Das Fanconi-Syndrom ist eine solche therapiebedürftige, mit renaler Glukosurie einhergehende Tubulopathie, bei der auch die Rückresorption von Aminosäuren, Phosphat und Bikarbonat gestört ist. Wegen der bei renaler Glukosurie stets vorhandenen Normoglykämie (selten sogar Hypoglykämie) ist die differenzialdiagnostische Abgrenzung gegenüber dem Diabetes mellitus eindeutig.

Bei Kindern wird nicht selten eine Glukosurie beobachtet, ohne dass eine Tubulopathie oder ein manifester Diabetes nachweisbar sind. Verschiedene Bezeichnungen sind für diese passageren Glukosurien geprägt worden (zyklische Glukosurie, extrainsulinäre Reizglukosurie, alimentäre Glukosurie usw.). Als Ursache kann eine vorübergehende Verminderung der tubulären Rückresorption für Glukose vorliegen. Es kann sich jedoch auch um eine leichte, passagere Manifestation einer diabetischen Stoffwechsellage handeln, die durch Stress, z. B. während eines Infektes, einer Operation oder eines hirnorganischen Anfalls, oder aber durch ein Überangebot an Kohlenhydraten, z. B. durch Glukoseinfusionen oder Verzehr größerer Mengen leicht resorbierbarer Kohlenhydratnahrungsmittel, ausgelöst wurde. Die Erfahrung zeigt, dass nach Beendigung der Therapie und Abklingen der Grunderkrankung Glukosetoleranztests normale Werte aufweisen und bei dem Patienten weder eine »verminderte Glukosetoleranz« noch ein manifester Diabetes nachgewiesen werden kann.

Wenn ein Kind nicht Glukose, sondern einen anderen Zucker vermehrt im Urin ausscheidet, muss geklärt werden, ob eine der seltenen Störungen des Fruktose- oder Galaktosestoffwechsels vorliegt.

Harmlose, klinisch stumme Stoffwechselstörungen sind die

- symptomatische Fruktosurie, die selten einmal bei Erkrankungen der Leber auftreten kann, und die
- essenzielle Fruktosurie, eine extrem seltene Stoffwechselanomalie mit einer geschätzten Häufigkeit von 1 : 120.000.

Die hereditäre Fruktoseintoleranz ist eine autosomal-rezessiv vererbbare Enzymopathie, die bereits im Säuglingsalter manifest wird und ein schweres Krankheitsbild aufweist, bei der Funktionsstörungen der Leber im Vordergrund stehen. Nach fruktose- bzw. saccharosehaltigen Mahlzeiten tritt ein Fruktoseanstieg im Blut auf, der von schwersten Hypoglykämien begleitet wird.

Eine andere lebensbedrohliche Erkrankung des jungen Säuglings ist die ebenfalls autosomal-rezessiv vererbbare Galaktosämie. Klinisch manifestiert sich die Erkrankung bereits im Neugeborenenalter nach Zufuhr von Milch. Im Blut und Urin werden große Mengen von Galaktose nachgewiesen. Die Diagnose wird durch den Nachweis des Enzymdefekts gestellt. Im Säuglingsalter ist das Krankheitsbild durch Gedeihstörung, Hepatomegalie und Erbrechen, im Kindesalter durch Zerebralschaden, Leberzirrhose und Katarakt gekennzeichnet.

Hyperketonämie und Azetonurie

Beim Fasten ist die Ausscheidung von Ketonkörpern im Harn physiologisch. Durch den vermehrten Abbau von Triglyzeriden (Lipolyse) erfolgt eine erhebliche Stimulation der Ketogenese. Eine verstärkte Ketonämie mit Ketonurie ist die Folge. In der Regel ist die mit Schnelltests leicht zu diagnostizierende Ketonurie ungefährlich. Bei gleichzeitiger Normoglykämie liegt kein Diabetes vor.

Bei Kindern sind Ketonämie und Ketonurie sehr viel häufiger anzutreffen als bei Erwachsenen. Sie treten gehäuft während der Phase erhöhter Infektanfälligkeit, d. h. zwischen dem 2. und 7. Lebensjahr, auf. Fast alle Kinder reagieren auf akute Infekte, z. B. auf die häufigen Entzündungen der oberen und unteren Luftwege, mit Appetitlosigkeit, die eine verminderte Flüssigkeits- und Kalorienzufuhr zur Folge hat. Nicht selten treten Erbrechen und Durchfall hinzu. Der dabei entstehende Kohlenhydrat- und Flüssigkeitsmangel hat eine Ketonämie und Ketonurie zur Folge. Durch ein ausreichendes Flüssigkeits- und Kohlenhydratangebot, oral oder notfalls i.v., verschwindet die Azetonurie meist sehr schnell wieder.

Praktisches Vorgehen in Zweifelsfällen

Wie geht man vor, wenn ein Kind im Rahmen eines Infektes oder einer Operation hohe Blutglukosewerte oder eine Glukosurie aufweist, aber keine diabetestypische Anamnese vorliegt?

Bei normalen oder evtl. »verdächtig« hohen Blutglukosewerten (nüchtern: Plasmaglukose 110–125 mg/dl bzw. 6,1–6,9 mmol/l, postprandiale Plasmaglukose > 140 mg/dl 7,8 mmol/l) wird die Durchführung eines oralen (oGTT) und/oder eines i.v. Glukosetoleranztests (ivGTT) empfohlen.

Zunächst werden im Labor Plasmaglukose, HbA_{1c}, IA2-Autoantikörper und Glutamatdecarboxylase-AK bestimmt. Wenn nicht gleich ein oGTT durchgeführt werden kann, wird anschließend ein Blutglukose-Tagesprofil (2-stündlich über eine Verweilkanüle) unter normaler, kohlenhydratreicher Kost gemessen. Werden pathologisch hohe Blutglukosewerte nachgewiesen (nüchtern: Plasmaglukose > 125 mg/dl bzw. 6,9 mmo/l, postprandial (2 h): Plasmaglukose > 200 mg/dl bzw. 11,1 mmol/l), gilt das Vorliegen eines Diabetes mellitus als gesichert (► Kap. 1). Differenzialdiagnostisch ist ein Typ-1-Diabetes von anderen Diabetesformen (z. B. Typ-2-Diabetes, MODY-Typ) bzw. sekundären Störungen der Kohlenhydrattoleranz (z. B. Medikamente, Endokrinopathien) abzugrenzen.

Wenn die diabetesspezifischen Autoantikörper positiv und die Provokationstests normal ausfallen, empfiehlt sich eine Wiedervorstellung des Patienten in 6–12 Monaten zur Wiederholung der Tests, denn das Risiko, einen insulinpflichtigen Diabetes zu entwickeln, ist relativ hoch. Wenn im ivGTT bereits eine verminderte endogene Insulinsekretion nachgewiesen wird, befindet sich der Patient in der sog. Prädiabetesphase (▶ Kap. 1). Nach den Ergebnissen der DPT1-Studie gibt es keine Hinweise dafür, dass die Diabetesmanifestation durch eine frühzeitige Insulintherapie bereits in dieser Phase verzögert bzw. die Restfunktion erhalten und die Remissionsphase verlängert werden können (▶ Kap. 2). Regelmäßige Kontrolluntersuchungen (alle 3–6 Monate) sind erforderlich, insbesondere wenn auch im oGTT pathologisch hohe Werte nachgewiesen werden. Für die häuslichen Tests durch die Eltern eignet sich der Glukosenachweis im Urin (Urinzuckerteststreifen: Diabur 5.000) besser als die Blutzuckerbestimmung, da diese bei Ungeübten häufig falsch-pathologische Werte anzeigt und damit Unsicherheit und Verwirrung auftreten können.

Als weiteres Kriterium für das Vorliegen einer gestörten glykämischen Stoffwechsellage kann der HbA_{1c}-Wert herangezogen werden. Ein HbA_{1c}-Wert unterhalb der einfachen Standardabweichung des Mittelwertes des Normalkollektivs des Labors schließt einen Diabetes aus, während ein Wert oberhalb der doppelten Standardabweichung die Diagnose Diabetes mellitus wahrscheinlich macht.

6.2 Verlaufsphasen des Typ-1-Diabetes

6.2.1 Initialphase

Bei Manifestation des Typ-1-Diabetes ist der Insulinbedarf zunächst relativ hoch, und zwar umso höher, je länger der Diabetes bereits vorlag, ohne diagnostiziert zu werden. In Abhängigkeit vom Manifestationstyp liegt der Insulintagesbedarf bei Patienten mit ausgeprägter Dehydratation und Ketoazidose bzw. Coma diabeticum zwischen 1,5 und 2,5 I.E./kg KG, bei Kindern mit mittelgradiger Dehydratation ohne Ketoazidose zwischen 1,0 und 1,5 I.E./kg KG und bei der leichten Manifestationsform mit geringgradiger Dehydratation zwischen 0,5 und 1,0 I.E./kg KG.

6.2.2 Remissionsphase

Bei etwa 90 % der Patienten kann die Insulindosis einige Tage nach Beginn der Behandlung nach und nach reduziert werden. Der Patient kommt in die Remissionsphase, die durch eine unterschiedlich ausgeprägte Restsekretion von endogenem Insulin charakterisiert ist.

Als »partielle temporäre Remission« wird die Phase bezeichnet, in der der Insulintagesbedarf definitionsgemäß weniger als 0,5 I.E./kg KG beträgt. Eine alternative Definition der Remissionsphase durch die Hvidøre-Gruppe berücksichtigt neben der Dosis auch den HbA_{1c}. Auf der Basis von C-Peptidmessungen bei Kindern im ersten Diabetesjahr in der Hvidøre-Studie wurde eine neue Definition der Remissionsphase vorgeschlagen, die gerade auch hinsichtlich der Relevanz in tertiären Präventionsstudien immer mehr an Bedeutung gewinnt.

> **Eine Remissionsphase liegt vor, wenn das Insulindosis-adjustierte HbA_{1c} ($IDAA_{1C}$) ≤ 9 beträgt.**

Die Berechnung des $IDAA_{1C}$ erfolgt nach der Formel:

$$HbA_{1c}\,(\%) + [4 \times \text{Insulindosis (Einheiten pro kg pro 24 h)}]$$

Ein $IDAA_{1C} \leq 9$ entspricht einem bei 275 Kindern unter 16 Jahren gefundenen prädiktiven stimulierten C-Peptid > 300 pmol/l.

Damit erreicht man ein Maß für die Remissionsphase, das von der jeweiligen Therapiestrategie unabhängiger ist. Entsprechend der Steigung der Regressionslinie zwischen dem stimulierten C-Peptid, dem HbA_{1c} und der Insulindosis kann im ersten Diabetesjahr daraus ein erwarteter C-Peptidwert aus der Insulindosis und dem HbA_{1c} errechnet werden.

Während dieser Zeit, die auch als »Honigmondphase« (»honeymoon period«) des Diabetes beschrieben wird, ist eine sehr gute Stoffwechseleinstellung – meist mit HbA_{1c}-Werte unter 7 % (53 mmol/l) – ohne Schwierigkeiten zu erzielen. Eltern und Kinder lernen, mit der Erkrankung umzugehen. Die »partielle temporäre Remission« mit sehr niedrigem Insulintagesbedarf tritt nur bei etwa 30–60 % der Kinder und Jugendlichen mit Typ-1-Diabetes auf und dauert 1–6 Monate, selten länger als ein Jahr. Kinder, bei denen mit der Insulinbehandlung bereits 1–2 Wochen nach Auftreten der ersten Diabetessymptome (Polyurie, Polydipsie, Gewichtsverlust) begonnen wurde, weisen häufiger eine »partielle temporäre Remission« auf als Patienten, bei denen die Diagnose sehr spät gestellt wurde. Bei Kleinkindern tritt die Remission seltener und kürzer auf (◘ Tab. 6.1). Die Restsekretion von Insulin lässt in der Folge immer mehr nach, sodass sie bei der Mehrzahl der Patienten schon nach 1–2 Jahren nicht mehr nachweisbar ist. Nach 2–4 Jahren ist sie in der Regel bei allen Kindern erloschen. Die Remissionsphase ist damit endgültig beendet.

Während des Zeitraums, der einen mittleren Insulintagesbedarf zwischen 0,5 und 0,8 I.E./kg KG aufweist, hat man den Eindruck, dass unberechenbar große Mengen von endogenem Insulin sezerniert werden. Bewiesen ist das allerdings bisher nicht. Unstrittig ist, dass während der Phase mittleren Insulinbedarfs oft eine Labilisierung der Stoffwechselsituation auftritt. Hyperglykämien werden unvorhergesehen und nicht erklärbar von Hypoglykämien abgelöst. Die Stoffwechseleinstellung wird immer schwieriger.

Tab. 6.1 Altersabhängiger Abfall in der Betazellfunktion und durchschnittliche Zeit, bis keine residuale Funktion mehr nachweisbar ist

Alter (Jahre)	% Abfall pro Jahr	Zeit bis Peak C-Peptid < 0,2 pmol/ml (Jahre)
< 5	60	1,0
5–10	55	2,0
15	50	2,5
20	45	3,0
25	37	3,5
≥ 30	30	5,0

Die Remissionsphase hält unterschiedlich lange an. Bei einigen wenigen Kindern bleibt die Stoffwechselsituation sogar dann ohne Glukosurie stabil, wenn kein Insulin mehr substituiert wird. Die Eltern dieser Kinder sind optimistisch und erhoffen eine vollständige Heilung. Es stellt sich ihnen und dem Arzt die Frage, ob die Insulinsubstitution überhaupt noch nötig ist. Die Meinungen darüber sind unterschiedlich. Mehrere Gründe sprechen dafür, die Insulinsubstitution auch mit niedrigsten Dosen fortzusetzen. Es hat sich gezeigt, dass bei Aussetzen der Insulinbehandlung häufiger Stoffwechselentgleisungen auftreten als bei kontinuierlicher Weitergabe. Auch die Insulinantikörperbildung soll durch mehrfaches An- und Absetzen der Insulinsubstitution stärker stimuliert werden als durch die ununterbrochene Gabe niedriger Insulindosen.

Schließlich gibt es Anhaltspunkte dafür, dass bei ausreichender Insulinsubstitution die Restsekretion endogenen Insulins besser erhalten bleibt, die Remission daher länger anhält. Man geht davon aus, dass exogen zugeführtes Insulin eine protektive Wirkung auf noch funktionsfähige β-Zellen ausübt und sie vor endgültiger autoimmunologischer Zerstörung schützt. Diese protektive Wirkung ließ sich aber bislang in Interventionsstudien nicht belegen (► Kap. 2). Auch psychologische Gründe sprechen dafür, die Insulininjektionen in der Remissionsphase beizubehalten. Die Wiedereinführung der Insulinbehandlung nach vorübergehendem Absetzen mit Hoffnung auf Heilung stellt eine seelische Belastung für das Kind und seine Eltern dar. Nach Abwägen des Für und Wider sind wir der Auffassung, während der Remissionsphase die Insulinsubstitution auch mit niedrigsten Insulindosen kontinuierlich fortzuführen. Damit das Prinzip der intensivierten Therapie »Insulin und Essen gehören zusammen« auch bei niedrigem

Insulinbedarf nicht in Vergessenheit gerät, tendieren wir dazu, eher auf das Basalinsulin als auf die Prandialgaben zu verzichten.

Die Dauer der Remissionsphase ist nicht voraussehbar. Bei einigen Patienten steigt der Insulintagesbedarf bereits nach einigen Wochen wieder an, bei anderen bleibt er 1,5–2 Jahre lang niedrig, d. h. unter 0,5 I.E./kg KG. Manchmal kommt es zu einem langsamen kontinuierlichen Wiederanstieg des Insulinbedarfs, in anderen Fällen zu einer schubweisen Steigerung (z. B. während eines Infektes oder einer anderen Zweiterkrankung).

Ohne Ausnahme, das muss den Eltern unmissverständlich mitgeteilt werden, erlischt die endogene Insulinsekretion bei Typ-1-Diabetes vollständig. Die Kinder treten in die Postremissionsphase ein. Endogenes Insulin ist nicht mehr verfügbar.

6.2.3 Postremissionsphase

Während der Postremissionsphase liegt der Insulintagesbedarf bei Kindern vor der Pubertät zwischen 0,8 und 1,0 I.E./kg KG, meist näher bei 1,0 I.E./kg KG.

Diese Insulinbedarfswerte stimmen erstaunlich gut mit den schon 1939 von Stolte und Wolff angegebenen Richtzahlen überein. Nach der Stolte-Regel multipliziert man das Alter des Kindes mit 3, um den Insulintagesbedarf zu erhalten (z. B. Insulintagesbedarf eines 10-jährigen Kindes: 30 I.E.). Ein Vergleich der mit dieser Faustregel berechneten Bedarfswerte mit Hilfe heute gültiger Perzentilenkurven für Gewicht und Alter ergibt ebenfalls einen Insulintagesbedarf, der zwischen 0,8 und 1,0 I.E./kg KG liegt.

Allerdings steigt der Insulintagesbedarf während der Pubertät deutlich an. Er liegt bei Mädchen zwischen 1,0 und 1,3 I.E./kg KG, bei Jungen zwischen 1,1 und 1,4 I.E./kg KG. Ursachen des steigenden Insulinbedarfs sind der Wachstums- und Entwicklungsprozess der Patienten. Insulinantagonistische Hormone wie Kortikoide, Wachstumshormon, Schilddrüsenhormon, Sexualhormone werden während dieser Altersphase in wechselnder Menge sezerniert und führen zu einer deutlichen Verminderung der Insulinwirksamkeit. Das ist auch einer der Gründe dafür, dass während der Pubertät, der Zeit der Sexualreife, eine zufriedenstellende Stoffwechseleinstellung oft sehr schwierig zu erzielen ist.

Nach der Pubertät sinkt der Insulintagesbedarf bei Mädchen wieder auf Werte unter 1,0 I.E./kg KG, während er bei Jungen von deutlich über 1,0 I.E./kg KG auf etwa 1,0 I.E./kg KG zurückgeht. Der endgültige Insulinbedarf des Erwachsenen, der bei etwa 0,6–0,7 I.E./kg KG liegt, wird meist jenseits des 20. Lebensjahres erreicht.

6.3 Behandlung nach Diagnosestellung

6.3.1 Erste Maßnahmen nach Aufnahme

Bei der klinischen Aufnahme eines Kindes mit Diabetesverdacht sollte auf folgende Besonderheiten geachtet werden:

Wichtige Maßnahmen nach Aufnahme

- **Anamnese:** Typische Symptome wie Polyurie, Polydipsie, Gewichtsabnahme, Enuresis, aber auch Diabetes in der Familie und individuelle Ernährungsgewohnheiten erfragen
- **Aufnahmestatus:** Nicht vergessen: Länge und Gewicht mit Perzentilen, Dehydratationsgrad, Pubertätsstadium und Blutdruck dokumentieren
- **Initiale Labordiagnostik unmittelbar nach Aufnahme:** Blutglukose, Blutgasanalyse, Elektrolyte (cave: korrigiertes Na = gemessenes Na + 2 × ([BG–100]/100), Harnstoff, Kreatinin, Blutbild mit Hämatokrit, HbA_{1c}; Urinstatus mit Ketonkörper- und Glukosenachweis
- **Labordiagnostik nach Initialphase:** GAD-Antikörper, IA2-Antikörper-Transaminasen, Cholesterin (HDL/LDL), Triglyzeride, Screening auf assoziierte Erkrankungen, z. B. fT4, TSH, TAK-/MAK- und TRAK-Antikörper, IgA (Hashimoto-Thyreoiditis), Transglutaminase-Antikörper (Zöliakie)

Erfahrungsgemäß ist das erste Gespräch mit der Eröffnung der Diagnose »Diabetes mellitus« für den Prozess der Krankheitsbewältigung, der unmittelbar nach Diagnosestellung beginnt, von erheblicher Bedeutung (▶ Kap. 9). Es beeinflusst den langfristigen Therapieverlauf und damit die gesamte Prognose des Diabetes. Ungenaue oder ausweichende Informationen, erst recht vordergründige Tröstungsversuche können sich negativ auswirken. Scheinbar nebensächliche Fehlinformationen können fest haften bleiben und das Verhalten der Kinder oder ihrer Eltern über lange Zeit beeinflussen. Die eigentliche Schulung der Eltern und Patienten durch die Diabetesberaterinnen und Diätassistentinnen beginnt erst nach eingehenden Initialgesprächen mit dem Arzt.

Die Insulintherapie ist das zentrale Thema aller strukturierten Schulungsprogramme, die ausführlich in ▶ Kapitel 9 dargestellt werden. Während der initialen Behandlung und Schulung sollen die Kinder, Jugendlichen und ihre Eltern und auch andere Betreuungspersonen in die Lage versetzt werden, die Insulintherapie im Alltag sachgerecht und selbstständig durchzuführen. Die Insulintherapie soll eine selbstbestimmte, flexible Lebensführung – einschließlich einer möglichst wenig durch den Diabetes eingeschränkten Ernährung – ermöglichen.

Im Verlauf des Klinikaufenthalts finden weitere Arztgespräche mit den Eltern statt, die die Schulungsgespräche ergänzen sollen. Im eingehenden Gespräch vor der Entlassung wird der Krankenhausaufenthalt noch einmal zusammenfassend erörtert. Unbeantwortete Fragen oder Unsicherheiten über die Behandlung des Diabetes und die Gestaltung des alltäglichen Lebens sollten beantwortet werden. Das Gespräch wird in der Regel mit dem Arzt, der Diabetesberaterin, den Eltern und Patienten gemeinsam geführt.

6.3.2 Initialtherapie mit Infusionsbehandlung

Rationale der initialen i.v. Behandlung

Polydipsie und Polyurie, verbunden mit Gewichtsabnahme, führen zur Verdachtsdiagnose Diabetes, die durch Hyperglykämie und Glukosurie, häufig auch Ketonurie, bestätigt wird. Das Kind mit dem neu entdeckten Diabetes wird in die Klinik eingewiesen. Meist liegen die Blutglukosewerte bei einer mild verlaufenden Manifestation zwischen 200 und 400 mg/dl (11,1–22,2 mmol/l). Im Urin werden zwischen 1 und 5 g % Glukose ausgeschieden. Der Ketonkörpernachweis im Urin ist zwar meist positiv, eine Azidose mit einem pH-Wert unter 7,3 liegt jedoch nicht vor.

Im Kinder- und Jugendkrankenhaus AUF DER BULT hat es sich in den letzten Jahren bewährt, alle Kinder unabhängig vom Ausmaß der initialen Dekompensation nach Diagnosestellung mit einer i.v. Insulininfusion und Flüssigkeitsgabe zu behandeln. Natürlich wird dadurch eine Gruppe von Kindern i.v. behandelt, die auch sofort mit einer subkutanen Insulintherapie starten könnte. Drei Gründe sprechen aus unserer Sicht für dieses Vorgehen: Der Familie wird durch die invasive i.v. Gabe die lebensverändernde Diagnosestellung leichter vermittelbar, und alle Familienmitglieder zeigen eine entsprechende Offenheit für die notwendigen Gespräche und Schulungen. Auch erfahrenen Kinderdiabetologen gelingt die Abschätzung des initialen Insulinbedarfs nicht. Insbesondere ein Beginn mit initial viel zu niedrigen Insulindosierungen ist häufig. Die notwendige Titration der Insulindosis vermittelt den Eltern das Gefühl einer schwer beherrschbaren Krankheit und kann sogar Zweifel an der Kompetenz des Behandlungsteams aufkommen lassen. Nach 24-stündiger i.v. Insulingabe lässt sich der initiale Insulinbedarf exakt abschätzen und kann für die Erstellung eines Insulinplans für die Injektionsbehandlung (ICT, ab dem Schulalter) bzw. Programmierung der kontinuierlichen subkutanen Insulininfusion (CSII) (bei Vorschulkindern und Säuglingen) herangezogen werden (◘ Abb. 6.1).

Zudem erfolgt somit der Beginn der subkutanen Dauerbehandlung zu einem Zeitpunkt, wo Eltern und Kinder Zeit gehabt haben, sich mit den Inhalten der Diagnoseeröffnung auseinanderzusetzen. Bei Patienten, für die noch unklar ist,

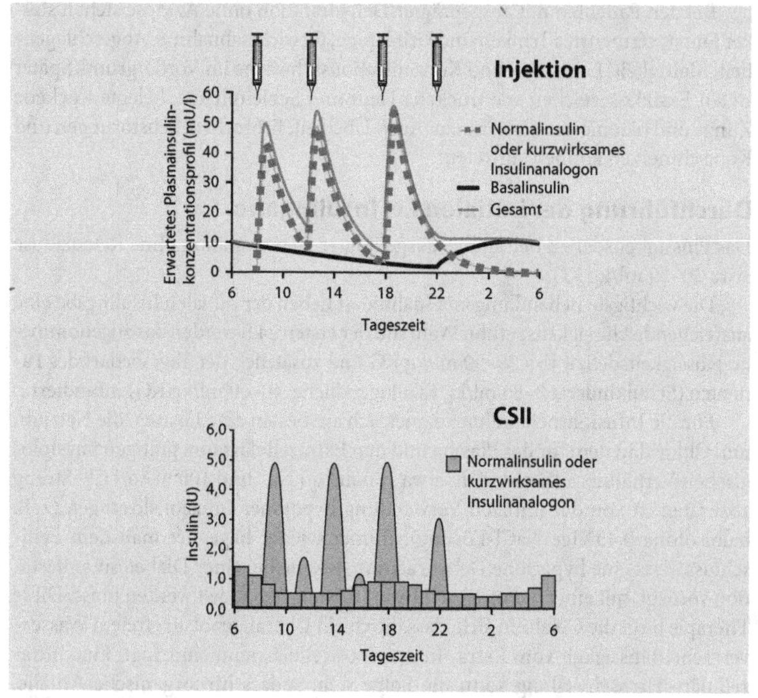

Abb. 6.1 Vergleich der beiden grundsätzlich angewandten Formen der intensivierten Insulintherapie, wie wir sie bei allen Kindern mit neu manifestiertem Diabetes ab Beginn einsetzen

ob initial mit einer CSII oder ICT begonnen werden soll, gewinnt man mit diesem Vorgehen Zeit. In den seltenen Fällen, bei denen unklar ist, ob es sich tatsächlich um eine Diabetesmanifestation oder um eine transiente Hyperglykämie anderer Ursache handelt, erspart man der Familie unter Umständen den Schock einer Fehldiagnose. Mit diesem Vorgehen werden eine größere diagnostische Sicherheit und ein sachgerechter Beginn der subkutanen Insulinbehandlung erreicht. Gleichzeitig vergrößert es die Chance von Arztgesprächen in einer ruhigen Atmosphäre.

Wenn der pH-Wert mehr als 7,30 beträgt (bzw. der base excess über –8 mmol/l liegt), liegt keine diabetische Ketoazidose vor. Sie tritt bei Manifestation seltener auf, etwa bei 20 % der Kinder und Jugendlichen mit Typ-1-Diabetes. Das diagnostische und therapeutische Vorgehen bei einer diabetischen Ketoazidose wird in ► Kapitel 11 eingehend beschrieben.

Bei den Patienten mit ausgeprägter Dehydratation ohne Azidose stehen starker Durst, vermehrtes Trinken und Urinlassen, Gewichtsabnahme, Abgeschlagenheit, Mattigkeit, Leistungs- und Konzentrationsschwäche im Vordergrund. Später treten Exsikkosezeichen wie trockene Haut und Schleimhäute, belegte trockene Zunge und halonierte Augen hinzu. Auch Übelkeit, Erbrechen, Sehstörungen und Kopfschmerzen können auftreten.

Durchführung der initialen i.v. Insulingabe

Das Flüssigkeitsdefizit beträgt bei ausgeprägter Dehydratation ohne Ketoazidose etwa 30–50 ml/kg KG.

Die wichtigste Behandlungsmaßnahme ist neben der initialen Insulingabe eine ausreichende Flüssigkeitszufuhr. Während der ersten 24 h werden das angenommene Flüssigkeitsdefizit von 30–50 ml/kg KG und zusätzlich der Tagesbedarf des Patienten (Schulkinder: 60–80 ml/kg KG; Jugendliche: 40–60 ml/kg KG) infundiert.

Für die Infusionsbehandlung eignet sich am besten eine Lösung, die Natrium und Chlorid in dem für das Plasma und den Extrazellulärraum gültigen physiologischen Verhältnis aufweist, d. h. etwa 150 mÄq/l Na^+ und 100 mÄq/l Cl^-. Streng abzuraten ist von der initialen Verwendung hypotoner Infusionslösungen (z. B. halbisotone 0,45%ige NaCl-Lösung). Immer wieder begegnet man dem Fehlschluss, dass eine hypertone Dehydratation, wie sie bei einer Diabetesmanifestation vorliegt, mit einer hypotonen Infusionslösung behandelt werden muss. Diese Therapie birgt die Gefahr in sich, dass durch ein Überangebot an »freiem Wasser« vermehrt Flüssigkeit vom Extra- in den Intrazellulärraum eindringt. Eine intrazelluläre Hirnschwellung kann die Folge sein, sodass hirnorganische Anfälle, Koma und irreversible Hirnschäden auftreten können.

Beim Absinken der Blutglukosewerte unter 300 mg/dl (16,7 mmol/l) wird auf 5 % glukosehaltige Vollelektrolytlösung umgestellt.

Mit dieser Infusionstherapie wird das Defizit an Natrium und Chlorid voll ersetzt. Die Behandlung des Kaliumdefizits beginnt, wenn die Diurese ausreichend in Gang gekommen ist. In 6 h wird etwa 1 ml einer 1,0-molaren KCl-Lösung/kg KG benötigt. Insgesamt sind 3–4 mÄq/kg KG in 24 h notwendig. Man muss besonders darauf hinweisen, dass eine einmolare Kaliumsalzlösung nie als Bolus infundiert werden darf.

Bei der i.v. Flüssigkeitsbehandlung wird heute fast ausschließlich das Prinzip der niedrig dosierten Insulininfusion angewendet, da eine maximale hypoglykämisierende Insulinaktivität im Plasma mit sehr niedrigen Insulindosen erreichbar ist. Hohe Insulindosen sind ineffektiv, da die biologische Halbwertszeit von i.v. injiziertem Insulin nur 3–5 min beträgt und die Zahl der Insulinrezeptoren an den Zellmembranen begrenzt ist.

Es werden 0,1 I.E. Normalinsulin/kg KG und Stunde infundiert, bis der Blutglukosewert 200 mg/dl (11,1 mmol/l) erreicht. Dann wird die Insulininfusion mit

■ Tab. 6.2 Intravenöse Insulinsubstitution im »Bypass«

Blutglukose (mg/dl bzw. mmol/l)	Insulindosis (I.E./kg KG/h)	Infusionsmenge (ml/h)
> 200/11,1	0,1	10
150–200/8,3–11,1	0,05	5
< 150/8,3	0,025	2,5

0,05 I.E./kg KG und Stunde fortgesetzt. Bei Blutglukosewerten unter 150 mg/dl (8,3 mmol/l) wird die Insulindosis auf 0,025 I.E./kg KG und Stunde reduziert. Sie sollte auch bei Werten unter 100 mg/dl (5,6 mmol/l) fortgesetzt werden.

Die Insulininfusion wird im »Bypass« mit einer 50-ml-Perfusorspritze durchgeführt. Die Spritze wird mit 0,5 I.E. Normalinsulin/kg KG auf 50 ml 0,9 % NaCl-Lösung gefüllt. Bei einer Insulininfusion von 0,1 I.E./kg KG und Stunde werden 10 ml pro Stunde infundiert, bei 0,05 I.E. 5 ml, bei 0,025 I.E. 2,5 ml (■ Tab. 6.2).

Die Infusionsbehandlung bei ausgeprägter Dehydratation ohne Ketoazidose dauert in der Regel 12–24 h. Das weitere therapeutische Vorgehen entspricht dem bei leichter Dehydratation ohne Infusionsbehandlung.

Eine gefürchtete Komplikation während der Insulininfusionsbehandlung ist die Entwicklung einer Hypoglykämie. Schon beim Erreichen eines Blutglukosespiegels von 300 mg/dl (16,7 mmol/l) muss daher die Infusion mit glukosefreier Infusionslösung beendet und mit glukosehaltiger Lösung fortgesetzt werden. Wenn allerdings auch bei Blutglukosewerten unter 100 mg/dl (5,6 mmol/l) die Insulininfusion mit 0,025 I.E./kg KG fortgesetzt wird, könnte die Infusion mit 5%iger Glukoselösung nicht ausreichend sein, um eine Hypoglykämie sicher zu verhindern. Daher sollten bei Werten unter 100 mg/dl (5,6 mmol/l) die Glukosekonzentration in der Infusionslösung erhöht und/oder Kohlenhydrate oral zugeführt werden. Da sich die Kinder nicht mehr sehr krank fühlen, kann zu diesem Zeitpunkt auch die erste Mahlzeit angeboten werden. Mit der Gabe von Tee mit Traubenzucker, geschlagener Banane, geriebenem Apfel oder anderen leicht verdaulichen Kohlenhydratnahrungsmitteln wird begonnen.

6.3.3 Initialtherapie ohne Infusionsbehandlung

Polydipsie und Polyurie, verbunden mit Gewichtsabnahme, führen zur Verdachtsdiagnose Diabetes, die durch Hyperglykämie und Glukosurie, häufig auch Ketonurie, bestätigt wird. Das Kind mit dem neu entdeckten Diabetes wird in die Klinik eingewiesen. Meist liegen die Blutglukosewerte bei einer mild verlaufenden Manifestation zwischen 200 und 400 mg/dl (11,1–22,2 mmol/l). Im Urin werden zwischen 1 und 5 g % Glukose ausgeschieden. Der Ketonkörpernachweis im Urin ist zwar meist positiv, eine Azidose mit einem pH-Wert unter 7,30 liegt jedoch nicht vor. Hier haben wir früher auf eine initiale Infusionstherapie verzichtet, führen aber das Vorgehen mit einem sofortigen subkutanen Beginn der Insulintherapie aus den oben genannten Gründen nicht mehr durch. Gerade in Zentren außerhalb von Deutschland (z. B. England, USA, Israel) ergibt sich aus den dortigen Strukturen des Gesundheitswesens die Notwendigkeit einer ambulanten Ersteinstellung beim Fehlen einer ausgeprägten Stoffwechselentgleisung.

Vorteil dieses Vorgehens ist, dass ein beschwerdefreies Kind nicht ins Bett muss. Zunächst wird der für das Kind notwendige Kalorienbedarf ermittelt und gemeinsam mit den Eltern ein Mahlzeitenplan erarbeitet, der sich an den Essgewohnheiten des Kindes und der ganzen Familie orientiert. Mit Hilfe einer Kohlenhydrataustauschtabelle stellen die Eltern und das Kind gemeinsam mit der Ernährungsberaterin zum ersten Mal die Mahlzeiten zusammen. Die orale Flüssigkeitszufuhr (ungesüßter Tee, Mineralwasser) muss ausreichend hoch sein, da wegen der verstärkten osmotischen Diurese eine meist leichte Dehydratation vorliegt, auch wenn klinische Exsikkosezeichen fehlen. Nach unserer Erfahrung erholen sich jedoch Kinder mit einer initialen Infusionstherapie rascher. Kleine kontrollierte Studien fanden keinen Unterschied zwischen ambulantem Beginn mit sofortiger subkutaner Insulingabe und stationärer Ersteinstellung bei Manifestation. Allerdings erreichten die Kinder und Jugendlichen in diesen älteren Studien die heute für richtig gehaltenen Stoffwechselziele in beiden Gruppen selten, sodass also zur Frage ambulant vs. stationär bzw. subkutan vs. intravenös bei Manifestation keine belastbaren Ergebnisse vorliegen.

Mit der Insulinsubstitution ohne intravenöse Insulingabe wird vor der ersten Mahlzeit im Krankenhaus begonnen. Schon jetzt müssen die Weichen für die Insulinsubstitutionsmethode gestellt werden, die während der folgenden Zeit angewendet werden soll. Gemeinsam mit den Eltern sollten die heute möglichen Formen der Insulintherapie erörtert werden. Dabei wird auch bei niedrigem Insulinbedarf oder schwieriger psychosozialer Situation mit einer der beiden Formen der intensivierten Insulintherapie begonnen. Eine konventionelle Insulinbehandlung mit meist 2-täglichen Insulininjektionen wird bei uns für keine Behandlungssituation mehr empfohlen.

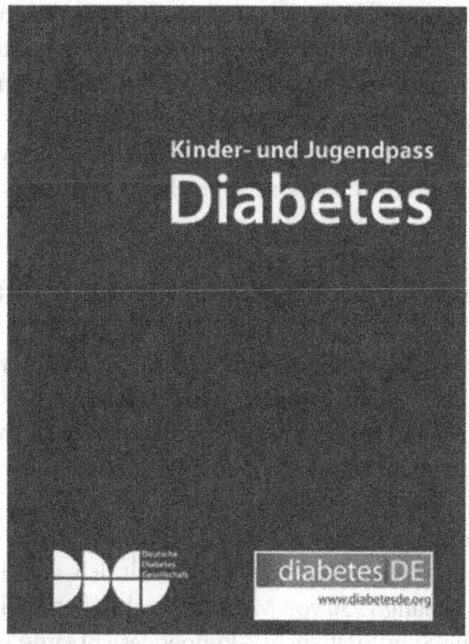

Abb. 6.2 Der Kinder- und Jugendpass Diabetes, zu beziehen über die diabetesDE – Deutsche Diabetes-Hilfe, www.diabetesde.org

6.4 Ambulante Langzeitbehandlung

6.4.1 Inhalte der ambulanten Betreuung

Während der Termine der ambulanten Langzeitbetreuung sollen neben der Adaptation der Insulinbehandlung an die aktuelle Lebenssituation mit dem Kind bzw. dem Jugendlichen und seiner Familie individuelle Therapieziele formuliert werden (HbA_{1c}-Wert, Blutzuckerzielbereiche, Verhaltensänderungen bei risikofördernder Lebensweise, Integrationsbemühungen, u. a.). Eine kontinuierliche Dokumentation der Therapieziele im Diabetes-Pass für Kinder und Jugendliche sollte durchgeführt werden. Die Dokumentation der Behandlungsdaten im Diabetes-Pass dient der objektiven Beurteilbarkeit der Therapieerfolge (Abb. 6.2).

Individuelle Therapieziele betreffen nicht nur die glykämische Kontrolle, sondern auch Verhaltensänderungen bei ggf. risikobereitem Verhalten. So sollte regelmäßig in geeigneter Form (evtl. in Abwesenheit der Eltern) das Rauch- und Trinkverhalten des Jugendlichen sowie eventueller Drogenkonsum erfragt und über das erhöhte kardiovaskuläre Risiko durch Nikotin sowie die Hypoglykämiegefährdung bei Alkohol aufgeklärt werden. Insbesondere die Kombination aus alkohol- und hypoglykämiebedingter Einschränkung der Handlungsfähigkeit kann fatale Folgen haben. Alkoholhaltige Getränke können initial den Blutzucker erhöhen und später zu einer Hypoglykämie durch Hemmung der hepatischen Glukoneogenese führen. Dabei kommt es zu einer erhöhten Ketosegefährdung und einem Anstieg der Plasmalipide. Da Verbote nicht sinnvoll sind, sollte der kontrollierte moderate Konsum altersentsprechend geschult werden.

6.4.2 Wachstum, Gewichtsentwicklung und Reifung

Zum Zeitpunkt der Diabetesmanifestation ist das Körpergewicht als Folge des Kalorienverlustes durch Glukosurie meist reduziert.

Ein nicht optimaler Krankheitsverlauf kann einen negativen Einfluss sowohl auf das Wachstum als auch das Gewicht und die sexuelle Entwicklung der jungen Patienten haben.

Bei Kindern und Jugendlichen mit Typ-1-Diabetes, die über einen langen Zeitraum insuffizient behandelt werden, entwickelt sich, allerdings extrem selten, ein Syndrom, das erstmalig 1930 von Mauriac beschrieben und nach ihm benannt wurde. Minderwuchs, Stammfettsucht, »Puppengesicht« und Hepatomegalie sind die charakteristischen Symptome dieses während der ersten 15 Jahre der Insulinära häufiger aufgetretenen Syndroms. Wir haben dieses Syndrom sehr selten bei Diabetespatienten gesehen, die aus Ländern eingewandert sind, in denen die Versorgung der Menschen mit Insulin nicht gesichert ist oder auch bei psychiatrischer Erkrankung der Eltern im Rahmen eines Münchhausen-by-proxy-Syndroms.

Größenentwicklung Kinder mit Diabetes sind zum Zeitpunkt der Manifestation im Mittel größer als gleichaltrige Stoffwechselgesunde. Als Erklärung dafür wird eine Wachstumsbeschleunigung während der prädiabetischen Phase diskutiert. Diese entsteht durch eine kompensatorisch vermehrte Produktion von Wachstumsfaktoren, wie z. B. IGF-1 (IGF = insulin-like growth factor), aufgrund des progredienten Insulinmangels. In vielen Studien wurde jedoch gezeigt, dass dieser Wachstumsvorsprung im weiteren Verlauf der Erkrankung nicht aufrechterhalten werden kann und dass Kinder mit Diabetes sogar am Ende der Wachstumsphase an Endgröße verlieren. Dieser Verlust an Wachstum ist in Verbindung mit einer langfristig ungünstigen Stoffwechsellage gebracht worden. Es gibt allerdings Hinweise, dass als Resultat von Verbesserungen im Bereich der Diabetestherapie und des Stoffwechselmonitorings in den letzten 10–15 Jahren überwiegend ein normales Wachstum erzielt worden ist.

Gewichtsverhalten Kinder und Jugendliche mit Diabetes weisen prinzipiell ein Gewichtsverhalten auf, das sich nicht von dem stoffwechselgesunder Gleichaltriger unterscheidet und in erster Linie von der Nahrungsaufnahme abhängt. Weibliche Jugendliche mit Diabetes neigen allerdings zu Übergewicht. Eine vermehrte Gewichtszunahme war unter intensivierter Therapie auch in der DCCT-Studie besonders bei Frauen beobachtet worden. In diesem Zusammenhang ist auch auf die erhöhte Prävalenz atypischer Essstörungen bei Mädchen mit Diabetes hinzuweisen. Unabhängig von der Stoffwechsellage sind Übergewicht und exzessive Gewichtszunahme während einer intensivierten Insulintherapie mit einem ungünstigen Lipidprofil und erhöhten Blutdruckwerten assoziiert.

Wachstum und Gewichtsentwicklung sind wesentliche Kontrollparameter einer korrekten Ernährung und erfolgreichen Diabetestherapie.

Reifung Die Pubertätsentwicklung verläuft bei Jungen und Mädchen mit Diabetes verzögert. Die Menarche tritt im Vergleich zu Stoffwechselgesunden verspätet auf. Nicht selten erfolgt die Menarche erst zwischen dem 16. und 18. Lebensjahr. Neben einer verspäteten Menarche weisen junge Frauen mit Diabetes auch häufiger Unregelmäßigkeiten im Menstrualzyklus auf als ihre stoffwechselgesunden Schwestern. Auch bei den Zyklusveränderungen gibt es einen engen Zusammenhang mit der Stoffwechsellage. Man muss davon ausgehen, dass Mädchen mit nahezu normoglykämischer Stoffwechsellage auch einen nahezu normalen Regelzyklus haben. Während sich das Wachstumsdefizit von Kindern mit Diabetes in der letzten Zeit wahrscheinlich aufgrund der besseren Behandlungsmöglichkeiten verringert hat, zeigen sich hinsichtlich des Menarchealters noch kontroverse Studienergebnisse.

6.5 Praxis der Insulinbehandlung mit Injektionen (ICT)

6.5.1 Insulinspritzen

Alle Kinder mit Diabetes bzw. deren Betreuungspersonen sollten in der Lage sein, Insulin mit Insulinspritzen zu verabreichen, da andere Hilfsmittel zur Insulingabe Fehlfunktionen aufweisen können. Für die Insulininjektion haben sich Insulininjektionsspritzen aus Kunststoff bewährt, die einmal benutzt werden können und denen eine Kanüle eingeschweißt ist (kein Totraum, kaum Luftblasen). Die Injektionsspritzen für U100-Insulin sind Plastikspritzen und enthalten in 1 ml 100 I.E. Insulin. Mit U100-Insulinspritzen kann eine Dosierung in 0,5-I.E.-Schritten erfolgen. Bei der Verwechslung von früher verwendeten U40-Spritzen oder Tuberkulin-Spitzen und U100-Spritzen treten gefährliche Dosierungsfehler auf.

Cave

Insulinkonzentration und Spritzengraduierung müssen übereinstimmen.

6.5.2 Insulinpens

Pens sind halbautomatische Insulininjektionsgeräte, die in Aufbau und Größe einem Füllfederhalter ähneln. Es gibt sowohl Fertigpens, die nach Gebrauch komplett verworfen werden (die wir nicht zuletzt aus Kostengründen nur in Sondersituationen empfehlen), als auch dauerhafte Pens, die jeweils mit einer Patrone mit U100-Insulin befüllt werden. Angesichts der in der Pädiatrie erforderlichen hohen Dosiergenauigkeit haben sich Pens mit der Möglichkeit einer Abgabe in halben Einheiten bewährt. Durch Knopfdruck oder Drehen kann eine exakt abgemessene Insulindosis appliziert werden. Dabei ist die aufzuwendende Druckstärke und die zur Dosierung erforderliche Extension des Daumens bei den einzelnen Pens unterschiedlich, sodass jedes neue Penmodell mit dem Patienten individuell geschult und erprobt werden sollte. Pens für die freie Mischung von Normal- und Verzögerungsinsulin sind bisher nicht verfügbar. Pens mit Memory-Funktion zeigen den Zeitpunkt der vorangegangenen Insulingabe oder die vorherige Dosis an. Der unbestreitbare Vorteil der Pens besteht darin, dass den Patienten das Aufziehen des Insulins erspart bleibt. Daher haben Sie sich auch in der Pädiatrie gegenüber Spritzen überwiegend durchgesetzt.

Vor jeder Injektion wird eine neue Pen-Nadel auf den Pen geschraubt. Beim Einlegen einer neuen Pen-Patrone werden 10 I.E. initial zur Füllung und Überprüfung der Pen-Funktion »in die Luft« gespritzt, bei jeder folgenden Injektion jeweils 2 I.E. vorneweg, damit die Nadel ausreichend gefüllt und die Funktion des Pens geprüft ist.

6.5.3 Durchführung der Injektion

Zellstofftupfer und 70%iger Alkohol zum Reinigen der Haut haben früher das Injektionsbesteck ergänzt. Die Wischreinigung der Haut mit alkoholischer Lösung führt nur zu einer Keimverminderung und stellt keine Desinfektion der Haut dar. Wenn die Patienten die allgemein üblichen Maßnahmen der Körperhygiene einhalten, müssen bei der Selbstapplikation von Insulin außer bei der Pumpentherapie keine besonderen Desinfektionsmaßnahmen durchgeführt werden. Es gibt keine Hinweise dafür, dass bei unterlassener »Desinfektion« gehäuft lokale Infektionen auftreten. Dies gilt jedoch nicht für die Insulininjektionen in Krankenhäusern.

Die ◘ Abb. 6.3 zeigt die Injektionsareale für Insulin. Am beliebtesten sind bei Kindern die Stellen am Oberschenkel und am Gesäß. Injektionen in das Fettgewebe des Unterbauches sind bei Kindern nicht beliebt, stellen bei Jugendlichen jedoch kein Problem dar. Seltener wird in den Unter- und Oberarm gespritzt, noch seltener in das Areal zwischen den Schulterblättern.

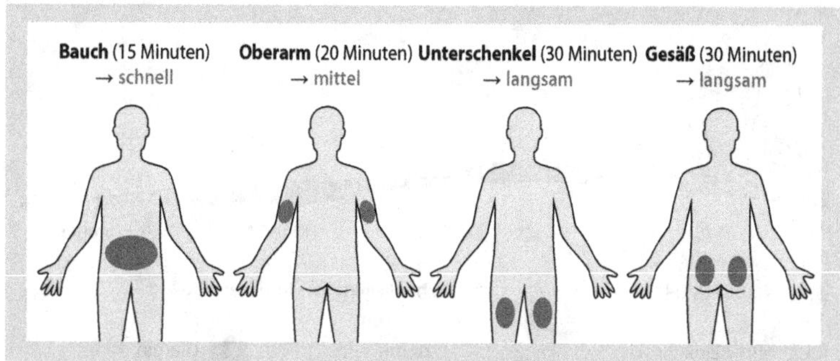

Abb. 6.3 Spritzregionen und Aufnahmegeschwindigkeit der Haut

Da das Insulin im Unterhautfettgewebe der verschiedenen Hautareale unterschiedlich schnell absorbiert wird (▶ Kap. 4), wird empfohlen, schnell wirksames Insulin in die entsprechenden Areale mit rascher Aufnahme zu injizieren und langwirksames Insulin in der Regel in den Oberschenkel oder ins Gesäß.

Injektionen in das subkutane Fettgewebe verursachen keine Schmerzen. Das Insulin wird gut resorbiert. Bei Einspritzungen in die Epidermis entsteht eine weißliche Quaddel, bei Injektionen in das Korium eine schmerzhafte Schwellung, evtl. ein kleines Hämatom. Nach Injektion in die Muskulatur können Schmerzen auftreten, v. a. wenn der Muskel aktiviert wird.

Bei besonders fester Haut wird das Einreiben mit einer fetthaltigen Salbe empfohlen, um die Haut geschmeidiger zu machen. Durch Drehen der Kanüle kann der Einstich erleichtert werden. Schmerzhaft ist der Einstich nur dann, wenn eine Nervenendigung im Korium getroffen wird. Vor der Injektion kann mit der Kanülenspitze geprüft werden, ob im Bereich der vorgesehenen Injektionsstelle eine Nervenendigung liegt oder nicht. Ist die Stelle unempfindlich, so ist kein Schmerz zu erwarten.

Die Haut der Injektionsstelle muss sauber und trocken sein. Eine Hautfalte wird zwischen Daumen und Zeigefinger genommen und die Kanüle an der Basis der Hautfalte in das Unterhautfettgewebe in einem Winkel von 90° eingeführt. Der Stempel der Spritze muss nicht angezogen werden, um zu prüfen, ob Blut zurückfließt (das ist bei Pens und Fertigspritzen technisch auch gar nicht möglich). Das Insulin wird langsam in das Fettgewebe injiziert. Anschließend wird die Kanüle langsam herausgezogen, damit möglichst wenig Insulin aus dem Stichkanal austreten kann. Ganz kann das manchmal nicht vermieden werden.

6

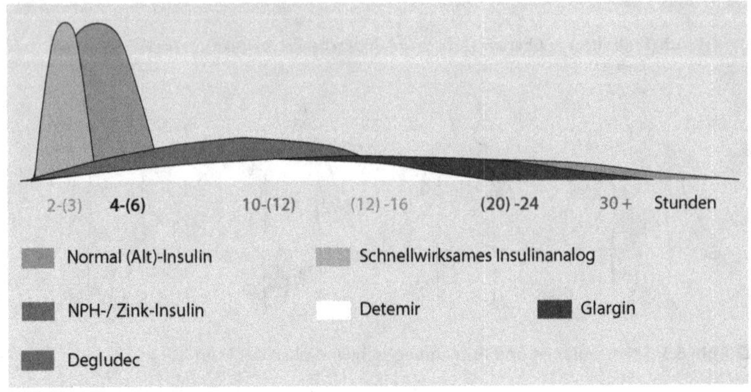

Abb. 6.4 Insuline, die bei der intensivierten Insulintherapie des Typ-1-Diabetes zur Anwendung kommen

6.5.4 Durchführung der intensivierten konventionellen Insulintherapie

Bei Kindern jeder Altersgruppe ist es sinnvoll, sich bereits unmittelbar nach Diabetesmanifestation für eine intensivierte Form der Insulintherapie zu entscheiden. Viele Jahre hindurch wurde fast ausschließlich eine 4-Injektionen-Therapie durchgeführt (ICT). Inzwischen werden jedoch zunehmend häufiger Insulinpumpen besonders bei Kindern im Vorschulalter eingesetzt (▶ Kap. 7).

Bei der intensivierten Insulintherapie (ICT) erhalten die Kinder bzw. Jugendlichen morgens, mittags und abends vor den Hauptmahlzeiten Normalinsulin als Prandialrate, wenn damit zwei aufeinanderfolgende Mahlzeiten abgedeckt werden (z. B. Frühstück und Snack in der ersten Pause in der Schule), und abends spät ein Verzögerungsinsulin (z. B. NPH-Insulin) als Basalrate. Man kann auch Insulinanaloga mit schnellem und langsamem Wirkungseintritt injizieren. Entsprechend ihrer Wirkdauer kommen verschiedene Insuline zum Einsatz (Abb. 6.4). Dabei erkennt man, das NPH-Insulin zur Basalabdeckung in der Regel zwei-, drei- oder sogar viermal zur passgenauen Basalgabe eingesetzt werden muss. Wie in Abb. 6.5 zu sehen ist, wird für die Prandialdosis einer einzelnen Mahlzeit ein kurzwirksames Analoginsulin eingesetzt. Normalinsulin und kurzwirksames Analoginsulin können dabei auch komplementär und von Tag zu Tag unterschiedlich bei den Mahlzeiten eingesetzt werden.

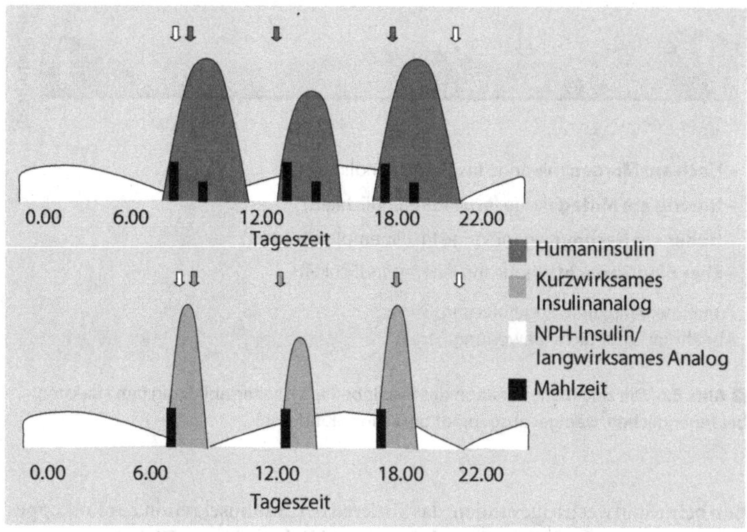

Abb. 6.5 Prandialsubstitution mit Normalinsulin (oben) und kurzwirksamen Insulinanaloga (unten)

Zirkadianrhythmus der Insulinwirkung

Zirkadiane Rhythmen sind u. a. für die Sekretion von Hormonen beschrieben worden, die den Glukosestoffwechsel regulieren, d. h. sowohl für Insulin wie für die insulinantagonistischen Hormone Adrenalin, Noradrenalin, Glukagon und die Kortikoide. Beim Typ-1-Diabetes wird die täglich notwendige Insulinsubstitution durch die zirkadianen Änderungen der Insulinwirkung mit den entsprechenden Auswirkungen auf den Insulinbedarf sehr kompliziert, da die endogene Insulinsekretion, die sich ständig auf die zirkadianen Einflüsse der insulinantagonistischen Hormone einstellt und sie ausgleicht, nur annäherungsweise imitiert werden kann (Abb. 6.6). Die zirkadianen Rhythmen der Sekretion und Wirkung der Hormone sind von Patient zu Patient sehr unterschiedlich ausgeprägt und können sich auch bei einem Patienten von einem Tag zum anderen ändern.

Morgenhyperglykämien sind bei Patienten mit Typ-1-Diabetes, v. a. bei Kindern und Jugendlichen, seit Langem bekannt. Als Ursache für hohe morgendliche Nüchternblutglukosewerte wurden lange Zeit asymptomatische nächtliche Hypoglykämien angenommen. Das sogenannte Somogyi-Phänomen, also eine gegenregulatorisch bedingte Hyperglykämie, tritt jedoch selten und wenn, nicht sehr ausgeprägt bei Patienten mit Typ-1-Diabetes auf, weil bei ihnen die Glukosegegenregulation gestört ist. Vor allem der erste und wichtigste Schritt der Gegenregula-

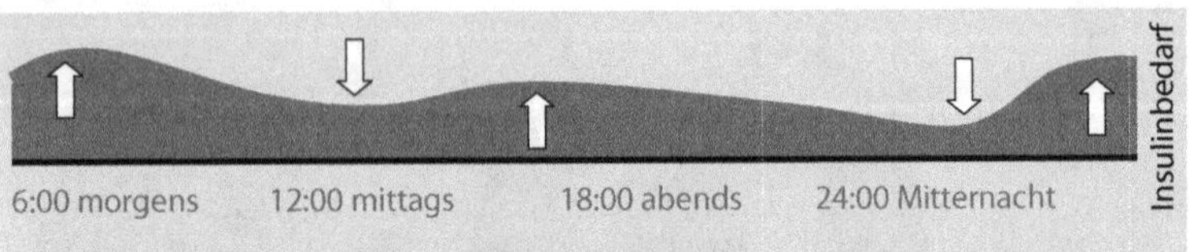

- **Hoch am Morgen** (niedrige Insulinempfindlichkeit)
- **Niedrig am Mittag** (hohe Insulinempfindlichkeit)
- **Höher am Nachmittag** (niedrige Insulinempfindlichkeit)
- **Eher niedrig nachts** (hohe Insulinempfindlichkeit)

Zunahme: Krankheit, Regelblutung, Stress......
Abnahme: körperliche Bewegung, Stress....

Abb. 6.6 Die zirkadiane Variation des Insulinbedarfs ist altersabhängig (am stärksten bei Jugendlichen, weniger ausgeprägt bei kleinen Kindern)

tion beim Stoffwechselgesunden, das Sistieren der Insulinsekretion zur Entkoppelung der hepatischen Glukoseproduktion, entfällt beim Typ-1-Diabetes.

Die durch eine Verminderung der Insulinwirkung bedingte Morgenhyperglykämie (Dawn-Phänomen) ist jedoch viel häufiger die Ursache hoher Morgenwerte. Die relative Insulinresistenz während der frühen Morgenstunden ist auf die nächtliche Sekretion von Wachstumshormon zurückzuführen, das nicht nur die Insulinsensitivität vermindert, sondern auch die hepatische Glukoseproduktion stimuliert. Wachstumshormon wird bei Typ-1-Diabetes vermehrt sezerniert. Es besteht eine direkte Beziehung zwischen der Wachstumshormonausschüttung und dem Anstieg des Insulinbedarfs während der Pubertät. Damit ist nicht nur der deutliche Anstieg des Insulintagesbedarfs bei Jugendlichen (> 1,0 I.E./kg KG), sondern auch die häufig unzureichende Stoffwechseleinstellung erklärt. Häufigkeit und Ausmaß des Dawn-Phänomens hängen ursächlich vom Ausmaß der nächtlichen Pulsamplitude der Wachstumshormonsekretion ab.

Prandialinsulindosis

Die Prandialinsulindosis hängt von der Menge der während einer Mahlzeit zugeführten Kohlenhydrate ab. Daher hat es sich als didaktisch sinnvoll erwiesen, die Prandialinsulindosis als Quotient »Insulin/KE« anzugeben (eine Kohlenhydrateinheit [KE] entspricht 10–12 g Kohlenhydraten). Der Insulin-KE-Quotient liegt meist zwischen 1,5 und 2,0 I.E./KE. Er ist intra- und interindividuell unterschiedlich groß und muss daher vom Patienten ständig neu ermittelt werden.

Wichtige Einflussgrößen sind Alter, Größe, Gewicht, Geschlecht, Diabetesdauer, Essgewohnheiten (z. B. Zusammensetzung der Mahlzeiten: schnell oder langsam resorbierbare Kohlenhydrate, Ballaststoff-, Eiweiß-, Fettgehalt), evtl. auch Art des prandialen Insulinpräparates (Normalinsulin bzw. schnell wirkendes Insulinanalogon). Von besonderer Bedeutung ist, ob sich der Patient in der Remissionsphase befindet und noch eine Restsekretion von endogenem Insulin vorliegt. Ist das der Fall, kann der Insulin-KE-Quotient unter 1,0 I.E./KE liegen.

Auch die zirkadianen Veränderungen der Insulinwirksamkeit beeinflussen den Insulin-KE-Quotienten. Während der Zeit der Morgenhyperglykämie (Dawn-Phänomen) werden normalerweise deutlich mehr als 2 I.E./KE benötigt. Am späten Nachmittag liegt ebenfalls eine Hyperglykämieneigung vor (Dusk-Phänomen), sodass etwa 2 I.E./KE injiziert werden müssen. Am späten Vormittag und um die Mittagszeit sowie nach Mitternacht während der ersten Nachthälfte besteht eine ausgesprochene Hypoglykämieneigung. Während dieser Zeit sollte das Insulin daher sehr vorsichtig dosiert werden. Meist kommen die Patienten um die Mittagszeit mit 1,0–1,5 I.E./KE, um Mitternacht mit 0,5–1,0 I.E./KE aus.

Weitere Einflussfaktoren für die Größe des Insulin-KE-Quotienten sind der Spritz-Ess-Abstand, die Injektionsart, die Beschaffenheit des Injektionsortes und nicht zuletzt die Effizienz der Basalinsulinsubstitution. Der Spritz-Ess-Abstand sollte umso länger sein, je schneller die zugeführten Kohlenhydrate resorbiert werden. Die Variationsbreite beträgt etwa 10 min (langsame Resorption: Kohlenhydrate mit niedrigem glykämischem Index, ballaststoffreich, hoher Fett-Eiweiß-Gehalt) bis 40 min (schnelle Resorption: Kohlenhydrate mit hohem glykämischem Index). Der Spritz-Ess-Abstand richtet sich auch nach dem präprandialen Blutglukosewert: Bei hohen Blutglukosewerten (z. B. > 250 mg/dl bzw. 13,9 mmol/l) sollte er verlängert, bei niedrigen (z. B. < 100 mg/dl bzw. 5,6 mmol/l) verkürzt werden. Üblicherweise sollte der Spritz-Ess-Abstand bei Normalinsulin 30 min betragen. Bei Verwendung schnell wirkender Insulinanaloga fällt der Spritz-Ess-Abstand fort.

Berechnung der Korrekturinsulindosis Die Insulindosis, die vor einer Mahlzeit injiziert werden muss, hängt nicht nur von der geplanten Nahrungszufuhr ab, sondern auch vom aktuellen präprandialen Blutglukosewert. Die mit Hilfe des Insulin-KE-Quotienten errechnete Insulindosis muss daher korrigiert werden. Bei hohen Präprandialwerten muss Korrekturinsulin hinzugefügt, bei niedrigen abgezogen werden.

Der Blutglukosespiegel wird bei Kindern und Jugendlichen durch 1 I.E. Normalinsulin um durchschnittlich 40 mg/dl (2,2 mmol/l) gesenkt. Dieser Wert weist große individuelle Schwankungen auf und hängt u. a. vom Gewicht ab. So kann die Absenkungsrate durch 1 I.E. Normalinsulin bei Jugendlichen nur 30 mg/dl (1,7 mmol/l) betragen, bei Kleinkindern dagegen 90 mg/dl (5 mmol/l) und mehr. Die Absenkungsrate nach Injektion von 1 I.E. Normalinsulin hängt jedoch wegen des Zirkadianrhythmus der Insulinwirkung auch vom Zeitpunkt der Insulininjektion ab. So kann sie in den frühen Morgenstunden nur 30 mg/dl (1,7 mmol/l) betragen, mittags dagegen 60 mg/dl (3,2 mmol/l), abends 50 mg/dl (2,8 mmol/l) und nachts sogar 90 mg/dl (5 mmol/l).

Die individuell ermittelten Absenkungsraten für den Blutglukosespiegel zur Ermittlung der Korrekturinsulindosis können nicht nur präprandial angewendet werden, sondern auch zwischen den Mahlzeiten und während der Nacht. Mit Hilfe der individuell und tageszeitlich unterschiedlichen Absenkungsraten können daher hohe Blutglukosewerte zu jeder Tages- und Nachtzeit korrigiert werden.

Basalinsulindosis

Die Injektion von Verzögerungsinsulin soll die basale Insulinsekretion zur Regulation der hepatischen Glukoseproduktion nachahmen. Der Tagesbedarf von Basalinsulin liegt bei stoffwechselgesunden Erwachsenen um 0,3 I.E./kg KG. Der tägliche Basalinsulinbedarf kann bei Kindern und Jugendlichen mit Typ-1-Diabetes im Hungerversuch (Fastentag) ermittelt werden. Er liegt bei Kleinkindern um 0,2 und bei Kindern um 0,3 I.E./kg KG. Während der Pubertät steigt der basale Insulinbedarf auf höhere Werte. Wegen seiner Wirkungsdauer von 16–17 h und seinem Wirkungsmaximum nach 5–7 h kann NPH-Insulin an den Zirkadianrhythmus der Insulinwirkung angepasst werden. Bei sehr niedrigem Insulinbedarf wird NPH-Insulin nur abends spät injiziert, häufiger jedoch morgens und spätabends. Bei erhöhtem Insulinbedarf am späten Nachmittag (Dusk-Phänomen) ist nicht selten auch mittags vor der zweiten Mahlzeit eine NPH-Insulininjektion notwendig. Abends zur dritten Hauptmahlzeit kann meist auf Basalinsulin verzichtet werden, da der Blutglukosewert spätabends vor dem Schlafen nicht zu niedrig sein sollte (> 100 mg/dl bzw. 5,6 mmol/l).

Das mittellang wirksame Insulin detemir (Levemir) muss wegen seiner Wirkdauer von etwa 12–16 h in der Regel zweimalig injiziert werden. Dabei kommen Schemata mit morgendlicher und abendlicher, mittäglicher und spätabendlicher (besonders bei Dawn-Phänomen) und morgendlicher und spätabendlicher Gabe zur Anwendung. Bei der Dosisfindung ist ein interindividuell sehr unterschiedliches Ansprechen auf Detemir zu beobachten. Im Vergleich mit NPH-Verzögerungsinsulin ergeben sich bei spätabendlicher Gabe Dosiserhöhungen von im Mittel 1,7-mal der ursprünglichen Dosis. Dabei wurden gute Nüchternblutzucker bei einzelnen Patienten auch bei dosisgleicher Umstellung beobachtet, während andere erst nach einer Verdopplung der Dosis gute Morgenwerte ohne nächtliche Unterzuckerungen aufwiesen.

Bei Erwachsenen und auch in einigen pädiatrischen Zentren wird häufig das langwirkende Insulinanalogon Glargin als Basalinsulin eingesetzt. Wegen seiner langen Wirkungsdauer von 22–24 h wurde Glargin zunächst nur einmal am Tag injiziert. Inzwischen sind jedoch verschiedene Modifikationen seines Einsatzes entwickelt worden. Es wird frühmorgens und abends (18 Uhr), frühmorgens und spätabends (23 Uhr), aber auch mittags und spätabends injiziert. An den Zirkadianrhythmus der Insulinwirkung kann es wegen seiner sehr langen Wirkungsdauer nicht in gleicher Weise angepasst werden wie die NPH-Insuline und das Detemir.

Seit Anfang 2015 ist auch Insulin degludec (Tresiba) für die Behandlung von Kindern ab 1 Jahr zugelassen. Es bietet die Möglichkeit der flexiblen Injektionsintervalle zwischen 8 h und 40 h aufeinanderfolgender Injektionen und hat die längste Wirkung der gegenwärtig erhältlichen Basalanaloga. Bis zum Erreichen eines steady-state vergehen bei Degludec drei Tage. Zur raschen Aufsättigung kann nach unserer Erfahrung am ersten Tag eine bis zu doppelte Dosis gegeben werden oder alternativ überlappend mit einem anderen langwirksamen Insulin dosiert werden. Besonders bei Patienten, die große Schwierigkeiten mit einer regelmäßigen Insulindosierung haben oder von einer Ketoazidose bei unzureichender Insulingabe bedroht sind, haben wir sehr gute Erfahrungen mit Tresiba gemacht.

Bei Verwendung der langwirksamen Insulinanaloga ist die Inzidenz schwerer Hypoglykämien geringer als bei Injektion von Normal- und NPH-Insulin.

Wichtig ist, dass bei der Verwendung kurzwirkender Insulinanaloga als Prandialinsulin die Basalinsulindosis erhöht werden muss, da sie an der Deckung des Basalinsulinbedarfs wegen ihrer kurzen Wirkungsdauer weniger beteiligt sind als Normalinsulin. Umgekehrt muss bei Verwendung langwirkender Insulinanaloga als Basalinsulin die Prandialinsulindosis erhöht werden, da sie weniger an der Deckung des Prandialinsulinbedarfs beteiligt sind als NPH-Insulin. Die Trennung zwischen Prandial- und Basalinsulinwirkung ist daher bei der Verwendung kurz- und langwirkender Insulinanaloga präziser gewährleistet als bei der von Normal- und NPH-Insulin. Bei der Injektion von Normal- und NPH-Insulin sind beide Insuline durch die Überschneidung ihrer Wirkungsprofile an der Prandial- und an der Basalinsulinsubstitution beteiligt, d. h., ein Teil des Normalinsulins wirkt als Basalinsulin, ein Teil des Basalinsulins als Prandialinsulin. Die Substitution mit kurz- und langwirkenden Insulinanaloga erfasst dagegen genauer das reale Verhältnis zwischen Prandial- und Basalinsulinbedarf. Die Durchführung der ICT mit kurz- und langwirkenden Insulinanaloga kommt daher den Voraussetzungen und Möglichkeiten der CSII näher als die mit Normal- und NPH-Insulin.

6.5.5 Wahl der täglichen Insulindosis

Die intensivierte Insulintherapie imitiert das physiologische Insulinsekretionsmuster bei Stoffwechselgesunden. Bei der intensivierten Insulintherapie wird der nahrungsabhängige Prandialinsulinbedarf durch die Injektion von Normalinsulin oder einem rasch wirkenden Insulinanalogon vor den Mahlzeiten gedeckt, der nahrungsunabhängige Basalinsulinbedarf durch die Injektion von NPH-Insulin oder einem langwirkendem Insulinanalogon, ein- oder mehrmals am Tag.

Das Prandialinsulin ermöglicht die Metabolisierung der durch die Nahrung aufgenommenen Kohlenhydrate und soll eine postprandiale Hyperglykämie verhindern, das Basalinsulin reguliert die hepatische Glukoseproduktion durch Hemmung der Glukoneogenese. Im Gegensatz zur konventionellen Insulintherapie bestehen bei der differenzierten Prandial- und Basalinsulinsubstitution der intensivierten Insulintherapie bei Kindern und Jugendlichen etwa 70 % der Tagesdosis aus schnell wirkendem Insulin (Normalinsulin oder Analogon), etwa 30 % aus Verzögerungsinsulin.

Wenn bei einer 4-Injektionen-Therapie der Basalinsulinanteil mehr als 50 % beträgt, wird keine intensivierte, sondern ein konventionelle Insulintherapie durchgeführt.

Wenn Kinder und Jugendliche und ihre Eltern bereits unmittelbar nach Manifestation, d. h. in einer Phase, in der die Bereitschaft für die Umsetzung einer optimalen Diabetestherapie sehr groß ist, eine der beiden Formen der intensivierten Insulintherapie kennenlernen, sind die Voraussetzungen für eine langfristig gute Stoffwechseleinstellung sehr günstig.

Der Erfolg der Insulinbehandlung hängt zunächst von der richtigen Wahl der Insulindosis und des Insulinpräparates ab. Viele Faktoren sind dabei zu beachten, z. B.:

- Alter,
- Größe,
- Gewicht,
- körperliche Aktivität,
- Essgewohnheiten,
- Lebensweise,
- Sozialverhalten,
- Art der schulischen bzw. beruflichen Tätigkeit, aber auch
- Manifestationsalter,
- Diabetesdauer,
- Verlauf des Typ-1-Diabetes und
- Art und Häufigkeit akuter und chronischer Komplikationen.

Die Insulindosis hängt ausschließlich vom aktuellen Insulinbedarf des Patienten ab. Es sollte nicht der Ehrgeiz des Arztes oder der Eltern sein, mit einer möglichst geringen Insulindosis auszukommen. Die Prognose des Diabetes hängt nicht von der Höhe der Insulindosis ab, sondern allein von der Qualität der Stoffwechseleinstellung.

Tab. 6.3 Richtwerte für die Durchführung der intensivierten konventionellen Insulintherapie (ICT)

Insulinbedarf	Altersgruppe	Tägliche Insulinmenge
Insulintagesbedarf	Kinder	0,8–1,0 I.E./kg KG
	Jugendliche	0,8–1,2 I.E./kg KG
	Erwachsene	0,6–0,7 I.E./kg KG
Basalinsulintagesbedarf	Kinder	0,30–0,35 I.E./kg KG
	Jugendliche	
	Erwachsene	
Prandialinsulindosis	Morgens	~1,5–2,5 I.E./KE
	Mittags	~1,0–1,5 I.E./KE
	Abends	~1,5–2,0 I.E./KE
	Nachts	~0,5–1,0 I.E./KE
Blutglukoseabsenkungsraten nach 1 I.E. Normalinsulin	Morgens	20–30 mg/dl (1,1–1,7 mmol/l)
	Mittags	40–50 mg/dl (2,2–2,8 mmol/l)
	Abends	30–40 mg/dl (1,7–2,2 mmol/l
	Nachts	60–80 mg/dl (3,3–4,4 mmol/l)
Täglicher Kalorienbedarf	Kinder	45–70 kcal/kg KG
	Jugendliche	35–45 kcal/kg KG
	Erwachsene	25–35 kcal/kg KG

KG Körpergewicht

Die Kenntnis der Insulinsekretionsraten stoffwechselgesunder Erwachsener erlaubt die Schätzung des Insulinbedarfs von Kindern und Jugendlichen (◘ Tab. 6.3). Die basale Insulinsekretionsrate beträgt beim fastenden Erwachsenen 14–17 mU/min. Das entspricht etwa 0,7–1,0 I.E./h bzw. 17–24 I.E. pro Tag. Daraus errechnet sich ein nahrungsunabhängiger Basalinsulintagesbedarf von etwa 0,3 I.E./kg KG. Die Insulinfreisetzung nach oraler Gabe von 10–12 g Kohlenhydraten (1 KE), d. h. der nahrungsabhängige Prandialinsulinbedarf, beträgt etwa 1,35 I.E. Dabei kommt der differenzierten Trennung von Prandial- und Basalinsulin eine Schlüsselrolle für eine erfolgreiche Insulintherapie zu (◘ Abb. 6.7).

6

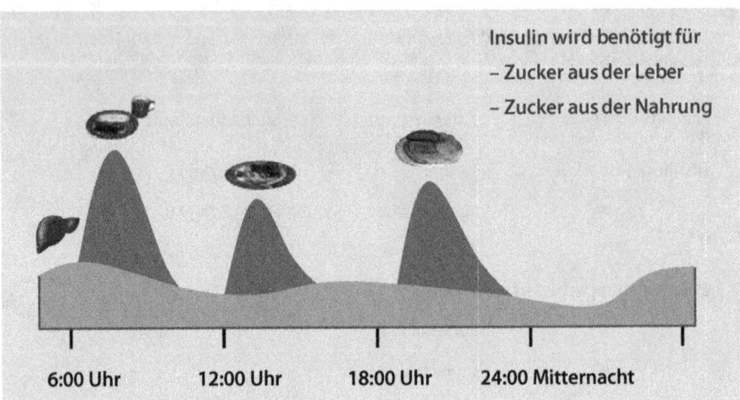

Abb. 6.7 Schlüssel zum Erfolg: Differenzierte Gabe von »Basal«-Rate und »Bolus«-Insulin

Tab. 6.4 Phasen des Diabetesverlaufs bei Kindern und Jugendlichen

Verlaufsphasen	Dauer	Insulintagesbedarf (I.E./kg KG)
Initialphase	1–2 Wochen	0,5–1,5
Remissionsphase	1–2 Jahre	< 0,5
	3–4 Jahre	0,5–0,8
Postremissionsphase	Lebenslang	> 0,8

KG Körpergewicht

Beispiel Bei Umrechnung dieser Richtwerte würde z. B. ein 10-jähriges stoffwechselgesundes Kind mit einem Körpergewicht von 30 kg und einer Kohlenhydratzufuhr von 14 KE täglich etwa 28 I.E. Insulin benötigen (Basalinsulinbedarf: 0,3 × 30 = 9 I.E.; Prandialinsulinbedarf: 14 × 1,35 = 19 I.E.). Der Insulintagesbedarf dieses 10-jährigen Kindes würde danach etwa 0,9 I.E./kg KG betragen (Basalbedarf: 0,3 I.E./kg KG; Prandialbedarf: 0,6 I.E./kg KG). Der Insulintagesbedarf von Kindern und Jugendlichen hängt aber auch von der Diabetesphase ab, in der sich der Patient befindet (Tab. 6.4).

Wenn bei Kindern mehr als 1,0 I.E. Insulin/kg KG injiziert wird, sollte eine Überinsulinierung in Erwägung gezogen werden. Bei Jugendlichen liegen die Insulinbedarfswerte allerdings wegen der hormonell bedingten Verminderung der Insulinsensitivität oft über 1,0 I.E./kg KG. Sie können bis 1,5 I.E./kg KG betragen.

Tab. 6.5 Die wichtigsten Varianten der Kombination von Prandial- und Basalinsulin

Variante A1	Prandialinsulin	Normalinsulin
	Basalinsulin	NPH-Insulin tagsüber und nachts
Variante A2	Prandialinsulin	Normalinsulin
	Basalinsulin	NPH-Insulin tagsüber und mittellang wirkendes Insulinanalogon (Detemir) nachts
Variante B1	Prandialinsulin	Schnellwirkendes Insulinanalogon
	Basalinsulin	NPH-Insulin tagsüber und nachts
Variante B2	Prandialinsulin	Schnellwirkendes Insulinanalogon
	Basalinsulin	NPH-Insulin tagsüber und mittellang wirkendes Insulinanalogon (Detemir) nachts
Variante C	Prandialinsulin	Normalinsulin
	Basalinsulin	Lang- (Glargin/Degludec) oder mittellang-wirkendes (Detemir)

Bei Säuglingen und Kleinkindern bis zur Einschulung wird in unserer Klinik nahezu ausschließlich eine Insulinpumpentherapie mit kurzwirksamen Insulinanaloga eingesetzt (s. u.). Bei Schulkindern und Jugendlichen wird mit einer ICT begonnen und gegebenenfalls bei Vorliegen einer Pumpenindikation nach Ende der Remissionsphase umgestellt.

In Tab. 6.5 sind die wichtigsten Varianten der Kombination von Prandial- und Basalinsulin zusammengestellt. Bei der Wahl der Prandial-/Basalinsulin-Kombination für die ICT kommt es auf folgende Kriterien an:

- Wahl des Prandialinsulins:
  - wenn der Spritz-Ess-Abstand vermieden werden soll: schnellwirkendes Insulinanalogon
  - wenn eine der Hauptmahlzeit folgende Zwischenmahlzeit mit abgedeckt werden soll: Normalinsulin
- Wahl des Basalinsulins:
  - wenn das Basalinsulin an den Zirkadianrhythmus angepasst werden soll: NPH-Insulin tagsüber, Detemir nachts
  - wenn die Zwischenmahlzeiten mit abgedeckt werden sollen, die zeitlich weiter von der vorausgegangenen Hauptmahlzeit entfernt sind: NPH-Insulin

- bei wenig ausgeprägtem Zirkadianrhythmus und wenn keine Zwischenmahlzeiten mit Basalinsulin abgedeckt werden: Glargin oder Degludec zum Abend oder am Morgen oder Detemir zweimal täglich
- bei notwendiger zeitlicher Flexibilität der Basalinsulingabe oder drohender Ketoazidose: Degludec einmal täglich

Diese Grundregeln sind das Ergebnis eigener klinischer Erfahrungen. Sie können aufgrund der Erfahrungen des behandelnden Arztes und der Patienten selbstverständlich weitere Variationen aufweisen. Die Kunst der Insulintherapie besteht darin, für jeden Patienten die Behandlungsform zu finden, die seinem individuellen Lebensrhythmus und seinen individuellen Lebensbedürfnissen entspricht und außerdem zu guten Stoffwechselergebnissen führt.

6.5.6 Wahl der Insulinsubstitutionsmethode

Konventionelle Insulintherapie

Die konventionelle Insulintherapie spielt in der pädiatrischen Diabetologie in Deutschland praktisch keine Rolle mehr (■ Abb. 6.8). Ein späteres »Umlernen« von konventioneller auf intensivierte Insulintherapie fällt erfahrungsgemäß sehr schwer. Daher wird dieses Behandlungsverfahren hier nur der Vollständigkeit halber erwähnt.

Bei der konventionellen Insulintherapie wird täglich ein- oder zweimal Insulin injiziert. Es liegt eine eindeutige Dominanz der Verzögerungsinsulinwirkung vor. Etwa 70–100 % der Insulintagesdosis bestehen aus Verzögerungsinsulin, nur etwa 0–30 % aus Normalinsulin. Die Nahrungszufuhr muss an die vorgegebene Verzögerungsinsulinwirkung angepasst werden. Zweimal täglich, morgens vor dem ersten Frühstück und abends vor dem Abendessen, wird ein Verzögerungsinsulin mit oder ohne Normalinsulinanteil injiziert. Das Verhältnis zwischen der morgendlichen und abendlichen Insulinmenge ist etwa 2 : 1. Eine Insulinanpassung an die Nahrungszufuhr ist nur mit Hilfe des relativ geringen Normalinsulinanteils möglich.

Intensivierte Insulintherapie

Epidemiologische Untersuchungen konnten den generellen Vorteil der intensivierten Insulintherapie für alle Altersgruppen im Kindesalter nicht belegen. Angesichts der Überlegenheit dieser Therapieform bei Adoleszenten und Erwachsenen sollte jedoch mit Blick auf die schwedischen Längsschnittstudien bei allen Patienten mit der intensivierten Therapie begonnen werden. Ausnahmen können die Remissionsphase mit sehr geringem Insulinbedarf oder eine erhebliche Adhärenz-Problematik in der Langzeitbetreuung sein sowie ein familiärer Kontext oder Fremdbetreuung, in der die komplexe intensivierte Therapie nicht durchge-

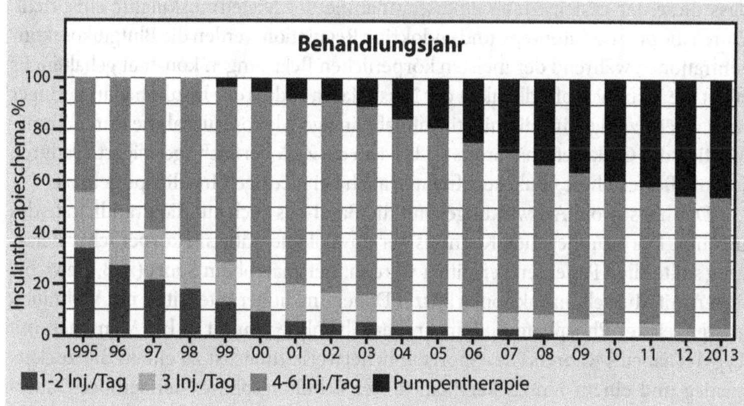

Abb. 6.8 Entwicklung der pädiatrischen Insulintherapie nach dem Deutschen Gesundheitsbericht Diabetes. (Adaptiert nach Holl et al. 2015)

führt und überwacht werden kann. Die Evidenz bezüglich der Bedeutung einer intensivierten Insulintherapie auf die Langzeitstoffwechselkontrolle stammt aus dem DCC-Trial und der Nachfolgestudie EDIC (Epidemiology of Diabetes Interventions and Complications) (▶ Kap. 12). Die EDIC-Studie zeigt ein Jahrzehnt nach Beendigung der Randomisierung, trotz inzwischen vergleichbarer glykämischer Kontrolle der Studienteilnehmer, ein besseres Outcome hinsichtlich der mikro- und makrovaskulären Endpunkte für diejenigen, die in der initialen Phase eine verbesserte Stoffwechseleinstellung durch die intensivierte Therapie hatten (»metabolisches Gedächtnis«). Daher sollte die bestmögliche Stoffwechselkontrolle möglichst von Anfang an initiiert werden.

Das Vorgehen bei intensivierter Insulintherapie mit Hilfe einer Insulinpumpe (CSII) ist im Prinzip sehr ähnlich (▶ Kap. 7). Die Prandialinsulingaben werden vom Patienten vor den Mahlzeiten abgerufen und die kontinuierliche Basalinsulinapplikation entsprechend der zirkadianen Rhythmik einprogrammiert.

6.6 Insulindosierung bei körperlicher Aktivität

6.6.1 Physiologische Grundlagen

Bei körperlicher Aktivität, z. B. Sport, von Menschen ohne Diabetes kommt es zu einer Reduktion der Insulinsekretion und einem Anstieg der gegenregulatorischen Hormone, welches die Steigerung der hepatischen Glukoneogenese begünstigt, sodass diese der gesteigerten Glukoseaufnahme der Skelettmuskulatur entspricht. Durch die präzise autonome und endokrine Regulation werden die Blutglukosekonzentrationen während der meisten körperlichen Belastungen konstant gehalten. Es steigt die Insulinempfindlichkeit der Muskulatur, sodass der Insulinbedarf geringer wird. Gleichzeitig wird die nichtinsulinabhängige Glukoseaufnahme durch Translokation des Glukosetransporters GLUT4 an die Zelloberfläche gesteigert. Dadurch nimmt die periphere Glukoseaufnahme auch bei niedrigen Insulinspiegeln zu.

Das hat sowohl Auswirkungen auf die Basal- als auch auf die Prandialrate des Insulins. Die grundlegende Kenntnis der Physiologie während körperlicher Belastung sollte allen Patienten vermittelt werden. Bei anaerobem Sport (z. B. Gewichtheben mit Muskelkontraktionen kurzer Dauer und hoher Intensität) mit Verbrauch energiereicher Phosphate und anaerober Glykolyse kommt es bei Menschen mit Typ-1-Diabetes während des Sports üblicherweise zunächst zu einem Blutzuckeranstieg und einem Blutzuckerabfall in der Erholungsphase. Bei aerober Dauerbelastung (z. B. Joggen) mit einer anhaltenden, niedrigen Muskelkontraktionswiederholung niedriger Intensität werden überwiegend die oxidative Phosporylierung und die mitochondriale Atmungskette zur Energiegewinnung eingesetzt. Somit kommt es zu einem Blutzuckerabfall sowohl während des Sports als auch in der Erholungsphase. Während bei leichter körperlicher Bewegung die Glykogenspeicher nur geringfügig benötigt werden, nimmt der Glykogenverbrauch mit zunehmender Intensität zu. Dies ist natürlich auch von der Dauer der Aktivität abhängig. Die besonders bei Marathonläufern nach ungefähr 250 min Dauerbelastung als »Wand« beschriebene Situation kennzeichnet den Zustand verbrauchter Glykogenspeicher mit raschem Blutzuckerabfall und Anstieg der freien Fettsäuren als einzige verbliebene Energielieferanten. Daher ist es in einer Dauerbelastung wichtig, sich auch als Mensch mit Typ-1-Diabetes während des Sports ausreichend Glukose zuzuführen, um leeren Glykogenspeichern vorzubeugen. Patienten mit Typ-1-Diabetes tragen entsprechend ein erhöhtes Risiko für Hypoglykämien sowohl während des Sports als auch in der anschließenden Erholungsphase.

6.6.2 Hypo- und Hyperglykämie durch Sport

Niedrig-intensive Dauerbelastung ist aus sportphysiologischen Gründen besonders für untrainierte Menschen mit Typ-1-Diabetes geeignet. In diesem Fall dient vorzugsweise die Oxidation freier Fettsäuren als Energiequelle. Aerobe Belastung (z. B. Jogging, Langlaufski) erlaubt unter diesen Umständen einen langsamen Glukoseverbrauch mit einem reduzierten Hypoglykämierisiko.

Anaerober Sport mit vielen raschen intensiven Energiespitzen (z. B. Volleyball, Tennis) kann einen hohen adrenergen Output auslösen. Bei Sportlern mit Typ-1-Diabetes, die einen Wettkampf bereits mit hohen Blutzuckerwerten beginnen,

Tab. 6.6 Empfohlene Aufnahme von Extra-Sport-KE entsprechend den ISPAD Guidelines 2014, vorausgesetzt, dass es nicht vorher zu einer Insulindosisanpassung gekommen ist. Zum Beispiel sollte ein 40 kg schweres Kind 1–1,5 KE Sport-KE alle 15 min während eines aktiven Basketballspiels zu sich nehmen

Aktivität (Minuten für 1 bis 1,5 Extra-Sport-KE)	Gewicht (kg)		
	20	40	60
Basketball	30	15	10
Langlaufski	40	20	15
Fahrradfahren			
10 km/h	65	40	25
15 km/h	45	25	15
Eislaufen	25	15	10
Eishockey	20	10	5
Laufen			
8 km/h	25	15	10
12 km/h		10	10
Fußball	30	15	10
Brustschwimmen 30 m/min	55	25	15
Tennis	45	25	15
Laufen			
4 km/h	60	40	30
6 km/h	40	30	25

kann es dadurch zu einem weiteren Blutzuckeranstieg kommen. Umgekehrt kann eine intensive anaerobe Anstrengung schnell die normalen Energiereserven (Glykogenspeicher) und damit das Risiko für eine verzögerte Hypoglykämie nach der sportlichen Belastung erhöhen. Besonders bei langdauerndem aerobem Sport reicht die üblicherweise empfohlene »Sport-KE« nicht aus. Es sind deutlich mehr zusätzliche KE erforderlich, um einer Hypoglykämie während des Sports vorzubeugen (Tab. 6.6). Dabei erhöht eine vorausgegangene Hypoglykämie das Hypoglykämierisiko durch eine eingeschränkte gegenregulatorische Hormonausschüttung und der daraus folgenden Wahrnehmungsstörung. Somit erhöht eine Hypoglykämie während des Sports das Risiko für weitere Hypoglykämien, wenn die körperliche Belastung weiter fortgesetzt wird. Daher sind regelmäßige Blutzuckerselbstkontrollen vor, während und nach der sportlichen Aktivität unverzichtbar.

Hinsichtlich des besten Blutzuckerwerts vor Beginn einer sportlichen Betätigung gibt es keine validen Daten. Stärkster Prädiktor für eine Hypoglykämie ist der Ausgangsblutzuckerwert, der grundsätzlich bei mindestens 120 mg/dl (6,6 mmol/l) liegen sollte.

Allgemein wird empfohlen, dass der Blutglukosewert beim Beginn einer sportlichen Aktivität zwischen 120 und 180 mg/dl (6,6–10,0 mmol/l) liegen sollte.

Der glukosesteigernde Effekt von hochintensiver sportlicher Belastung zur Reduktion des Risikos einer Hypoglykämie wurde inzwischen in verschiedenen Studien gezeigt. Dieser Effekt beruht auf einer deutlichen Steigerung der Katecholaminspiegel durch den Sprint, da die anderen gegenregulatorischen Hormone in dieser Zeit nicht wesentlich verändert waren.

Patienten sollten auch darauf aufmerksam gemacht werden, dass es trotz eines stabilen Blutglukoseverlaufs vor dem Sport zu einem signifikanten Anstieg der BZ-Spiegel auch ohne Nahrungsaufnahme beim Beginn sportlicher Betätigung kommen kann, der auf ähnliche Mechanismen zurückgeht. Hier spielen sowohl ein Anstieg von Katecholaminen (Anspannung beim Wettkampf) als auch erhöhte Kortisolspiegel eine Rolle. Unter diesen Bedingungen kann gegebenenfalls ein Bolus von 1–2 E eines schnellwirksamen Analoginsulins direkt vor dem Sport Abhilfe schaffen. Bei anderen Patienten führt die Absenkung gegenregulatorischer Hormone in Erwartung einer Wettkampfsituation zur Hypoglykämie. Ein weiteres Problem ist die Hemmung der Magen- und Darmaktivität. Die Nahrung wird nicht oder sehr verzögert resorbiert. Auch dies kann eine Hypoglykämie zur Folge haben, sodass nur allgemeine Ratschläge gegeben werden können, die empirisch überprüft werden müssen.

6.6.3 Nächtliche Hypoglykämien nach Sport

Eine Steigerung der Insulinempfindlichkeit wird insbesondere 7–11 h nach körperlicher Belastung beobachtet, jedoch sind auch »Late-onset«-Unterzuckerungen bis zu 36 h nach dem Sport beschrieben worden. Besondere Bedeutung ist der nächtlichen Hypoglykämie nach sportlicher Betätigung beizumessen. Bei untrainierten Personen ist das Risiko einer nächtlichen Hypoglykämie insbesondere bei Sport mit intermittierender hoher Intensität gegenüber moderater Dauerbelastung erhöht. Eine bessere »Kohlenhydratladung« (Glykogenaufbau) vor dem

Sport und die Einnahme eines Snacks vor dem Schlafen (niedriger glykämischer Index mit Fett/Eiweiß) anstelle der Dosisreduktion des Bolusinsulins vor dem Abendbrot werden für Untrainierte in diesem Fall empfohlen. Natürlich ist das Risiko einer nächtlichen Hypoglykämie niedriger, wenn der Sport am Vormittag statt am Nachmittag durchgeführt wird.

Zur Vermeidung von Hypoglykämien ist generell die Zufuhr von Sport-KE wichtiger als die Insulindosisreduktion. Am besten werden beide Maßnahmen kombiniert.

6.6.4 Empfehlungen für die Dosisanpassung bei Sport

Weil sportliche Betätigung die Insulinsensitivität steigert, sollten bei der Adjustierung der Insulindosis immer die Ausgangsinsulinempfindlichkeit, die Intensität der sportlichen Betätigung und die Dauer des Sports berücksichtigt werden (für die Behandlung mit einer CSII s. auch ► Abschn. 7.2.8). Die ◘ Tab. 6.7 zeigt dementsprechend mögliche Dosisreduktionen. Für eine kurzzeitige Belastung von unter 20 min muss nur in Ausnahmefällen eine Dosisanpassung vorgenommen worden.

◘ Tab. 6.7 Beispiele für eine Insulindosisreduktion in Abhängigkeit von Intensität und Dauer der sportlichen Betätigung

	Dauer (min)		
Intensität (% der maximalen Pulsrate)	< 20	20–60	> 60
Niedrig (< 60): langsames Gehen, Schwimmen	–	–	Prandialinsulin, 5–10 % pro Stunde Sport Basalinsulin, 5–10 % pro Stunde Sport
Moderat (60–70): Wandern, Fahrrad fahren, Joggen	–	Prandialinsulin: 10–50 % Basalinsulin: 10–20 %	Prandialinsulin, 5–10 % pro Stunde Sport Basalinsulin, 5–10 % pro Stunde Sport
Hoch (> 75): Mountainbike, Wettkämpfe (Laufen, Rudern) oder Schwimmen	–	Prandialinsulin: 10–50 % Basalinsulin: 10–20 %	Prandialinsulin, 5–20 % pro Stunde Sport Basalinsulin, 5–10 % pro Stunde Sport (maximale Basalreduktion 50–80 %)

Bei Behandlung mit einer Insulinpumpe kann die Basalrate abgesenkt (► Kap. 7) oder die Pumpe während des Sports zeitlich befristet abgelegt werden.

Hinweise zur Senkung des Hypoglykämierisikos bei Sport

- Die individuelle Reaktion auf Sport ist u. a. abhängig vom Trainingszustand und muss individuell ausgetestet werden.
- Wegen der schnelleren Resorption des Insulins sollte nicht in Bereiche injiziert werden, die während des Sports in starke muskuläre Aktivität involviert sind (z. B. in den Oberschenkel vor dem Fußballspielen).
- Die veränderte Insulinwirkung bei Erwärmung bzw. Abkühlung (Wintersport, Schwimmen) muss bedacht werden.
- Bei geplantem Sport vor dem Frühstück kann es ratsam sein, die Basalrate abhängig von der Insulinart, der sportlichen Intensität und dem Trainingszustand um 20–50 % zu senken. Ggf. sollte auch die morgendliche Prandialrate um 30–50 % reduziert werden.
- Bei Ausdauersport von mehr als 1–2 h Dauer wird evtl. für die Mahlzeit vor dem Sport nur 20–75 % der üblichen Prandialdosis benötigt.
- Spielsportarten sind meist ohne Veränderung der Insulindosen möglich.
- Vor dem Sport eignen sich besonders Kohlenhydrate mit niedrigem glykämischem Index, da diese Nahrungsmittel wenig Insulin zur optimalen Glukoseutilisation benötigen. Diese Nahrungsmittel führen zu einem langsamen Blutzuckeranstieg (Müsli, Nüsse, Milch, Fruktose).
- Nach dem Sport findet eine Glykogenresynthese und -speicherung im Skelettmuskel statt. Daher sind nach dem Sport insbesondere Nahrungsmittel mit hohem glykämischem Index geeignet.
- Bei Verschlechterung der sportlichen Leistung sollte an eine möglicherweise vorliegende Hypoglykämie gedacht werden und eine BZ-Bestimmung erfolgen.
- Nach intensiver körperlicher Bewegung sollte einer durch den Muskelauffülleffekt bedingten Späthypoglykämie vorgebeugt werden.
- Wie auch für Menschen ohne Diabetes empfohlen, soll die sportliche Belastung in Intensität und Dauer graduell gesteigert werden.
- Da sonst verlässliche Hypoglykämieanzeichen, z. B Schwitzen oder Tachykardie, beim Sport nicht genutzt werden können, sollten Kinder und Jugendliche mit Diabetes andere individuelle Anzeichen während sportlicher Betätigung kennen und beachten. Typische Beispiele sind verzögerte Reaktion und motorische Beeinträchtigungen, z. B. ungenaues Zuspiel, Stolpern oder Gleichgewichtsprobleme.

6.6.5 Hyperglykämie vor Sport

Bei Blutglukosewerten über 300 mg/dl (16,7 mmol/l) sollte keine körperliche Anstrengung erfolgen. Sehr starke körperliche Belastung und hochintensiver Sport oberhalb der Laktatgrenze kann zu einer Hyperglykämie bis hin zur Ketoazidose führen. Bei Blutzuckerwerten über 250 mg/dl (13,9 mmol/l) wird daher eine Überprüfung der Blut- oder Urinketonwerte empfohlen. Der Katecholaminanstieg bei Sport führt zu hepatischer Glukoneogenese, einer Freisetzung von freien Fettsäuren, einer reduzierten Glukoseaufnahme durch die Zellen und letztendlich zur Hyperglykämie und vermehrter Ketonproduktion. Gerade bei hochintensiver körperlicher Betätigung kann bei Jugendlichen mit Typ-1-Diabetes der normale Katecholaminanstieg während der Belastung nicht kompensiert werden, wenn die erhöhte Glukoseproduktion des Körpers mit einer reduzierten Glukoseaufnahme in den Muskel durch nicht adäquate Insulinspiegel einhergeht. Die Hyperglykämie kann auf einen fortgeschrittenen Insulinmangel hinweisen, der schon viele Stunden bestanden hat. Das ist sicher der Fall, wenn auch das Azeton im Urin positiv bzw. im Blut erhöht ist. Es besteht somit die Gefahr, dass die Blutglukosewerte noch weiter ansteigen und sich eine ketoazidotische Stoffwechselentgleisung entwickelt. Besonders bei möglichem Vorliegen einer Dehydratation sollte in Zweifelsfällen auf eine weitere sportliche Betätigung vor Normalisierung des Stoffwechsels verzichtet werden.

6.7 Insulinallergie

6.7.1 Auslöser

Cave

Allergische Hautreaktionen im Bereich der Injektionsstellen können durch Insulin selbst ausgelöst werden, häufiger jedoch durch Depotstoffe (z. B. Zinkchlorid, Zinkazetat, Amino-quinurid-2-HCl [Surfen], Protaminsulfat), Konservierungsmittel (Kresol, Phenol, Methyl-4-hydroxybenzoat) und Desinfektions- und Reinigungsmittel, die der Säuberung der Haut oder der Spritzen und Kanülen dienen.

Moderne Trennverfahren haben ergeben, dass der Pankreasextrakt neben Insulin vom Sanger-Typ weitere unterschiedlich antigen wirkende Komponenten enthält (z. B. Proteine des exokrinen Pankreas, Proinsulin, Insulindimere, Intermediärinsuline, insulinähnliche Verbindungen, Amidoinsuline, Argininsuline). Die Bemühungen der Industrie, möglichst hochgereinigte Insulinpräparate herzustellen, denen insulinähnliche Begleitproteine und exokrine Pankreasproteine fehlen, haben dazu geführt, dass die Häufigkeit allergischer Insulinreaktionen so sehr zurückgegangen ist, dass sie im klinischen Alltag keine Rolle mehr spielen. Die Immunogenität hängt auch von den Speziesunterschieden der Insuline ab (Rind, Schwein, Mensch). Da heute fast ausschließlich Humaninsulinpräparate oder Insulinanaloga verwendet werden, treten immunologische Nebenwirkungen praktisch nicht mehr auf. Schließlich kann die Applikationsweise der Injektion eine allergische Reaktion hervorrufen. Solange Insulinpräparate subkutan appliziert werden, muss daher prinzipiell mit lokalen Nebenwirkungen gerechnet werden.

Die Immunantwort des Organismus auf das durch die Insulininjektion zugeführte Antigen erfolgt auf zwei Wegen: zum einen können streng antigenspezifisch determinierte Lymphozyten gebildet werden, zum anderen humorale, im Blut zirkulierende Antikörper, die den IgG- und IgE-Immunklassen angehören.

Die durch zelluläre Abwehrmechanismen vermittelte lokale Reaktion benötigt bis zu ihrer vollen Ausprägung 24–36 h. Sie wird daher als Reaktion vom Spättyp bezeichnet. Die durch humorale Antikörper verursachte Reaktion kann dagegen bereits nach 30 min auftreten und ist als Reaktion vom Soforttyp gekennzeichnet.

6.7.2 Lokale Reaktion vom Spättyp

Etwa 24 h nach Insulininjektion tritt im Bereich der Injektionsstelle ein derbes, rotes, meist juckendes Infiltrat von 2–4 cm Durchmesser auf, das sich an den folgenden Tagen noch vergrößern kann. Es bleibt 4–5 Tage bestehen und verschwindet dann langsam wieder. Die Reaktion vom Spättyp wird nie sofort nach der ersten Insulininjektion beobachtet, sondern erst 1–2 Wochen nach Therapiebeginn. Ganz selten treten schwerere allergische Reaktionen auf (z. B. generalisierte Urtikaria, Quincke-Ödeme, Gelenkschwellungen, anaphylaktischer Schock).

6.7.3 Lokale Reaktion vom Soforttyp

Bei dieser Form der Insulinallergie sind die Hauterscheinungen bereits 30 min bis 2 h nach der Insulininjektion nachweisbar. Rötung und Infiltration der Haut sind die klinischen Zeichen. Auch bei der Sofortreaktion können die oben beschriebenen schweren allergischen Reaktionen einschließlich eines anaphylaktischen Schocks auftreten. Als Arthus-Phänomen bezeichnet man allergische Reaktionen vom Soforttyp, bei denen Nekrosen im Bereich der Injektionsstelle entstehen. Lokale allergische Reaktionen vom Soforttyp werden häufig erst Jahre nach Beginn der Insulintherapie beobachtet.

6.7.4 Therapie der Insulinallergie

> **Die beiden allergischen Reaktionsformen bedürfen in den meisten Fällen keiner Behandlung, da sie trotz fortgesetzter Insulintherapie verschwinden.**

Bleibt die Neigung, auf Insulininjektionen mit einer allergischen Hautreaktion zu antworten, bestehen, muss herausgefunden werden, ob andere Ursachen als das Insulinpräparat in Frage kommen. Die Insulininjektionstechnik, die verwendeten Desinfektions- und Reinigungsmittel sowie die Sauberkeit des Patienten müssen überprüft werden. Erst wenn sich herausstellt, dass nur das Insulin selbst Ursache der Allergie sein kann, ist es angebracht, mit Hilfe einer Intrakutantestung ein Insulinpräparat zu finden, bei dem keine Hautreaktionen auftreten.

Die Intrakutantestung wird am Rücken vorgenommen. Sofort und 15, 30, 60 min sowie 6, 12 und 24 h nach intrakutaner Insulininjektion wird das Ergebnis des Tests abgelesen. Die Testdosis beträgt bei lokalen Reaktionen vom Spättyp jeweils 0,4 I.E. Insulin (0,1 ml einer 1 : 10 verdünnten Insulinlösung), bei Reaktionen vom Soforttyp wegen der Gefahr eines anaphylaktischen Schocks jeweils nur 0,04 I.E. Insulin (0,1 ml einer 1 : 100 verdünnten Insulinlösung).

6.8 Insulinresistenz

Bei erwachsenen Patienten mit Typ-1-Diabetes wurde eine Insulinresistenz angenommen, wenn täglich mehr als 200 I.E. Insulin benötigt werden. Heute spricht man bereits von Insulinresistenz, wenn der Insulintagesbedarf an mehreren aufeinanderfolgenden Tagen 100 I.E. überschreitet. Diese Definition kann nicht für Kinder und Jugendliche gelten. Bei Kindern und Jugendlichen liegt eine Insulinresistenz vor, wenn täglich mehr als 2,5 I.E. Insulin/kg KG injiziert werden müssen. Eine Insulinresistenz tritt bei Kindern und Jugendlichen mit Typ-1-Diabetes extrem selten auf.

Wenn der Insulintagesbedarf bei einem Kind 1,5, bei einem Jugendlichen 2,0 I.E./kg KG überschreitet, sollte nach einer Ursache gefahndet werden. Eine durch Insulinantikörper bedingte verminderte Insulinansprechbarkeit spielt klinisch keine Rolle. Zahlreiche Untersuchungen der Konzentration und Avidität von Insulinantikörpern v. a. gegen Rinder- und Schweineinsulin zeigten, dass die Insulinwirksamkeit der verabreichten Insulinpräparate nicht beeinträchtigt wurde. Als Ursachen für einen erhöhten Insulintagesbedarf kommen evtl. in Frage:

- insulinantagonistische Hormone (z. B. Sexualhormone, Kortikoide, eher Wachstumshormon),
- Ernährungsfehler,
- Hyperlipoproteinämien,

- Exsikkose und
- akute und chronische Infekte.

Die für die Ätiopathogenese des Typ-2-Diabetes charakteristische Insulinresistenz wird an anderer Stelle erörtert (▶ Kap. 16).

6.9 Stationäre Behandlung während des weiteren Verlaufs des Typ-1-Diabetes

Selbstverständlich gibt es Situationen, die eine stationäre Aufnahme des Kindes oder Jugendlichen mit Typ-1-Diabetes dringend notwendig machen. Indikationen zur Klinikaufnahme, die akzeptiert werden können, sind in der folgenden Übersicht zusammengestellt:

Indikationen zur Klinikaufnahme

- Manifestation des Typ-1-Diabetes
- Umstellung der Insulinsubstitutionsmethode (z. B. von einer Injektions- auf eine Pumpentherapie)
- Akute Stoffwechselentgleisungen (z. B. schwere Hypoglykämie mit Bewusstlosigkeit, diabetische Ketoazidose)
- Chronische Stoffwechselentgleisungen (z. B. mangelnde Mitarbeit der Eltern oder des Patienten, Therapieverweigerung)
- Akute Erkrankungen (z. B. Infekte der oberen Luftwege, Pneumonie, akute Durchfallerkrankung)
- Chronische diabetesassoziierte Erkrankungen (z. B. Autoimmunthyreoiditis, Autoimmun-Polyendokrinopathie, Zöliakie)
- Unfälle
- Operationen (z. B. Appendektomie, Tonsillektomie, Herniotomie)
- Psychiatrische Erkrankungen (z. B. Anorexia nervosa, Bulimie, Hypoglycaemia factitia)

6.9.1 Akute Erkrankungen

Nach Ankunft des Kindes in der Klinik verlaufen Diagnose und Therapie zweigleisig. Einerseits muss die Zweiterkrankung, die zur stationären Aufnahme geführt hat, diagnostiziert und behandelt werden, andererseits muss man sich möglichst schnell ein Bild von der aktuellen Stoffwechselsituation des Patienten machen. Nur selten liegen Hinweise für eine diabetische Ketoazidose mit hohen Blutglukosewerten, ausgeprägter Dehydratation und metabolischer Azidose vor. Häufiger sind Appetitlosigkeit, auch Erbrechen und Durchfall. Sehr wichtig sind anamnestische Angaben über Nahrungszufuhr, Flüssigkeitsverluste, Fieber und v. a. über die letzte Insulininjektion. Man erfährt z. B., dass das Kind Insulin in gewohnter Weise injiziert hat, die Nahrungszufuhr jedoch wegen Appetitlosigkeit und Erbrechen unzureichend war. Typisch sind niedrige Blutglukosewerte, ein Flüssigkeitsdefizit und eine Ketonurie als Folge ungenügender Kohlenhydratzufuhr.

In der Klinik besteht die Therapie in parenteraler Flüssigkeits-, Elektrolyt- und Glukosesubstitution. Wie bei der Rehydratationsbehandlung nach Manifestation ist eine halbisotone Ringer-Laktat-Lösung mit 5%igem Glukosezusatz geeignet. Je nach Dehydratationszustand wird der Tagesbedarf infundiert (Schulkinder: 60–80 ml/kg KG, Jugendliche: 40–60 ml/kg KG), der durch das geschätzte Flüssigkeitsdefizit ergänzt werden muss. Eine Insulininfusion erfolgt im »Bypass« in Abhängigkeit vom Blutglukosespiegel (■ Tab. 6.2). Die Blutglukosebestimmung erfolgt stündlich. Nach 12–24 h kann die Infusionsbehandlung meist beendet werden. Schon vorher wird die orale Ernährung langsam aufgebaut.

6.9.2 Chirurgische Eingriffe

Operative Eingriffe, auch geringfügige (z. B. Zahnextraktionen, Adenotomien, Leistenbruchoperationen), die bei stoffwechselgesunden Kindern heute ambulant durchgeführt werden, machen bei Kindern mit Typ-1-Diabetes häufig eine stationäre Stoffwechselüberwachung und Behandlung notwendig.

Wenn eine chirurgische Maßnahme notwendig ist, wird das Kind am Abend vor dem Eingriff stationär aufgenommen. Morgens vor der Operation wird mit der Infusionsbehandlung begonnen. Der für den Patienten notwendige Flüssigkeitsbedarf wird berechnet. Eine halbisotone Ringer-Laktat-Lösung mit 5%igem Glukosezusatz wird infundiert. Während der Operationsvorbereitungen, während des chirurgischen Eingriffs und während der postoperativen Phase bis zum Erwachen des Patienten wird in halbstündigen Abständen die Blutglukosekonzentration (POCT, Point-of-Care-Testing) gemessen.

Die Insulinsubstitution erfolgt bei operativen Eingriffen ebenfalls im »Bypass« als Infusion nach demselben Schema wie im vorherigen Abschnitt beschrieben.

Mit Hilfe dieses Therapiekonzepts lässt sich der Stoffwechsel meist sehr gut mit Glukosewerten zwischen 60 und 160 mg/dl (3,3–6,9 mmol/l) ausbalancieren. 6–12 h nach der Operation kann meist wieder mit der oralen Nahrungszufuhr begonnen werden.

6

Literatur und Webseiten

Danne T, Bangstad HJ, Deeb L, Jarosz-Chobot P, Mungaie L, Saboo B, Urakami T, Battelino T, Hanas R; International Society for Pediatric and Adolescent Diabetes (2014) ISPAD Clinical Practice Consensus Guidelines 2014. Insulin treatment in children and adolescents with diabetes. Pediatr Diabetes 15 (Suppl 20): 115–134

Neu A, Bartus B, Bläsig S, Bürger-Büsing J, Danne T, Dost A, Holder M, Holl RW, Holterhus P, Kapellen T, Karges B, Kordonouri O, Lange K, Lilienthal E, Ludwig-Seibold C, Müller F, Raile C, Schweizer R, Stachow R, von Sengbusch S, Wagner V, Wiegand S, Ziegler R (2015) S3-Leitlinie zur Diagnostik, Therapie und Verlaufskontrolle des Diabetes mellitus im Kindes- und Jugendalter. S3-Leitlinie der Deutschen Diabetes Gesellschaft (im Druck), www.deutsche-diabetes-gesellschaft.de

Holl RW, Grabert M (2015) Versorgung von Kindern und Jugendlichen mit Diabetes – Entwicklungen der letzten 19 Jahre. In: Deutsche Diabetes-Hilfe (Hrsg) Gesundheitsbericht Diabetes. http://www.diabetesde.org/fileadmin/users/Patientenseite/PDFs_und_TEXTE/Infomaterial/Gesundheitsbericht_2015_kl.pdf

Mortensen HB, Hougaard P, Swift P, Hansen L, Holl RW, Hoey H, Bjoerndalen H, de Beaufort C, Chiarelli F, Danne T, Schoenle EJ, Aman J; Hvidoere Study Group on Childhood Diabetes (2009) New definition for the partial remission period in children and adolescents with type 1 diabetes. Diabetes Care 32: 1384–1390

Robertson K, Riddell MC, Guinhouya BC, Adolfsson P, Hanas R; International Society for Pediatric and Adolescent Diabetes ISPAD (2014) Clinical Practice Consensus Guidelines 2014. Exercise in children and adolescents with diabetes. Pediatr Diabetes 15 (Suppl 20): 203–223

Thurm U, Gehr B (2005) Diabetes- und Sportfibel. Kirchheim, Mainz

Insulinpumpentherapie, künstliches Pankreas, Zell- und Gentherapie

T. Danne, O. Kordonouri, K. Lange

T. Danne et al., *Kompendium pädiatrische Diabetologie*,
DOI 10.1007/978-3-662-48067-0_7,

7.1 Insulinpumpentherapie

Anfang der 1990er Jahre wurde die Mehrheit der Kinder und Jugendlichen mit einfacheren Behandlungsschemata (zwei Injektionen Mischinsulin) behandelt. Rasch setzte sich aber die intensivierte Therapie mit 4, 5 oder 6 Injektionen auch in der Pädiatrie durch. Wie Prof. Holl und Mitarbeiter vom dpv-Register in Ulm im jährlich von diabetesDE – Deutsche Diabetes-Hilfe herausgegebenen »Deutschen Gesundheitsbericht Diabetes« berichten, werden heute immer mehr Kinder und Jugendliche mit einer Insulinpumpe behandelt, im Jahr 2013 waren es insgesamt 48 %. Während zunächst vor allem Jugendliche eine Insulinpumpe einsetzten, hat sich die Pumpe in den letzten drei Jahren ganz vorrangig bei der Behandlung von Vorschulkindern durchgesetzt: 86 % aller Diabetespatienten, die jünger als 5 Jahre waren, verwendeten eine Insulinpumpe. Bei den älteren Jugendlichen nach der Pubertät waren es lediglich 39 % (▶ Kap. 6, ▶ Abb. 6.8). In dieser Altersgruppe erfreuen sich die schlauchlosen Patchpumpen besonderer Beliebtheit, die gegenwärtig über 1500 Patienten im dpv-Register einsetzen.

Die Durchführung einer intensivierten Insulintherapie mittels kontinuierlicher subkutaner Insulininfusionstherapie (CSII) kann in allen Altersstufen vorteilhaft gegenüber einer Therapie mit multiplen Injektionen sein. Eine Analyse des schwedischen Typ-1-Diabetesregisters über knapp 7 Jahre bis zum Jahr 2012 zeigte eine um fast 45 % reduzierte kardiovaskuläre Mortalität bei mit Pumpe behandelten Patienten gegenüber ICT-Behandlung. Obwohl der Beitrag der Diabetesschulung oder möglicherweise bestehender Unterschiede in der Blutglukoseselbstmessung nicht ausgeschlossen werden können, so ist dies bislang der beste epidemiologische Beweis für den Nutzen der Insulinpumpentherapie. Allerdings liegen die Kosten für eine Insulintherapie mit der Insulinpumpe erheblich höher als die Kosten für eine intensivierte Therapie mit Insulinspritzen. Trotzdem haben Kosten-Nutzen-Analysen verschiedener Länder durchgehend ein Benefit gezeigt, z. T. deutlich unter der WTP-Schwelle (»willingness to pay«) pro QUALY (▶ Kap. 11).

Die vorliegende Liste der Indikationsstellungen lehnt sich an einen Expertenkonsens sowohl der europäischen als auch der amerikanischen und internationalen Gesellschaft für Kinder- und Jugenddiabetes (www.ispad.org) an.

Bei folgenden Indikationen sollte eine Insulinpumpentherapie bei Kindern und Jugendlichen erwogen werden (DDG-Leitlinien 2015):

- kleine Kinder, besonders Neugeborene, Säuglinge und Vorschulkinder,
- Kinder und Jugendliche mit ausgeprägtem Blutzuckeranstieg in den frühen Morgenstunden (Dawn-Phänomen),
- schwere Hypoglykämien, rezidivierende und nächtliche Hypoglykämien (trotz intensivierter konventioneller Therapie = ICT),
- HbA_{1c}-Wert außerhalb des Zielbereichs (trotz ICT),
- beginnende mikro- oder makrovaskuläre Folgeerkrankungen,
- Einschränkung der Lebensqualität durch bisherige Insulinbehandlung,
- Kinder mit großer Angst vor Spritzen
- schwangere Jugendliche (bei geplanter Schwangerschaft idealerweise präkonzeptionell),
- Leistungssportler,
- große Fluktuationen des Blutzuckers unabhängig vom HbA_{1c}-Wert (trotz ICT).

Es gibt heute keine spezifische Altersgruppe, bei der Gründe für oder gegen die CSII sprechen. Die CSII kann prinzipiell in jeder Altersgruppe zur Anwendung kommen, d. h. sowohl bei Jugendlichen, älteren und jüngeren Schulkindern als auch bei Kindern im Vorschulalter und bei Säuglingen.

Die Kontraindikationen für eine CSII unterscheiden sich bei Kindern und Jugendlichen kaum von denen bei Erwachsenen:

- mangelhafte mentale Befähigung,
- Unzuverlässigkeit,
- depressive-suizidale Verhaltensweisen,
- ein ungünstiges soziales Milieu,
- Drogen- oder Alkoholprobleme.

Die Indikationsempfehlungen resultieren aus der klinischen Erfahrung mit der Verwendung von Insulinpumpen, die v. a. folgende Vorteile zeigen:

- Insulinpumpen liefern rund um die Uhr eine präzise basale Insulinrate, die variabel dosiert werden kann. Die variable Dosierung ist zum Beispiel zur Behandlung des Dawn-Phänomens von großem Nutzen. Beim Dawn-Phä-

nomen kommt es durch eine verschlechterte Insulinsensitivität zu einem Anstieg des Blutzuckers in den frühen Morgenstunden.
- Insulinpumpen bieten den Patienten im Vergleich zu Injektionen eine größere Flexibilität. Das betrifft nicht nur die Nahrungsaufnahme (z. B. dann zu essen, wann sie es wollen), sondern auch die Anpassung an unerwartete Veränderungen im Tagesablauf bzw. die Möglichkeit, den Tagesablauf individuell zu gestalten (z. B. längeres Schlafen am Wochenende). Die größere Flexibilität ist insbesondere auch bei kleinen Kindern angesichts ihrer häufig nicht vorhersagbaren Nahrungsaufnahme (z. B. interkurrente Infekte) und körperlichen Aktivität (z. B. Rumtoben) von Bedeutung.

Trotzdem muss vor illusionären Erwartungen an die Pumpe seitens der Patienten und der Familien gewarnt werden. Auch mit einer Injektionsbehandlung erreichen viele Patienten gute Ergebnisse. Manche stört es auch, dass sie mit der Pumpe »nie mehr richtig nackt« sind. Auch ist der Behandlungsaufwand mit einer Pumpe eher höher als niedriger. Ohne eine verlässliche regelmäßige Bolusgabe (viele Patienten geben sich im Durchschnitt mehr als 6 Boli am Tag, das ist häufiger als bei der Injektionsbehandlung) ist eine Pumpenbehandlung nicht erfolgreich durchzuführen.

Unabhängig von den erzielten Ergebnissen in Bezug auf die Stoffwechselkontrolle zeigt sich in den vorliegenden randomisiert-kontrollierten Studien eine hohe Akzeptanz der Insulinpumpe. Nach Beendigung der RCT blieben über 90 % der jüngeren Kinder und 61–95 % der jugendlichen Patienten bei der Insulinpumpentherapie. Für den langfristigen Erfolg auch der CSII ist die Motivationslage von besonderer Bedeutung. Diese Aspekte sind bei der Indikationsstellung zu beachten.

7.2 Praxis der Insulinpumpentherapie (CSII)

7.2.1 Auswahl der Insulinpumpe

Insulinpumpen bestehen im Wesentlichen aus einem Fördersystem, dem Insulinreservoir, dem Display und den Bedientasten. Bei den aktuell auf dem Markt verfügbaren Pumpen realisieren ein Elektromotor und eine fein übersetzte Vortriebsstange die Insulinabgabe aus einem zylindrischen Reservoir. Alle Insulinpumpen erfüllen sehr hohe Anforderungen in Bezug auf die genaue Dosierung des Insulins. Das betrifft insbesondere die Basalrate, welche über 24 h zwischen 10 und 30 Einheiten liegt. Es gibt aber auch Sonderfälle wie z. B. den neonatalen Diabetes mit einem basalen Tagesinsulinbedarf unterhalb einer Einheit. Das bedeutet, dass pro Stunde nur etwa 0,05 Einheiten Insulin abzugeben wären. Für Insulin der Konzentration U100-Einheiten heißt dies, dass die geringe Flüssigkeitsmenge von 0,5 µl (oder 0,0005 ml) pro Stunde zu fördern ist. Diese extreme Anforderung an die Abgabegenauigkeit stellt einen Grenzwert für eine Insulinpumpe dar. Im Gegensatz dazu liegt die zu den Mahlzeiten abzugebende Dosis im Bereich von mehreren Einheiten Insulin. Bei allen Insulinpumpenmodellen wird die Insulinabgabe durch ein eigenes prozessorgesteuertes Sicherheitssystem ständig überprüft, um Fehlfunktionen auszuschließen. Sie sind aber als System von Insulinpumpe, Insulinreservoir und Infusionsset (falls vorhanden) zu betrachten. Schwächen am Reservoir, Infusionsset oder an den Verbindungsstellen können die hohe Genauigkeit der Insulinpumpe bei der Insulinabgabe beeinträchtigen. Der zuverlässige Einsatz der Insulinpumpen bedingt die vorschriftsmäßige Anwendung aller genannten Verbrauchsmaterialien.

Die Wahl der jeweiligen Insulinpumpe hängt in erster Linie von der Erfahrung des behandelnden Arztes und der Mitarbeiter des Diabetesteams ab. Sie sollte aber grundsätzlich nach eingehender Beratung mit dem Patienten und seiner Familie erfolgen. Gegenwärtig werden in Deutschland im Kindesalter katheterbasierte Insulinpumpen der Firmen Medtronic (www.medtronic.de), Roche (www.accu-chek.de), und Animas (www.animascorp.com) eingesetzt (◘ Abb. 7.1). Davon bieten die Medtronic 640G und Paradigm VEO sowie die Animas Vibe die Möglichkeit der Kombination mit einem subkutanen Glukosesensor. Als erste sogenannte »Patch-Pumpe«, die ohne Katheter direkt auf der Haut platziert wird, ist das System »mylife OmniPod« über die Fa. Ypsomed auch in Deutschland erhältlich (www.ypsomed.de).

Wegen der für die Beratung außerordentlich wichtigen Auslesbarkeit des Pumpenspeichers während der Sprechstunde empfehlen wir gegenwärtig nur Insulinpumpenmodelle, die einen Ausdruck der durchgeführten Insulintherapie mit einer übersichtlichen Darstellung der programmierten Basalraten, der Anzahl der täglichen Bolusgaben und der durchschnittlich verabreichten Basal- und Bolusinsulindosis ermöglichen. Für kleinere Kinder haben Modelle mit geringerer Größe Vorteile; allerdings gehen diese mit einer kleineren Reservoirgröße (z. B. von 176 I.E. U100-Insulin [1,76 ml]) einher. Andere Funktionen wie die Alarmfunktion bei vergessenen Bolusgaben, verschiedene Formen der Bolusgabe (z. B. »verzögerter Bolus«, »dual-wave bolus«) sind bei einzelnen Pumpenmodellen vorhanden.

Einige Pumpen haben Bolusberechnungsprogramme. Mit Hilfe einer vom Patienten eingegebenen Kohlenhydratmenge macht die Pumpe aus dem übertragenen oder eingegebenen Blutglukosewert und den eingestellten Algorithmen zur Berechnung des Bolusinsulins einen Vorschlag für den kombinierten Mahlzeiten- und Korrekturbolus. Bei den neueren Modellen ist es möglich, individuell die Insulinwirkungskurven einzuprogrammieren, sodass eine Berücksichtigung des noch verbliebenen Insulins der vorangegangen Bolusgabe (»Insulin an Bord« oder

	Medtronic Veo	Medtronic 640G	Roche Insight	Animas vibe	Omnipod Patch-Pumpe
Bolusrechner	BolusExpert	BolusExpert	Accu-Check Insight Diabetes Manager	ezCarb	Personal Diabetes Manager (PDM)
Blutzucker (BZ) Gerät mit direkter Übertragung	Contour®Link & Contour® Next Link von Bayer	Contour®Next Link 2.4 von Bayer	Accu-Check Insight Diabetes Manager	–	Integriertes FreeStyle®-Messgerät
Manuelle BZ Eingabe möglich	Ja	Ja	Nein	Ja	Ja
Bolusschrittgröße/ Max. Bolus/ Bolusarten	Schritte: 0,025/0,05/0,1 E max. Bolus: 75 E Normal-Bolus, Easy-Bolus (0,1 bis 2 E), Dual-Bolus, verlängerter Bolus (30 Min. bis 8 Std.)	Schritte: 0,025/0,05/0,1 E max. Bolus: 75 E Normal-Bolus, Easy-Bolus (0,1 bis 2 E), Dual-Bolus, verlängerter Bolus (30 Min. bis 8 Std.), Bolus-Tempo (Standard bzw. Schnell)	Schritte: 0,05/0,1/0,5/1/5 E max. Bolus: 25 E Standard-Bolus, Quick-Bolus (0,1 bis 2,0 E), verzögerter Bolus, Multi-Wave-Bolus	Schritte: 0,05/0,1/0,5/1/5 E max. Bolus: 35 E Normal-Bolus, Combo-Bolus, verlängerter Bolus, Audio-Bolus	Schritte: 0,05/0,1/0,5/1,0 E max. Bolus: 30 E Normal-Bolus, erweiterter Bolus: % oder E

Abb. 7.1 Gegenwärtig in Deutschland am meisten eingesetzte Insulinpumpen

	Medtronic Veo	**Medtronic 640G**	**Roche Insight**	**Animas vibe**	**Omnipod Patch-Pumpe**
Basalraten-einstellung	0,025 bis 35 E/Std.	0,025 bis 35 E/Std.	Min.= 0,02 E/Std. bis Max.= 25 E/Std.	0,025 bis 25 E/Std. in 0,025 E/Std. Schritten	in 30-Minuten-Schritten Max. Basalrate: 30 E/Std. Basalratenschrittweite: 0,05 E/Std. Temporäre Basalrate: % oder E
Basalraten/ Basalprofile	3 Profile mit jeweils 48 Basalraten	8 Profile mit jeweils 48 Basalraten	5 Profile mit jeweils 24 Basalraten	4 Profile mit jeweils 12 Basalraten	7 Profile mit jeweils 24 Basalraten
CGM Fähigkeit/ Hypo-Abschaltung	mit LGS	mit SmartGuard	nein	mit DEXCOM G4/G5	nein
Katheter Teflon	Quick-set oder Mio Nadellänge: 6,9mm Schlauchlänge: 45, 60, 80 (Mio:110cm)	Quick-set oder Mio Nadellänge: 6,9mm Schlauchlänge: 45, 60, 80 (Mio:110cm)	Accu-Check Insight Flex oder Accu-Check Insight Tender Nadellänge: 6, 8, 10mm Schlauchlänge: 30,60,80,110cm	verschiedene Katheter unterschiedlicher Hersteller mit Luer-Lock Anschluss (z.B. wie bei Medtronic oder Roche Pumpen)	eingebauter Katheter
Katheter Stahl	Sure-T Nadellänge: 6, 8, 10mm Schlauchlänge: 45(nur 6mm), 60, 80cm	Sure-T Nadellänge: 6, 8, 10mm Schlauchlänge: 45(nur 6mm), 60, 80cm	Accu-Check Insight Rapid Nadellänge: 6, 8, 10, 12 mm Schlauchlänge: 30,60,80,110cm	verschiedene Katheter unterschiedlicher Hersteller mit Luer-Lock Anschluss (z.B. wie bei Medtronic oder Roche Pumpen)	nein

	Medtronic Veo	Medtronic 640G	Roche Insight	Animas vibe	Omnipod Patch-Pumpe
Batterie	1 x AAA Batterie	1 x AA Lithium, Alkali oder Akku	1 x AAA Alkali, Lithium	1 x AA Alkaline, Lithium	2 x AAA Alkaline
Bolusbesonderheit	Nein	Vorprogrammierter Bolus möglich	Startverzögerung Programmierbar – 0 Min., 15 Min., 30 Min., 45 Min., 45 Min., 60 Min. (gedacht z.B. für Patienten mit Störung der Magen-entleerung)	nein	nein
Insulinreservoir	1,8 ml und 3 ml	3 ml	1,8 ml oder vorge-füllte Novorapid Ampullen verfügbar	2 ml	2 ml
Farbdisplay	Nein	Ja	Ja, mit Zoom-Funktion	Ja	Ja
Wasserfest	spritzwasserge-schützt	wasserdicht bis zu 3,6 m und über 24 Stunden	wasserdicht bis zu 1,3 m und über 60 min	wasserdicht bis zu 3,6 m und über 24 Stunden	wasserdicht bis zu 7,6 m und über 60 min

Abb. 7.1 (Fortsetzung)

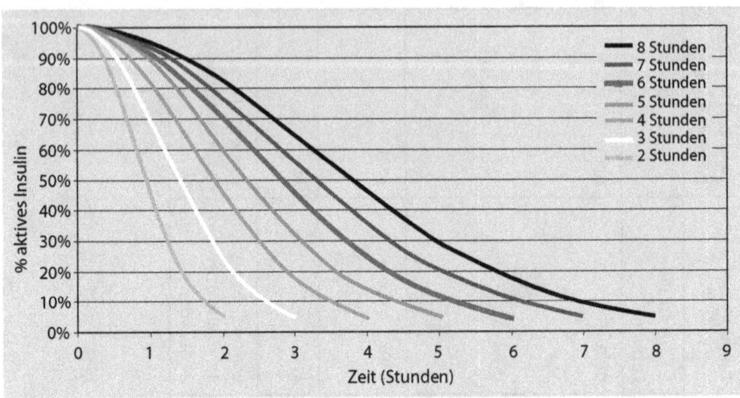

■ **Abb. 7.2** Berechnungskurven für das aktive Insulin in Abhängigkeit der individuell programmierbaren Insulinwirkung

»aktives Insulin«) möglich ist (■ Abb. 7.2). Natürlich muss der Pumpenpatient bei der Verwendung eines Bolusberechnungsprogramms fähig sein, eine Fehlfunktion des Bolusberechnungsprogramms durch regelmäßige kritische selbstständige Überprüfung der Bolusvorschläge des Programms zu erkennen. Während die Bolusberechnungsprogramme ohne eine flexible Einstellung der Insulinwirksamkeit in unseren Händen für die Pädiatrie in der Regel keinen Nutzen hatten, erlauben diese neueren Programme sehr nützliche Empfehlungen. Eine randomisierte Studie zeigte eine Verbesserung der Stoffwechseleinstellung bei Kindern und Jugendlichen möglicherweise durch die Vereinfachung der Bolusgabe und eine Reduktion von Fehleingaben aufgrund von Rechenfehlern.

Die heutigen Insulinpumpen verfügen über ein gutes Sicherheitssystem. Wenn ein Fehler auftritt, weist die Pumpe sofort darauf hin. Das erfolgt in Form von Alarmtönen und/oder einer Vibration. Die Töne werden zunehmend stärker, bis der Patient darauf reagiert und den Alarm bestätigt. Viele unabhängige Sicherheitssysteme überwachen ständig alle Funktionen einer Pumpe.

Aufgrund der guten Sicherheitssysteme kommt es heute nur sehr selten zu technischen Problemen mit der Insulinpumpe. Die Fa. Roche bietet ein Zwei-Pumpen-System an, d. h., der Patient erhält zwei Pumpen und kann jede Pumpe abwechselnd alle zwei Jahre zur Überprüfung einschicken. Bei der Fa. Medtronic erhalten Patienten eine zweite Pumpe, wenn sie z. B. in den Urlaub fahren möchten oder die ursprüngliche Pumpe Fehlermeldungen anzeigt.

7.2.2 Pumpeninsuline und Insulinkonzentration

In einer Insulinpumpe können zwei Sorten Insulin verwendet werden, Normalinsuline und schnellwirkende Insulinanaloga. Bei den schnellwirkenden Insulinanaloga stehen zzt. das Insulin lispro (Humalog, Fa. Lilly), das Insulin aspart (NovoRapid, Fa. Novo Nordisk) und das Insulin glulisin (Apidra, Fa. Sanofi) zur Verfügung. Dabei haben die Insulinanaloga neben den bekannten Vorteilen des fehlenden Abstandes zwischen Bolusgabe und Essen auch die Möglichkeit der häufigeren und schnelleren Abgabe eines Korrekturbolus, ohne dass eine Überlappung der Insulinwirkung zu befürchten ist. Auch Bolusgaben während oder nach dem Essen sind ggf. möglich. Demgegenüber ist bei Normalinsulin häufig ein Abstand zwischen Bolus und Essen nötig (15–30 min). Die Korrektur des Blutglukosewertes dauert länger, und eine verzögerte Wirkung bei hohen Dosen macht die Gefahr der überlappenden Wirkung hintereinander gegebener Bolusdosen wahrscheinlicher. Ein Nachteil des Analoginsulins ist die raschere Entwicklung eines Insulinmangelzustandes (z. B. beim Schwimmen oder bei einem Katheterverschluss). Wenn die Pumpe mit einem Insulinanalogon befüllt ist, kann sie höchstens 2 h lang abgelegt werden. Bei Normalinsulin wird wegen der längeren Wirkungsdauer mit einem Bolus auch eine Zwischenmahlzeit mit abgedeckt, sodass die Pumpe bis zu 4 h abgelegt werden kann. In einer Metaanalyse verschiedener Studien zum Vergleich von Normalinsulin und einem Insulinanalogon bei der CSII zeigte sich ein signifikanter Vorteil der schnellwirksamen Analoga.

Da Stoffwechselschwankungen bei Kindern besonders ausgeprägt sind, verwenden die Autoren bei der CSII daher ausschließlich schnellwirkende Insulinanaloga. Eine Studie zeigte eine etwas höhere Rate von Katheterobstruktionen beim Insulin Glulisin gegenüber dem Insulin Aspart. Da sonst jedoch keine grundsätzlichen systematischen Unterschiede zwischen Insulin Lispro und Aspart bekannt sind, setzen die Autoren beide kurzwirksamen Insulinanaloga in gleichem Umfang ein.

Bei einer sehr niedrigen Basalrate von z. B. 0,1 I.E./h ist es bei U100-Konzentration möglich, dass der Katheter schneller verstopft als bei niedriger konzentriertem Insulin. Ein Okklusionsalarm tritt erst nach 2–4 I.E., maximal nach 8 I.E. auf. Das kann u. U. bei einer sehr niedrigen Basalrate mehrere Stunden dauern. Grundsätzlich kann mit Hilfe eines insulinfreien Mediums eine Insulinverdünnung hergestellt werden. Da dieses Verfahren sehr aufwendig ist, verwenden wir nur noch in Ausnahmefällen bei sehr geringem Insulinbedarf (< 0,1 I.E./h) ein auf die Konzentration U50 verdünntes Insulin.

7.2.3 Auswahl der Insulinpumpenkatheter

Die Hersteller bieten eine Vielzahl von Katheterarten an. Sie unterscheiden sich in der Länge des Katheters und der Kanüle, in der Abkoppelbarkeit und in der Beschaffenheit der Kanüle. Für Kinder und Jugendliche sind in erster Linie abkoppelbare Katheter geeignet. Die Fa. Medtronic bietet 45, 60, 80 und 110 cm lange Katheter mit einer Kanülenlänge von 6, 8, 9 und 10 mm an. Es gibt Stahlkanülen mit und ohne Flügel sowie Kunststoffkanülen. Die Fa. Roche bietet Katheter mit 20–110 cm und Kanülen mit 6, 8, 10 und 12 mm Länge an. Auch hier gibt es Stahl- und Kunststoffkanülen. Es sind abkoppelbare- und nichtabkoppelbare Katheter erhältlich. Wir verwenden ab Beginn der CSII Stahlkatheter mit guter Akzeptanz, weil darunter nach unserer Einschätzung ein unbemerktes Abknicken des flexiblen Teflonkatheters mit daraus folgenden unerklärlichen Glukoseschwankungen seltener vorkommen kann.

Die Kanülenlängen sind von großer praktischer Bedeutung. Kinder haben im Vergleich zu Erwachsenen wesentlich weniger Unterhautfettgewebe. Die Kanülenlänge beträgt daher in den meisten Fällen 6 oder 8 mm. Bei häufigen Katheterproblemen und unbefriedigendem Ergebnis der CSII sollte man bei älteren Kindern durchaus längere Katheterkanülen ausprobieren. In der Pädiatrie werden meist Kunststoffkanülen verwendet, da Kinder häufig Angst vor einer »Nadel im Bauch« haben. Allerdings scheinen bei Stahlkanülen die Katheterprobleme seltener zu sein. In sehr seltenen Fällen kann ein Stahlkatheter abbrechen und die Nadel im Gewebe verbleiben. Dabei zeigten sich in tierexperimentellen Untersuchungen auch unter Bedingungen eines Magnetfeldes, wie es durch ein Magnetresonanztomogramm ausgelöst wird, keine Dislokation oder Gewebsschädigung. Weil die Entfernung eines im Gewebe verbliebenen Stahlkatheters in mehreren Einzelfällen zu chirurgischen Komplikationen geführt hat, raten wir dringend dazu, in einem solchen Fall den abgebrochenen Katheter nicht chirurgisch zu entfernen und im Gewebe zu belassen.

Auch die Katheterlänge ist zu beachten. Wenn die Kinder die Pumpe z. B. auf dem Rücken in einem speziellen Rucksack tragen möchten, muss der Katheter länger sein, als wenn sie die Pumpe am Gürtel tragen. Im Zweifelsfall sollten einfach verschiedene Längen ausprobiert werden. Der Katheter darf nie um die Pumpe gewickelt werden, wenn er zu lang ist. Der Katheter kann abknicken und beschädigt werden. Es sollte immer eine kürzere Schlauchlänge gewählt werden. Empfehlenswert ist es, eine Entlastungsschleife zu kleben, damit der Katheter nicht akzidentell herausgezogen werden kann.

Die Katheter bestehen heute nicht mehr aus PVC-Materialien, sondern aus Polyethylen, Polyolefin und Polyurethan. Das Innenvolumen der Katheter hat im Gegensatz zu früher abgenommen. Ein 80 cm langer Schlauch nimmt ca. 8 I.E. U100- bzw. 3 I.E. U40-Insulin auf. Obwohl eine unveränderte Insulin-Pharmakokinetik bei konstanter subkutaner Katheterlage bis zu 4 Tagen beschrieben wurde, empfehlen wir, den Katheter alle 1–3 Tage zu wechseln, um eine gute Insulinwirkung zu gewährleisten und Lipohypertrophien und Hautinfektionen zu vermeiden. Grundsätzlich ist auf die Entwicklung eines Katheterabszesses zu achten, der sich auch bei regelmäßigem Wechsel bilden kann und gegebenenfalls antibiotische Therapie oder chirurgische Abszessspaltung erforderlich machen kann.

7.2.4 Legen des Pumpenkatheters

Beim Legen des Katheters ist Hygiene zur Vermeidung von Hautproblemen obligatorisch. Daher müssen die steril verpackten Katheter, Spritzampullen usw. mit sauberen Händen angefasst und auf einer sauberen Unterlage bereitgelegt werden. Als Kathetereinstichstellen kommen der Bauch, die Hüfte und der Oberschenkel in Frage. Patienten sollten vermeiden, die Querfalten am Bauch, die beim Bücken entstehen, oder andere mögliche Druckstellen (z. B. unter dem Gürtel) sowie Narben und lipohypertrophische bzw. entzündlich veränderte Hautbezirke zum Katheterlegen zu benutzen. Die Einstichstelle sollte mit Alkoholspray oder Alkoholtupfern gereinigt werden, wobei die Einwirkzeit von 1–2 min eingehalten und die Stelle nicht abgewischt oder trockengerieben werden sollte. Bei Kindern und Jugendlichen, die zu Hautinfektionen neigen, kann die Kanüle am oberen Ende (nicht jedoch an der Kanülenspitze) mit einer geringen Menge einer bakteriziden Salbe, z. B. Betaisodona, Braunovidon oder Frekacid, benetzt werden. Das wird jedoch nicht routinemäßig empfohlen.

Wie bei der Injektionstherapie muss die Einstichstelle bei jedem Katheterwechsel gewechselt werden. Es sollten mindestens 1,5 cm oder 2 Finger breit Abstand zur letzten Einstichstelle gelassen werden. Bei der CSII ist es besonders wichtig, die Injektionsstellen regelmäßig zu wechseln. Der Katheter bleibt lange Zeit in der Haut liegen und das gesamte Insulin fließt an eine Stelle in der Subkutis. Es wird daher empfohlen, den Katheter alle zwei Tage zu wechseln. Sind Lipohypertrophien vorhanden, sollten diese Areale für die CSII konsequent gemieden werden. Um Veränderungen der Haut zu vermeiden, ist die regelmäßige Inspektion der Injektionsstellen durch den Patienten (oder seine Eltern) sowie durch die Mitglieder des Diabetesteams unerlässlich.

Der Katheter muss vollständig und luftblasenfrei mit Insulin gefüllt werden. Gelangt eine Luftblase aus der Ampulle in den Katheter, wird sie in Richtung Kanüle vorgeschoben. Während dieser Zeit, in der die Luftblase abgegeben wird, gelangt kein Insulin in die Subkutis, sodass die Blutglukose ansteigt. Luft im Katheter oder Insulinreservoir entsteht, wenn durch die Erwärmung kalter Flüssigkeit gelöste Luft »ausgast«. Es empfiehlt sich daher, die vorgefüllte Ampulle oder das Insulinfläschchen, aus dem die Ampulle gefüllt wird, immer vor dem Einsetzen in die Pumpe einige Stunden bis Tage bei Zimmertemperatur aufzubewahren. Das gefüllte Reservoir oder die Ampulle sollte vor dem Einsatz mindestens 15 min lang fest in einer Hand gehalten werden, damit rasch die richtige Temperatur erreicht wird. Das Insulin muss langsam in Leerampullen bzw. das Reservoir aufgezogen werden. Eventuelle Luftblasen beim Katheterwechsel können durch senkrechtes Hinstellen der Insulinpumpe und Starten des Katheter-Füllprogramms entfernt werden.

Der Katheter wird zusammen mit der Entlastungsschleife mit Hilfe einer transparenten Folie oder einem hautschonenden Pflaster auf der Haut fixiert. Praktisch sind Katheter mit selbsthaftenden Rondellen. Bei ausgeprägter Reaktion auf das Katheterpflastermaterial kann versucht werden, zunächst eine hautverträgliche Folie (z. B. Tegaderm) oder Sprühpflaster auf der Haut zu fixieren, anschließend die Kanüle durch die Folie zu stecken und auf ihr zu befestigen. Bei Beginn der CSII oder bei ihrer Fortsetzung nach mehrstündiger Unterbrechung sollte nach Einstechen der Kanüle ein kleiner Bolus (z. B. 0,5 I.E.) abgegeben werden. Einige Patienten haben gute Erfahrungen damit gemacht, vor dem Einstechen der Kanüle einen kleinen Bolus (0,5–1,0 I.E.) abzurufen und die Kanüle während der Bolusabgabe unter die Haut zu stechen. Das hat einen doppelten Effekt. Zum einen vermeidet man, dass kleine Hautpartikel die Kanüle verstopfen, zum anderen wirkt das Insulin wie ein Schmiermittel und der Einstich ist angeblich sanfter.

Eine Übersicht über Katheterprobleme und ihre Vermeidung zeigt ◘ Tab. 7.1.

Vorkommnisse, bei denen der Katheter sofort gewechselt werden sollte:

- stetiges Jucken, Brennen oder Schmerzen an der Einstichstelle,
- Schwellung oder Rötung der Einstichstelle, Verhärtungen oder Knoten um die Einstichstelle,
- Insulin läuft außen am Katheter zurück (Rondelle bzw. Flügel sind feucht),
- Risse oder Löcher im Katheter, die mit dem bloßen Auge selten sichtbar sind, aber sich durch die Feststellung von Feuchtigkeit äußern,
- unerklärliche Blutglukoseerhöhungen mit Verdacht auf verstopften Katheter (s. unten).

7.2.5 Besonderheiten bei der Patchpumpe

Die Insulin-Patch-Pumpe, genannt Pod, wird direkt auf die Haut geklebt und mit dem Persönlichen Diabetes Manager (PDM) gesteuert. Das nahezu schmerzfreie, automatische Setzen gewährleistet, dass die Kanüle stets mit gleicher Tiefe und gleichem Winkel eingeführt wird und die Nadel für den Patienten nie sichtbar ist. Der PDM ist Steuerung und Blutzuckermessgerät in Einem. Er wird als eine Art Fernbedienung zur drahtlosen Steuerung der Bolusabgabe oder der Basalrate verwendet. Die gespeicherte personalisierte Basalrate wird auch dann verabreicht,

Tab. 7.1 Katheterprobleme, Ursachen und Vermeidung

Problem	Ursache	Empfehlung
Brennen bei der Bolusgabe oder Hautquaddeln an der Einstichstelle	Kanüle liegt zu flach	Kanüle unter einem größeren Winkel einstechen
Dumpfer oder brennender Schmerz bei Bolusgabe	Kanüle steckt im entzündlichen Gewebe, zu lange an einer Stelle, falsche Einstichstelle (Hosenbund, Hautfalte)	Einstichstelle regelmäßig wechseln, Kanüle täglich umstecken
Blut im Katheter	Sehr niedrige Basalrate Kanüle steckt in kleinem Blutgefäß Kanüle liegt zu tief	Problemlos, wenn keine Blutglukoseerhöhung Insulin kann durch Proteasen inaktiviert werden, deshalb Katheter freispülen oder wechseln Einstichstelle wechseln
Mangelnde Insulinwirkung	Liegedauer der Kanüle zu lange Kanüle liegt an ungeeigneter Stelle	Kanüle täglich umstecken oder Katheter alle zwei Tage wechseln, ungeeignete Stellen meiden

wenn der PDM außer Reichweite ist. Der PDM muss somit nicht immer mitgeführt werden, allerdings kann ohne den PDM auch kein Bolus abgegeben werden. Das interne Insulinreservoir muss mit minimal 80 I.E. und maximal 200 Einheiten für 3 Tage gefüllt werden. Nach 3 Tagen muss der Pod gewechselt werden, weil er sich dann abschaltet. Das bedeutet, dass Patienten mit einem sehr geringen oder sehr hohen Insulinbedarf für die gegenwärtige Patchpumpe weniger geeignet sind. Eine andere Einschränkung ergibt sich dadurch, dass der Pod mit einer Größe von 3,9 × 5,2 cm auf die Haut geklebt wird und in Abhängigkeit von der Lokalisation und der Größe des Kindes Probleme mit dem sicheren Sitz des Pods auftreten können. Daher empfehlen wir bei kleinen Kindern die Patchpumpe nur in Ausnahmefällen.

Obwohl die Patchpumpe im Gegensatz zu den Schlauchpumpen eine längere Zeit bis zum Erreichen des Okklusionsalarms hat, sind die geringen Unterschiede in der Abgaberate oder der Alarme angesichts der vielen Einflussfaktoren auf die subkutane Insulininfusion von nachgeordneter Bedeutung. Nach unserer Erfahrung ist die Zufriedenheit mit dem Omnipod bei Patienten, die von einer Injektionstherapie zur Patchpumpe wechseln größer als bei denen, die bereits vorher eine Schlauchpumpe getragen haben. Die beiden häufigsten Problemgebiete sind dabei, dass die Patchpumpe vor der Dauer von 72 h abfällt oder ungeklärte Hyperglykämien auftreten. Es ist daher zu prüfen, ob diese Patienten alte Routinen auf den Omnipod übertragen.

So dürfen nur alkoholische Hautdesinfektionsmittel (z. B. Cutasept F, Kodan) verwendet werden, weil rückfettende Produkte oder Schleimhautdesinfektionsmittel (z. B. Octenisept, Octeniderm) die Klebeleistung des Pflasters beeinträchtigen. Auch sollte den Patienten empfohlen werden, zur Hautpflege keine Produkte mit öligem Inhalt bzw. ätherische Öle (z. B. Erkältungsbäder) zu verwenden. Die Patienten sollten darauf hingewiesen werden, vor der Positionierung den Pod »abzuschütteln« und anschließend aufzukleben, denn ein trockenes Sichtfenster (frei von Insulin) ermöglicht ein »trockenes« Aufkleben des Pods und die Gefahr, dass Insulin beim Aufkleben zwischen Haut und Pod-Pflaster kommt, wird somit minimiert. Der Pod wird am besten so angebracht, dass die korrekte Einführung der Kanüle durch das Sichtfenster kontrolliert werden kann. Grundsätzlich ist es aber empfehlenswert, dass jeder Patient eine Hautfalte beim Setzen bildet. Der Pod sollte wie eine PC-Maus in die Hand genommen und auf die ausgewählte Stelle geklebt werden, danach wird das Pflaster des Pods rundherum fest angedrückt und mit dem Daumen und dem Zeigerfinger vor dem Sichtfenster des Pods eine Hautfalte gebildet. Die Haut ist gespannt, die Kanüle kann leichter eindringen und die subkutane Platzierung der Kanüle ist somit verbessert.

Ein wesentlicher Faktor für eine ungenaue Insulinabgabe bei allen Formen der CSII ist »Luft im System«. Während dieses bei Schlauchpumpen im Katheter rasch auffällt, kann Luft beim Pod unbemerkt bleiben. Der Pod entlüftet nur das interne Schlauchsystem, aber nicht die zusätzlich eingefüllte Luft! Wichtig ist daher, dass Pod und Insulin die gleiche Temperatur haben, idealerweise Raumtemperatur (mindestens 10 °C). Das im Kühlschrank gelagerte Insulin sollte vor Gebrauch möglichst mindestens 24 h langsam auf Raumtemperatur gebracht werden. Nur im Ausnahmefall sollte man das Insulin für ca. 30 min in der Hosentasche aufwärmen. Da der Pod das Insulin aus der Basis des Pods zum Katheter fördert, bewirkt eine Positionierung des Pods mit dem Sichtfenster nach oben und der Basis nach unten die größte Sicherheit dafür, das versehentlich noch im Reservoir befindliche Luft nicht in den Katheter gelangt. Insgesamt sollte man sich vergegenwärtigen, dass die Therapie mit Pen, Patchpumpe oder Schlauchpumpe unterschiedliche Formen der Insulinzufuhr sind, die regelmäßig eine detaillierte Überprüfung der Behandlungsroutine erfordert.

7.2.6 Berechnung des Insulintagesbedarfs beim Übergang von ICT auf CSII

Der Insulintagesbedarf der Pumpenbehandlung hängt vom Insulintagesbedarf der vorausgehenden ICT und der Qualität der Diabeteseinstellung unter der ICT ab. Wie bei der Injektionstherapie steigt der Insulinbedarf mit der Diabetesdauer an und ist am höchsten während der Pubertät.

Bei Verwendung von Normalinsulin als Pumpeninsulin zieht man bei Kindern mit guter Stoffwechseleinstellung und niedriger Hypoglykämieinzidenz unter vorausgegangener ICT etwa 10 % der Insulindosis ab, bei häufigen Hypoglykämien bis zu 20 %. Je höher die Insulindosis unter ICT war (in I.E./kg KG), desto ausgeprägter ist im Allgemeinen die prozentuale Verringerung der Gesamtdosis für die CSII. Nach unserer Erfahrung empfiehlt es sich, bei der Verwendung von Insulinanaloga die Insulindosis nicht zu reduzieren, sondern dosisgleich umzustellen. Allerdings sollten nachts regelmäßige Blutglukosemessungen durchgeführt werden.

Festlegen der Basalrate

Die Basalrate reguliert den nahrungsunabhängigen Insulinbedarf. Wie bei der ICT entfallen 30–40 % der Insulintagesdosis auf die Basalrate. Die richtige Wahl der Basalratendosis erkennt man daran, dass jede Nahrungszufuhr (auch eine Zwischenmahlzeit!) einen Bolus erfordert. Dabei ist die zirkadiane Verteilung der Basalrate über den Tag sehr stark vom Alter abhängig (◘ Abb. 7.3). Die gesamte Basalrate wird entsprechend dem physiologischen zirkadianen Insulinbedarf in stündliche Basalraten aufgeteilt. Typische Basalratenverteilungen von Kleinkindern, Schulkindern, Jugendlichen und Erwachsenen zeigen ◘ Tab. 7.2, ◘ Tab. 7.3, ◘ Tab. 7.4 und ◘ Tab. 7.5. Die maximale Basalrate liegt bei den präpubertären Kindern in den späten Abendstunden (zwischen 21 Uhr und 24 Uhr). Dagegen ist sie bei den pubertären Kindern in der Zeit von 3–9 Uhr und von 21–24 Uhr am höchsten. Manche Kinderdiabetologen programmieren bei kleinen Kindern, die nicht selbst die Pumpe bedienen können, die Prandialrate für Mahlzeiten, die zu gleichen Zeitpunkten eingenommen werden (z. B. das Frühstück im Kindergarten), in die Basalrate mit ein.

Zur einfachen Programmierung gibt es eine Basalratenermittlungshilfe, den sog. Basalratenschieber. Er ist für die individuelle Errechnung des Basalinsulins entwickelt worden, für Kleinkinder, Kinder und Jugendliche in Abhängigkeit vom Körpergewicht (nach Klinkert und Holl, erhältlich durch die Fa. Roche), für Erwachsene in Abhängigkeit vom Insulinbedarf. Das Körpergewicht bzw. die Insulindosis des Patienten werden auf dem Schieber eingestellt, sodass in einem Fenster die stündliche Basalrate abgelesen werden kann.

Die Zwischenmahlzeit am Vormittag sollte anfangs wie bei der ICT beibehalten werden, später kann sie evtl. entfallen. Wenn zum Frühstück eine hohe Insulindosis

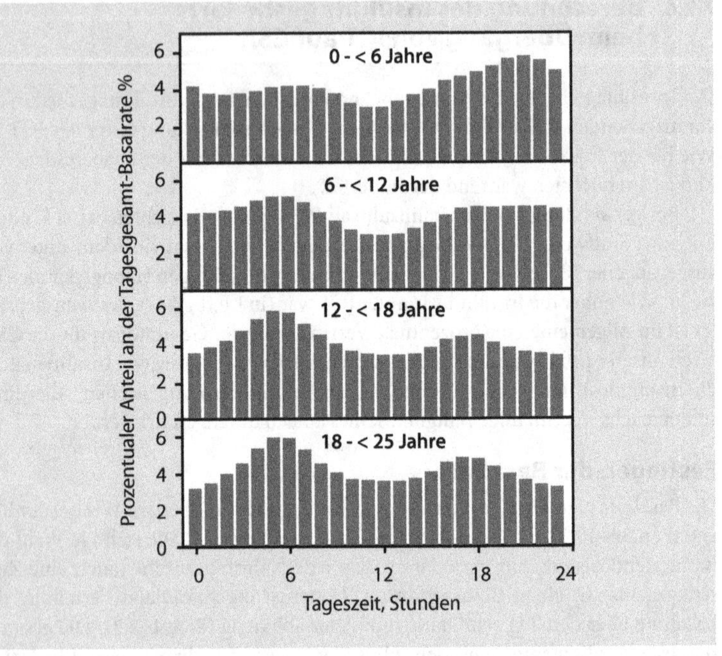

Abb. 7.3 Zirkadiane Verteilung der stündlichen Insulinmengen bei der Insulinpumpentherapie in verschiedenen Altersgruppen. Ergebnisse der dpv-Wiss-Gruppe. (Adaptiert nach Bachran et al. 2012)

erforderlich ist, sollte für die Zwischenmahlzeit am Vormittag eine relativ niedrige Insulindosis gewählt werden (z. B. 0,5 I.E. für 2 KE). Bis zur Dosisfindung der Tagesbasalrate sollte keine Zwischenmahlzeit am Nachmittag eingenommen werden.

Bei der Korrektur der Basalrate wird die Dosis nicht erst in der Stunde verändert, in der eine Hypo- oder Hyperglykämie aufgetreten ist, sondern schon ca. 1–2 h vorher. Das ergibt sich aus den Wirkungsprofilen der verwendeten Insuline. Wie bei der subkutanen Insulininjektion kann man bei einem schnell wirkenden Insulinanalogon in der Pumpe von einem Wirkungsmaximum etwa 1 h nach Infusion und einem Wirkungsende nach 2 h ausgehen. Verwendet man Normalinsulin, so ist mit einem Wirkungsmaximum nach 2 h und einem Wirkungsende nach 4–6 h zu rechnen. Dementsprechend sollte die Korrektur der Basalrate zeitlich versetzt vorgenommen werden.

Ebenso wichtig ist die Unterscheidung, ob die Hypo- bzw. Hyperglykämie durch Basal- oder Prandialinsulin ausgelöst wurde. Zur Überprüfung der Basal-

Durchführung des Basalratentests

- 4 (–6) Fastentest
- gegebenenfalls an drei aufeinanderfolgendenTagen (z. B. 1. Tag mittags fasten, 2. Tag morgens, 3. Tag abends)
- Testbeginn 2 h nach letzter Mahlzeit
- Letzte Mahlzeit möglichst kohlenhydratreich, möglichst nicht mehr als 4KE
- Sport und körperliche Belastung vor/während des Tests vermeiden
- Ausgangs-BZ sollte unter180mg/dl (10 mmol/l) sein
- BZ-Messung jede Stunde (alle 2 h), kein Insulinkorrekturbolus
- Milde Unterzuckerung nur mit Traubenzucker (Dextrose) behandeln
- Test stoppen,wenn Hypoglykämie länger als 30 min anhält

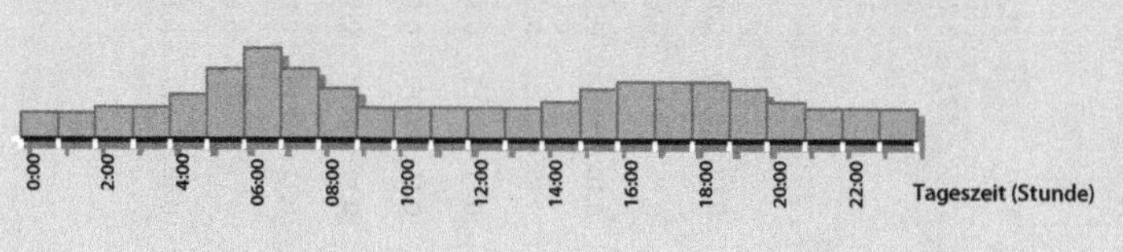

Abb. 7.4 Durchführung der Fastentests zur Ermittlung der korrekten Basalrate. Unten: graphische Darstellung einer Basalrate mit stündlich unterschiedlichen Insulindosen in zirkadianer Rhythmik

rate können Auslassversuche einzelner Mahlzeiten durchgeführt werden (Basalratentest). Ein ganztägiger Auslassversuch kann aufgrund der eintretenden Insulinresistenzentwicklung nicht empfohlen werden. Es ist daher ratsam, zunächst das Mittag- oder Abendessen und erst später das Frühstück auszulassen. Die Autoren führen die Basalratentests an drei aufeinanderfolgenden Tagen durch. Es wird an jedem Tag eine Hauptmahlzeit und die darauf folgende Zwischenmahlzeit ausgelassen. In dieser Zeit ist es den Kindern nur erlaubt, kohlenhydratfreie Nahrungsmittel zu sich zu nehmen. Es sollte dabei allerdings auch auf extrem fett- und eiweißhaltige Nahrungsmittel verzichtet werden (Abb. 7.4).

Die Veränderung der Basalrate wird gemeinsam mit den Patienten und evtl. den Eltern besprochen und erläutert. Anschließend erfolgt die praktische Umsetzung an der Pumpe. Auf diese Weise werden Kinder und Eltern von Anfang an an das selbstständige Praktizieren der CSII herangeführt, damit sie später zu Hause Veränderungen selbstständig vornehmen können.

Änderungen der Basalrate sollten nicht punktuell, d. h. nur für die Dauer einer Stunde, sondern über größere Zeitabschnitte programmiert werden. Sie sollten prozentual in Schritten von 10–20 % bezogen auf die programmierte Basalrate im Zeitabschnitt erfolgen (sofern es nicht zu Entgleisungen gekommen ist).

Tab. 7.2 Typische Basalratenverteilung bei Kleinkindern (1.–5. Lebensjahr) entsprechend dem Gewicht bzw. der Gesamtbasaldosis in 24 h

Gewicht (kg)	4,0	4,5	5,0	5,5	6,0	7,0	8,0	9,0	10,0	11,0	13,0	15,0	17,0	19,0	21,0	24,0	27,0	30,0
Basalrate I.E. Kurzwirksames Insulinanalogon (pro 24 h)	1,00	1,13	1,25	1,38	1,50	1,75	2,00	2,25	2,50	2,75	3,25	3,75	4,25	4,75	5,25	6,00	6,75	7,50
Uhrzeit																		
00:00	0,04	0,05	0,05	0,06	0,06	0,07	0,08	0,09	0,10	0,12	0,14	0,16	0,18	0,20	0,22	0,25	0,28	0,31
01:00	0,04	0,04	0,05	0,05	0,06	0,07	0,07	0,08	0,09	0,10	0,12	0,14	0,16	0,18	0,20	0,22	0,25	0,28
02:00	0,04	0,04	0,05	0,05	0,06	0,06	0,07	0,08	0,09	0,10	0,12	0,14	0,15	0,17	0,19	0,22	0,25	0,28
03:00	0,04	0,04	0,05	0,05	0,06	0,06	0,08	0,08	0,09	0,10	0,12	0,14	0,16	0,18	0,19	0,22	0,25	0,28
04:00	0,04	0,04	0,05	0,05	0,06	0,07	0,08	0,09	0,10	0,11	0,12	0,14	0,16	0,18	0,20	0,23	0,26	0,29
05:00	0,04	0,05	0,05	0,06	0,06	0,07	0,08	0,09	0,10	0,11	0,13	0,15	0,17	0,19	0,21	0,24	0,27	0,30
06:00	0,04	0,05	0,05	0,06	0,06	0,07	0,08	0,09	0,10	0,11	0,13	0,16	0,17	0,20	0,22	0,25	0,28	0,31
07:00	0,04	0,05	0,05	0,06	0,06	0,07	0,08	0,10	0,10	0,11	0,13	0,16	0,17	0,19	0.22	0,25	0,28	0,31
08:00	0,04	0,04	0,05	0,05	0,06	0,07	0,08	0,09	0,10	0,11	0,13	0,15	0,17	0,19	0,21	0,24	0,27	0,30
09:00	0,04	0,04	0,05	0,05	0,05	0,06	0,07	0,08	0,09	0,10	0,12	0,14	0,15	0,17	0,19	0,22	0,25	0,27

10:00	0,03	0,04	0,04	0,04	0,05	0,06	0,06	0,07	0,08	0,09	0,10	0,12	0,13	0,15	0,17	0,19	0,21	0,24
11:00	0,02	0,03	0,04	0,04	0,04	0,05	0,06	0,07	0,07	0,08	0,10	0,11	0,13	0,14	0,15	0,18	0,20	0,22
12:00	0,02	0,03	0,04	0,04	0,05	0,05	0,06	0,07	0,08	0,08	0,10	0,11	0,13	0,14	0,16	0,18	0,20	0,23
13:00	0,03	0,04	0,04	0,05	0,05	0,06	0,07	0,07	0,08	0,09	0,11	0,12	0,14	0,16	0,17	0,20	0,22	0,25
14:00	0,04	0,04	0,04	0,05	0,05	0,06	0,07	0,08	0,09	0,10	0,12	0,13	0,15	0,17	0,19	0,22	0,24	0,27
15:00	0,04	0,04	0,05	0,06	0,06	0,07	0,08	0,09	0,10	0,11	0,13	0,15	0,17	0,19	0,21	0,23	0,27	0,29
16:00	0,04	0,05	0,05	0,06	0,07	0,08	0,09	0,10	0,11	0,12	0,14	0,16	0,19	0,21	0,23	0,26	0,30	0,33
17:00	0,05	0,05	0,06	0,06	0,07	0,08	0,09	0,10	0,12	0,13	0,15	0,17	0,20	0,22	0,24	0,28	0,31	0,35
18:00	0,05	0,06	0,06	0,07	0,07	0,09	0,10	0,11	0,12	0,13	0,16	0,18	0,21	0,23	0,26	0,29	0,33	0,37
19:00	0,05	0,06	0,06	0,07	0,08	0,09	0,10	0,12	0,13	0,14	0,17	0,19	0,22	0,25	0,27	0,31	0,35	0,39
20:00	0,06	0,06	0,07	0,08	0,08	0,10	0,12	0,13	0,14	0,16	0,18	0,21	0,24	0,27	0,30	0,34	0,38	0,42
21:00	0,06	0,07	0,07	0,08	0,09	0,10	0,12	0,13	0,15	0,16	0,19	0,22	0,25	0,27	0,30	0,35	0,39	0,43
22:00	0,06	0,06	0,07	0,08	0,08	0,10	0,11	0,13	0,14	0,15	0,18	0,21	0,24	0,26	0,29	0,33	0,37	0,41
23:00	0,05	0,06	0,06	0,07	0,07	0,09	0,10	0,11	0,13	0,14	0,16	0,19	0,21	0,24	0,26	0,30	0,34	0,37

Tab. 7.3 Typische Basalratenverteilung bei Schulkindern (6.–11. Lebensjahr) entsprechend dem Gewicht bzw. der Gesamtbasaldosis in 24 h

Gewicht (kg)	16	17	18	19	20	22	24	26	28	30	32	34	36	38	40	43	46	50
Basalrate I.E. Kurzwirksames Insulinanalogon (pro 24 h)	5,26	5,61	5,93	6,26	6,60	7,26	7,92	8,57	9,24	9,89	10,56	11,21	11,88	12,53	13,19	14,18	15,17	16,50
Uhrzeit																		
00:00	0,22	0,24	0,25	0,26	0,28	0,31	0,34	0,36	0,39	0,42	0,45	0,48	0,50	0,53	0,56	0,60	0,64	0,70
01:00	0,22	0,24	0,25	0,26	0,28	0,31	0,34	0,36	0,39	0,42	0,45	0,47	0,50	0,53	0,56	0,60	0,64	0,70
02:00	0,23	0,24	0,26	0,27	0,29	0,32	0,34	0,37	0,40	0,43	0,46	0,49	0,52	0,54	0,57	0,62	0,66	0,71
03:00	0,24	0,26	0,27	0,29	0,30	0,33	0,36	0,39	0,42	0,45	0,48	0,51	0,54	0,57	0,60	0,65	0,70	0,76
04:00	0,26	0,27	0,29	0,31	0,32	0,36	0,39	0,42	0,45	0,48	0,52	0,55	0,58	0,61	0,64	0,69	0,74	0,81
05:00	0,27	0,29	0,30	0,32	0,34	0,37	0,40	0,44	0,47	0,50	0,54	0,57	0,60	0,64	0,67	0,72	0,77	0,84
06:00	0,27	0,29	0,30	0,32	0,34	0,37	0,40	0,44	0,47	0,50	0,54	0,57	0,60	0,64	0,67	0,72	0,77	0,84
07:00	0,25	0,27	0,28	0,30	0,31	0,34	0,38	0,41	0,44	0,47	0,50	0,53	0,56	0,60	0.63	0,67	0,72	0,78
08:00	0,22	0,24	0,25	0,27	0,28	0,31	0,34	0,37	0,39	0,42	0,45	0,48	0,51	0,53	0,56	0,60	0,65	0,70
09:00	0,20	0,21	0,22	0,24	0,25	0,27	0,30	0,32	0,35	0,37	0,40	0,42	0,45	0,47	0,50	0,54	0,57	0,62

10:00	0,17	0,19	0,20	0,21	0,22	0,24	0,26	0,28	0,31	0,33	0,35	0,37	0,39	0,42	0,44	0,47	0,50	0,55
11:00	0,16	0,17	0,18	0,19	0,20	0,22	0,24	0,26	0,28	0,30	0,32	0,34	0,36	0,38	0,40	0,43	0,46	0,50
12:00	0,16	0,16	0,18	0,18	0,19	0,21	0,23	0,25	0,27	0,29	0,31	0,33	0,35	0,37	0,39	0,42	0,45	0,49
13:00	0,16	0,17	0,18	0,19	0,20	0,22	0,24	0,26	0,28	0,30	0,32	0,34	0,36	0,38	0,40	0,43	0,46	0,50
14:00	0,17	0,18	0,20	0,21	0,22	0,24	0,26	0,28	0,31	0,33	0,35	0,37	0,39	0,41	0,43	0,47	0,50	0,54
15:00	0,19	0,21	0,22	0,23	0,24	0,27	0,29	0,32	0,34	0,36	0,39	0,41	0,44	0,46	0,49	0,52	0,56	0,61
16:00	0,22	0,23	0,24	0,26	0,27	0,30	0,33	0,35	0,38	0,41	0,43	0,46	0,49	0,52	0,54	0,58	0,63	0,68
17:00	0,23	0,25	0,26	0,28	0,29	0,32	0,35	0,38	0,41	0,44	0,47	0,50	0,53	0,56	0,59	0,63	0,67	0,73
18:00	0,24	0,26	0,27	0,28	0,30	0,33	0,36	0,39	0,42	0,45	0,48	0,51	0,54	0,57	0,60	0,65	0,69	0,75
19:00	0,23	0,25	0,26	0,28	0,29	0,32	0,35	0,38	0,41	0,44	0,47	0,50	0,53	0,56	0,59	0,63	0,68	0,73
20:00	0,24	0,25	0,27	0,28	0,30	0,32	0,35	0,38	0,41	0,44	0,47	0,50	0,53	0,56	0,59	0,64	0,68	0,74
21:00	0,24	0,25	0,27	0,28	0,30	0,33	0,36	0,39	0,42	0,45	0,48	0,51	0,54	0,57	0,60	0,64	0,69	0,75
22:00	0,24	0,25	0,27	0,28	0,30	0,33	0,36	0,39	0,42	0,45	0,47	0,51	0,54	0,56	0,59	0,64	0,68	0,74
23:00	0,23	0,24	0,26	0,27	0,29	0,32	0,35	0,38	0,41	0,43	0,46	0,49	0,52	0,55	0,58	0,62	0,66	0,72

7

Tab. 7.4 Typische Basalratenverteilung bei Jugendlichen (12.–17. Lebensjahr) entsprechend dem Gewicht bzw. der Gesamtbasaldosis in 24 h

Gewicht (kg)	25	27	30	33	36	39	42	46	50	55	60	65	70	76	82	90	100	110
Basalrate I.E. Kurzwirksames Insulinanalogon (pro 24 h)	10,7	11,1	11,6	13,0	15,6	17,0	18,0	20,2	21,6	23,8	26,1	28,0	30,1	32,6	35,2	39,0	42,8	47,3
Uhrzeit																		
00:00	0,4	0,4	0,4	0,5	0,6	0,6	0,6	0,7	0,8	0,8	0,9	1,0	1,1	1,1	1,2	1,4	1,5	1,7
01:00	0,4	0,4	0,4	0,5	0,6	0,6	0,7	0,8	0,8	0,9	1,0	1,1	1,1	1,2	1,3	1,5	1,6	1,8
02:00	0,4	0,5	0,5	0,5	0,7	0,7	0,8	0,9	0,9	1,0	1,1	1,2	1,3	1,4	1,5	1,6	1,8	2,0
03:00	0,5	0,5	0,6	0,6	0,8	0,8	0,9	1,0	1,0	1,1	1,3	1,3	1,4	1,6	1,7	1,9	2,1	2,3
04:00	0,6	0,6	0,6	0,7	0,8	0,9	1,0	1,1	1,2	1,3	1,4	1,5	1,6	1,8	1,9	2,1	2,3	2,6
05:00	0,6	0,6	0,7	0,8	0,9	1,0	1,1	1,2	1,3	1,4	1,5	1,6	1,8	1,9	2,1	2,3	2,5	2,8
06:00	0,6	0,6	0,7	0,7	0,9	1,0	1,1	1,1	1,2	1,4	1,5	1,6	1,8	1,9	2,0	2,3	2,4	2,8
07:00	0,5	0,6	0,6	0,7	0,8	0,9	0,9	1,0	1,1	1,2	1,3	1,4	1,5	1,7	1,8	2,0	2,2	2,4
08:00	0,5	0,5	0,5	0,6	0,7	0,8	0,8	0,9	1,0	1,1	1,2	1,3	1,3	1,5	1,6	1,7	1,9	2,1
09:00	0,4	0,4	0,5	0,5	0,6	0,7	0,7	0,8	0,9	1,0	1,0	1,1	1,2	1,3	1,4	1,5	1,7	1,9

10:00	0,4	0,4	0,4	0,5	0,6	0,6	0,6	0,7	0,8	0,8	0,9	1,0	1,1	1,1	1,2	1,4	1,5	1,7
11:00	0,4	0,4	0,4	0,5	0,6	0,6	0,7	0,7	0,8	0,9	1,0	1,1	1,1	1,1	1,2	1,4	1,5	1,7
12:00	0,4	0,4	0,4	0,4	0,5	0,6	0,6	0,7	0,7	0,8	0,9	1,0	1,0	1,1	1,2	1,3	1,5	1,6
13:00	0,4	0,4	0,4	0,4	0,5	0,6	0,6	0,7	0,7	0,8	0,9	1,0	1,0	1,1	1,2	1,3	1,5	1,6
14:00	0,4	0,4	0,4	0,5	0,6	0,6	0,6	0,7	0,8	0,8	0,9	1,0	1,1	1,2	1,3	1,4	1,5	1,7
15:00	0,4	0,4	0,4	0,5	0,6	0,7	0,7	0,8	0,8	0,9	1,0	1,1	1,2	1,3	1,4	1,5	1,7	1,8
16:00	0,5	0,5	0,5	0,6	0,7	0,7	0,8	0,9	0,9	1,0	1,1	1,2	1,3	1,4	1,5	1,7	1,8	2,0
17:00	0,5	0,5	0,6	0,6	0,7	0,8	0,8	0,9	1,0	1,1	1,2	1,2	1,4	1,5	1,6	1,8	1,9	2,1
18:00	0,5	0,5	0,5	0,6	0,7	0,7	0,8	0,9	1,0	1,1	1,2	1,2	1,4	1,4	1,6	1,8	1,9	2,1
19:00	0,4	0,5	0,5	0,5	0,6	0,7	0,7	0,8	0,9	1,0	1,1	1,1	1,2	1,3	1,4	1,6	1,8	1,9
20:00	0,4	0,4	0,4	0,5	0,6	0,6	0,7	0,8	0,8	0,9	1,0	1,1	1,1	1,2	1,3	1,5	1,6	1,8
21:00	0,4	0,4	0,4	0,5	0,6	0,6	0,6	0,7	0,8	0,9	0,9	1,0	1,1	1,2	1,3	1,4	1,5	1,7
22:00	0,4	0,4	0,4	0,4	0,5	0,6	0,6	0,7	0,7	0,8	0,9	1,0	1,0	1,1	1,2	1,3	1,5	1,6
23:00	0,3	0,4	0,4	0,4	0,5	0,6	0,6	0,7	0,7	0,8	0,9	1,0	1,0	1,1	1,2	1,3	1,5	1,6

Tab. 7.5 Typische Basalratenverteilung bei Erwachsenen entsprechend der Gesamtbasaldosis in 24 h. Beispielhaft ist eine Verteilung einer üblichen Basalrate von 22 I.E./Tag herausgehoben (fett). Demnach erhält der Patient um 6:00 Uhr mit 1,8 I.E./h die höchste und zwischen Mitternacht und 2:00 Uhr morgens mit 0,5 I.E./h die geringste Basalrate

Basalrate I.E. Kurzwirksames Insulinanalogon	6	8	10	12	14	16	18	20	22	24	26	28	30	32	34	36	38	40
Uhrzeit																		
00:00	0,1	0,2	0,2	0,2	0,3	0,4	0,4	0,4	0,5	0,5	0,6	0,6	0,7	0,7	0,8	0,8	0,8	0,9
01:00	0,1	0,2	0,2	0,2	0,3	0,4	0,4	0,4	0,5	0,5	0,6	0,7	0,7	0,7	0,8	0,8	0,8	0,9
02:00	0,2	0,2	0,3	0,3	0,4	0,5	0,5	0,6	0,6	0,7	0,7	0,8	0,8	0,9	1,0	1,0	1,1	1,2
03:00	0,2	0,3	0,4	0,5	0,5	0,5	0,6	0,7	0,8	0,8	0,9	0,9	1,0	1,1	1,2	1,2	1,3	1,4
04:00	0,3	0,5	0,5	0,7	0,6	0,7	0,8	0,9	1,0	1,1	1,1	1,2	1,4	1,4	1,5	1,6	1,7	1,8
05:00	0,4	0,6	0,7	0,9	0,9	1,1	1,3	1,4	1,6	1,7	1,8	1,9	2,1	2,2	2,5	2,6	2,7	2,9
06:00	0,6	0,7	0,8	1,0	1,2	1,4	1,5	1,6	1,8	2,0	2,1	2,3	2,5	2,6	2,8	3,0	3,1	3,3
07:00	0,4	0,6	0,7	0,8	0,9	1,1	1,2	1,2	1,5	1,6	1,7	1,8	2,0	2,1	2,3	2,4	2,5	2,7
08:00	0,3	0,4	0,5	0,5	0,6	0,8	0,9	1,0	1,1	1,2	1,3	1,4	1,5	1,6	1,7	1,8	1,9	2,0
09:00	0,2	0,3	0,3	0,4	0,5	0,5	0,6	0,7	0,8	0,9	1,0	1,0	1,0	1,1	1,1	1,2	1,2	1,3
10:00	0,2	0,2	0,3	0,4	0,5	0,5	0,6	0,7	0,7	0,8	0,9	1,0	1,0	1,1	1,1	1,2	1,3	1,3

11:00	0,2	0,2	0,3	0,4	0,5	0,5	0,6	0,7	0,7	0,8	0,9	1,0	1,0	1,1	1,1	1,2	1,3	1,3
12:00	0,2	0,2	0,3	0,4	0,5	0,5	0,6	0,7	0,7	0,8	0,9	1,0	1,0	1,1	1,1	1,2	1,3	1,3
13:00	0,2	0,2	0,3	0,4	0,5	0,5	0,6	0,7	0,7	0,8	0,9	1,0	1,0	1,1	1,1	1,2	1,3	1,3
14:00	0,2	0,2	0,3	0,4	0,5	0,5	0,6	0,7	0,8	0,8	1,0	1,0	1,0	1,1	1,1	1,2	1,3	1,3
15:00	0,2	0,3	0,4	0,4	0,5	0,6	0,7	0,8	0,9	1,0	1,1	1,1	1,2	1,3	1,3	1,4	1,5	1,6
16:00	0,3	0,4	0,5	0,5	0,7	0,8	0,9	1,0	1,1	1,2	1,3	1,4	1,5	1,6	1,7	1,8	1,9	2,0
17:00	0,3	0,5	0,6	0,7	0,8	0,9	1,0	1,1	1,2	1,3	1,4	1,5	1,6	1,7	1,9	2,0	2,1	2,2
18:00	0,3	0,5	0,6	0,7	0,8	0,9	1,0	1,1	1,2	1,3	1,4	1,5	1,6	1,7	1,9	2,0	2,1	2,2
19:00	0,3	0,3	0,5	0,6	0,6	0,8	0,8	0,9	1,0	1,0	1,1	1,2	1,3	1,4	1,5	1,6	1,7	1,8
20:00	0,2	0,3	0,4	0,5	0,5	0,6	0,7	0,8	0,8	0,9	1,0	1,1	1,2	1,3	1,4	1,4	1,5	1,6
21:00	0,2	0,3	0,3	0,4	0,5	0,5	0,6	0,7	0,7	0,8	0,8	0,9	1,0	1,1	1,1	1,2	1,3	1,3
22:00	0,2	0,2	0,3	0,4	0,5	0,5	0,6	0,7	0,7	0,8	0,8	0,9	1,0	1,1	1,1	1,2	1,3	1,3
23:00	0,2	0,2	0,3	0,3	0,4	0,5	0,5	0,5	0,6	0,7	0,7	0,8	0,9	0,9	0,9	1,0	1,0	1,1

Der Insulinbedarf kann sich vorübergehend ändern. Das macht eine temporäre Änderung der Basalrate erforderlich. Ein erhöhter Insulinbedarf tritt auf:

- bei Infekten,
- bei anderen fieberhaften Erkrankungen,
- bei verminderter körperlicher Aktivität (Bettlägerigkeit),
- bei einigen Medikamenten (z. B. Kortikoide, orale Kontrazeptiva, Saluretika),
- im Rahmen des Menstruationszyklus (wobei allerdings zu betonen ist, dass die prämenstruelle Insulinresistenz sehr unterschiedlich ausgeprägt sein kann). In diesen Fällen wird die Basalrate prozentual angehoben.

Ein verminderter Insulinbedarf tritt auf:

- im Rahmen des Menstruationszyklus (wobei allerdings zu betonen ist, dass die prämenstruelle Insulinresistenz sehr unterschiedlich ausgeprägt sein kann),
- bei erhöhter körperlicher Aktivität und beim Sport,
- bei einigen Medikamenten (z. B. ACE-Hemmern, Salizylaten).
  In diesen Fällen wird die Basalrate prozentual vermindert.

Bei verschiedenen Pumpenmodellen kann die Basalrate für einige Stunden erhöht oder gesenkt werden, ohne dass die Basalrate umprogrammiert werden muss. Bei anderen Pumpenmodellen können alternative Basalraten, z. B. für Tage mit besonderer körperlicher Belastung (z. B. Fußballtraining), eingegeben werden.

Nach der Einstellungsphase bzw. bei verändertem Lebensrhythmus kann sich die Insulinempfindlichkeit ändern. Deshalb sind engmaschige Blutglukosekontrollen auch nach der Einstellungsphase noch einige Wochen notwendig; ggf. muss die Basalrate geändert werden.

Nächtliche Blutglukosekontrollen sind die unverzichtbare Voraussetzung für eine Änderung der nächtlichen Basalrate. Es ist anzustreben, dass alle Blutglukosewerte möglichst über 100 mg/dl (5,6 mmol/l) liegen. Am wichtigsten ist die Blutglukosemessung gegen 2 Uhr nachts. Während der stationären Einstellungsphase muss das Nachtprofil regelmäßig gemessen werden. Zu Hause sollte die 2-Uhr-Messung anfangs etwa alle 2, später alle 4 Wochen während der Schlafphase durchgeführt werden.

Berechnung des Prandialinsulins

Die Prandialinsulinboli sind wie bei der Injektionsbehandlung von der Tageszeit und den vorgesehenen KE abhängig. Wie bei der ICT wird auch für die CSII ein Anpassungsplan erstellt (◘ Abb. 7.5). Um das Bolusinsulin festzulegen, werden zunächst die Standard-Kohlenhydrateinheiten (KE) der üblichen Mahlzeiten und die Standarddosis Mahlzeiteninsulin unter ICT erfragt. Daraus wird der jeweilige Insulin-KE-Quotient errechnet. Die Kohlenhydrate werden auf drei Hauptmahl-

AUF DER BULT
KINDER- UND JUGEND-KRANKENHAUS

Diabetes-Zentrum für Kinder und Jugendliche
Diabetesstation Tel. 0511/8115-2209
Diabetesambulanz Tel. 0511/8115-3335
eMail diabetesambulanz@hka.de

Dosierungsplan für die Insulinpumpentherapie

Name: Alter: Manifestation Gewicht:
Insulinpumpentyp
Messgerät: Katheterart: Insulin:
Weitere Medikation:

Datum	Uhrzeit		Frühmorgen 3:00 - 6:00	1.Frühst. 6:00 - 9:00	2.Früh. 9:00 - 11:00	Mittag 11:00 - 14:00	Kaffee 14:00-17:00	Abend 17:00-19:30	Spät 19:30-00:00	Nacht 00:00-3:00	Zeit aktives Insulin: Stunden
	Mahlzeiteninsulin (KH -Faktor) E inheiten pro KE										
	Korrektur-insulin	1 Einheit senkt um									
		Ziel-BZ zur Korrektur	120	100	100	100	100	100	120	120	
		1 Einheit senkt um									
		Ziel-BZ zur Korrektur									

Datum	Uhrzeit von/bis	0 1	1 2	2 3	3 4	4 5	5 6	6 7	7 8	8 9	9 10	10 11	11 12	12 13	13 14	14 15	15 16	16 17	17 18	18 19	19 20	20 21	21 22	22 23	23 24	Summe Basal	Summe Mahlzeit
	Basal - insulin																										

Blutzuckerwerte zur Nacht ≤ 90mg + KE ≤ 70mg + KE ≤ 60mg + KE

Abb. 7.5 Anpassungsplan für die intensivierte Insulintherapie mit Insulinpumpe (CSII)

zeiten und drei Zwischenmahlzeiten verteilt. Es ist am Anfang günstig, eine »feste« KE-Verteilung zu haben, damit die Wirkung des Bolus- bzw. Mahlzeiteninsulins nicht durch Überschneidungen mit der des Insulins verfälscht wird, das bei zusätzlicher Nahrungsaufnahme injiziert werden muss. Später können die Kinder ihre KE-Mengen und deren Verteilung selbst festlegen.

Im Allgemeinen ist der Insulin-KE-Quotient bei der ICT im Vergleich zur CSII frühmorgens deutlich höher, mittags vergleichbar und abends wieder höher. Das Insulin (bei Verwendung schnellwirkender Insulinanaloga) wird bei Blutglukosewerten < 80 mg/dl (4,4 mmol/l) direkt nach dem Essen, bei Werten zwischen 80 und 160 mg/dl (4,4–8,8 mmol/l) direkt vor dem Essen und bei einem Wert > 160 mg/dl (8,8 mmol/l) 10 min vor dem Essen abgegeben. Bei sehr jungen Kindern ist es möglich, das Insulin generell nach dem Essen abzugeben, damit die richtige Prandialinsulindosis entsprechend der tatsächlich eingenommenen Kohlenhydratmenge herausgefunden werden kann. Bei einem richtigen Mahlzeitenbolus bleiben die physiologischen Blutglukoseschwankungen erhalten, d. h., die Blutglukosewerte liegen 2 h nach der Mahlzeit ca. 30 mg/dl (1,7 mmol/l) über dem Ausgangswert und 4 h nach der Mahlzeit auf der Höhe des Ausgangswerts.

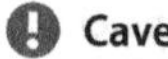

Cave

Jede Haupt- und Zwischenmahlzeit erfordert einen Bolus – anderenfalls ist die Basalrate zu hoch.

Der von der Tageszeit abhängige Insulin-KE-Quotient ist bis zu einer Kohlenhydrataufnahme von ca. 5 KE konstant. Bei höheren KE-Mengen ist der Bolus etwas niedriger als der mit Hilfe des vorgegebenen Insulin-KE-Quotienten berechnete.

Berechnung des Korrekturinsulins

Für eine gute Einstellung ist es nötig, die Blutglukosewerte immer im normnahen Bereich (80–120 mg/dl bzw. 4,4–6,7 mmol/l) zu halten. Für jede Tageszeit wird daher der sog. Korrekturfaktor, entsprechend dem Zirkadianrhythmus, festgelegt. Der Korrekturfaktor bezeichnet das Ausmaß der Blutglukosesenkung nach Gabe von 1 I.E. Normalinsulin. Mit dem Korrekturbolus wird ein erhöhter Blutglukosewert korrigiert.

Die Höhe des Korrekturbolus ist von der Insulinempfindlichkeit und der vorgesehenen Blutglukosesenkung abhängig, d. h. der Differenz zwischen aktuellem Blutglukosewert und Blutglukosezielwert. Wie auch bei einer ICT wird als Zielwert tagsüber eine Blutglukosekonzentration von 100 mg/dl (5,6 mmol/l) und nachts von 140 mg/dl (7,8 mmol/l) angestrebt. Bei Kindern unter 6 Jahren sollten die Zielwerte etwas höher liegen, um die Hypoglykämiegefahr, die sie häufig selbstständig nicht erkennen, zu vermindern.

Die Blutglukose sollte nicht öfter als alle 2 h (bei Verwendung von Normalinsulin nicht öfter als alle 4 h) auf den Zielwert korrigiert werden, da es sonst zu Wirkungsüberschneidungen kommen kann. Bei Verwendung eines Boluskalkulators wird diese Wirkungsüberschneidung vermieden, da hier rechnerisch gegebenenfalls noch wirksames Insulin in die Berechnung mit einbezogen wird. Daher empfehlen wir generell die Verwendung eines Bolusrechners. Für den Fall, dass 3 h nach Gabe eines Korrekturbolus die Blutglukosewerte nur unwesentlich niedriger liegen oder sogar noch weiter angestiegen sind, muss die nächste Korrektur mit einer Spritze oder mit einem Pen (mit einem schnellwirksamen Insulinanalogon) durchgeführt werden, da nicht bemerkte Katheterobstruktionen eine wesentliche Ursache für die Entwicklung einer Ketoazidose bei der CSII sind (s. unten). Der Katheter und/oder die Ampulle sind anschließend zu wechseln.

Der Korrekturfaktor muss immer wieder überprüft und evtl. verändert werden. Bei langfristig guter Einstellung ist er z. B. erhöht, bei Gewichtszunahme und anderen Ursachen für eine relative Insulinresistenz ist er vermindert. Um die zirkadianen Einflüsse auf die Basalinsulindosis und den Prandial- bzw. Korrekturbolus einfach zu ermitteln, wurde für die CSII ein Protokollbogen entwickelt, der dem Prinzip des Zirkadianrhythmus der Insulinwirkung Rechnung trägt.

Grundlage der Schulung sind die strukturierten Schulungsprogramme für Kinder und Jugendliche mit Typ-1-Diabetes, die ergänzende Module im Sinne eines Insulinpumpen-Schulungsprogramms für Kinder und Jugendliche enthalten.

7.2.7 Prävention einer Ketoazidose bei CSII

Bei der Insulinpumpenschulung und der weiteren ambulanten Betreuung von Patienten mit CSII kommt der Prävention der Ketoazidose eine besondere Bedeutung zu. Im Gegensatz zur ICT wird bei der CSII ausschließlich Normal- bzw. ein kurzwirkendes Insulinanalogon eingesetzt. Ein Insulindepot befindet sich daher nicht in der Subkutis, sondern ausschließlich im Reservoir der Pumpe. Bei einer Unterbrechung der Insulinzufuhr durch die Pumpe kommt es sofort zu einem Insulinmangel. Bei der Verwendung von Insulinanaloga als Pumpeninsulin ist die Zeit bis zum Auftreten einer Ketoazidose noch kürzer als bei der von Normalinsulin. Die Symptome der Ketoazidose bei CSII unterscheiden sich in einigen Aspekten von denen der normalen diabetischen Ketoazidose. Bei der Pumpentherapie entsteht eine Ketoazidose sehr oft nur wegen der Unterbrechung der Insulinzufuhr, also immer aus völliger Gesundheit heraus. Daher kommt es zu einem schnellen Wechsel von völligem Wohlbefinden zu ketoazidotischen Symptomen.

Mögliche Ursachen einer Ketoazidose bei CSII

- Gründe für die Unterbrechung der Insulinzufuhr
  - Herausziehen oder Herausrutschen der Kanüle
  - Leck im Kathetersystem
  - Katheterknick
  - Defekte Insulinampulle (z. B. Haarriss in der Glasampulle)
  - Undichte Verbindung zwischen Ampulle und Katheter
  - Ausfällung von Insulin im Katheter bzw. in der Kanüle
- Erhöhter Insulinbedarf
  - Erkrankung (z. B. Infekte)
  - Medikamente (Kortikosteroide)
- Verminderte Insulinwirkung
  - Entzündung an der Kathetereinstichstelle
  - Blutaustritt an der Kathetereinstichstelle
  - Zu lange Liegedauer des Katheters
  - Verwendung unwirksamen Insulins
  - Kanüle steckt in verhärtetem Gewebe

Besonders gefährdet in Bezug auf die Entwicklung einer Ketoazidose sind Patienten mit kurzer Diabetesdauer, geringer Insulinpumpenerfahrung, unregelmäßigen Blutglukoseselbstkontrollen und psychischen Problemen. Die mit Abstand wichtigste Ursache für das Auftreten einer Ketoazidose ist das langfristige Unterlassen der Blutglukoseselbstkontrolle. Die regelmäßige Durchführung der Blut-

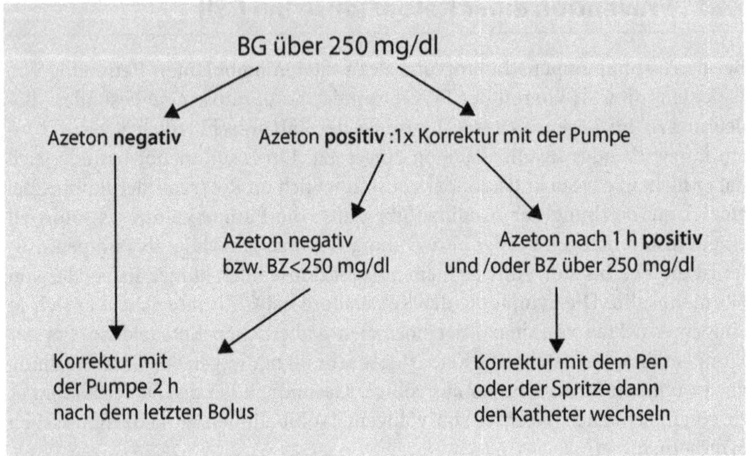

Abb. 7.6 Verhalten bei Hyperglykämie: Einfaches Schema zur Ketoazidoseprävention bei Kindern und Jugendlichen. *BG* Blutglukosewert

zuckerkontrollen ist daher der sicherste Schutz vor dem Auftreten dieser lebensgefährlichen Stoffwechselentgleisung.

Die Zeit zwischen auslösendem Faktor und ersten Symptomen kann unterschiedlich lange sein. Sie ist abhängig von folgenden Faktoren:

- Höhe der Basalrate,
- Tageszeit bei Beginn der Unterbrechung der Insulinzufuhr,
- letzte Bolusgabe,
- verwendete Insulinart.

Ein wichtiger Aspekt zur Vermeidung einer Ketoazidose ist deren Thematisierung bei den Schulungen zur CSII. Ziel sollte sein, Symptome zu erkennen und die daraus notwendigen Handlungsschritte zu vermitteln. Hierfür wurde im Kinderkrankenhaus AUF DER BULT ein entsprechender Ketoazidoseplan entwickelt. Wenn ein Kind oder seine Eltern die speziellen Ketoazidosesymptome bemerken, sollte zunächst die Blutglukose gemessen werden. Liegt der Blutglukosewert über 250 mg/dl (13,9 mmol/l), muss unbedingt das Azeton im Urin oder Ketonkörper im Blut getestet werden. Dann wird nach einem einfachen Schema Insulin injiziert (Abb. 7.6; Tab. 7.6). Damit die Patienten den Plan immer dabei haben, hat es sich bewährt, den Patienten zu empfehlen, diesen mit dem Smartphone zu fotographieren.

Manche Kinderdiabetologen empfehlen, die Insulinzufuhr im Rahmen der Schulung unter stationären Bedingungen zu unterbrechen, damit der Patient die

Tab. 7.6 Beurteilung der Blutketonwerte und Insulinanpassung

0–0,6 mmol/l	0,6–1,5 mmol/l	1,5–3 mmol/l	> 3 mmol/l
Normalbereich	Erhöhte Ketonwerte	Deutliches Risiko für eine diabetische Ketoazidose	Diabetische Ketoazidose
Kein Handlungsbedarf	Bei gleichzeitig niedrigem Blutzucker: – Kohlenhydrate + Insulin (normaler Bolus) – Nach 2 h Blutzucker- und Blutketonkontrolle	Bolus mit kurzwirksamem Insulin: – Doppelter Korrekturfaktor oder 20 % der Tagesgesamtinsulindosis	Bolus mit kurzwirksamem Insulin: – Doppelter Korrekturfaktor oder 20 % der Tagesgesamtinsulindosis
Nach 2 h Blutketonkontrolle	Bei gleichzeitig hohem Blutzucker: – Bolus mit kurzwirksamem Insulin: einfacher Korrekturfaktor oder 10 % der Tagesgesamtinsulindosis	**Arzt/Diabetesteam anrufen**	**Notfall** **Krankenhaus**

Ketoazidoseentstehung unter Aufsicht am eigenen Körper erlebt. Dieses Vorgehen zur Ketoazidoseprävention ist jedoch umstritten.

Wenn Azeton positiv ist, müssen die Patienten viel Flüssigkeit in Form von ungesüßten Getränken zu sich nehmen. Ist die Ursache der Entgleisung ein Magen-Darm-Infekt, so ist eine stationäre Aufnahme oft nicht zu umgehen. Kinder sind in einer solchen Situation meist nicht mehr in der Lage, ausreichend zu trinken. Wegen des Flüssigkeitsmangels entwickelt sich bei ihnen daher sehr schnell eine Ketoazidose. In diesem Fall muss zum frühestmöglichen Zeitpunkt die intravenöse Flüssigkeitszufuhr erfolgen. Am besten lässt sich die Situation durch eine Bestimmung der β-Hydroxybutyrat-Bestimmung im Blut (Blutzuckermessgerät mit gleichzeitiger Ketonmessung) einschätzen, da hier ohne Zeitverzug eine spezifische Bestimmung erfolgt und ein therapeutischer Verlauf durch stündliche Messungen sicher überprüft werden kann. Wir empfehlen daher, dass Pumpenpatienten die Möglichkeit einer β-Hydroxybutyrat-Bestimmung im Blut zur Verfügung stehen sollte.

Um den Patienten und den Eltern in schwierigen Situationen zur Seite zu stehen, ist es notwendig, eine 24-h-Rufbereitschaft durch erfahrene Kinderdiabetologen und Diabetesberater anzubieten. Es müssen kurzfristig Fragen beantwortet, Unklarheiten beseitigt und Ratschläge gegeben werden.

7.2.8 Empfehlungen für die Dosisanpassung bei Sport

Bei Sport oder anderer körperlicher Belastung (s. auch ► Abschn. 6.6.4) und Behandlung mit einer Insulinpumpe kann die Basalrate abgesenkt oder die Pumpe während des Sports zeitlich befristet abgelegt werden. Für sportlich aktive Insulinpumpenträger wird im Allgemeinen die Dauer der Basalratensenkung auf 4–5 h oder länger programmiert. Bei regelmäßig wiederkehrenden Sporttagen empfiehlt sich die Programmierung einer Sport-Basalrate für diese Tage. Umgekehrt ist die Programmierung einer erhöhten Basalrate an Tagen geringer körperlicher Aktivität (z. B. faules Wochenende) sinnvoll. Ganztagesaktivitäten erfordern häufig sowohl eine Reduktion der nächtlichen als auch der Basalrate bis 24 h nach der Aktivität sowie des Mahlzeiteninsulins während und nach der Bewegung, Der Insulinbedarf beträgt bei mittlerer Belastung 50–70 % des Insulingrundbedarfs (Basalrate), bei lang andauernder Belastung nur 25–50 % des Grundbedarfs. Vor dem Sport sollte nach einer Blutglukosemessung die Basalrate gesenkt werden, wobei die Reduzierung bei Verwendung von Normalinsulin ca. 1 h vorher, bei kurzwirksamem Insulinanalogon direkt vor dem Sport erfolgen sollte. Alternativ oder zusätzlich sollten sportlich aktive Kinder und Jugendliche Kohlenhydrate zu sich nehmen. Ein evtl. notwendiger Mahlzeitenbolus sollte um etwa 30 % gesenkt werden. Wegen des Auffülleffekts von Muskelglykogen und der dadurch verstärkten Gefahr von Hypoglykämien müssen die Basalratensenkung und der reduzierte Mahlzeitenbolus für einige Stunden beibehalten werden.

7.2.9 Umgang mit Zeitumstellung bei CSII

Die auf Fernreisen erforderliche Diabetesbehandlung sollte mit dem Patienten und ggf. seiner Familie detailliert besprochen werden. Insbesondere sollte auf notwendige Änderungen in der Therapie bei Flügen bzw. Aufenthalten in anderen Zeitzonen geachtet werden. Eine Anpassung der Dosis ist ggf. bei Flügen in die westliche (längerer Tag) oder östliche (kürzerer Tag) Richtung erforderlich. Es sind genügend Blutzucker-Stix, Spritzen, Nadeln sowie ausreichend Insulin mitzuführen, bei Flügen immer im Handgepäck. Bei Zeitverschiebungen stellt sich der Organismus und damit der zirkadiane Insulinbedarf erst nach einigen Tagen um. Bei geringen Zeitverschiebungen (bis zu 2 h) wird am Ankunftsort die Uhrzeit der Insulinpumpe auf die Ortszeit eingestellt. Bei Zeitverschiebungen zwischen 3 h und 4 h sollte am Ankunftsort die Uhr der Insulinpumpe zunächst um 2 h der Ortszeit angenähert werden. Erst 1–2 Tage später wird die Pumpe auf die Ortszeit eingestellt. Bei größeren Zeitverschiebungen (z. B. Transatlantikflüge) wird folgendes Vorgehen empfohlen:

- Am 1. Tag wird am Urlaubsort die Basalrate unverändert belassen,
- am 2. Tag wird die bisher niedrigste Basalrate (i. Allg. zwischen 23 und 2 Uhr) über 24 h programmiert; es erfolgen regelmäßige Blutglukosemessungen und (kleine) Boluskorrekturen, letzte Bolusgabe,
- am 3. Tag wird die alte Basalrate auf die Ortszeit umgestellt.

Die Patienten müssen darauf hingewiesen werden, dass sie ihre bisher verwendete Basalrate vor der Umprogrammierung aufschreiben, wenn sie sie nicht in Form eines Basalraten-Verlaufbogens mit sich führen.

7.2.10 Vorübergehendes Ablegen der Pumpe

Die Insulinpumpe kann jederzeit abgelegt werden. Die Dauer der Unterbrechung entscheidet darüber, ob diese Zeit allein mit schnellwirksamen Insulinanaloga, Normalinsulin oder auch zusätzlich mit der Gabe von Verzögerungsinsulin überbrückt wird (ICT). Im Rahmen des Insulinpumpen-Schulungsprogramms erhält daher jeder Patient einen Plan für den pumpenfreien Tag.

Ein kurzfristiges Ablegen erfolgt z. B. bei einem Saunabesuch, bei bestimmten Sportarten mit Körperkontakt (Gefahr des Herausrutschens des Katheters) oder bei Kampfsportarten (Gefahr der Beschädigung der Pumpe), evtl. beim Sexualverkehr und immer beim Schwimmen. Einige Kinder und Jugendliche wechseln daher während des Sommerurlaubs vorübergehend wieder zur ICT.

Unerwartet geringe Probleme machen das übliche Herumtoben kleiner Kinder auf dem Spielplatz oder Fußballspiele von Jugendlichen. Je nach Dauer der Unterbrechung ist beim Wiederanlegen der Pumpe entweder kein zusätzliches Insulin erforderlich oder es wird auf die etwa 2-stündige oder längere Unterbrechung mit einem kleinen Bolus reagiert, falls nicht zuvor Insulin mit einer Spritze oder einem Pen zur Überbrückung injiziert worden ist.

7.3 Sensorunterstützte Pumpentherapie

Mit der Verbindung von Insulinpumpen und CGM entstand eine neue Therapieform, die sensorunterstützte Pumpentherapie (SuP). Zahlreiche randomisierte, kontrollierte Studien haben gezeigt, dass die SuP sowohl der intensivierten Insulintherapie (ICT) als auch der »klassischen« Insulinpumpentherapie (CSII) überlegen ist. Bei entsprechend dauerhafter Nutzung des Glukosesensors kommt es zu deutlich verbesserten Glukosewerten, ohne dass die Gefahr einer Hypoglykämie erhöht wird.

Das Paradigm VEO-System (Fa. Medtronic) verfügt mit der Hypoglykämieabschaltung, dem sogenannten »Low Glucose Suspend« (LGS) über einen Algorithmus, der bei Unterschreiten eines einstellbaren Hypoglykämiegrenzwertes und bei Nichtreaktion durch den Patienten zur Unterbrechung der Insulinabgabe über maximal 120 min führt. Nach dieser Zeit erfolgt automatisch wieder das Zuschalten der Insulinzufuhr (■ Abb. 7.7). Für die folgenden 4 h wird die Insulininfusion beibehalten, auch wenn wiederum Werte unterhalb der eingestellten Hypoglykämieabschaltungs-Schwelle auftreten sollten. Erst danach ist die Abschaltung der Insulinzufuhr nach einem LGS-Alarm wieder möglich. Durch Nutzung der Hypoglykämieabschaltfunktion des Systems Paradigm VEO konnten schwere Hypoglykämien in Studien verhindert werden. Ein Hypoglykämie-Alarm-Schwellenwert ≤ 70 mg/dl (3,9 mmol/l) ist wirkungsvoll zur Hypoglykämievorbeugung.

Eine weitere Verfeinerung des Algorithmus ergibt sich, indem die Abschaltung prädiktiv bereits zu einem Zeitpunkt erfolgt, zu dem sich die Glukosekonzentration in Richtung der Hypoglykämieschwelle bewegt und beim Ansteigen des Glukosewertes wieder aufgehoben wird. Damit sollten sich Hypoglykämien sogar ganz vermieden lassen, ohne dass häufig auftretende Alarme die Patienten in ihrer Befindlichkeit stören würden. Auch wird keine fixe zweistündige Abschaltung mehr verwendet, sondern das System setzt flexibel nach 30 min bis 2 h die Insulininfusion fort, wenn die Glukosewerte in einem stabilen Bereich oberhalb des

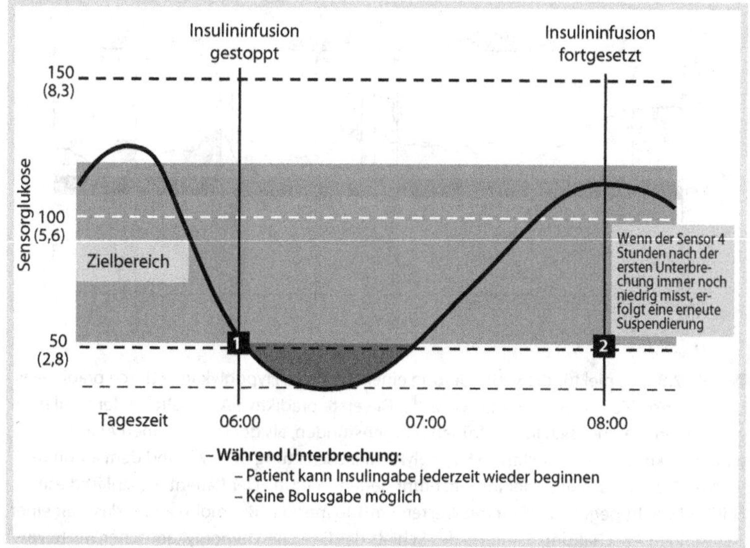

Abb. 7.7 Schematische Darstellung einer automatischen Insulinabschaltung im Sinne eines »Low Glucose Suspend« (LGS). Bei Erreichen des Sensor-Glukose-Schwellenwerts (in diesem Fall 50 mg/dl bzw. 2,8 mmol/l) um 6.00 Uhr morgens wird die Insulinzufuhr für 2 h unterbrochen

Schwellenwerts liegen. Beim neuen SmartGuard®-System der Medtronic 640G Pumpe wird erstmals aktiv in die Therapie eingegriffen, sodass es in vielen Fällen gar nicht mehr zum Erreichen eines hypoglykämischen Schwellenwerts kommt (Abb. 7.8).

7.4 Closed-Loop

Bezüglich der nächtlichen Glukosekontrolle hat die Entwicklung von »Closed-Loop«-Systemen rasante Fortschritte gemacht. Bislang erhältliche kommerzielle Systeme (z. B. SmartGuard®) steuern nur durch eine Unterbrechung der Insulinzufuhr bei drohender Hypoglykämie. Beim »Closed-Loop« kommt es dagegen zu einer Vermeidung von Hypo- und Hyperglykämien. Dazu wird die Basalrate entsprechend der aktuellen kontinuierlich gemessenen Sensorwerte und den vorausgegangenen individuellen Sensorglukose- und Insulininfusions-Daten konstant angepasst bzw. zusätzliche automatische Bolusgaben abgegeben.

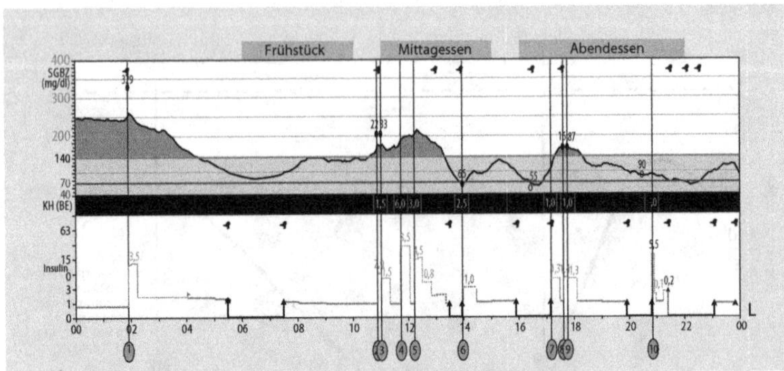

◘ Abb. 7.8 Beispiel für die Verhinderung einer schweren Hypoglykämie durch prädiktives Low-Glucose-Management (SmartGuard®). Die erste prädiktive Abschaltung der Insulinversorgung ereignet sich in den frühen Morgenstunden, als der Patient einen Alarm verschläft. Es kommt zur prädiktiven Hypoglykämieabschaltung über 2 h und dem automatischen Wiederzuschalten der Insulinzufuhr gegen 7.00 Uhr. Der Patient verschläft diese Zeit und wacht gegen 8.00 Uhr mit Werten um 140 mg/dl (7,8 mmol/l) auf, sodass mit einer 2-stündigen Abschaltung während des Schlafs das Erreichen hypoglykämischer Werte verhindert wird. Im weiteren Tagesverlauf noch vier weitere kürzere prädiktive Abschaltungen

Moderne Insulinpumpen erfüllen die Voraussetzungen für den Einsatz in einem Closed-Loop-System, sowohl die Präzision als auch die Zuverlässigkeit der Insulinabgabe betreffend. Demgegenüber sind die Sensoren zur kontinuierlichen Messung des Glukoseverlaufs gegenwärtig das schwächste Glied in der Kette. Das Closed-Loop-System hat als wesentliche Voraussetzung zu erfüllen, dass es sicher funktioniert. Dazu muss die kontinuierliche Glukosemessung eine Genauigkeit garantieren, welche die Steuerung des Systems im nahe-normoglykämischen Bereich ermöglicht, in jedem Falle ohne eine kritische Stoffwechselsituation hervorzurufen. Notwendig ist auch, Datenlücken zu vermeiden. Zukünftige Glukosesensoren werden deshalb redundante Sensoren beinhalten, also Sensorkonfigurationen mit mehreren Messstellen (multiple Sensoren), die den Ausfall einzelner Messstellen überbrücken. Die Sicherheit eines solchen Closed-Loop beinhaltet weiterhin Warnungen und Maßnahmen bei Fehlfunktion, die bisher wenig entwickelt wurden. Die Komponenten eines Closed-Loop-Systems am Beispiel der im DREAM-Projekt verwendeten Geräte zeigt ◘ Abb. 7.9. Hinzu kommt das Blutglukosemessgerät zur Kalibrierung des CGM-Sensors.

Geprüft wird auch die Einbeziehung von Vitalparametern, wie Herzrate oder Atmung, um über die Messung der Glukosekonzentration hinaus ein prädiktives automatisches Reagieren des Systems auf drohende Hypoglykämien zu ermögli-

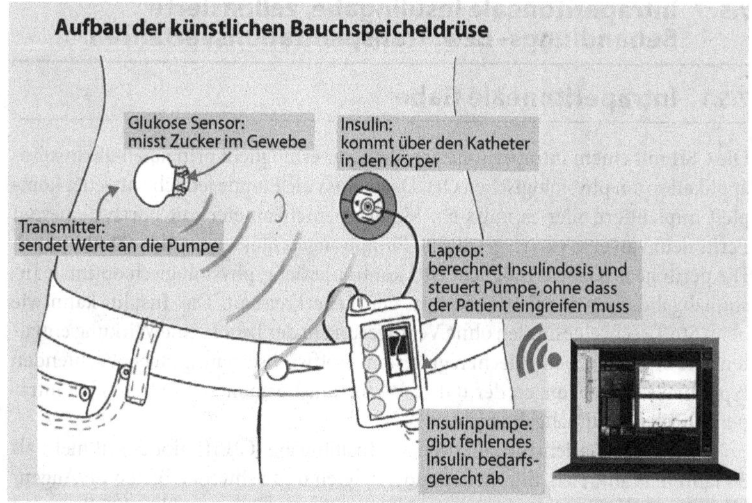

Abb. 7.9 Komponenten und Design eines Closed-Loop-Systems mit externer Insulinpumpe, externem, im Interstitium messenden Glukosesensor und einem Computer, welcher die Algorithmen für die Insulinabgabe enthält (Konzept des DREAM-Konsortiums; Phillip et al. 2013)

chen. Generell ist aber festzustellen, dass die Berechnung des prädiktiven Verlaufs umso zuverlässiger ist, je kürzer die Wirkungsdauer des Insulins ist. Normalinsulin und auch kurzwirksame Insulinanaloga begrenzen das. Neben der Entwicklung noch schnellerer Insuline könnte eine schnellere Wirkung des Insulins auch durch thermische Stimulierung der Infusionsstelle und somit beschleunigte Resorption erreicht werden, was zum Beispiel mit dem InsuPad der Firma InsuLine möglich ist. Mehrere internationale Forschungsprojekte sowohl in Europa (Projekte »DREAM«, »AP@home« und »DIAdvisor«) als auch in den USA arbeiten am Closed-Loop-System. So hat die amerikanische JDRF (Juvenile Diabetes Research Foundation) ein umfangreiches Programm zur stufenweisen Entwicklung eines artifiziellen Pankreas gestartet. Auch Firmen wie Medtronic, Roche, DexCom oder Johnson & Johnson forschen intensiv daran. Alle bekannten Projekte sind bezüglich der Hardware an der modernen Informationstechnologie orientiert, was heißt, dass die handelsüblich verfügbaren Glukosesensoren und Insulinpumpen über ein Smartphone oder einen Laptop gesteuert werden. Wahrscheinlich wird zunächst ein »Closed-Loop« zur nächtlichen Regulation erhältlich sein, welches dann gegebenenfalls mit einem System zur Hypoglykämievermeidung am Tag kombiniert werden kann.

7.5 Intraperitoneale Insulingabe, zellbasierte Behandlungs- bzw. Transplantationsverfahren

7.5.1 Intraperitoneale Gabe

7

Die CSII mit einem intraperitonealen Katheter ermöglicht prinzipiell die Insulinapplikation am physiologischen Ort. Dazu muss die Pumpe jedoch entweder komplett implantiert oder es muss ein Medikamentenkatheter mit Portsystem vom Peritoneum an eine extern getragene Pumpe angeschlossen werden (◘ Abb. 7.10). Die peritoneale Gabe ermöglicht eine kontinuierliche, physiologisch optimale Insulinabgabe über das Peritoneum in den Leberkreislauf. Das Insulin kann wie beim Stoffwechselgesunden ohne Verzögerung in der Leber seine Wirkung entfalten. Die besonders bei schlecht reguliertem Stoffwechsel häufig zu beobachtenden typischen Veränderungen der IGF-1-Wachstumshormon-Achse treten bei intraperitonealer Insulinabgabe nicht auf.

Die kontinuierliche intraperitoneale Insulingabe (CIPII) gibt es seit mehr als 30 Jahren. Frankreich, die Niederlande, Belgien und Schweden bieten im Augenblick die CIPII-Therapie an. Gegenwärtig werden damit knapp über 400 Patienten versorgt. Grundsätzlich sind die Indikationen für die CIPII mit der implantierbaren Pumpe vergleichbar mit der Indikation zur Inselzelltransplantation. Deshalb ist diese Indikation einer kleinen Gruppe von Patienten mit Typ-1-Diabetes vorbehalten, welche trotz intensivster Betreuung durch Diabetologen und/oder

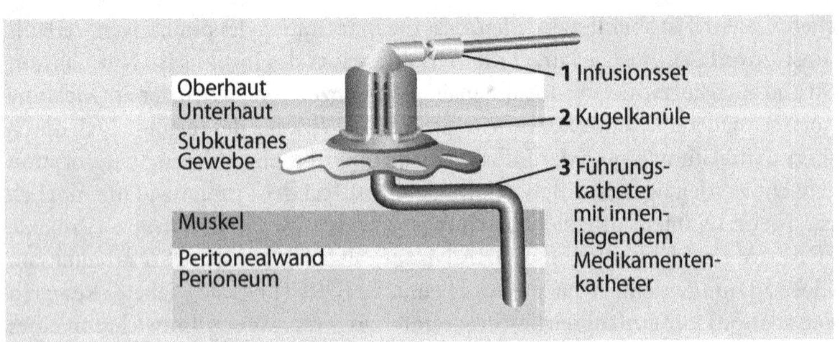

◘ **Abb. 7.10** Der Diaport (Fa. Roche). Das Portsystem besteht aus einem Titangehäuse, das in der Bauchgegend ins Unterhautfettgewebe implantiert wird, und einem Führungskatheter, der in seinem Innern den Medikamentenkatheter ins Peritoneum führt. Über eine externe Insulinpumpe kann dadurch Insulin an den physiologischen Ort in den Portalkreislauf abgegeben werden. Im Vergleich zu implantierbaren Pumpen für die kontinuierliche intraperitoneale Insulininfusion bleiben beim Diaport die Insulinpumpe und das Medikamentenreservoir außerhalb des Körpers. Von außen ist nur ein kleiner »Knopf« zu sehen, in den das Infusionsset eingesteckt wird

Psychiater/Psychologen unter Anwendung der besten Therapien (Insulinpumpentherapie und/oder kontinuierliche Blutzuckermessung) regelmäßig schwere Hypoglykämien erleiden. Man versucht mit diesem invasiven Therapieverfahren bei sonst nicht gut behandelbaren Patienten eine stabile Glukosekontrolle zu erreichen, um eine deutliche Verbesserung der Lebensqualität und eine signifikante Reduktion der Hospitalisierungsrate zu erzielen. Daraus folgt, dass pädiatrische Patienten gegenwärtig nicht dafür in Frage kommen, sondern nur erwachsene Patienten mit Typ-1-Diabetes und instabiler Glukosekontrolle, belegbar mit häufigen schweren Hypoglykämien, oder hochgradiger subkutaner Insulinresistenz oder extremen Schwankungen, die regelmäßig zu lebensbedrohlichen Episoden von Ketoazidose und häufigen Krankenhausaufenthalten führen.

7.5.2 Inselzell- und Pankreastransplantation

Alternativ kommen solche erwachsenen Patienten auch für eine Inselzell- und Pankreastransplantation in Betracht. Die großen Fortschritte der Diabetesbehandlung der letzten Jahre verbesserten die Prognose auch von Patienten mit sehr labilem Typ-1-Diabetes. Sie ist somit heute wesentlich besser als diejenige anderer Krankheiten, welche durch eine Transplantation behandelt werden. Trotzdem sind Hypoglykämie-Wahrnehmungsstörungen und schwere, rezidivierende Hypoglykämien ein großes Problem bei einem nicht zu unterschätzenden Prozentsatz aller Patienten. Bei dieser Indikation müssen die Risiken einer lebenslangen Immunsuppression und des operativen Eingriffs gegen den potenziellen Nutzen (Vermeidung von lebensgefährlichen Hypoglykämien und Fortschreiten der mikro- und makrovaskulären Folgekomplikationen des Diabetes mellitus aufgrund einer schlechten Blutzuckerkontrolle) sorgfältig gegeneinander abgewogen werden.

In Bezug auf die Insulinunabhängigkeit ist die alleinige Pankreastransplantation mit 5-Jahres-Resultaten von 50–70 % noch im Vorteil, wobei in ausgewählten Zentren, in denen ideale Empfänger (kein Übergewicht, sehr gute Insulinsensitivität) für die Inseltransplantation ausgewählt werden, schon vergleichbare Ergebnisse erzielt wurden. Bei dieser Entscheidung müssen die potenziellen Komplikationen einer großen, komplizierten Operation (Pankreastransplantation) mit dem minimalinvasiven Vorgehen der Inseltransplantation verglichen werden. Zusammenfassend stellt die Indikation für eine implantierbare Insulinpumpe, die Insel- oder die Pankreastransplantation allein die Ausnahme dar und muss interdisziplinär (Diabetologen, Chirurgen, Psychiater/Psychologen) gestellt werden.

Wegen des ausgeprägten Spenderorganmangels und der Abnahme der Inselzelltransplantatfunktion über die Zeit kam es zu einem Paradigmenwechsel bei der Inselzelltransplantation: Das Hauptziel, das mit der Inseltransplantation verfolgt wird, ist nicht mehr unbedingt eine Insulinunabhängigkeit, sondern eine gute

Blutzuckerkontrolle und Vermeidung von schweren Hypoglykämien. Dieses Ziel konnte bei 80–90 % aller Patienten, die eine Inseltransplantation erhielten, erfüllt werden, auch wenn geringe Dosen von Insulin injiziert werden müssen. Der größte Hauptnachteil der Pankreastransplantation ist die hohe Rate von Komplikationen (Thrombose, Lecks, Infektionen etc.).

7.5.3 Simultane Insel- oder Pankreas-Nieren-Transplantation

Patienten mit terminaler Niereninsuffizienz und Typ-1-Diabetes sind die besten Kandidaten für eine simultane Insel-Nieren- oder Pankreas-Nieren-Transplantation, weil die Vorteile einer Nierentransplantation bezüglich Lebensqualität und Mortalität klar belegt sind und die Patienten wegen der transplantierten Niere auf jeden Fall eine lebenslange Immunsuppression benötigen. Der Nutzen eines β-Zellersatzes in dieser Kombination besteht auch im Schutz der transplantierten Niere vor der Glukotoxizität des Diabetes mellitus, welcher zusätzlich durch die Immunsuppression verschlechtert wird. Falls kein Lebendspender für eine Niere zur Verfügung steht, sollten alle Patienten mit Typ-1-Diabetes und schwerer Niereninsuffizienz für eine kombinierte Transplantation in Betracht gezogen werden.

7.5.4 Immunisolation

Bei der Immunisolation möchte man auf eine systemische Immunsuppression verzichten, indem man die Inseln verkapselt. Seit über 35 Jahren wird an diesem Prinzip gearbeitet, wobei allerdings der große Durchbruch bei einem Großtiermodell bisher ausgeblieben ist. Ungelöst ist bislang das Problem der Sauerstoffzufuhr der Inselzellen. Zur Glukosemessung benötigt die Inselzelle für jedes Molekül Glukose sechs Sauerstoffmoleküle. Obwohl die Langerhans-Zellen weniger als 1 % des Pankreas ausmachen, erhalten sie daher mehr als 10 % des Blutflusses. Verkapselte Inselzellen unter hypoxischen Bedingungen können die Glukose nicht adäquat messen. Eine Verkapselung muss also drei Technologien zusammenbringen: eine implantierbare Oxygenierung, einen ausreichenden Gefäßanschluss, um Nahrung aufzunehmen und Insulin abzugeben, und die Möglichkeit, das Implantat gegebenenfalls wieder zu entfernen. Das ist bislang nicht gelungen. Allerdings gibt es Berichte über erste klinische Studien der Fa. Viacyte.

7.5.5 Stammzellen-/Gentherapie

Pluripotente epidermale, hämatopoetische, Pankreasinsel- und mesenchymale Stammzellpopulationen sind fähig, sich selber zu erneuern und sich zu differenzieren. Während der Embryogenese geht die Differenzierung zu verschiedenen Zellpopulationen über Stammzellen im duktalen Epithelium. Später im Leben behalten die azinären und duktalen Zellen eine beträchtliche proliferative Kapazität, welche Zellerneuerung und Wachstum ermöglichen. Vor einigen Jahren dachte man, dass β-Zellen keine mitotische Aktivität hätten. Es konnte jedoch gezeigt werden, dass auch diese Zellen das Potenzial haben, sich zu erneuern. Inzwischen ist es gelungen, eine immortalisierte, humane Betazelllinie aus fötalem Pankreas zu erzeugen (EndoCßH4), die alle Charakteristika der humanen Betazellen aufweisen soll. Dies bietet in erster Linie ein hervorragendes Modell, um neue medikamentöse Ansätze zur Verhinderung der immunologischen Betazellzerstörung experimentell zu untersuchen.

Ein Beispiel der Gentherapie ist die Erzeugung neuer β-Zellen durch genetische Mutation von nicht-β-Zellen, z. B. Hepatozyten. Dies würde die Immunsuppression überflüssig machen. Solche Zellen müssen dann die gleichen Charakteristika wie β-Zellen haben, nämlich eine glukoseabhängige Proinsulin-Gen-Transkription, proteolytische Prozessierung von Proinsulin und eine glukoseabhängige Insulinsekretion, was wiederum einen spezifischen Glukosetransporter (GLUT-1 oder GLUT-2) und Glukokinase (Hexokinase) notwendig machen würde. Somit ist die Herstellung von β-Zellen aus anderen Zellen ein sehr kompliziertes Vorgehen.

Eine Forschergruppe aus Barcelona konnte mit Hilfe der Gentherapie Diabetes bei fünf großen Beagle-Hunden für einen Zeitraum von mindestens 4 Jahren heilen. Hier war die Kombination von Insulin und Glukokinase notwendig, um den positiven Effekt zu erzielen, während ein Gen allein wirkungslos war. In Kombination wirkten sie aber beide wie ein »Glukosesensor« und hielten die Zuckerspiegel im Normbereich. Beide Gene gelangten in die Hunde durch ein Überträgervirus (einem sogenannten AAV-Vektor), das einmalig in den Muskel des Hinterlaufs der fünf Hunde injiziert wurde. Dieses nicht-pathogene Virus ist ein Vehikel, um die DNS in Zellen zu übertragen, damit diese dann wie Inselzellen anfangen, blutzuckerabhängig Insulin zu produzieren. Weil sich die Skelettmuskelzellen nicht mehr teilen, bleiben die einmal übertragenen Gene langfristig erhalten. Auch beim Menschen gibt es Berichte über einen erfolgreichen Gentransfer mit diesem Vektor für einen Zeitraum von 10 Jahren. Im Jahr 2012 hat die EU-Kommission das erste Gentherapiemedikament der westlichen Welt zugelassen. Alipogentiparvovec (Glybera®) soll gegen die seltene Fettstoffwechselkrankheit Lipoproteinlipasedefizienz helfen und wird mit dem gleichen Vektor in den Körper geschleust. Allerdings hat der Gemeinsame Bundesausschuss (G-BA) die frühe Nutzenbewertung für Glybera ausgesetzt, nachdem der zuständige Rapporteur der europäischen Zulassungsbehörde EMA 2015 mitgeteilt hat, dass er nach Auswertung der Follow-up-Daten 2014 ein negatives Nutzen-Risiko-Verhältnis für den Wirkstoff sieht. Der Zeitrahmen für solche Entwicklungen im Bereich Typ-1-Diabetes lässt sich im Moment noch nicht abschätzen.

Literatur und Webseiten

Bachran R, Beyer P, Klinkert C, Heidtmann B, Rosenbauer J, Holl RW; German/Austrian DPV Initiative; German Pediatric CSII Working Group; BMBF Competence Network Diabetes (2012) Basal rates and circadian profiles in continuous subcutaneous insulin infusion (CSII) differ for preschool children, prepubertal children, adolescents and young adults. Pediatr Diabetes 13: 1–5

Danne T, Battelino T, Jarosz-Chobot P, Kordonouri O, Pánkowska E, Ludvigsson J, Schober E, Kaprio E, Saukkonen T, Nicolino M, Tubiana-Rufi N, Klinkert C, Haberland H, Vazeou A, Madacsy L, Zangen D, Cherubini V, Rabbone I, Toni S, de Beaufort C, Bakker-van Waarde W, van den Berg N, Volkov I, Barrio R, Hanas R, Zumsteg U, Kuhlmann B, Aebi C, Schumacher U, Gschwend S, Hindmarsh P, Torres M, Shehadeh N, Phillip M; PedPump Study Group (2008) Establishing glycaemic control with continuous subcutaneous insulin infusion in children and adolescents with type 1 diabetes: experience of the PedPump Study in 17 countries. Diabetologia 51: 1594–1601

Danne T, Kordonouri O, Thomas A (2014) Konzept und Aufbau eines artifiziellen Pankreas (Closed-Loop-System). Diabetes Stoffw Herz 23: 27–36

Phillip M, Battelino T, Atlas E, Kordonouri O, Bratina N, Miller S, Biester T, Stefanija MA, Muller I, Nimri R, Danne T (2013) Nocturnal glucose control with an artificial pancreas at a diabetes camp. N Engl J Med 368: 824–833

Phillip M, Battelino T, Rodriguez H, Danne T, Kaufman F; European Society for Paediatric Endocrinology; Lawson Wilkins Pediatric Endocrine Society; International Society for Pediatric and Adolescent Diabetes; American Diabetes Association; European Association for the Study of Diabetes (2007) Use of insulin pump therapy in the pediatric age-group: consensus statement from the European Society for Paediatric Endocrinology, the Lawson Wilkins Pediatric Endocrine Society, and the International Society for Pediatric and Adolescent Diabetes, endorsed by the American Diabetes Association and the European Association for the Study of Diabetes. Diabetes Care 30: 1653–1662

Pozzilli P, Battelino T, Danne T, Hovorka R, Jarosz-Chobot P, Renard E (2015) Continuous subcutaneous insulin infusion in diabetes: patient populations, safety, efficacy, and pharmacoeconomics. Diabetes Metab Res Rev. doi: 10.1002/dmrr.2653

Steineck I, Cederholm J, Eliasson B, Rawshani A, Eeg-Olofsson K, Svensson AM, Zethelius B, Avdic T, Landin-Olsson M, Jendle J, Gudbjörnsdóttir S; Swedish National Diabetes Register (2015) Insulin pump therapy, multiple daily injections, and cardiovascular mortality in 18 168 people with type 1 diabetes: observational study. Brit Med J 350: h3234

Didaktische Hilfen für die Umsetzung der Insulintherapie im Alltag

K. Lange, T. Danne, O. Kordonouri

T. Danne et al., *Kompendium pädiatrische Diabetologie*,
DOI 10.1007/978-3-662-48067-0_8,

Als Hilfe für die Umsetzung der intensivierten Insulintherapie (ICT) wurden im Kinderkrankenhaus AUF DER BULT Hannover für die Eltern und ihre Kinder einige Übersichten und Arbeitsbögen entwickelt, die ihnen schrittweise die Logik der differenzierten Prandial- und Basalinsulinsubstitution vermitteln. Am Beispiel eigener Stoffwechselwerte wird dabei interaktiv erarbeitet, wie die Insulindosierung mit den täglichen Anforderungen abgestimmt werden kann.

8.1 Wirkungsphasen des Insulins

Der zirkadiane Rhythmus der Sensitivität begründet den unterschiedlichen Insulinbedarf pro Kohlenhydrateinheit zu verschiedenen Tages- und Nachtzeiten. Eltern und Jugendliche sollten diese Zusammenhänge in Grundzügen verstehen, um die Insulinwirksamkeit sowohl bei der Korrektur von zu hohen Blutglukosewerten als auch passend zu den Mahlzeiten korrekt einzuschätzen. Die ◘ Abb. 8.1 stellt die Beziehung zwischen Insulinsensitivität, Insulinbedarf und Blutglukose dar. Sie kann Schritt für Schritt, d. h. zunächst die Insulinwirkung, dann die Blutglukose und schließlich der Insulinbedarf in einem Lehrgespräch entwickelt werden. Dieses Schema kann anschließend genutzt werden, ein eigenes Insulinschema zu entwickeln.

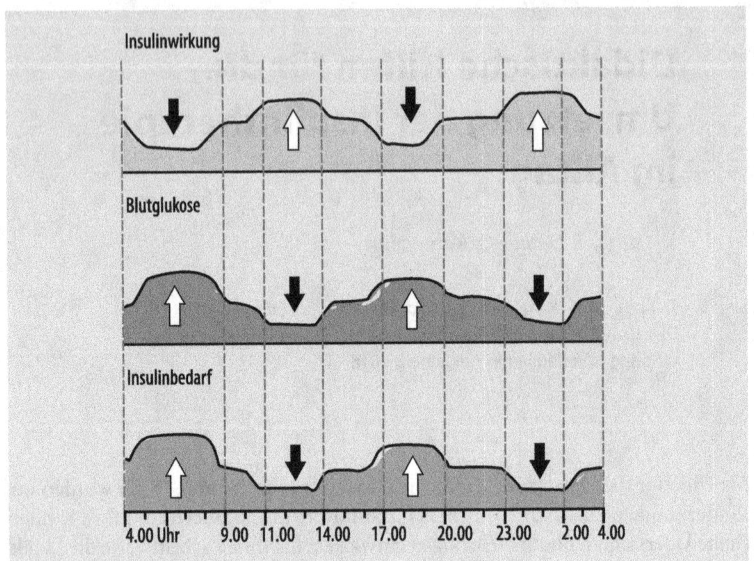

Abb. 8.1 Unterschiedliche Wirkphasen des Insulins über 24 h. (Aus Hürter et al. 2016)

8.2 Insulindosierungsbogen

Der Insulindosierungsbogen enthält die aktuellen Richtwerte für die Umsetzung der ICT, die individuell für jedes Kind immer wieder neu festgelegt werden. Der Bogen wird gemeinsam vom Arzt, dem Kind oder Jugendlichen und seinen Eltern während der ambulanten Beratung abgestimmt. Wichtig ist, dass die Angaben im Insulindosierungsbogen immer wieder gemeinsam neu diskutiert und, wenn nötig, verändert werden.

Wie wird der Insulindosierungsbogen ausgefüllt? Zunächst werden der Name des Kindes, sein Gewicht, der Arzt, mit dem der Bogen erörtert wird, und das aktuelle Datum eingetragen. Dann beginnen die Überlegungen zur Ermittlung der Mahlzeiten- bzw. Prandialinsulindosis sowie der Korrekturinsulin- und Basalinsulindosis für die vier verschiedenen Zeitpunkte des Tages und der Nacht.

In die erste Reihe wird die KE-Verteilung für die drei Hauptmahlzeiten eingetragen. Wenn Zwischenmahlzeiten hinzukommen, werden die KE-Werte neben die der vorangehenden Hauptmahlzeiten geschrieben. Es sollte die KE-Verteilung eingetragen werden, die den üblichen Mahlzeiten des Kindes entspricht. Selbstverständlich sind Abweichungen nicht nur möglich, sondern sogar erwünscht, denn bei der ICT können wie bei der CSII Menge und Zeitpunkt der Mahlzeiten frei gewählt werden.

In die zweite Reihe wird der Insulin-KE-Quotient eingetragen, der für den Verzehr einer KE injiziert werden muss: zunächst für die Injektionen vor den drei Hauptmahlzeiten, morgens, mittags und abends, aber auch für die Zeit spät abends. Denn es kommt immer wieder vor, dass auch sehr spät wegen eines besonderen Ereignisses eine größere Mahlzeit eingenommen wird.

Die in der ersten und zweiten Reihe eingetragenen Werte werden miteinander multipliziert. Das Ergebnis wird in die dritte Reihe eingetragen. Es entspricht der Dosis des Mahlzeiten- bzw. Prandialinsulins.

Kinder benötigen häufig kleine Zwischenmahlzeiten: morgens während der Schulzeit, auch nachmittags und kurz vor dem Schlafen. Im Gegensatz zu Erwachsenen oder älteren Jugendlichen ist es für Kinder nicht immer zumutbar, vor jeder Zwischenmahlzeit Prandialinsulin zu berechnen und zu injizieren. Die regelmäßigen Zwischenmahlzeiten werden, wenn sie zeitlich nicht zu weit von der Hauptmahlzeit entfernt sind, noch durch das Prandialinsulin abgedeckt, das zur vorausgegangenen Hauptmahlzeit injiziert wurde. Das für das 1. Schulbrot (um etwa 9.00 Uhr) notwendige Insulin wird daher bereits mit dem Prandialinsulin zum Frühstück gespritzt. Ebenso kann das Insulin für eine kleine Mahlzeit am Nachmittag bereits mit der Injektion zum Mittagessen gegeben werden. Zeitlich später liegende Zwischenmahlzeiten, z. B. der 2. Snack in der Schule (um etwa 11.00 Uhr), können durch das morgens injizierte Basalinsulin abgedeckt werden. Selbstverständlich können Kinder mit einer CSII auch zu jeder Zwischenmahlzeit separat Prandialinsulin abrufen, wenn ihnen ein Erwachsener bei der Dosisberechnung hilft.

Die nächsten Überlegungen gelten der Ermittlung der Korrekturinsulindosis. In die vierte Reihe wird eingetragen, um wie viel mg/dl bzw. mmol/l der Blutglukosewert nach Injektion von 1 I.E. Normal- oder schnellem Analoginsulin gesenkt wird. Die Absenkungsrate des Blutglukosespiegels durch die Injektion von 1 I.E. Insulin weist morgens, mittags, abends und spät erhebliche Unterschiede auf, und ist auch individuell sehr verschieden (Abhängigkeit von Alter und Diabetesdauer).

Um mit Hilfe der Absenkungsrate für den Blutglukosespiegel die richtige Korrekturinsulindosis zu ermitteln, sollte man wissen, welcher Blutglukosezielwert morgens, mittags, abends und spät angestrebt werden soll. Die gewünschten Blutglukosezielwerte werden daher in die fünfte Reihe eingetragen.

Die letzte Reihe ist für das Basalinsulin vorgesehen. Eingetragen wird, wie viel Basalinsulin morgens, mittags, abends oder spät injiziert werden soll bzw. die stündlichen Basalraten bei der CSII.

In ◘ Abb. 8.2 ist der Dosierungsbogen für die Protagonistin Mia aus dem folgenden Fallbeispiel dargestellt.

Fallbeispiel Mia

Mia ist 12 Jahre alt. Sie hat seit einem Jahr Diabetes und weist noch eine deutliche Restsekretion von Insulin auf. Ihr Insulintagesbedarf beträgt 16 I.E. bei einem Körpergewicht von 35 kg. Der Insulintagesbedarf liegt unter 0,5 I.E./kg KG. Mia befindet sich noch in der Phase der partiellen temporären Remission.

Berechnung des Prandialinsulins. Die KE-Verteilung wird mit 4/1/1/4/1/4/1 angenommen. Da sie noch eine Restsekretion von Insulin aufweist, benötigt sie nur wenig Insulin pro KE vor den Hauptmahlzeiten: morgens etwa 1,0, mittags 0,5 und abends 0,75 I.E. Mia weiß, dass die Insulinwirksamkeit abends spät und nachts besonders ausgeprägt ist. Darum rechnet sie spät mit nur 0,25 I.E./KE.

Um die Dosis des Prandialinsulins zu berechnen, muss die KE-Menge, die dadurch abgedeckt werden soll, mit dem in die 2. Reihe eingetragenen Insulin-KE-Quotienten multipliziert werden. Es werden daher die 4 KE zum Frühstück und die 1 KE der ersten Zwischenmahlzeit (Schulbrot) mit 1,0 multipliziert und man erhält 5 I.E. Mahlzeiteninsulin. Bei der Berechnung des Prandialinsulins kommt man mittags auf 2,5 I.E. und abends abgerundet auf 3,5 I.E. Wenn mehr gegessen wird, muss entsprechend mehr Prandialinsulin berechnet und injiziert werden.

Berechnung des Korrekturinsulins. Für die Berechnung der Korrekturinsulindosis muss man wissen, um wie viel mg/dl bzw. mmol/l der Blutzucker gesenkt wird, wenn 1 I.E. Normalinsulin gespritzt wird. Die Glukoseabsenkung ist tageszeitlich sehr unterschiedlich: morgens beträgt sie bei Mia etwa 80 mg/dl (4,4 mmol/l), mittags 100 mg/dl (5,6 mmol/l), abends 90 mg/dl (5,0 mmol/l), spät abends vor dem Schlafen etwa 120 mg/dl (6,7 mmol/l).

Um die richtige Dosis des Korrekturinsulins zu ermitteln, sollte man wissen, auf welchen Wert der Blutzuckerspiegel korrigiert werden soll. Die Zielwerte sind ebenfalls tageszeitlich unterschiedlich zu bewerten. Morgens sollen sie möglichst nicht weniger als 100 mg/dl (5,6 mmol/l) betragen. Darum fühlt sich Mia morgens bei einem Zielwert von 100 mg/dl (5,6 mmol/l) sicher. Mittags und abends beträgt ihr Zielwert ebenfalls 100 mg/dl (5,6 mmol/l). Vor Beginn der Nacht fühlt sich Mia sicher, wenn ihr Zielwert um 120 mg/dl (6,7 mmol/l) liegt. Sie und ihre Eltern fürchten nächtliche Unterzuckerungen. Wenn Mias Eltern hin und wieder nachts den Blutzucker kontrollieren, sind sie zufrieden, wenn er um 120 mg/dl (6,7 mmol/l) liegt. Wenn die Blutglukosewerte spät abends oder nachts unter 100 mg/dl (5,6 mmol/l) liegen, nimmt Mia Extra-KE zu sich. Nach ihren eigenen Erfahrungen braucht sie 1 KE bei Werten unter 100 mg/dl (5,6 mmol/l) und 1,5 KE bei Werten unter 80 mg/dl (4,4 mmol/l).

Wie viel Basalinsulin benötigt Mia? Da sie sich noch in der Remissionsphase befindet, benötigt sie morgens kein Basalinsulin. Spät abends injiziert sie 5 I.E. NPH-Verzögerungsinsulin. Das wird sich ändern, wenn die Restsekretion geringer wird und eines Tages ganz erlischt. Dann wird sie die Basalinsulindosis erhöhen und z. B. auch morgens und mittags Basalinsulin injizieren.

ICT					**Insulindosierungsbogen**
Name: Mia Z. (12 J.)	Gewicht: 35 Kg	Arzt: Dr. Müller		Datum: 15.06.15	
		morgens	**mittags**	**abends**	**spät**
Mahlzeiten-insulin	Deine Standard-KE-Verteilung	4/1/1	4/1	4/1	
	Für eine KE spritzt Du (Einheiten)	1,0	0,5	0,75	0,25
	Deine Standarddosis Mahlzeiteninsulin (Einheiten)	5	2,5	3,5	
Korrektur-insulin	Eine Einheit Normalinsulin senkt den Blutzucker um (mg/dl)	80	100	90	90
	Dein Blutglukosezielwert (mg/dl)	100	100	100	120
Basal-insulin	Deine Standarddosis Basalinsulin (Einheiten)	0	0	0	5

Mahlzeiteninsulin: Normalinsulin
Tagbasalinsulin: Ø
Nachtbasalinsulin: NPH-Insulin

vor dem Schlafen:
- < 100 mg/dl 1 KE
- < 80 mg/dl 1,5 KE
- < 60 mg/dl 2 KE

Abb. 8.2 Beispiel Mia (Insulindosierungsbogen)

Ein vergleichbarer Insulindosierungsbogen wurde auch für die Insulinpumpentherapie entwickelt (Abb. 8.3). Am Beispiel von Leon (8) wird die Logik dieses Bogens deutlich:

Der Insulindosierungsbogen für die Intensivierte Insulintherapie mit einer Insulinpumpe (CSII): Beispiel Leon (8 Jahre)

Leon ist 8 Jahre alt und hat seit zwei Jahren Diabetes. Zunächst hatte er eine Insulinspritzentherapie (ICT) durchgeführt, seit einem Jahr hat er eine Insulinpumpe. Er befindet sich in der Nacherholungsphase und erhält im Moment bei einem Körpergewicht von 26 kg insgesamt etwa 26 Einheiten Insulin pro Tag bzw. 1 Einheit Insulin pro kg Körpergewicht und Tag. In seinem Pumpenreservoir hat er ein schnell wirkendes Insulinanalogon.

Leons Mahlzeiteninsulin: Seine Standard-KE-Verteilung pro Tag beträgt 4/2/4/2/4/2. Pro KE erhält er zum Frühstück 1,6 Einheiten Insulin, zum 2. Frühstück 0,6 Einheiten, zum Mittagessen 0,5 Einheiten, nachmittags 0,5 Einheiten, zum Abendessen 1,2 Einheiten und spät 0,6 Einheiten Insulin. Wenn er frühmorgens oder nachts etwas essen möchte, benötigt er 1,2 bzw. 0,4 Einheiten Insulin pro KE. Als Standard-Bolus zu den Mahlzeiten sind das 6,4 Einheiten zum Frühstück, 1,2 Einheiten zum 2. Frühstück,

2,0 Einheiten zum Mittagessen, 1,0 Einheiten nachmittags, 4,8 Einheiten zum Abendessen und spät 1,2 Einheiten. Insgesamt sind das 16,6 Einheiten Mahlzeiteninsulin pro Tag.

Leons Korrekturinsulin: Die Absenkungsrate beträgt frühmorgens 70 mg/dl (3,9 mmol/l), zum 1. Frühstück 60 mg/dl (3,3 mmol/l), zum 2. Frühstück 70 mg/dl (3,9 mmol/l), zum Mittagessen und nachmittags 80 mg/dl (4,4 mmol/l), zum Abendessen 60 mg/dl (3,3 mmol/l), spät 100 mg/dl (5,6 mmol/l) und nachts 90 mg/dl (5 mmol/l). Der Blutglukosezielwert wird frühmorgens als Aufwachwert mit 120 mg/dl (6,7 mmol/l) festgesetzt, zum 1. und 2. Frühstück, zum Mittagessen, nachmittags und zum Abendessen mit 100 mg/dl (5,6 mmol/l) sowie spät und nachts mit 120 mg/dl (6,7 mmol/l).

Leons Basalinsulin: Die Basalrate ist bei Leon in typischer Weise variabel: Um 3 Uhr beträgt sie 0,4 Einheiten pro Stunde, von 4 bis 7 Uhr 0,45 Einheiten, von 7 bis 8 Uhr 0,4 Einheiten, von 8 bis 9 Uhr 0,35 Einheiten, von 9 bis 15 Uhr 0,3 Einheiten, von 15 bis 16 Uhr 0,35 Einheiten, von 16 bis 18 Uhr 0,4 Einheiten, von 18 bis 19 Uhr 0,45 Einheiten und von 19 bis 3 Uhr 0,4 Einheiten. Insgesamt sind das 9,1 Einheiten Basalinsulin am Tag.

Wenn bei Leon vor dem Schlafen der Blutglukosewert unter 100 mg/dl (5,6 mmol/l) absinkt, erhält er zusätzlich 1,0 KE, bei Werten unter 80 mg/dl (4,4 mmol/l) 1,5 KE und bei Werten unter 60 mg/dl (3,3 mmol/l) 2,0 KE. Die Summe des Mahlzeiteninsulins beträgt 16,6 Einheiten pro Tag, die des Basalinsulins 9,1 Einheiten. Das sind insgesamt 25,7 Einheiten Insulin pro Tag.

Insulinpumpentherapie (CS II) — **Insulindosierungsbogen**

Name: Leon K. Gewicht: 26,0 kg Arzt/Ärztin: Dr. Schmidt Datum: 7.6.2015

Tageszeit		Frühmorgens	1. Frühstück	2. Frühstück	Mittagessen	Nachmittags	Abendessen	spät	nachts
Zeitfenster		3:00 - 6:00	6:00 - 9:00	9:00 - 11:00	11:00 - 14:00	14:00 - 17:00	17:00 - 20:00	20:00 - 23:00	23:00 - 3:00
Änderungen des Zeitfensters									
Mahlzeiten-Insulin	Deine Standart-KE-Verteilung		4	2	4	2	4	2	
	Deine Insulineinheiten pro KE	1,2	1,6	0,6	0,5	0,5	1,2	0,6	0,4
	Deine Standarddosis (Bolus) Mahlzeiteninsulin (Einheiten)		6,4	1,2	2,0	1,0	4,8	1,2	
Korrektur-Insulin	Eine Einheit Normalinsulin senkt	70	60	70	80	80	60	100	90
	Dein Blutglukosezielwert (mg/dl)	120	100	100	100	100	100	120	120

Basal-Insulin		1	2	3	4	5	6	7	8	9	10	11	12	13	14	15	16	17	18	19	20	21	22	23	24
Uhrzeit:	von	3:00	4:00	5:00	6:00	7:00	8:00	9:00	10:00	11:00	12:00	13:00	14:00	15:00	16:00	17:00	18:00	19:00	20:00	21:00	22:00	23:00	24:00	1:00	2:00
	bis	4:00	5:00	6:00	7:00	8:00	9:00	10:00	11:00	12:00	13:00	14:00	15:00	16:00	17:00	18:00	19:00	20:00	21:00	22:00	23:00	24:00	1:00	2:00	3:00
Einheiten Insulin* pro Stunde		0,4	0,45	0,45	0,45	0,35	0,3	0,3	0,3	0,3	0,3	0,3	0,3	0,35	0,4	0,4	0,45	0,4	0,4	0,4	0,4	0,4	0,4	0,4	0,4
Datum: 7.6.2015																									

*Insulin: Humalog
Insulinpumpe: Accu-Chek Insight
Insulinkatheter: Rapid-D-Katheter

Summe Mahlzeiteninsulin: 16,6 I.E.
Summe Basalinsulin: 9,1 I.E.

Korrekturen zur Nacht:
BG < 100 mg/dl + 1,0 KE
BG < 80 mg/dl + 1,5 KE
BG < 60 mg/dl + 2,0 KE

Abb. 8.3 Beispiel Leon (Insulindosierungsbogen bei CSII)

ICT — **Stoffwechselübungsbogen**

Name: Datum: Wochentag:

Tageszeit		morgens	mittags	abends	spät	nachts
Uhrzeit						
Mahlzeiten-insulin	KE					
	I.E					
Korrektur-insulin	BG					
	I.E					
körperliche Aktitität						
	I.E					
Mahlzeiten- und Korrekturinsulin	I.E					
Basalinsulin	I.E					

Abb. 8.4 Stoffwechselübungsbogen. (Aus Hürter et al. 2016)

Didaktisch entscheidend ist bei allen diesen Bögen, dass ganz besonders zu Beginn der Diabetestherapie jede Zeile mit den Jugendlichen oder den Eltern jüngerer Kinder im Dialog immer in der gleichen Logik entwickelt wird. Erst die eigenen Überlegungen ermöglichen ein tieferes Verständnis des Insulinbedarfs und die korrekte Berechnung der Insulingaben im Alltag. Selbst wenn heute Boluskalkulatoren und andere Rechenhilfen die Insulindosierung unterstützen, sollten Eltern und ältere Kinder unabhängig davon in der Lage sein, eine Insulindosis auf ihre Plausibilität zu überprüfen.

8.3 Stoffwechselübungsbogen

Bei dem in Abb. 8.4 dargestellten Stoffwechselübungsbogen handelt es sich um einen sehr ausführlichen Protokollbogen, in den alle Behandlungsmaßnahmen und Stoffwechselergebnisse eines Tages eingetragen werden. Mit Hilfe des Übungsbogens soll überprüft werden, ob die im Insulindosierungsbogen vorgeschlagenen Richtwerte für die Dosierung des Mahlzeiten-, Korrektur- und Basalinsulins zu guten Blutglukosewerten im Alltag geführt haben. Der Übungsbogen soll nicht die sehr viel einfacheren Stoffwechselprotokollbögen für eine Woche oder einen Monat ersetzen (▶ Kap. 5). Wenn an einigen Tagen zwischen zwei Ambulanzbesuchen ein Übungsbogen ausgefüllt wird, stellt er eine große Hilfe für

ICT																**Stoffwechselübungsbogen**
Name: Mia Z. (12 J.)						Datum: 19.6.2015					Wochentag: Freitag					
Tageszeit		**morgens**			**mittags**			**abends**			**spät**			**nachts**		
Uhrzeit		7^{00}	9^{00}	11^{30}	13^{00}	15^{30}	17^{00}	18^{30}	20^{30}		23^{00}			1^{00}		
Mahlzeiten-insulin	**KE**	4	1	1	4	1	+2	4	1		+1					
		1.0			0.5		↑	0.75			↑					
	I.E	5			2.5			3.5								
Korrektur-insulin	**BG**	80			160		60	160			80			130		
		80			100			90			90			90		
	I.E	-0,5			+0,5			+0,5			/			/		
körperliche Aktitität		/			/			/			/			/		
	I.E	/			/			/			/			/		
Mahlzeiten- und Korrekturinsulin	**I.E**	4,5			3.0			4.0			/			/		
Basalinsulin	**I.E**	0			0			0			5			0		

Abb. 8.5 Beispiel Mia (Stoffwechselübungsbogen)

die Erörterung der individuellen Stoffwechselsituation des Patienten dar. Man kann dafür bestimmte Tage mit charakteristischen Vorkommnissen wählen, z. B. einen Schultag mit oder ohne Sport, einen Samstag mit Sportwettkampf oder einen Sonntag mit langem Ausschlafen. Die Kinder und Eltern, die mit dem Übungsbogen arbeiten, machen sehr bald die Erfahrung, dass sie durch diese Art des Trainings auf dem Gebiet der Insulinbehandlung sehr viel lernen können.

Wie wird der Stoffwechselübungsbogen ausgefüllt? Der Stoffwechselübungsbogen ist ähnlich aufgebaut wie der Insulindosierungsbogen. Nebeneinander werden die verschiedenen Uhrzeiten eingetragen. Untereinander folgen die Berechnungen der Dosis des Mahlzeiteninsulins bzw. Prandialinsulins und des Korrekturinsulins. Auch die körperliche Aktivität kann in die Ermittlung der Insulindosis einbezogen werden. Ganz unten wird eingetragen, wie viel Prandial- und Korrekturinsulin bzw. Basalinsulin injiziert wird. In Abb. 8.5 wird am Beispiel von Mia dargestellt, wie damit gearbeitet werden kann.

Ziel dieses Arbeitsbogens ist es wiederum, Schritt für Schritt jede Überlegung zu Insulindosierung zu reflektieren und dabei Jugendlichen und Eltern erste Erfolgserlebnisse zu vermitteln. Die Erfahrung eigener Kompetenz (Selbstwirksamkeit) motiviert zum Selbstmanagement.

Fallbeispiel Mia

Insulindosis morgens. Morgens um 7.00 Uhr isst Mia 4 KE, in der Schule um 9.00 Uhr und um 11.30 Uhr je eine weitere KE: um 7.00 und 9.00 Uhr also zusammen 5 KE. Daraus ergibt sich eine Prandialinsulindosis von 5 I.E. Die 1 KE in der zweiten großen Pause wird durch Insulin abgedeckt, das Mia noch selbst bildet. Der Blutglukosewert beträgt um 7.00 Uhr nur 80 mg/dl (4,4 mmol/l). Da Mias Zielwert 100 mg/dl (5,6 mmol/l) beträgt und eine 1 I.E. Normalinsulin ihren Blutzuckerwert um etwa 80 mg/dl (4,4 mmol/l) senkt, zieht sie zur Sicherheit von der Prandialinsulindosis 0,5 I.E. Korrekturinsulin ab. Sie injiziert daher morgens 4,5 Einheiten Normalinsulin (Prandialinsulin – Korrekturinsulin).

Insulindosis mittags. Mittags hat sie großen Hunger. Darum isst sie 4 KE. Für den Nachmittag hat sie 1 KE eingeplant. Daraus ergeben sich 5 KE, für die sie 2,5 I.E. Prandialinsulin benötigt. Da der Blutglukosewert 160 mg/dl (8,9 mmol/l) beträgt und damit 60 mg/dl (3,3 mmol/l) über ihrem Zielwert von 100 mg/dl (5,6 mmol/l) liegt, fügt sie dem Prandialinsulin 0,5 I.E. Korrekturinsulin hinzu. Endgültig injiziert sie 3,0 I.E. Normalinsulin.

Insulindosis abends. Um 17.00 Uhr fühlt sich Mia etwas unterzuckert. Der Blutglukosewert beträgt nur 60 mg/dl (3,3 mmol/l). Damit er nicht weiter absinkt, isst sie zwei Extra-KE. Um 18.30 Uhr liegt der Blutzucker bei 160 mg/dl (8,9 mmol/l). Mia will 4 KE zum Abendbrot essen und vor dem Schlafen um 20.30 Uhr eine weitere KE, d. h. insgesamt 5 KE. Daraus ergeben sich abgerundet 3,5 I.E. Mahlzeiteninsulin. Den Blutglukosewert von 160 mg/dl (8,9 mmol/l) korrigiert sie auf den Zielwert von 100 mg/dl (5,6 mmol/l) mit 0,5 I.E. Korrekturinsulin. Sie injiziert daher vor dem Abendessen 4,0 I.E. Normalinsulin.

Um 23.00 Uhr messen Mias Eltern einen Blutglukosewert von 80 mg/dl (4,4 mmol/l). Das ist für die Nacht zu niedrig. Um einer nächtlichen Hypoglykämie vorzubeugen, lassen sie Mia darum 1 KE essen. Sie injizieren wie üblich 5 I.E. Basalinsulin. Sicherheitshalber kontrollieren die Eltern um 1.00 Uhr noch einmal den Blutzuckerwert. Er liegt bei 130 mg/dl (7,2 mmol/l).

Die Logik des Insulindosierungsbogens und des Stoffwechselübungsbogens können in der Beratung und Schulung eingesetzt werden, um mit Eltern und Jugendlichen auch die Insulindosierung bei körperlicher Aktivität, bei akuten Infektionskrankheiten oder anderen besonderen Lebenssituationen zu erarbeiten. Diverse Beispiele dazu sind in dem Ratgeber für Eltern von Kindern mit Diabetes aufgeführt (Hürter et al. 2016).

Literatur und Webseiten

Hürter P, von Schütz W, Lange K (2016) Kinder und Jugendliche mit Diabetes. Springer, Berlin Heidelberg New York

Grundlagen und Durchführung der Diabetesschulung

K. Lange, O. Kordonouri, T. Danne

T. Danne et al., *Kompendium pädiatrische Diabetologie*,
DOI 10.1007/978-3-662-48067-0_9,

9.1 Ziele und Schulungsphilosophie

Eine strukturierte und qualitätsgesicherte Diabetesschulung ist heute unbestritten ein integraler und unverzichtbarer Bestandteil jeder Diabetestherapie. Empfehlungen zu altersgemäßer Schulung werden in allen nationalen und internationalen Leitlinien zur pädiatrischen Diabetologie formuliert. Die Schulungen basieren auf den entwicklungspsychologischen Grundlagen, die ausführlich im Lehrbuch »Diabetes bei Kindern und Jugendlichen« dargestellt sind.

9.1.1 Schulungsziele

Diabetesschulungen sollen betroffene Kinder und ihre Familien in die Lage versetzen, die gesamte Behandlung selbstverantwortlich im Alltag umzusetzen und an ihre Alltagsanforderungen anzupassen. Dem sogenannten Selbstmanagement kommt eine zentrale Bedeutung zu, weil beim Typ-1-Diabetes, anders als bei fast allen anderen chronischen Krankheiten, die Behandlung täglich von den Betroffenen eigenverantwortlich mit ihrem Leben abgestimmt werden muss. Gerade dann, wenn Insulinpumpen und zunehmend häufiger auch die kontinuierliche Glukosemessung eingesetzt werden, sind Kompetenz und Motivation der Familien unerlässlich, um die Chancen dieser Technologien optimal nutzen zu können.

Die Diabetesschulung hat das Ziel, dass die notwendigen Behandlungsschritte zur Vermeidung akuter und langfristiger Komplikationen der Stoffwechselstörung dauerhaft und eigenverantwortlich von Kindern und Jugendlichen gemeinsam mit ihren Eltern verantwortet werden können. Darüber hinaus soll in der Pädiatrie die altersgemäße körperliche, psychische und soziale Entwicklung von Kindern mit Diabetes gefördert werden.

Daten zur Effektivität und Effizienz von Diabetesschulungen wurden in den letzten zwei Dekaden vielfach publiziert. Metaanalysen pädiatrischer Studien belegen positive Effekte bezogen auf metabolische und psychosoziale Ergebnisparameter. Dabei wurde deutlich, dass theoretisches Wissen zwar notwendig, keinesfalls aber hinreichend ist, um das Therapieziel einer normnahen Stoffwechseleinstellung langfristig unter Alltagsbedingungen beizubehalten.

Wiederholte Diabetesschulungen, die sich an die kognitive Reife der Kinder und Jugendlichen, deren Lebenssituation und den Erfordernissen ihrer Diabetestherapie orientieren, zählen zu den unverzichtbaren Standards einer qualifizierten Langzeittherapie.

9.1.2 Schulungsphilosophie

Die tägliche Behandlung erfordert neben theoretischen Kenntnissen vor allem handlungsrelevantes Wissen, praktische Fertigkeiten und soziale Kompetenz der Kinder und ihrer Eltern. Außerdem kommt der persönlichen Einschätzung, die alle Familienmitglieder mit der Krankheit, den daraus folgenden Risiken und den Erfolgsaussichten der Therapie verbinden, eine wichtige Rolle zu. Eng damit verbunden ist die emotionale und kognitive Akzeptanz des Diabetes und der notwendigen Behandlungsschritte. Sie stellt eine zentrale Voraussetzung für die lebenslange Motivation zur eigenverantwortlichen Selbsttherapie dar. Orientiert an dem seit den 1980er Jahren publizierten »Empowerment-Ansatz« verfolgt die Diabetesschulung in der Pädiatrie heute zwei zentrale Ziele:

- betroffene Kinder und ihre Eltern alltagsorientiert über ihre Krankheit zu informieren;
- sie darin zu unterstützen, vor dem Hintergrund persönlicher Lebensziele und Lebensstile individuelle Therapieziele und -konzepte zu formulieren und diese eigenverantwortlich umzusetzen.

Dies bedeutet, dass eine Therapie nicht vorgeschrieben, sondern nur gemeinsam mit dem Kind oder Jugendlichen und seiner Familie erarbeitet und auf dessen Lebenssituation zugeschnitten wird. Entsprechend erwiesen sich auch Schulungsformen als besonders effizient, die eine Förderung des Selbstmanagements der Kinder und Jugendlichen und ihrer Eltern zum Ziel hatten. Es liegt auf der Hand, dass die Schulung dabei ein integraler Bestandteil der Therapie sein muss. Ohne eine darauf abgestimmte adäquate medizinische Behandlung ist sie nicht erfolgreich.

Ebenso ist unbestritten, dass Kinder und Jugendliche spezifische didaktisch und psychologisch fundierte Schulungsangebote benötigen, die sie altersgemäß

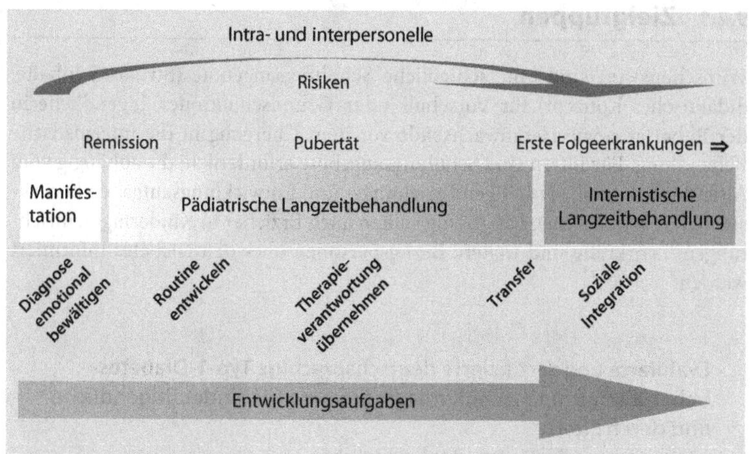

Abb. 9.1 Phasen der Diabetestherapie in Kindheit und Jugend, deren Determinanten und altersspezifische Herausforderungen

darin unterstützen, das erworbene Wissen im Alltag selbstsicher anzuwenden und mit einer normalen seelischen Entwicklung zu verbinden.

Schulungen für Eltern von Kindern mit Typ-1-Diabetes vermitteln nicht nur die notwendigen Kenntnisse zur Umsetzung einer intensivierten Insulintherapie wie bei Erwachsenen mit Typ-1-Diabetes. Sie müssen Eltern auch darin unterstützen, ihr Kind trotz chronischer Krankheit möglichst altersgemäß zu erziehen und unbelastet aufwachsen zu lassen. Dabei sollen die Beratungen Müttern und Vätern helfen, ihre Rolle als Erzieher mit der Rolle als Diabetestherapeuten ihres Kindes möglichst reibungsfrei zu verbinden.

9.2 Gliederung der Schulung und Qualitätsstandards

Ebenso wie die somatisch orientierte Behandlung des Diabetes lebenslang immer wieder überdacht und an Entwicklungsfortschritte angepasst werden muss, ist auch die Diabetesschulung ein dynamischer Prozess. Sie muss dem Wandel der Lebensumstände, Bedürfnisse und Fähigkeiten heranwachsender Kinder und Jugendlicher sowie ihrer Eltern Rechnung tragen (Abb. 9.1). Dabei wird das Spektrum der Schulungsangebote zum einen durch den Entwicklungsstand und die Selbstständigkeit des Kindes oder Jugendlichen mit Diabetes bestimmt, zum anderen durch die Diabetesdauer, diabetesunabhängige Entwicklungsaufgaben und mögliche individuelle psychosoziale Risiken.

9.2.1 Zielgruppen

Wünschenswert sind unterschiedliche Schulungsangebote (Struktur, Inhalte, didaktisches Konzept) für Vorschulkinder, Grundschulkinder, Jugendliche in der Pubertät sowie Heranwachsende vor dem Übergang in die internistische Behandlung. Für Eltern sind Schulungsangebote erforderlich, die abhängig vom Alter des Kindes die jeweiligen Erziehungs- und Entwicklungsaufgaben berücksichtigen (▶ Übersicht). Langfristig sollten auch Erzieher in Kindertageseinrichtungen, Lehrkräfte und weitere Bezugspersonen über den Diabetes informiert werden.

Evaluierte und zertifizierte deutschsprachige Typ-1-Diabetes-behandlungs- und -schulungsprogramme für Kinder, Jugendliche und deren Eltern

- **Programme für Kinder oder Jugendliche**
  - Remus K, Bläsig S, Lange K (2015) Fit für die Schule. Kirchheim, Mainz
  - Lange K et al. (2013) Diabetes-Buch für Kinder: Diabetes bei Kindern: ein Behandlungs- und Schulungsprogramm. 4. vollst. überarb. Auflage. Kirchheim, Mainz
  - Lange K et al. (2009) Diabetes bei Jugendlichen: ein Schulungsprogramm. 2. überarbeitete und aktualisierte Auflage. Kirchheim, Mainz, plus Lange K et al. (2009) Didaktischer Leitfaden mit Curriculum (CD) zum Programm: Diabetes bei Jugendlichen: ein Behandlungs- und Schulungsprogamm. 2. überarbeitete und aktualisierte Auflage. Kirchheim, Mainz
- **Programme für Eltern von Kindern mit Typ-1-Diabetes**
  - Hürter P, Schütz W von, Lange K (2016) Kinder und Jugendliche mit Diabetes. Medizinischer und psychologischer Ratgeber für Eltern, 4. aktualisierte Aufl. Springer, Berlin Heidelberg New York Tokio – plus Lange et al. (2014) Diabetesschulung – Schulungsprogramme und Curricula. Pabst, Lengerich
  - Saßmann H, Lange K (2015) Delfin Programm – Das Elternprogramm für Familien von Kindern mit Diabetes. Verlag Kirchheim, Mainz, plus Trainerleitfaden
  - Lange K, Ziegler AG (2014) Fr1da Typ 1 Diabetes: früh erkennen – früh gut behandeln. Kirchheim, Mainz
  - Holder M et al. (im Druck) SPECTRUM: Schulungsprogramm für Eltern und Jugendliche zur kontinuierlichen Glukosemessung. Kirchheim, Mainz

- **Unterlagen für Erzieher, Lehrer und andere Betreuer**
  - Arbeitsgemeinschaft für Pädiatrische Diabetologie e. V. (AGPD) Hrsg. (2010) Kinder mit Diabetes im Kindergarten. Informationen für Erzieherinnen und Erzieher. 4. überarbeitete Auflage
  - Arbeitsgemeinschaft für Pädiatrische Diabetologie e. V. (AGPD) Hrsg. (2010) Kinder mit Diabetes in der Schule. Informationen für Lehrerinnen und Lehrer. 4. überarbeitete Auflage

9.2.2 Schulungszeitpunkte

Das Initialgespräch ist der erste Schulungsschritt nach der Diabetesdiagnose. Anschließend folgt eine umfassende Initialschulung für Kinder, beide Eltern und andere primäre Betreuungspersonen. Obwohl dazu auch ambulante Konzepte denkbar sind und in anderen Gesundheitssystemen umgesetzt werden, findet die Initialschulung in Deutschland strukturell bedingt nahezu immer stationär statt. Im Mittel erstreckt sich der stationäre Aufenthalt dabei auf ca. 12–14 Tage. Die stationäre Initialschulung wird als Teil der multimodalen Komplexbehandlung über entsprechende DRG (K60a) finanziert.

Nach der Entlassung aus der Klinik ist eine kontinuierliche ambulante Langzeitbetreuung erforderlich, in die eine individuelle, an aktuellen Fragen orientierte Schulung integriert ist. Da die ambulante Beratungszeit begrenzt ist, stellen strukturierte Angebote zur Folgeschulung für Eltern, Jugendliche und Kinder eine notwendige Ergänzung dar. Während der Gruppenschulungen werden Fertigkeiten zur Umsetzung der Therapie im täglichen Leben trainiert, neue Therapieprinzipien erarbeitet, die Selbstständigkeit und soziale Kompetenz von Kindern und Jugendlichen gefördert und Motivation aufgebaut. Ein zentrales didaktisches Element ist dabei der Erfahrungsaustausch unter den Teilnehmern. Diese Schulungsangebote werden ambulant im Rahmen des DMP Typ-1-Diabetes angeboten und finanziert. Im DMP Typ-1-Diabetes sind ein Behandlungs- und Schulungsprogramm für Kinder und eines für Jugendliche akkreditiert, d. h., die Unterrichtsmaterialien und der entsprechende Unterricht werden von den Kostenträgern erstattet. Kompakte Modelle, bei denen beispielsweise drei Doppelstunden täglich über zwei Tage einer Woche verteilt für geschlossene Gruppen (4–8 Teilnehmer) angeboten werden, haben sich als umsetzbar und effektiv erwiesen. Alternativ zum DMP Typ-1-Diabetes kann die ambulante Patientenschulung auch im Rahmen des § 43 Abs. 1 SGB V vergütet werden.

Wegen der relativen Seltenheit des Typ-1-Diabetes und langer Anfahrtswege zu pädiatrischen Diabeteszentren kann nicht völlig auf stationäre Folgeschulungen verzichtet werden. Das gilt insbesondere dann, wenn die Schulung mit einer Therapieumstellung, z. B. auf eine Insulinpumpe und/oder eine kontinuierliche Glukosemessung (CGM), verbunden ist.

Schließlich werden auch strukturierte Diabetesschulungen während wohnortferner mehrwöchiger Rehabilitationsmaßnahmen für Kinder oder Jugendliche angeboten. An dafür qualifizierten Rehabilitationseinrichtungen (Adressen ▶ www.deutsche-diabetes-gesellschaft.de) gibt es mehr Möglichkeiten und Zeit, um die eigenständige Diabetesbehandlung alltagsnah zu üben und zu fördern. Der Transfer in das häusliche Umfeld stellt hier jedoch eine erhebliche Herausforderung dar.

9.2.3 Qualitätskriterien

Die strukturellen Qualitätskriterien der Deutschen Diabetes-Gesellschaft (www.deutsche-diabetes-gesellschaft.de) zur Anerkennung einer Behandlungseinrichtung für Kinder und Jugendliche finden sich im Wesentlichen auch in den Empfehlungen des Koordinierungsausschusses zu den Disease-Management-Programmen gemäß § 137 f Abs. 2 Satz 2 SGB V.

Zentrale Qualitätskriterien der Diabetesschulung für Kinder und Jugendliche mit Typ-1-Diabetes und deren Eltern

- Multiprofessionelles Team, dem ein Pädiater mit Anerkennung als Diabetologe DDG, eine Diabetesberaterin DDG und eine Diätassistentin angehören; zusätzlich sollen ein Psychologe und ein Sozialarbeiter, jeweils mit diabetologischer Expertise, eingebunden sein.
- Alle Teammitglieder sollen über Erfahrungen in der Anwendung moderner Therapiemethoden bei Kindern und Jugendlichen mit Typ-1-Diabetes verfügen, sich kontinuierlich fortbilden und an Maßnahmen der Qualitätssicherung beteiligen.
- Alle Teammitglieder sollen didaktisch für die Unterrichtstätigkeit und die Schulungsprogramme ausgebildet sein.
- Altersgemäße Schulungsprogramme, entsprechende Lern- und Übungsmedien und schriftlich formulierte strukturierte Curricula für alle Schulungsangebote sollen vorliegen.
- Die Schulungsprogramme sollen evaluiert und die Ergebnisse publiziert sein.
- Das Team soll in der Lage sein, die Schulung flexibel an Bedürfnisse, kulturelle Spezifika und psychosoziale Besonderheiten jeder Familie anzupassen.
- Angemessene Räumlichkeiten zur individuellen Beratung und für Gruppenangebote sollen vorhanden sein.

9.3 Initiale Diabetesschulung nach der Manifestation

9.3.1 Initialgespräch

Der Diabetes eines Kindes trifft die Familien in der Regel völlig unvorbereitet. Vor allem die Eltern erleben die Diagnose als außerordentliche seelische Belastung, die mit Angst, Trauer, Enttäuschung, großer Unsicherheit, Schuldgefühlen oder depressiver Verstimmung verbunden sein kann. Insbesondere Mütter von Klein- und Vorschulkindern tragen hier ein erhöhtes Risiko für depressive Anpassungsstörungen und langfristige posttraumatische Belastungsreaktionen.

Das Initialgespräch hat die Funktion, die Diagnose zu vermitteln, die Gefühle der Familie aufzufangen und mit ihr gemeinsam erste Perspektiven für die aktive Bewältigung der Krankheit zu entwickeln. Dieses Gespräch, das von vielen Eltern und Kindern noch nach Jahren erinnert wird, stellt entscheidende Weichen für eine mehr oder weniger vertrauensvolle Kooperation in den nächsten Jahren.

Struktur und Themen des Initialgesprächs zur Diagnoseübermittlung

- **Basisinformationen zum Diabetes**
  - Aktuellen Gesundheitszustand des Kindes skizzieren
  - Diagnose Typ-1-Diabetes bestätigen
  - Vorwissen über Typ-1-Diabetes klären
  - Chronizität und lebenslang notwendige Insulinbehandlung besprechen
  - Ursachen des Diabetes ansprechen (ggf. Schuldgefühle klären)
- **Informationen zur Prognose orientiert an individuellen Fragen und Sorgen**
  - der Eltern (ggf. Betreuung im Kindergarten, Hort oder Schule, Geschwister, Ausbildung, Beruf, Heirat, Kinder)
  - des Kindes (Sport, Ferien, Feiern, Schule)
- **Perspektiven für die nächste Zukunft**
  - Schulung und Ansprechpartner während des stationären Aufenthaltes benennen
  - Umgang mit externen Informationen (Internet, Bekannte) ansprechen
  - Langzeitbetreuung nach der Entlassung klären
  - Folgegespräch ankündigen/vereinbaren

Struktur und Inhalte

Die ersten Informationen zum Diabetes sollten möglichst einfach und präzise formuliert und gelassen vermittelt werden. Pathophysiologische Details und differenzierte Therapieprinzipien überfordern die Aufnahmefähigkeit der meisten Familien in dieser Phase. Ebenso kann es durch falsche, ungenaue oder bemühthilflose Informationen oder Tröstungsversuche von Anfang an zu einer ungünstigen Weichenstellung bei der Krankheitsbewältigung kommen.

Die Chronizität des Diabetes und die lebenslang notwendige Insulintherapie sollten unbedingt ehrlich angesprochen werden. Der Tenor »Diabetes kann nicht geheilt, aber sehr gut behandelt werden« kann Eltern helfen, die bittere Wahrheit etwas gelassener aufzunehmen. Um Schuldgefühlen oder Vorwürfen vorzubeugen, sollten die Ursachen des Diabetes grob umrissen werden. Für Eltern und Kinder ist es dabei wichtig zu erfahren, dass weder sie zur Entstehung des Diabetes beigetragen haben, noch irgendjemand anderes Schuld an der Krankheit hat.

Im Mittelpunkt des ersten Gesprächs sollten konkrete Fragen und Sorgen der Familie stehen. Kinder sind oft schon entlastet, wenn sie hören, dass sie z. B. weiterhin zum Reiten, Schwimmen oder Fußball gehen dürfen, Süßigkeiten essen, Kindergeburtstag feiern oder an Freizeiten teilnehmen können. Die Befürchtungen vieler Eltern betreffen die langfristige Lebensperspektive ihres Kindes bis hin zu Ausbildung, Beruf und eigenen Kindern.

Für Mütter stellt sich oft die Frage nach der weiteren eigenen Berufstätigkeit. Hier sollte eine zu schnelle Entscheidung vermieden und zunächst Erfahrungen im Alltag gesammelt werden. Allen Fragen der Familien sollte mit möglichst großer Offenheit und Verständnis begegnet werden. Dies gilt auch, wenn Eltern ideologisch oder religiös geprägte irrationale Krankheitsvorstellungen oder alternative Heilmethoden ansprechen.

Der Ablauf und die Ziele der stationären Behandlung müssen konkret besprochen werden. Dabei sollten die Familien den Eindruck gewinnen, dass sie die Behandlung des Diabetes ohne Zeitdruck erlernen und sich auch nach der Entlassung mit allen Fragen an das Team in der Klinik wenden können. Je jünger ein Kind mit Diabetes ist, umso mehr ist dabei zu betonen, dass nicht allein die Mutter, sondern auch der Vater und/oder andere erwachsene Betreuer die Diabetestherapie erlernen müssen. Alleinerziehenden sollte dringend empfohlen werden, eine weitere Bezugsperson des Kindes zur Diabetesschulung einzuladen.

Nach dem Erstgespräch ist es hilfreich, der Familie die wichtigsten Informationen noch einmal schriftlich zum Nachlesen anzubieten. Da viele Eltern auch im Internet nach Informationen suchen, sollten unseriöse Angebote und verwirrende Informationen kritisch angesprochen werden. Eine Liste qualitätsgesicherter Webseiten zum Diabetes bei Kindern und Jugendlichen, die Eltern empfohlen werden kann, ist in ◘ Tab. 9.1 zusammengestellt. Die Gliederung der Diabetesschulung in der Pädiatrie wird in ◘ Abb. 9.2 dargestellt.

Praktische Anregungen zur Gesprächsführung

Die Diagnoseübermittlung wird allen Familienmitgliedern als dramatisches Lebensereignis lange im Gedächtnis bleiben und den Umgang mit dem Diabetes prägen. Übermittler »schlechter Nachrichten« sollten deshalb nicht nur sorgfältig

Tab. 9.1 Empfohlene Websites für Eltern neu erkrankter Kinder und Jugendlicher

www.deutsche-diabetes-gesellschaft.de	Website der wissenschaftlichen Deutschen Diabetes Gesellschaft e. V. mit umfassenden Informationen zum Diabetes und einer bundesweiten Adressensammlung DDG-zertifizierter Praxen und Kliniken
www.diabetesde.org	Website der gemeinnützigen Organisation Deutsche Diabetes-Hilfe (früher: diabetesDE) e. V. mit umfassenden Informationen zur Diabetesbehandlung, Alltagstipps, Selbsthilfe, Forschung, Gesundheitspolitik und Adressen
www.diabetes-kinder.de	Website der Arbeitsgemeinschaft für Pädiatrische Diabetologie (AGPD) e. V. mit Informationen zu rechtlichen Fragen, Broschüren für Lehrer und Erzieher
www.diabetes-eltern-journal.de	Webseite einer Zeitschrift für Diabetesfamilien, gleichzeitig offizielles Organ der AGPD; für Abonnenten auch als mobile Version zu lesen
www.diabetes-kids.de	Website einer unabhängigen Gruppe von Eltern mit Kindern mit Diabetes
www.diabetes-teens.de	Website einer unabhängigen Gruppe von Jugendlichen und jungen Erwachsenen mit Typ-1-Diabetes
Weisen Sie außerdem auf die Website Ihrer Klinik mit Ansprechpartnern, Notfalltelefon und Terminen hin.	

darauf achten, was sie sagen, sondern auch, wie sie es sagen und welche Gefühle sie damit hervorrufen.

- Bleiben Sie bei der Wahrheit. Notlügen und ausweichende Antworten unterwandern nur das Vertrauen.
- Beachten Sie die begrenzte Aufnahmefähigkeit der Eltern. Vermitteln Sie die wichtigsten Informationen anschaulich und am Vorwissen der Familien orientiert. Offene Fragen und aktives Zuhören helfen, die wichtigsten Anliegen der Familien zu erkennen.
- Stellen Sie sicher, dass alle Teammitglieder den Eltern die gleichen Informationen vermitteln. Widersprüche würden Familien verunsichern.
- Selbst wenn der Diabetes aus fachlicher Perspektive gut behandelt werden kann, stellt er für Familien zunächst eine riesige Herausforderung dar. Kaum ein Elternteil kann sich zunächst vorstellen, dem eigenen Kind Insulin zu

1. Initialgespräch mit betroffenem Kind und Eltern
2. Stationäre Initialschulung nach Manifestation (individuell)
Umfassende Schulung beider Eltern zum Typ-1-Diabetes bei Kindern und Jugendlichen
Kinder 0-6 Jahre
Kinder 6-12 Jahre
Jugendliche 12-18 Jahre
Altersgemäße Erklärungen, keine strukturierte Schulung
Kindgerechte strukturierte Schulung
Umfassende Typ-1-Diabetes-Schulung
3. Wiederholte ambulante Folgeschulungen (Gruppen)
Ambulante praxisorientierte Kurse für Eltern von Vorschul-, Schulkindern oder Jugendlichen in Kleingruppen
Praxisorientierte Kurse für Schulkinder
Praxisorientiertes Training für Jugendliche

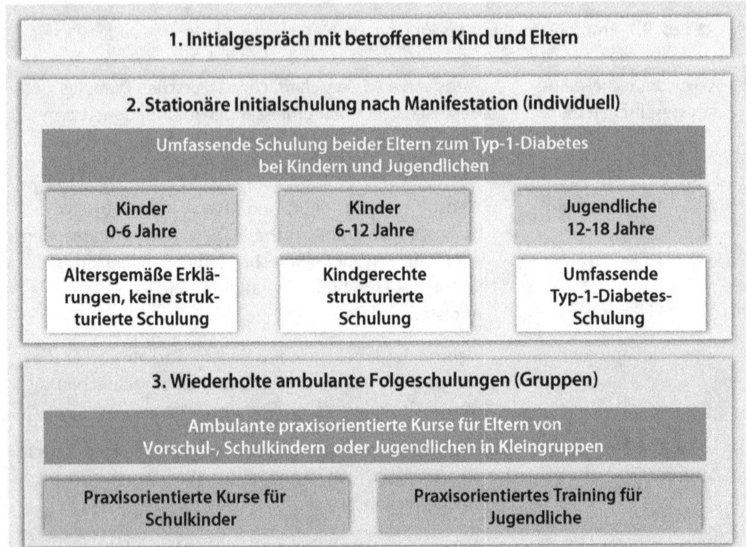

Abb. 9.2 Gliederung der Diabetesschulung in der Pädiatrie abhängig vom Alter der Patienten und der Diabetesdauer

spritzen oder ihm Blut abzunehmen. Nehmen Sie diese Sorgen ernst, ohne sie zu bagatellisieren.

- Jede emotionale Reaktion auf eine schwerwiegende Diagnose ist angemessen. Bleiben Sie gelassen, wenn Eltern zunächst überwältigt und kaum ansprechbar sind. Ein Gespräch kann unterbrochen und später weitergeführt werden.
- Es ist eine »normale« Reaktion, ein schwerwiegendes Ereignis zunächst zu leugnen. Eltern hoffen noch, gleich aus dem Albtraum zu erwachen oder sie sind überzeugt, dass es doch eine Heilung des Diabetes geben wird. Dies schützt zunächst vor emotionaler Überlastung. Verzichten Sie auf einen Machtkampf um die Wahrheit. Er schadet nur Ihrer Beziehung zu der Familie.
- Selbst jüngste Kinder sollten am Diagnosegespräch teilnehmen. Sie sind die Hauptperson und sollten altersgemäß erfahren, was mit ihnen geschehen ist. Selbst wenn sich die meisten kaum aktiv am Gespräch beteiligen, hören sie genau zu. Sprechen Sie die Kinder altersgemäß an, und erfragen Sie deren Wünsche.

- Jugendliche, die schon eine gewisse Autonomie von ihren Eltern erlangt haben, erleben die Diabetesdiagnose als besonders kränkend, wenn sie dadurch wieder wie ein unmündiges Kind behandelt werden. Das Diagnosegespräch sollte sich daher zunächst an den Jugendlichen richten und seine Bedürfnisse in den Mittelpunkt stellen. Den Eltern kommt die Rolle als Begleiter und Berater zu.
- Wenn die deutschen Sprachkenntnisse von Eltern nicht ausreichen, um dem Diagnosegespräch zu folgen, sollten Sie einen professionellen Übersetzer hinzuziehen. Ältere Geschwister sind nicht nur durch das ungewohnte Vokabular überfordert, sondern vor allem davon, ihren Eltern eine schwerwiegende Nachricht zu überbringen.

9.3.2 Initialschulung für Eltern

Wegen der relativen Seltenheit des Typ-1-Diabetes im Kindes- und Jugendalter findet die Erstschulung fast immer individuell statt. Bei jüngeren Kindern sollte ein Elternteil mit in die Klinik aufgenommen werden. Die medizinische Indikation zur stationären Mitaufnahme wird von Kostenträgern und Trägern von Kinderkrankenhäusern allgemein anerkannt (§ 11, Abs. 3 SGB V). Ist der Elternteil erwerbstätig, kann er dafür unbezahlten Urlaub nehmen. Die gesetzlichen Krankenkassen ersetzen in diesem Fall den Nettoverdienstausfall.

Ein strukturiertes Schulungscurriculum ist sinnvoll, um eine umfassende Information zu gewährleisten. Der Unterricht selbst sollte jedoch flexibel an die Aufnahmefähigkeit, die Kenntnisse und die Lebensumstände der Familienmitglieder angepasst werden. Als Orientierung wird von durchschnittlich ca. 20 theoretischen und 10 praktischen Unterrichtsstunden für Eltern ausgegangen. Die Schulungstermine sollten so vereinbart werden, dass beide Elternteile und eventuell auch andere Betreuer des Kindes teilnehmen können. Damit lässt sich von Beginn an vermeiden, dass ein Elternteil – meist die Mutter – überfordert wird, während sich der andere Elternteil auf Dauer hilflos und isoliert fühlen könnte.

Curriculum der Elternschulung

Praktisch ausgerichtete Schulungen für Familien nach dem Prinzip des »learning by doing« versprechen den größten Lernerfolg. Begleitend kann das Schulungsbuch »Elternratgeber Kinder und Jugendliche mit Diabetes (Hürter et al. 2016) als Leitlinie und zur individuellen Vertiefung genutzt werden. Dieses Schulungsprogramm für Eltern wurde 2013 durch die DDG zertifiziert.

Eltern und Kinder werden vom Zeitpunkt der Manifestation an aktiv in die tägliche Behandlung der Stoffwechselstörung einbezogen. Gemeinsam mit den Diabetesberatern stellen sie Mahlzeiten zusammen, schätzen den Kohlenhydratanteil von Speisen ein, führen Insulininjektionen durch, beobachten den Einfluss von körperlicher Aktivität und besprechen die Insulindosierung, nachdem sie den Blutglukosewert selbst bestimmt haben.

Schuldgefühle und Ängste, die besonders Eltern sehr junger Kinder beim Setzen des Katheters, eines Sensors und bei Blutzuckermessungen erleben, können verringert werden, wenn Eltern sich selbst einen Katheter setzen und ihren Blutzuckerwert bestimmen.

Theoretische Schulungsinhalte sollten sich nicht am Themenkatalog medizinischer Lehrbücher orientieren, sondern daran, ob sie für Familien im täglichen Leben relevant sind. Aus didaktischen Gründen empfiehlt es sich, allen Eltern und Jugendlichen von Beginn das Prinzip der physiologischen Insulinsekretion durch die Bauchspeicheldrüse zu erklären. Daraus können viele Eltern bereits selbst ableiten, wie die natürliche Insulinausschüttung imitiert werden kann. Im Elternbuch wird das Grundprinzip erläutert und anhand von vielen Beispielen für Pumpen- und Injektionstherapien erklärt (▶ Kap. 8). Dadurch können Eltern und Jugendliche von Anfang an erfahren, dass sie dem Diabetes nicht passiv ausgeliefert sind, sondern aktiv über die Insulindosierung Einfluss nehmen können. Das daraus erwachsende Gefühl von Selbstwirksamkeit und Sicherheit fördert zugleich die positive emotionale Bewältigung der Diagnose und die aktive Akzeptanz der Krankheit.

Das Curriculum der Elternschulung umfasst die folgenden Themen:

- Physiologie/Pathophysiologie
- Grundlagen der Insulintherapie
- Ernährungslehre
- Stoffwechselkontrollen (Blutglukose, CGM, Keton, HbA_{1c})
- Insulindosierung bei der intensivierten Insulintherapie mit Pen oder Insulinpumpe
- Hypoglykämie
- Körperliche Aktivität und Sport
- Insulintherapie bei akuten Krankheiten
- Therapieziele
- Prävention von akuten und Folgekomplikationen
- Psychosoziale und pädagogische Aspekte
- Sozialmedizinische Themen

Ernährungsberatung

Die Ernährungsberatung für Eltern konzentriert sich neben den Grundlagen der Ernährungslehre vor allem auf deren praktische Umsetzung in eine kindgerechte schmackhafte Kost. Eltern sollten bereits in der Klinik Gelegenheiten erhalten, selbst Erfahrungen zu sammeln. Praktische Übungen betreffen dabei:

- Berechnung der üblichen Ernährung des Kindes und eigener Kochrezepte
- Interpretation von Inhaltsangaben auf Verpackungen

- Nutzung einer Kohlenhydrataustauschtabelle
- Bewertung von kohlenhydrathaltigen Nahrungsmitteln und Süßigkeiten
- Einschätzung und Berücksichtigung von Protein und Fett
- Auswahl und Zubereitung kindgemäßer Getränke
- Kindergeburtstage und Mahlzeiten außer Haus
- Ernährung bei körperlicher Aktivität
- Ernährung bei typischen Kinderkrankheiten

Bei aller Flexibilität einer intensivierten Insulintherapie muss Eltern aber auch deutlich werden, dass eine normnahe Stoffwechseleinstellung nur gelingen kann, wenn die Nahrung ebenso genau »dosiert« wird wie das Insulin. Regelmäßige Mahlzeiten in der Familie, ein weitgehender Verzicht auf Nahrungsangebote beim Fernsehen und Spielen hilft Kindern mit Diabetes ebenso wie allen anderen Kindern, Übergewicht vorzubeugen.

Prinzip der intensivierten Insulintherapie

Die intensivierte Insulintherapie mit praktischen Übungen zur Insulindosierung nimmt in der Schulung eine zentrale Position ein. Das Elternbuch vermittelt zunächst die notwendigen Grundlagen am Beispiel der physiologischen Insulinsekretion und des zirkadianen Rhythmus der Insulinwirksamkeit. An konkreten Dosierungsbeispielen und der Entwicklung der Insulintherapie bei Kindern in den ersten Jahren nach der Manifestation werden diese Grundkenntnisse in die Praxis übertragen. Zwei Arbeitsbögen haben sich als didaktische Hilfen bewährt: Der Insulindosierungsbogen (▶ Kap. 8), den die Eltern schrittweise für ihr Kind ausfüllen und dadurch lernen, zwischen Mahlzeiten-, Korrektur- und Basalinsulin zu differenzieren. Eine Version des Bogens ist für Kinder mit einer Insulinpumpentherapie konzipiert, ein anderer für die Behandlung mit mehreren Insulininjektionen täglich.

Der Stoffwechselübungsbogen (▶ Kap. 8) hilft Eltern, die Beziehungen zwischen Ernährung, Insulindosis, körperlicher Aktivität und den Ergebnissen der Blutglukoseselbstkontrollen schrittweise selbst zu erarbeiten und auf die Behandlung ihres Kindes im Alltag zu übertragen. Diesen Bogen gibt es ebenfalls sowohl für die Insulinpumpentherapie wie auch die Therapie mit mehreren Injektionen täglich.

Akute und langfristige Komplikationen

Viele Eltern haben große Angst vor Hypoglykämien bei ihrem Kind. Neben sachlichen Informationen über typische Symptome, die richtige Behandlung einschließlich der Handhabung von Glukagon geht es in der Elternschulung auch darum, wie größtmögliche Sicherheit für Kinder geschaffen werden kann, ohne sie gleichzeitig zu sehr einzuschränken. Eltern sollten erfahren, wie sich Kinder bei zu niedrigem Blutglukosespiegel fühlen und verhalten. Ziel der Schulung sollte eine realistische Einschätzung des Risikos sein, um Überbehütung und neurotischen Fehlentwicklungen vorzubeugen.

Das in den letzten Jahren deutlich gesunkene Risiko von schweren Hypoglykämien bei Kindern sollte Eltern so anschaulich vermittelt werden, dass sie selbst nachts ohne Sorge durchschlafen können. Auch im Kindergarten und in der Schule sollte das heute extrem seltene Ereignis einer schweren Hypoglykämie mit Koma oder Krampfanfall nicht zu sehr in den Mittelpunkt der Aufmerksamkeit gerückt werden. Praktische Hilfen zur Vorsorge sind »SOS-Anhänger«, Notfallhinweise in Form von Scheckkarten, Handy und persönliche Kontakte mit Erzieherinnen, Lehrern und anderen Betreuern. Wenn möglich, sollte auch an die Nutzung einer kontinuierlichen Glukosemessung in Verbindung mit einer Abschaltung der Insulingabe über die Pumpe nachgedacht werden.

Übertriebene Ängste vor Hypoglykämien verhindern eine stabile Stoffwechseleinstellung, beeinträchtigen die altersgemäße Selbstständigkeit und können zu einer Angststörung führen.

Folgeerkrankungen sind ein sehr sensibles und emotional belastendes Thema für Eltern, die sich für das weitere Lebensschicksal ihres Kindes in hohem Maße verantwortlich fühlen. Neben sachlicher Information geht es in den Schulungseinheiten vor allem darum, Eltern zu einer realistischen und gleichzeitig zuversichtlichen Einschätzung zu verhelfen und übertriebenen Ängsten, Schuldgefühlen oder neurotischen Fehlentwicklungen vorzubeugen.

Im medizinischen und psychologischen Ratgeber für Eltern sind auf die Frage, wie die Angst vor Folgeerkrankungen auf ein realistisches Maß reduziert werden kann, Anregungen für Eltern und Jugendliche aus psychologischer Sicht zusammengestellt. In ähnlicher Weise kann das Thema in Schulungen bearbeitet werden. Gleichzeitig sollten Eltern erfahren, dass Schulkinder die Bedrohung durch Folgeerkrankungen nicht verstehen und durch entsprechende Hinweise nicht motiviert, sondern nur verängstigt werden können. Angemessene Formen der Motivation von Kindern zur Therapiemitarbeit sollten diese Unterrichtseinheit abschließen.

Psychosoziale und sozialmedizinische Themen

Weitere Übersichten (»Kinderleben« oder »Familienleben«) zu psychosozialen Fragen betreffen im Elternbuch beispielsweise folgende Themen:

- »Was ist mit den Geschwistern?«
- »Wie können Sie Ihrem Kind den Diabetes erklären?«
- »Angst vor Injektionen«
- »Wann sollten Kinder selbst spritzen können?«
- »Wie können Sie Ihrem Kind erklären, was es beim Essen und Trinken beachten muss?«

- »Das richtige Maß für Süßigkeiten finden«
- »Angst vor Selbstkontrollen«
- »Wenn hohe Blutzuckerwerte auf die Stimmung drücken«
- »Das HbA_{1c} ist keine Schulnote!«
- »Wie fühlt sich eine Unterzuckerung an?«
- »Angst vor Hypoglykämien«
- »Was sollten Kinder über Folgeerkrankungen wissen?«
- »Was kann helfen, die Angst vor Folgeerkrankungen zu vermindern?«
- »Was sollten Erzieherinnen im Kindergarten über Diabetes wissen?«

Außerdem gehören Hilfen zur Bewältigung des Alltags, z. B. die Betreuung durch einen Babysitter, Informationen über das Schwerbehindertenrecht und die Pflegeversicherung (► Kap. 15), angemessene Aufklärung von Freunden, Erziehern und Lehrern, Erziehung zu altersgemäßer Selbstständigkeit zu den Themen der Elternschulung.

Themen für Eltern von Klein- und Kindergartenkindern

Mit Eltern von Klein- und Vorschulkindern sollten über die allgemeine Schulung hinaus die Themen in der ► Übersicht angesprochen werden.

Schulungsthemen für Eltern von Klein- und Vorschulkindern

- Hypoglykämieanzeichen bei Kindern, die sich selbst noch nicht zuverlässig über ihr Befinden äußern können
- Risiken durch Hypoglykämien und Hyperglykämien für die geistige und körperliche Entwicklung
- Ernährung für Kleinkinder und Förderung eines normalen Essverhaltens
- Insulintherapie bei wechselnder körperlicher Aktivität
- Therapieanpassung bei Infekten
- Insulinpumpentherapie und kindgemäßes Management
- Bei Indikation: Technik und Einsatz einer kontinuierlichen Glukosemessung (CGM) in Verbindung mit der Pumpentherapie
- Elterliches Verhalten und Erleben (Schuldgefühle), wenn sich Kleinkinder der Behandlung (Katheter setzen, Blutglukosemessung) widersetzen
- Soziale Integration der Kinder in Spielkreisen oder Kindergärten
- Unterstützung der Mütter innerhalb und außerhalb der Familie; Berufstätigkeit der Eltern
- Umgang mit Geschwisterkindern und deren Belastungen

Themen für Eltern von Jugendlichen

Eltern von neu an Typ-1-Diabetes erkrankten Jugendlichen haben die Aufgabe, ihre Kinder auf dem Weg zu einer eigenverantwortlichen Therapie zu begleiten. Die besondere Schwierigkeit für Eltern besteht darin, die Autonomie der Jugendlichen – trotz der plötzlich aufgetretenen Krankheit – angemessen zu fördern, ohne sie durch zu hohe Ansprüche zu überfordern.

Neben einer umfassenden Initialschulung zum Typ-1-Diabetes, an der Jugendliche und Eltern gemeinsam teilnehmen, sind Familiengespräche über gewünschte und übertriebene Unterstützung sowie über die Aufteilung der Therapieverantwortung in der Familie sinnvoll. Ohne die oft fürsorglichen Eltern zu kränken, sollten Autonomiebestrebungen Jugendlicher auch in der Diabetestherapie unterstützt werden. In der Schulung sollten deshalb besonders die Themen aus der ► Übersicht angesprochen werden.

9

Spezielle Schulungsthemen, die Jugendlichen gemeinsam mit ihren Eltern angeboten werden sollten

- Somatische und psychische Aspekte der Pubertät
- Insulinbedarf in der Pubertät
- Energiebedarf, Nahrungsmittelauswahl, Essverhalten und Gewichtsmanagement
- Bei Bedarf: Diabetes und (Leistungs-)Sport, Reisen
- Körperliche Entwicklung, Kontrazeption, späterer Kinderwunsch
- Altersgemäße Selbstständigkeit fördern, ohne Jugendliche ganz allein zu lassen
- Konstruktive Familiengespräche über die Diabetestherapie, Folgeerkrankungen und die gesundheitliche Prognose
- Wirkung von legalen und illegalen Drogen bei Diabetes
- Rechtsfragen zum Führerschein, zur Berufswahl und zu Versicherungen
- Ggf. Vorbereitung des Übergangs in die internistische Diabetologie

9.3.3 Initialschulung für Klein- und Vorschulkinder

Klein- und Vorschulkinder (bis ca. 6 Jahre) sind durch eine strukturierte Diabetesschulung überfordert. Sie benötigen stattdessen ihrem Erleben angemessene Erklärungen für den Klinikaufenthalt, die Erkrankung und Behandlung, um Ängsten, Schuldgefühlen oder bedrohlichen Fantasien vorzubeugen.

Ein konsistentes Verhalten und abgestimmte Erklärungen des Behandlungsteams und der Eltern erleichtern jüngeren Kindern die Orientierung in der

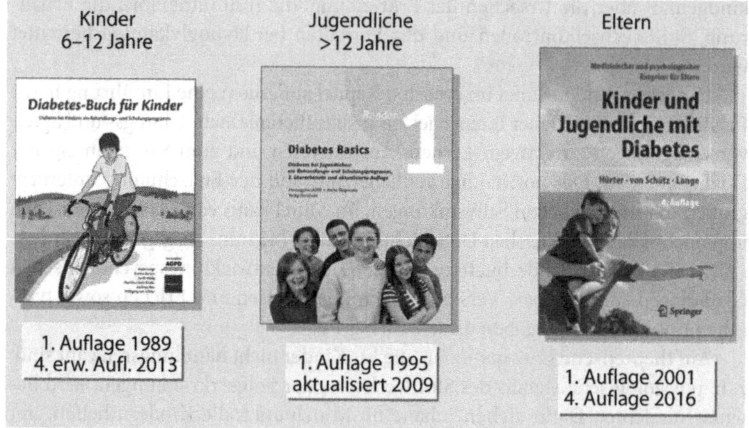

◘ Abb. 9.3 Strukturierte und evaluierte Diabetesschulungsprogramme für Grundschulkinder, Jugendliche und Eltern (von links nach rechts)

neuen, noch unverständlichen Lebenssituation. Ältere Kindergartenkinder können durch praktische Aufgaben, z. B. Hilfe beim Kathetersetzen oder selbstständige Blutglukosemessungen, erste Erfolge in der Therapie erleben. Die Verantwortung für die Behandlung dieser Kinder liegt in den Händen ihrer Eltern, die eine entsprechend intensive Schulung und psychologische Beratung benötigen, um der schwierigen Doppelaufgabe als Eltern und Therapeuten gerecht zu werden.

9.3.4 Initialschulung für Schulkinder

Schulkinder (etwa zwischen 6 und 12 Jahren) sind im täglichen Leben bereits bei vielen Gelegenheiten auf eigene Entscheidungen angewiesen. Wie stoffwechselgesunde Gleichaltrige können und sollten sie nicht ständig von ihren Eltern begleitet und beaufsichtigt werden. Damit benötigen sie kindgerechte Informationen über ihre Erkrankung, die Behandlung und das richtige Verhalten in besonderen Situationen, z. B. bei einer Hypoglykämie. Obwohl die Verantwortung für die Therapie noch weitestgehend bei den Eltern liegt, sollte jedem Kind dieser Altersgruppe eine strukturierte Schulung angeboten werden, die ein wenig eingeschränktes, aber sicheres Leben mit Diabetes ermöglicht.

Zur Diabetesschulung von Kindern liegt ein evaluiertes, standardisiertes Programm vor (◘ Abb. 9.3). Das wichtigste Element des Programms ist ein »Diabetes-Buch für Kinder«. Es handelt sich um ein Arbeitsbuch mit sechs Kapiteln, in dem kindgemäß über die Ursachen der Erkrankung, die Insulintherapie, die Ernährung, Stoffwechselkontrollen und das Verhalten bei Hypoglykämien berichtet wird.

Für ältere Kinder findet im sechsten Kapitel außerdem eine Einführung in die Insulindosierung bei einer intensivierten Insulintherapie statt. Übungs- und Spielvorschläge regen zu aktivem Lernen, Ausprobieren und zum Sammeln eigener Erfahrungen an. Der notwendige zeitliche Aufwand der Erstschulung unterliegt großen interindividuellen Schwankungen, im Mittel kann von ca. 8 theoretischen und nochmals 18 praktischen Unterrichtseinheiten (45 min) ausgegangen werden.

Die Kapitel des Kinderbuchs orientieren sich an entwicklungspsychologischen Grundlagen zum Denken, Verstehen, Krankheitswissen und Erleben sowie typischen Entwicklungsaufgaben dieser Altersgruppe.

Auf theoretische Informationen, die für Kinder nicht handlungsrelevant sind, z. B. physiologische Details des Stoffwechsels oder Folgeerkrankungen, wird bewusst verzichtet. Dafür stehen Inhalte im Mittelpunkt, die Kindern helfen, mit ihren Diabetes selbstsicher umzugehen und sich seelisch und sozial altersgemäß zu entwickeln. Ein einfaches Stoffwechselmodell erklärt Kindern die Notwendigkeit der Behandlung. Dem kognitiven Entwicklungsstand von Schulkindern entsprechend bezieht es sich ausschließlich auf konkret erfahrbare Elemente wie Insulin, Nahrung, Blutzuckerwert und Befindlichkeit. Aus diesem Modell werden einfache Verhaltensregeln abgeleitet, mit denen selbst jüngere Kinder viele Situationen in Schule oder Freizeit sicher ohne Hilfe meistern können.

Da die meisten Kinder im operationalen Bereich sehr geschickt sind, lernen sie rasch, ihren Blutzuckerwert selbst zu bestimmen und sich Insulin zu injizieren oder ihre Insulinpumpe zu bedienen. Ihr Selbstvertrauen im Umgang mit der Krankheit wird dadurch gestärkt. Schließlich spricht das Programm typische Alltagsthemen an, z. B. Fragen von Freunden, Information von Lehrern, Kindergeburtstag, Hypoglykämieanzeichen vor Klassenarbeiten, Klassenfahrten, Naschen, Gefühle bei zu hohen und zu niedrigen Blutglukosewerten und auch das Mogeln beim Protokollieren der Stoffwechselwerte.

Die einzelnen Kapitel können im Rahmen einer individuellen Schulung entweder von den Kindern selbst gelesen, ihnen vorgelesen oder anhand vieler detaillierter Zeichnungen erzählt werden. Jedes Kapitel schließt mit einem »Wissenstest« ab, mit dem den Kindern eine positive Rückmeldung gegeben werden kann. In den ersten Tagen nach der Manifestation hat es sich bewährt, dieses Buch auch den Eltern an die Hand zu geben. Die einfachen Texte erleichtern es ihnen, mit ihrem Kind über den Diabetes zu sprechen, den sie selbst noch nicht richtig erfasst und emotional verarbeitet haben.

9.3.5 Initialschulung für Jugendliche

Das Jugendalter steht allgemein im Zeichen der Individuation, Autonomie und Identitätssuche. Bei der Diabetesschulung für Jugendliche kommt es deshalb nicht nur darauf an, theoretische Kenntnisse über die intensivierte Insulintherapie zu vermitteln. Jugendliche sollen außerdem unterstützt werden, ihre typischen Entwicklungsaufgaben und auch den Diabetes erfolgreich zu bewältigen. Die Förderung von Selbstständigkeit und Eigenverantwortlichkeit ist dabei ebenso wichtig wie Erfolgserlebnisse in der Therapie.

Jugendliche sollen von Diagnose an erfahren, dass der Diabetes ihre allgemeine Autonomie nicht einschränkt.

Deshalb müssen Jugendliche von Anfang an umfassend über ihre Erkrankung informiert werden und die praktische Behandlung im Alltag üben. Ihre Eltern, die ebenfalls an der Schulung teilnehmen, haben die Aufgabe, die Heranwachsenden zu begleiten und zu beraten, ohne sie durch übertriebene Fürsorge in ihrer allgemeinen Entwicklung zu beeinträchtigen. Im Schulungsbuch für Eltern (► Abschn. 9.2) finden Eltern psychologische Informationen zur Pubertät und Anregungen, wie Familienkonflikte um den Diabetes vermieden werden können.

Vielen Jugendlichen bereitet der Diabetes mehr psychosoziale als medizinische Probleme. Deshalb reicht eine Schulung nicht aus, die sich allein auf Fertigkeiten zur optimalen Stoffwechselsteuerung konzentriert. Sie sollte durch ein Training zur Förderung sozialer Kompetenz ergänzt werden, in dem Jugendliche lernen, ihre Therapie auch in schwierigen Alltagssituationen selbstsicher umzusetzen. Eine wesentliche Komponente ist dabei die Erfahrung von Selbstwirksamkeit (»self-efficacy«) in der Behandlung. Sie gilt als grundlegende Voraussetzung dafür, dass Jugendliche auf Dauer motiviert sind, die Verantwortung für ihre Therapie zu übernehmen.

Zur Diabetesschulung von Jugendlichen im Alter von 12–18 Jahren liegt ein evaluiertes Programm vor, das individuell auf die Bedürfnisse und Voraussetzungen einzelner Patienten zugeschnitten werden kann (► Abschn. 9.2). Es ist im Rahmen des DMP Typ-1-Diabetes vom Bundesversicherungsamt (BVA) akkreditiert.

Das Programm setzt sich aus 4 Arbeitsheften (Readern) für Jugendliche und einem Leitfaden für Schulende mit einer CD zusammen (◘ Abb. 9.3). Heft 1 vermittelt die Basisinformationen zum Diabetes, Heft 2 vertieft die Grundlagen der intensivierten Insulintherapie und Heft 3 bespricht die Themen Sport, Freizeit und Reisen, Gewichtsregulation und Identität, Kontrazeption und Kinderwunsch, Zukunft und Folgeerkrankungen, Schule, Berufswahl und Rechtsfragen. Heft 4 entspricht dem Curriculum einer Insulinpumpenschulung.

Die Arbeitshefte sind als Begleitmaterial zu einer aktiven Form der Schulung im Sinne eines Coachings konzipiert. Übungen zur Anwendung des Wissens im

Alltag und Anregungen dazu, wie die intensivierte Insulintherapie geübt werden kann, machen den Hauptteil der Schulung aus. Vorschläge zur lebendigen Gestaltung der Unterrichtssequenzen und Arbeitsblätter sind in einem didaktischen Leitfaden mit einer CD für Schulungsteams zusammengestellt. Hier finden sich auch viele alltagsnahe Problemlöseaufgaben für Jugendliche, die für den Unterricht ausgedruckt werden können. Außerdem informiert der Leitfaden über allgemeine psychologische und pädagogische Aspekte der Adoleszenz.

Die stationäre Initialschulung der Jugendlichen erfordert im Mittel etwa 20 theoretische Unterrichtsstunden plus ausreichend Zeit (ca. 10 Unterrichtsstunden) für praktische Übungen.

Über das erforderliche Grundlagenwissen hinaus wird im Programm die besondere Lebenssituation von Jugendlichen angesprochen:

- Selbstständigkeit und Lösung vom Elternhaus
- Körperbild, Gewichtsmanagement und Ernährung
- Alkoholkonsum, Drogen
- Umgang mit typischen Jugendkonflikten und Konformitätsdruck
- Gespräche mit Gleichaltrigen über den Diabetes
- Partnerschaft, Sexualität, Empfängnisverhütung, Kinderwunsch
- Selbstbild und Selbstwertgefühl bei schwankenden Blutzuckerwerten
- Entwicklung eigener Lebensperspektiven
- Zukunftsaussichten in Verbindung mit Folgeerkrankungen
- Ausbildung und Berufswahl
- Wechsel in die internistische Diabetesbehandlung

An der Gestaltung der Schulungsmaterialien waren Jugendliche mit Typ-1-Diabetes beteiligt, die den Lesern authentisch in Wort und Bild über ihr Leben, typische Sorgen, Hoffnungen, Erfolgserlebnisse und die tägliche Therapie berichten.

9.4 Schulungen während der Langzeitbehandlung

Viele Herausforderungen und Hürden in der Diabetesbehandlung werden erst nach der Entlassung aus der Klinik deutlich, wenn das bisher übliche Familienleben mit der täglichen Therapie vereinbart werden muss.

> **Folgeschulungen sind in regelmäßigen Abständen erforderlich, um die Therapie an aktuelle Lebensumstände der Familien, die körperliche Entwicklung der Kinder und den Verlauf des Diabetes anzupassen.**

Folgeschulungen können in unterschiedlicher Form angeboten werden:

- individuell während der regelmäßigen ambulanten Vorstellungen,
- als Vortragsveranstaltungen für Eltern und Jugendliche,

- während stationärer Aufenthalte wegen akuter Stoffwechselkrisen oder anderer Erkrankungen oder bei Therapieumstellung,
- als geplante stationäre Schulungswoche in einer Kleingruppe,
- als ambulanter Schulungskurs für Kleingruppen,
- als Teil einer Rehabilitationsmaßnahme außerhalb der wohnortnahen Behandlungseinrichtung.

Bei den kontinuierlichen, möglichst im Abstand von ca. 6 Wochen stattfindenden Ambulanzbesuchen ist die individuelle Beratung und Schulung ein integraler Bestandteil. Es werden Möglichkeiten der Anpassung der Therapie an veränderte Lebensumstände diskutiert und Lösungen für aktuelle Probleme erarbeitet. Die Therapie- und Protokollbögen (► Kap. 8) eignen sich gut, um mit Jugendlichen oder Eltern von jüngeren Kindern die Insulintherapie strukturiert zu überdenken und gemeinsam zu verbessern. Nach Absprache können die Übungsbögen zu Hause an einzelnen Tagen exemplarisch ausgefüllt werden, um sie beim nächsten Ambulanzbesuch als Arbeitsgrundlage zu nutzen. Ebenso wie die Insulintherapie können auch Fragen zur Ernährung oder psychosoziale Probleme angesprochen werden. Häufig ist die Beratungszeit während der Sprechstunde zu kurz, um mit jeder Familie vertieft zu sprechen.

Daher bieten größere Diabetesambulanzen in regelmäßigen Abständen Informationsveranstaltungen für Eltern und Jugendliche an. Einige Diabetesambulanzen führen diese Fortbildungen gemeinsam mit regionalen Elternvereinen oder Selbsthilfegruppen durch. Eine individuelle Beratung oder Schulung ist in diesem Kontext meist nicht möglich.

Wenn Kinder oder Jugendliche wegen akuter oder chronischer Stoffwechselentgleisung, Zweiterkrankungen oder einem operativen Eingriff stationär aufgenommen werden, ist Schulung in begrenztem Umfang möglich. In der Regel stehen die therapeutischen Maßnahmen und die Stoffwechselnormalisierung im Vordergrund. Trotzdem können Wissensdefizite mit altersgerechten Materialien aufgearbeitet und die Kinder oder Jugendlichen motiviert werden, an einer strukturierten Gruppenschulung teilzunehmen. Bei Bewältigungs- oder Akzeptanzproblemen kann es sinnvoll sein, eine psychologische Beratung oder Betreuung anzubahnen. Besonders nach einschneidenden Ereignissen, z. B. einer schweren Hypoglykämie, sind nicht nur medizinische, sondern oft auch psychologische Hilfen für Eltern notwendig.

Strukturierte Folgeschulungen in Gruppen schließen Angebote für Eltern, Schulkinder oder für Jugendliche ein. Sie haben das Ziel, die theoretischen und praktischen Kenntnisse für eine eigenverantwortliche Diabetestherapie zu vertiefen und die Bewältigung der Erkrankung zu unterstützen. Bei Kindern und Jugendlichen soll zusätzlich deren allgemeine psychosoziale Entwicklung durch zunehmende Selbstständigkeit in der Diabetestherapie gefördert werden.

9.4.1 Folgeschulungen für Eltern

Folgeschulungen für Mütter und Väter von Kindern mit Diabetes können entweder als ambulanter Gruppenkurs (4–6 Familien) z. B. zwei Tage innerhalb einer Woche oder als Wochenendkurs stattfinden. Sie werden in etwa zwei- bis dreijährigem Abstand empfohlen. Eltern möglichst gleichaltriger Kinder erhalten dabei Gelegenheit, ihre Kenntnisse zu vertiefen und Erfahrungen im täglichen Diabetesmanagement auszutauschen.

Übungen zur Insulintherapie an konkreten eigenen Beispielen stehen dabei im Mittelpunkt. Sie werden durch praktische Anregungen im täglichen Umgang mit dem Kind, Hilfen bei Erziehungsfragen und Informationen ergänzt, die sich an den Interessen der Eltern orientieren. Ausgewählte Kapitel des Elternbuchs können dabei zur Vorbereitung und als Leitlinie genutzt werden.

Wiederholt gewünscht werden dabei folgende Themen:

- Insulintherapie bei körperlicher Belastung
- Insulintherapie bei Infektionskrankheiten
- ausgewogene Ernährung und Süßigkeitenkonsum
- Risiken durch leichte und schwere Hypoglykämien
- Prävention von Folgeerkrankungen
- Grenzen und Möglichkeiten der Selbstständigkeit von Kindern
- Erziehungsfragen im Kontext Diabetes
- Unterstützung der Familie
- Integration in Kindergarten und Schule
- Insulintherapie in der Pubertät
- Soziale Hilfen und Rechtsfragen (z. B. Aufsicht im Kindergarten oder in der Schule)

Insbesondere im Vor- und Grundschulalter stellt der Diabetes schwierige Erziehungsaufgaben an die Eltern. Sie betreffen den Widerstand gegen die Therapie, Regelverletzungen, mangelnde Zuverlässigkeit oder auch riskante Verhaltensweisen. Mit dem Delfin-Programm (Das Elternprogramm für Familien von Kindern mit Diabetes) (▶ Abschn. 9.2) wurde dafür ein diabetesspezifisches Elterntraining konzipiert und evaluiert. Der Kurs unterstützt Eltern, im Alltag Regeln einzuführen und konsequent einzufordern, Konflikte nachhaltig zu lösen und eine positive Eltern-Kind-Beziehung aufzubauen. Er umfasst fünf Sitzungen in einer Kleingruppe. Diese finden in wöchentlichem Abstand statt und werden durch strukturierte Hausaufgaben für Eltern ergänzt.

9.4.2 Folgeschulungen für Vorschul- und Schulkinder

»Fit für die Schule«

Für Kinder, die sehr jung an Diabetes erkrankt sind und vor der Einschulung stehen, wurde das Programm »Fit für die Schule« (▶ Abschn. 9.2) entwickelt. In diesem Kurs erlernen und üben sie strukturiert die wichtigsten Grundlagen ihrer Behandlung. Dabei erleben sie oft zum ersten Mal andere Kinder mit Diabetes und lernen am Vorbild der anderen. Ohne die enge elterliche Überwachung gewinnen sie dabei eindrucksvoll an Selbstständigkeit und Selbstvertrauen.

Zentrale Themen des Kurses »Fit für die Schule«

- **Themen für 5- bis 6-jährige Kinder**
  - Was ist Diabetes? Wie ist er entstanden? Wie erkläre ich den Diabetes anderen Kindern?
  - Wie, wo, wann und warum wird der Blutzuckerwert gemessen? Was bedeuten die Zahlen auf dem Messgerät?
  - Wodurch geht der Blutzucker hoch? Kohlenhydrate im Essen und Trinken.
  - Wie bekommt der Körper Insulin? Insulin spritzen oder mit der Pumpe abgeben. Wie bitte ich Erwachsene um Hilfe?
  - Was passiert beim Sport? Was sollte vorher getan werden?
  - Wie fühlt sich eine Hypoglykämie an? Was muss dann gemacht werden? Was hilft bei einer Hypo? Wie bitte ich Erwachsene um Hilfe?
  - Praxistest während eines Ausflugs mit körperlicher Aktivität und einer Mahlzeit.
- **Rückmeldung an die Eltern**
  - Sicherheit im Umgang mit Hypoglykämien (erkennt Symptome, kennt Not-KH, weiß, was vor Sport getan werden soll).
  - Das Kind kann den Diabetes anderen erklären und um Hilfe bitten.
  - Das Kind kann selbstständig seinen Blutzucker messen und die Ergebnisse grob einordnen.
  - Einschätzung des Hilfebedarfs im ersten Schuljahr.

9.4.3 Folgeschulungen für Jugendliche

Vor dem Hintergrund des eindrucksvollen körperlichen und geistigen Wandels beim Übergang von der Kindheit ins Jugendalter hat die Folgeschulung für Jugendliche eine besondere Bedeutung. Jugendlichen, die bereits als Kinder an Diabetes erkrankten und bisher von ihren Eltern umsorgt wurden, sollte ein »Diabetes-Coaching« in einer Gruppe Gleichaltriger angeboten werden, das sie auf die eigenverantwortliche Diabetesbehandlung vorbereitet. In Absprache mit den Eltern kann diese Schulung als bewusstes Startsignal zu einem neuen Umgang mit dem Diabetes in der Familie dienen.

Ziel dieser Schulung ist es zunächst, das Handlungswissen um die richtige Steuerung des Stoffwechsels mit einer intensivierten Insulintherapie unter Alltagsbedingungen zu vertiefen. Außerdem geht es für Jugendliche darum, gemeinsam mit Gleichaltrigen eigene Wege zu suchen, um alterstypische Entwicklungsaufgaben trotz Diabetes erfolgreich zu bewältigen.

Als Schulungsform bietet sich ein einwöchiger Kurs entweder stationär oder über wenige Tage ambulant für Gruppen von 6–8 Jugendlichen an. Wenn möglich, sollten altershomogene Gruppen, d. h. 12- bis 14-Jährige oder 15- bis 18-Jährige, zusammengestellt werden.

Der Titel »Coaching« statt Schulung ist bei diesen Maßnahmen bereits Programm. Die Praxis der Diabetesbehandlung mit einer intensivierten Insulintherapie steht dabei mit dem Ziel im Mittelpunkt, dass jeder Jugendliche eigene Erfolge in der Therapie erleben kann. Alltagsnahe Unternehmungen, z. B. Sport oder verschiedene Mahlzeiten, werden durch engmaschige Kontrollen des Blutglukosespiegels oder CGM-Daten und Diskussionen der selbst gewählten Therapieschritte begleitet. Dabei können die ausführlichen Protokoll- und Therapiebögen (► Kap. 8) oder elektronisch gespeicherte Messwerte mit einer entsprechenden Software analysiert werden.

Die praxisorientierte Schulung wird nur durch wenige, aber notwendige theoretische Schulungsanteile ergänzt, die nicht frontal vorgetragen, sondern gemeinsam mit den Jugendlichen erarbeitet werden. In der Folgeschulung für Jugendliche geht es weniger darum, vorgefertigte Lösungen zu wiederholen, als vielmehr darum, zu lernen, wie individuell passende Lösungen selbst umgesetzt werden können. Als Übungsbeispiele sind auf der CD des didaktischen Leitfadens zum Jugendprogramm (► Abschn. 9.2) diverse Problemlöseaufgaben zur Insulintherapie, zu akuten Komplikationen, zu körperlicher Belastung und anderen Themen zusammengestellt.

Die Hauptthemen des Kurses werden durch die Hefte 2 und 3 für »Fortgeschrittene« abgedeckt. Sie sind als Leitfaden für praktische Unterrichtssequenzen (z. B. Beschreibung der eigenen Insulinwirkung, Dosisfindung, Blutzuckerwirksamkeit verschiedener Nahrungsmittel, Einfluss körperlicher Aktivität, Leistungssport) konzipiert. Da jedes Arbeitsheft durch persönliche Berichte und authentische Fotos von Jugendlichen mit Diabetes illustriert ist, können entsprechende Aufnahmen auch für einen Erfahrungsaustausch genutzt werden. Häufig angesprochene Themen sind z. B. Injektionen in der Öffentlichkeit, Information von Freunden, Alkoholkonsum und Feiern, Reisen ohne Eltern, Gewichtsregulation, Schlankheitsdruck, Sexualität, Empfängnisverhütung, Kinderwunsch, Stress und Diabetes oder berufliche Zukunft.

Gerade Jugendliche, die ihre hohe psychische Belastung oft zunächst hinter einer abgeklärten Fassade verbergen, sprechen in der Gruppe gleich Betroffener typische Sorgen an. Dazu gehören die große Frustration und die Selbstzweifel, wenn die Blutzuckerwerte trotz großer Anstrengung unvorhersehbar schwanken. Resignation, mangelnde Fähigkeit zur Selbststeuerung, Angst vor Folgeerkrankungen oder schweren Hypoglykämien kennzeichnen das Lebensgefühl eines Teils der Jugendlichen. Erfahrene Schulende haben hier die Aufgabe, übertriebene Ängste abzubauen, realistische Ziele mit den Jugendlichen abzustimmen, ihr Selbstbewusstsein zu stärken und erste Erfolge in der Behandlung zu bahnen. Auch eine zeitlich begrenzte engere Zusammenarbeit mit den Eltern kann eine Lösung sein. In ▶ Kapitel 14 sind einige Anregungen zusammengestellt, wie resignierte und psychisch belastete Jugendliche unterstützt werden können.

Folgeschulungen zum Beginn einer CSII

Wenn bei einem Jugendlichen die Indikation zu einer Insulinpumpentherapie (CSII) gestellt und diese Therapieform im Rahmen eines stationären Aufenthalts begonnen wird, ist eine entsprechende Schulung obligat. Das Arbeitsheft 4 »Pumpentherapie« des Schulungsprogramms stellt dafür ein exemplarisches Curriculum dar. Es bearbeitet die folgenden Themen:

- Möglichkeiten und Voraussetzungen einer erfolgreichen CSII
- Elemente und Technik der Insulinpumpe inkl. Alarmfunktionen
- Katheter und Praxis des Kathetersetzens
- Programmierung der Pumpe
- Individuelle Basalrate(n)
- Prandial- und Mahlzeiteninsulin (verschiedene Boli)
- Prävention und Behandlung einer Ketoazidose
- Pumpentherapie im Alltag (z. B. Duschen, ungewöhnliche Mahlzeiten, Sport, Reisen, Partnerschaft)
- Ernährung und Gewichtsregulation bei CSII
- Fehlermanagement

Zusätzlich sind verschiedene Problemlöseaufgaben, Arbeitsblätter und Kurzinformationen (z. B. Ketoazidosebehandlung, Reisevorbereitung, Pumpenalarm, Tragen einer Pumpe in der Öffentlichkeit) auf der CD des Leitfadens zusammengestellt. Im optimalen Fall kann die CSII-Schulung in einer Kleingruppe von 2–4 Jugendlichen interaktiv durchgeführt werden.

Folgeschulungen zum Beginn einer CGM

Wie beim Beginn einer Insulintherapie sollte auch der Start einer kontinuierlichen Glukosemessung durch eine strukturierte Schulung der Jugendlichen und ggf. ihrer Eltern begleitet sein. Neben technischen Informationen stehen dabei die individuell passende Festlegung der Alarmgrenzen und die Reaktionen auf fallende und steigende Glukosewerte im Vordergrund. Das Programm SPECTRUM (► Abschn. 9.2) enthält für Jugendliche Beispiele und Problemlöseaufgaben, die ambulant in Kleingruppen bearbeitet und auf die eigene Stoffwechselsituation übertragen werden.

Webbasierte Diabetesschulungen in der Pädiatrie

In den letzten Jahren wurden diverse Websites und auch Apps zur Information von Patienten mit Diabetes entwickelt. Sie sind schnell und unabhängig vom Kontakt zu einem Diabetesteam verfügbar und können eine Vielzahl von Informationen, v. a. auch zur praktischen Handhabung neuer technischer Hilfsmittel vermitteln. Sie können in strukturierten Schulungen zur Informationssammlung genutzt werden. Da Wissen allein das Diabetes-Management und damit die Qualität der Stoffwechseleinstellung kaum verbessern kann, liegen darüber hinaus bisher keine belastbaren Daten zur Effektivität dieser Angebote vor. Es deutet sich jedoch in einigen Pilotstudien an, dass, wenn überhaupt, ein interaktives Konzept, das einen persönlichen Kontakt zwischen Nutzern und Schulenden ermöglicht, effektiv sein kann.

9.5 Schulungen für Erzieher, Lehrer und andere Betreuer

Kinder mit Diabetes sollten ebenso wie andere Gleichaltrige einen Kindergarten und die Schule besuchen. Außerhalb der elterlichen Überwachung sind sie auf die Unterstützung durch Erzieher oder Lehrer bei der Routinetherapie und bei seltenen akuten Komplikationen angewiesen. Die erwachsenen Betreuer sollten über den Diabetes informiert werden und sich mit den Eltern individuell abstimmen. Für Erzieher in Kindergärten und Lehrkräfte an Grundschulen hat die Arbeitsgemeinschaft für Pädiatrische Diabetologie e. V. (AGPD) jeweils eine Informationsbroschüre und einen Vordruck für eine individuelle Therapieabsprache konzipiert (► Abschn. 9.2). Die Unterlagen befinden sich auf der Website www.diabetes-kinder.de und können kostenlos heruntergeladen werden. Außerdem wurde eine DVD mit Filmen zur Information von Lehrkräften, von Grundschülern und von Schülern der Sekundarstufe von der AGPD e. V. herausgegeben (s. Website).

Die persönliche Diabetesschulung der Erzieher oder Lehrkräfte lässt sich durch diese Materialien jedoch nicht ersetzen. Erfahrene Eltern und Jugendliche, die sich mit der Therapie sicher auskennen, können Lehrer und Trainer sachgerecht informieren. Andere Eltern greifen im Aufklärungsgespräch gerne auf die Unterstützung durch Diabetesberater der eigenen Kinderklinik zurück. Diese gestalten Informationsstunden für Lehrkräfte, beantworten Fragen zur Therapie und zu Risiken, bauen Ängste ab und bahnen eine vertrauensvolle Kooperation zwischen Eltern und Lehrern. Sie machen dabei aber auch deutlich, dass die Therapieverantwortung insgesamt bei den Eltern liegt und nicht vollständig an den Kindergarten, den Hort oder die Schule delegiert werden kann. Das Einverständnis der Eltern vorausgesetzt, kann den Betreuern auch angeboten werden, sich bei Fragen an das Diabetesteam zu wenden.

Die Finanzierung des mehrstündigen Einsatzes der Diabetesberater ist derzeit nicht einheitlich geklärt. Es empfiehlt sich für Kliniken, den Eltern eine entsprechende Rechnung zu stellen, die über den Fortbildungsetat der Schule, die Krankenkasse oder das Sozialamt erstattet werden kann.

Lehrkräfte und Betreuer im Hort oder im Kindergarten sollten qualifiziert über den Diabetes eines Kindes informiert werden.

Literatur und Webseiten

Bundesärztekammer (BÄK), Kassenärztliche Bundesvereinigung (KBV), Arbeitsgemeinschaft der Wissenschaftlichen Medizinischen Fachgesellschaften (AWMF) (2012) Nationale Versorgungs-Leitlinie Diabetes. Strukturierte Schulungsprogramme – Langfassung Version 1.0 2012 [cited: 12.05.2015]. Available from: http://www.versorgungsleitlinien.de/themen/diabetes2/dm2_schulung; DOI: 10.6101/AZQ/000083

Funnell MM, Brown TL, Childs BP et al (2012) National standards for diabetes self-management education. Diabetes Care 35 (Suppl 1): S101–108

Hampson SE, Skinner TC, Hart J et al (2001) Effects of educational and psychosocial interventions for adolescents with diabetes mellitus: a systematic review. Health Technol Assess 5: 1–79

Hürter P, v. Schütz W, Lange K (2016) Kinder und Jugendliche mit Diabetes. Medizinischer und psychologischer Ratgeber für Eltern, 4. Aufl. Springer, Heidelberg

Lange K, Klotmann S, Saßmann H, Aschemeier B, Wintergerst E, Gerhardsson P, Kordonouri O, Szypowska A, Danne T and the SWEET group (2012) A paediatric diabetes toolbox for creating centres of reference. Pediatr Diabetes 13 (Suppl 16): 49–61

Lange et al (2014) Diabetes education in children and adolescents. ISPAD clinical practice consensus guidelines 2014 compendium. Pediatr Diabetes 10 (Suppl 12): 51–57

Martin D, Lange K, Sima A, Kownatka D, Skovlund S, Danne T, Robert JJ on behalf of the SWEET group (2012) Recommendations for age-appropriate education of children and adolescents with diabetes and their parents in the European Union. Pediatr Diabetes 13 (Suppl 16): 20–28

Neu A, Bartus B, Bläsig S, Bürger-Büsing J, Danne T, Dost A, Holder M, Holl RW, Holterhus P, Kapellen T, Karges B, Kordonouri O, Lange K, Lilienthal E, Ludwig-Seibold C, Müller F, Raile C, Schweizer R, Stachow R, von Sengbusch S, Wagner V, Wiegand S, Ziegler R (2015) S3-Leitlinie zur Diagnostik, Therapie und Verlaufskontrolle des Diabetes mellitus im Kindes- und Jugendalter. S3-Leitlinie der Deutschen Diabetes Gesellschaft (im Druck). http://www.deutsche-diabetes-gesellschaft.de

Hypoglykämie

O. Kordonouri, T. Danne, K. Lange

T. Danne et al., *Kompendium pädiatrische Diabetologie*,
DOI 10.1007/978-3-662-48067-0_10,

Hypoglykämien sind die häufigste akute Nebenwirkung der Insulintherapie und daher von großer praktischer Bedeutung. Asymptomatische und leichte bis mittelgradige Hypoglykämien können fast täglich auftreten, schwere Hypoglykämien, bei denen der Patient sich selbst nicht mehr helfen kann, auf fremde Hilfe angewiesen ist bzw. Bewusstlosigkeit und/oder Krämpfe auftreten, sind selten. Sie sollten jedoch möglichst ganz vermieden werden. Eine geringe Inzidenz schwerer Hypoglykämien ist neben einem niedrigen HbA_{1c}-Wert das wichtigste Qualitätsmerkmal für die Diabetestherapie.

10.1 Definition einer Hypoglykämie

Es gibt keine einheitliche Definition der Hypoglykämie in Bezug auf die Höhe des Blutzuckerspiegels, da das Auftreten von Symptomen sehr unterschiedlich sein kann. Eine asymptomatische Hypoglykämie wird definiert bei Blutzuckerwerten < 65 mg/dl bzw. < 3,6 mmol/l ohne Symptome einer neuroendokrinen Gegenregulation. Dies entspricht einem Expertenkonsens und ist ein Anhaltspunkt, um Hypoglykämiewahrnehmungsstörungen zu diagnostizieren.

Da beim Stoffwechselgesunden die Suppression der Insulinsekretion bereits bei Blutzuckerwerten beginnt, die nur etwa 10 mg/dl unter den Postprandialwerten liegen, d. h. zwischen 80 und 85 mg/dl (4,4 und 4,7 mmol/l), und die hormonelle Gegenregulation schon bei Werten zwischen 65 und 70 mg/dl (3,6 und 3,9 mmol/l) ausgelöst wird, wurde eine Glukosekonzentration von 70 mg/dl (3,9 mmol/l) oder 65 mg/dl (3,6 mmol/l) als Grenzwert zur Hypoglykämie angenommen. Das führte u. a. zu der praktischen Empfehlung, nach der die Blutglukosewerte bei Kindern und Jugendlichen mit Typ-1-Diabetes grundsätzlich über 70 mg/dl (3,9 mmol/l) gehalten werden sollten.

10.2 Klassifikation von Hypoglykämien

Für die Diagnostik und Behandlung der Hypoglykämie bei Typ-1-Diabetes ist deren Klassifikation wichtig. Folgende Arten von Hypoglykämien werden unterschieden:

- **leichte** Hypoglykämien, die sofort vom Patienten durch Zufuhr schnell wirkender Kohlenhydrate behoben werden können;
- **schwere** Hypoglykämien, die aufgrund der vorliegenden Bewusstseinseinschränkung oder des Bewusstseinsverlustes nur durch Fremdhilfe behoben werden können. Schwere Hypoglykämien können neben einem Bewusstseinsverlust mit einem zerebralen Krampfanfall einhergehen. Bei Hypoglykämien, die nur aufgrund von Fremdhilfe behoben werden können, kann unterschieden werden, ob sie noch oral zu beheben sind (mäßige Hypoglykämie: Verabreichung von Glukose in die Wangentasche ausreichend) oder aufgrund eines Bewusstseinsverlustes eine subkutane, intramuskuläre oder intravenöse Medikation erforderlich ist (Verabreichung von Glukagon s.c. oder i.m. bzw. von Glukose i.v.).

10.3 Symptomatologie von Hypoglykämien

Patienten mit Typ-1-Diabetes beschreiben eine Vielzahl subjektiver Symptome beim Auftreten einer Hypoglykämie.

Zu den erlebten und beobachteten Hypoglykämiesymptomen bei Kindern mit Typ-1-Diabetes gehören: Weinerlichkeit, Kopfschmerzen, Irritabilität, Koordinationsstörungen, Reizbarkeit, Schwäche, Aggressivität, Zittrigkeit, Schläfrigkeit, Albträume, Schwitzen, verwaschene Sprache, verschwommenes Sehen, Bauchschmerzen, Krankheitsgefühl, Hunger, eigenartiges Verhalten, Wärmegefühl, Ruhelosigkeit, Eifern, Herzklopfen, Konfusion, Kribbeln der Lippen, Schwindel, Krämpfe, Müdigkeit und Blässe.

Beim Übergang einer mittelgradigen in eine schwere Hypoglykämie tritt zunächst eine Bewusstseinstrübung auf, die Patienten taumeln, irren herum, können stürzen und sich verletzen. Sie sind nicht mehr in der Lage, einen klaren Gedanken zu fassen oder deutlich zu sprechen, Wortfindungsstörungen können auftreten. Die Patienten können sich nicht mehr selbst helfen, keinen Blutglukosetest durchführen und keine Nahrung zu sich nehmen. Sie verlieren das Bewusstsein, Krämpfe können auftreten (fokale oder generalisierte zerebrale Anfälle). Wenn die ausgeprägte Hypoglykämie durch parenterale Therapie (Glukagon- bzw. i.v. Glukosegabe) behoben ist, sind die Patienten manchmal stundenlang desorientiert. In seltenen Fällen kommt es zu einem hirnorganischen Durchgangssyndrom mit über 24-stündiger Symptomatik. Eine retrograde Amnesie ist die Regel.

Nächtliche Hypoglykämien während des Schlafes sind relativ häufig, schwierig zu diagnostizieren und daher besonders gefürchtet. Die Kinder können im Schlaf aufschreien, stöhnen oder wimmern, sie können auch nachtwandeln.

Folgende Symptome weisen auf eine nächtliche Hypoglykämie hin:

- unruhiger Schlaf mit quälenden Träumen,
- zerwühltes und/oder nasses Bettzeug,
- Kopfschmerzen,
- Albträume,
- Müdigkeit, Mattigkeit, Zerschlagenheit am Morgen.

Nicht selten geben Kinder Hypoglykämiesymptome an, ohne dass eine Hypoglykämie vorliegt. Es können autonome Symptome vorliegen, die durch Schreck, Aufregung, Angst oder Streit verursacht wurden und mit den autonomen Symptomen bei Hypoglykämie identisch sind. Daher muss jederzeit die Möglichkeit bestehen, eine Blutglukosebestimmung zum Ausschluss bzw. Nachweis einer Hypoglykämie durchzuführen.

Für die Hypoglykämiewahrnehmung ist es wichtig, dass jedes Kind und jeder Jugendliche, aber auch die Eltern das individualtypische Muster der Hypoglykämiesymptome kennen, um durch rechtzeitige Behandlung einer symptomatischen Hypoglykämie das Auftreten einer schweren Hypoglykämie zu verhindern.

Es ist üblich, die Vielzahl der Hypoglykämiesymptome in zwei Gruppen einzuteilen:

- neuroglykopenische Symptome,
- autonome Symptome.

Neuroglykopenische Symptome sind Folge des Glukosemangels im Gehirn. Sie sind v. a. durch Veränderungen des Verhaltens und der Wahrnehmung charakterisiert (z. B. Bewusstseinstrübung bis Bewusstlosigkeit, Krämpfe).

Autonome Symptome sind Ausdruck der physiologischen Veränderungen des autonomen Nervensystems (Nebennierenmark, sympathisches und parasympathisches Nervensystem) im Rahmen der Glukoseregulation. In der folgenden Übersicht wird versucht, autonome und neuroglykopenische Symptome einander gegenüberzustellen, obwohl eine eindeutige Zuordnung oft schwierig ist.

Bei Patienten mit Diabetes ist eine eindeutige Zuordnung des Blutglukoseschwellenwertes für die autonome Reaktion kaum möglich. Noch schwieriger ist die Beurteilung bei Kindern und Jugendlichen mit Typ-1-Diabetes, deren Blutglukoseschwellenwert meist höher liegt als bei Erwachsenen. Er ist u. a. von der Qualität der Stoffwechselkontrolle abhängig, d. h., bei schlechter Stoffwechseleinstellung liegt er höher, bei guter niedriger. Durch eine oder mehrere vorausgegangene Hypoglykämien kann er abgesenkt werden. Nachts während des Schlafs liegt er ebenfalls niedriger.

10.4 Physiologie der Glukoseregulation

Mit dem Absinken der Blutglukosekonzentration setzen beim Stoffwechselgesunden gegenregulatorische Vorgänge ein, die einen weiteren Blutglukoseabfall verhindern und das Auftreten einer schweren Hypoglykämie praktisch unmöglich machen. Der physiologische Ablauf der Glukoseregulation schützt Stoffwechselgesunde vor dem Zustand der schweren Hypoglykämie.

Beim Stoffwechselgesunden läuft die Glukoseregulation beim Absinken des Blutglukosespiegels nach einem dreistufigen Schema ab:
- Sistieren der Insulinsekretion,
- Sekretion von Glukagon und
- Sekretion von Adrenalin.

10.4.1 Sistieren der Insulinsekretion

Während der ersten Stufe der Glukoseregulation wird bereits bei einer Verminderung der Blutglukosekonzentration auf Werte zwischen 80 und 85 mg/dl (4,4 und 4,7 mmol/l) die Insulinsekretion deutlich reduziert bzw. ganz eingestellt. Wegen der kurzen Halbwertszeit des sezernierten Insulins liegen sehr bald kaum messbare Insulinkonzentrationen vor. Diese wichtige glukoseregulatorische Maßnahme bei drohender Hypoglykämie funktioniert bei Patienten mit Typ-1-Diabetes nicht, da die Wirkung des aus therapeutischen Gründen injizierten Insulins nicht rückgängig gemacht werden kann.

Bei Patienten mit Typ-1-Diabetes wirkt das injizierte Insulin auch beim Auftreten einer Hypoglykämie unvermindert weiter. Die Glukoseregulation ist daher bei ihnen a priori gestört.

10.4.2 Glukagonsekretion

Die zweite Stufe der Glukoseregulation, die hormonelle Gegenregulation, wird bereits oberhalb der Symptomschwelle der Hypoglykämie bei Blutglukosewerten zwischen 65 und 70 mg/dl (3,6 und 3,9 mmol/l) aktiviert. Die Symptomschwelle für Hypoglykämiesymptome liegt bei Stoffwechselgesunden bei Blutglukosewerten um 54 mg/dl (3,0 mmol/l), die für Symptome der kognitiven Dysfunktion bei Blutglukosewerten um 49 mg/dl (2,7 mmol/l).

Die zweite Stufe der Glukoseregulation ist durch eine ausgeprägte Sekretion von Glukagon charakterisiert. Damit steht der Antagonismus zwischen Insulin und Glukagon in der Hierarchie glukoseregulativer Faktoren an erster Stelle. Die Stimulation der glukagonsezernierenden Zellen erfolgt über sympathische und parasympathische Nervenfasern. Dabei werden die sympathischen Neurotransmitter Noradrenalin und Galanin und die parasympathischen Neuropeptide sowie Azetylcholin wirksam. Glukagon steigert die Glukoseproduktion durch Stimulation der Glukoneogenese und Glykogenolyse und Aktivierung der Ketogenese in der Leber. Glukagon erhöht weiterhin die Lipolyserate in den Fettzellen. Es mobilisiert damit die Freisetzung wichtiger für den Energiestoffwechsel utilisierbarer Substrate (Glukose, Fettsäuren, Ketonkörper) bei Mangelzuständen (z. B. Hypoglykämie).

Mit dem Ausbleiben der Glukagonsekretion beim Auftreten einer Hypoglykämie ist bei Patienten mit Typ-1-Diabetes die wichtigste hormonell induzierte gegenregulatorische Maßnahme irreversibel gestört.

10.4.3 Adrenalinsekretion

Die dritte Stufe der Glukoseregulation, die Stimulation der Adrenalinsekretion, tritt bei Stoffwechselgesunden mit ungestörter Glukagonsekretion ebenfalls bei Blutglukosewerten zwischen 65 und 70 mg/dl (3,6 und 3,9 mmol/l) auf und hat bei intakter Glukagonsekretion keine kritische Bedeutung. Patienten mit Typ-1-Diabetes sind dagegen in hohem Maße auf die gegenregulatorische Wirkung des Adrenalins angewiesen. Besonders kritisch ist die Situation, wenn beide Hormone, Adrenalin und Glukagon, unzureichend sezerniert werden.

Adrenalin hemmt die Insulinsekretion, stimuliert die Glukagonsekretion, fördert die Glukoneogenese in der Leber und hemmt die Glukoseutilisation in der Muskulatur. Die Aktivierung der Sekretion von Hormonen des sympathochromaffinen Systems, d. h. von Adrenalin aus dem Nebennierenmark und Noradrenalin aus den postganglionären Ganglien des sympathischen Nervensystems, ist für das Auftreten autonomer Hypoglykämiesymptome bei sinkenden Blutglukosewerten verantwortlich.

Die prophylaktische Vermeidung rezidivierender Hypoglykämien, z. B. durch ein intensives Hypoglykämie- bzw. Blutglukose-Wahrnehmungstraining, ist überaus wichtig, um angesichts der unbeeinflussbaren Verminderung der Glukagonsekretion eine Störung der adrenalinabhängigen Gegenregulation unbedingt zu verhindern.

Nur bei sehr langer Diabetesdauer kommt als Ursache der Störung der Adrenalinsekretion auch eine beginnende autonome Neuropathie in Frage. Die Hypoglykämiewahrnehmung ist dabei ebenfalls erheblich vermindert oder kann vollständig fehlen. Das Nichterkennen einer Hypoglykämie und das Fehlen der glukagon- und adrenalinbedingten Gegenregulation stellt für diese Patienten eine latente Lebensbedrohung dar.

10.4.4 Sekretion von Kortisol und Wachstumshormon

Im Gegensatz zu Glukagon und Adrenalin spielen Kortisol und Wachstumshormon bei der Glukoseregulation eine nachgeordnete Rolle. Sie entfalten bei Blutglukosewerten um 60 mg/dl (3,3 mmol/l) und bei protrahierter Hypoglykämie ihre Wirkung. Schließlich sind weitere Hormone, Neurotransmitter und Stoffwechselsubstrate wie z. B. freie Fettsäuren in die komplexen, noch nicht vollständig aufgeklärten glukoseregulatorischen Reaktionen eingeschaltet.

10.4.5 Glukoseregulation während der Nacht

Die relativ hohe Frequenz nicht nur asymptomatischer, sondern auch schwerer Hypoglykämien während der Nacht kann durch eine zu große Insulindosis spätabends bedingt sein, aber sicher auch durch die nachts deutlich erhöhte hepatische Insulinsensitivität. Bei Patienten mit Typ-1-Diabetes, insbesondere bei Kindern und Jugendlichen, scheint darüber hinaus jedoch eine besonders ausgeprägte Störung der Glukoseregulation während der Nacht vorzuliegen.

Bei länger dauerndem Diabetes sind die zweite und dritte Stufe der Glukoseregulation, die Glukagon- und Adrenalinausschüttung, gestört. Rezidivierend auftretende Hypoglykämien können zu einer Down-Regulation der Adrenalinantwort führen. Sie vermindern die Hypoglykämiewahrnehmung und steigern damit das Risiko für das Auftreten schwerer Hypoglykämien erheblich.

10.5 Hypoglykämiewahrnehmung

Die Hypoglykämiewahrnehmung kann durch folgende Faktoren beeinflusst werden:

- Qualität der Stoffwechseleinstellung,
- Blutglukoseausgangswert,
- Schnelligkeit des Blutglukoseabfalls,
- Häufigkeit aufeinanderfolgender Hypoglykämien und
- Diabetesdauer.

Bei Patienten mit schlechter Stoffwechseleinstellung, die nicht nur einen hohen mittleren Blutglukosewert (z. B. über 200 mg/dl bzw. 11,1 mmol/l) aufweisen, sondern v. a. auch ausgeprägte Blutzuckerschwankungen, kann die hormonelle Gegenregulation (Adrenalin, Noradrenalin) bereits bei Blutglukosewerten um 100 mg/dl (5,6 mmol/l) aktiviert werden. Unzureichend behandelte Kinder und Jugendliche mit Typ-1-Diabetes nehmen daher schon bei relativ hohen Blutglukosewerten autonome Hypoglykämiesymptome wahr. Allerdings kann die Adrenalinantwort bei Patienten, die sehr gut eingestellt sind und einen mittleren Blutglukosewert um 100 mg/dl (5,6 mmol/l) aufweisen, bereits gestört sein. Das ist v. a. dann wahrscheinlich, wenn bei ihnen häufiger leichte bis mittelgradige oder auch asymptomatische Hypoglykämien, z. B. nachts, aufgetreten sind. Diese Patienten spüren häufig selbst bei Blutglukosewerten um 40 mg/dl (2,2 mmol/l) keinerlei Hypoglykämieanzeichen. Daher ist das Risiko, eine schwere Hypoglykämie zu erleiden, bei sehr gut eingestellten Patienten erhöht. Besonders gefährdet sind Klein- und Vorschulkinder unter 6 Jahren, deren Eltern sehr häufig um niedrige Blutglukosewerte unter 100 mg/dl (5,6 mmol/l) bemüht sind, um diabetische Folgeerkrankungen zu vermeiden.

Der Beginn und das Ausmaß der hormonellen Gegenregulation durch Adrenalin und das Auftreten autonomer Symptome hängen auch vom Ausgangswert der Blutglukosekonzentration ab. Bei einem Absinken des Blutglukosewerts von 60 auf 40 mg/dl bzw. 3,3 auf 2,2 mmol/l können Hypoglykämiezeichen fehlen, während sie bei einem Sturz von 90 auf 40 mg/dl bzw. 5,0 auf 3,3 mmol/l deutlich sind.

Die Schnelligkeit des Blutglukoseabfalls spielt ebenfalls eine Rolle. Wenn der Blutglukosewert innerhalb kurzer Zeit (z. B. in 20 min) von 100 auf 40 mg/dl bzw. 5,6 auf 3,3 mmol/l absinkt, treten Symptome auf. Bei langsamem Absinken (z. B. in 90 min) können die Zeichen fehlen. Es ist aber auch möglich, dass ein Blutglukosesturz von 300 auf 150 mg/dl (16,7 auf 8,3 mmol/l) die hormonelle Gegenregulation aktiviert und autonome Hypoglykämiesymptome auftreten, während ein langsames Absinken von 120 auf 40 mg/dl (6,7 auf 2,2 mmol/l) symptomlos verläuft.

Schon nach einer einzigen Hypoglykämie kann die Hypoglykämiewahrnehmung bei folgenden Hypoglykämien abnehmen. Wenn während eines Tages wiederholt Hypoglykämien auftreten, können die Symptome von Hypoglykämie zu Hypoglykämie geringer werden oder ganz ausbleiben. Die Hypoglykämie wird erst beim Auftreten neuroglykopenischer Symptome identifiziert. Das Risiko, eine schwere Hypoglykämie zu entwickeln, nimmt ebenfalls deutlich zu. So haben Untersuchungen mit kontinuierlicher subkutaner Glukosemessung ergeben, dass der größte Risikofaktor für das Auftreten einer schweren Hypoglykämie eine vorausgegangene schwere Hypoglykämie war (»hypoglycemia begets hypoglycemia«).

Erst mit längerer Diabetesdauer entwickeln einzelne Patienten Hypoglykämiewahrnehmungsstörungen. Diese stellen eine wesentliche Indikation für den Einsatz einer CGM dar.

10.6 Ursachen von Hypoglykämien

Die wichtigsten Ursachen einer Hypoglykämie sind daher:
- verstärkte Insulinwirkung,
- vermindertes Kohlenhydratangebot und/oder
- intensive körperliche Anstrengung (z. B. bei Sport).

10.6.1 Verstärkte Insulinwirkung

Eine Insulinüberdosierung tritt v. a. bei unsachgemäßer Beurteilung des Insulinbedarfs auf. Das kann z. B. bei fehlerhafter Durchführung oder Beurteilung der Ergebnisse der Blutglukosemessung vorkommen oder wenn überhaupt keine Stoffwechselmessungen durchgeführt werden und die Insulindosis nach Gefühl gewählt wird. Die Nichtbeachtung eines reduzierten Insulinbedarfes, z. B. nach Infekten oder nach körperlichen Anstrengungen, kann ebenfalls zu einer Insulinüberdosierung führen.

Aber auch bei richtiger Einschätzung der Insulindosis können Hypoglykämien durch eine verstärkte Insulinwirkung auftreten:
- Die Insulinmenge kann in der Spritze oder mit dem Pen falsch dosiert werden.
- Trübe Insulinpräparate werden nicht genügend aufgeschüttelt.
- Insulinpräparate unterschiedlicher Wirkungsdauer (z. B. Normalinsulin und NPH-Insulin) werden verwechselt.

Eine fehlerhafte Injektionstechnik kann ebenfalls die Ursache einer verstärkten Insulinwirkung sein (z. B. Injektion in die Muskulatur oder ein Blutgefäß). Nach einem heißen Bad oder bei großer Hitze im Sommer ist die Haut stärker durchblutet, die Insulinresorption und die Insulinwirkung sind daher verstärkt.

> **Die therapiebedingte iatrogene Hyperinsulinämie spielt eine sehr wichtige Rolle bei der Entstehung von Hypoglykämien.**

10.6.2 Verminderte Nahrungszufuhr

Appetitlosigkeit bei Infekten, Ablehnung bestimmter Speisen, Bevorzugung schwer resorbierbarer Kohlenhydrate, die Weigerung, überhaupt etwas zu essen (Säuglinge und Kleinkinder), können Ursache einer verminderten Kohlenhydrataufnahme sein. Auch die falsche Einschätzung des Kohlenhydratgehalts einer Mahlzeit kann zu einem Missverhältnis zwischen Glukoseangebot und Glukoseverbrauch führen. Übelkeit und Erbrechen oder die mangelhafte Resorption von Nahrungsmitteln bei Durchfallerkrankungen können ebenfalls eine Hypoglykämie zur Folge haben.

Ein vermindertes Kohlenhydratangebot ist die wahrscheinlich häufigste Ursache einer Hypoglykämie.

Alkoholkonsum kann durch Hemmung der Glukoneogenese in der Leber zu einer Hypoglykämie führen. Besonders schwierig sind zuckerhaltige Alkoholika, die durch ihren Kohlenhydratgehalt zunächst kurzzeitig zu einem Blutglukoseanstieg führen. Zur Vermeidung insbesondere nächtlicher Hypoglykämien nach Alkoholgenuss wird Jugendlichen empfohlen, z. B. nach Biergenuss immer auch langwirkende Kohlenhydrate zu sich zu nehmen. Warnend ist darauf hinzuweisen, dass Alkoholgenuss die Hypoglykämiewahrnehmung beeinträchtigt und leicht die Kontrolle über den eigenen Stoffwechsel verloren geht.

Bei höheren Alkoholkonzentrationen kann die blutzuckersteigende Wirkung einer Glukagongabe vermindert bzw. gänzlich aufgehoben sein.

10.6.3 Intensive körperliche Aktivität (Sport)

Schließlich können plötzliche, ausgeprägte körperliche Anstrengungen, aber auch langanhaltende körperliche Belastungen Hypoglykämien zur Folge haben, wenn sie nicht vorsorglich durch ein Mehrangebot an Kohlenhydraten (Sport-KE) und/oder eine Verminderung der Insulingabe kompensiert wurden.

Intensive körperliche Leistungen können schnell zu einem Glukosedefizit führen, da die Insulinempfindlichkeit der arbeitenden Muskulatur erhöht und damit ihre Glukoseaufnahme verstärkt ist. Beim Stoffwechselgesunden wird bei körperlicher Anstrengung die Insulinsekretion vermindert, sodass in der Leber durch Glukoneogenese vermehrt Glukose für die Energiegewinnung bereitgestellt wird. Außerdem wird die Glukoseaufnahme der Fettzellen vermindert, d. h., Glukose ist für die Muskulatur vermehrt verfügbar. Bei Diabetes bleibt die hepatische Glukoseproduktion dagegen wegen der Wirkung des injizierten Insulins gehemmt. Der Einstrom von Glukose in die Fettzellen läuft ungehindert ab.

Besonders gefürchtet sind protrahierte Hypoglykämien, die verzögert mehrere Stunden nach körperlicher Anstrengung auftreten. Typisch sind z. B. Hypoglykämien zwischen 22 und 24 Uhr bei Kindern und Jugendlichen, die am späten Nachmittag intensiv Sport getrieben haben. Durch die Glukagonsekretion bei asymptomatischer oder leichter Hypoglykämie wird Glukose durch gesteigerte Glykogenolyse und Glukoneogenese bereitgestellt. Es werden eher hyperglykämische Werte gemessen, die den Patienten daran hindern, die abendliche Insulindosis zu reduzieren und/oder das Kohlenhydratangebot zu erhöhen. Eine verzögert auftretende protrahierte Hypoglykämie kann die Folge sein. Die durch eine vorausgegangene Hypoglykämie gestörte Gegenregulation und der relativ hohe Insulinspiegel können die Entwicklung einer schweren Hypoglykämie induzieren.

10.7 Behandlung von Hypoglykämien

Normalerweise erkennen Kinder und Jugendliche mit Typ-1-Diabetes und ihre Eltern eine leichte bis mittelgradige symptomatische Hypoglykämie rechtzeitig und sicher nach Auftreten der autonomen Symptome. Bei Unsicherheit kann die Diagnose mit Hilfe einer Blutglukosebestimmung gesichert werden. Es sollte jedoch keine Zeit verloren gehen und sofort mit der Behandlung der Hypoglykämie begonnen werden.

10.7.1 Therapie beim Auftreten autonomer Symptome

Um zu verhindern, dass sich eine schwere Hypoglykämie mit neuroglykopenischen Symptomen entwickelt, muss der Patient sofort nach Einsetzen hypoglykämischer Symptome schnell resorbierbare einfache Kohlenhydrate zu sich nehmen, am besten Traubenzucker (Glukose), je nach Alter und Gewicht 5–20 g. Auch Obstsäfte, Limonaden oder Cola sind bei Kindern sehr beliebt. Sehr praktisch sind auch Glukose-Sirup-Präparate, die als Glukosegel in der Tube angeboten werden und weit verbreitet sind. Zur Behandlung einer Hypoglykämie sind 20 g schnellresorbierbare Kohlenhydrate meist ausreichend:

- Traubenzucker (4 Plättchen à 5 g bzw. 4 Teelöffel à 5 g),
- Würfelzucker (6 Stückchen),
- Apfelsaft (200 ml),
- Cola (200 ml),
- Glukosegel (s. Packungsbeilage).

Die meisten anderen kohlenhydrathaltigen Nahrungsmittel (z. B. Obst, Getreideprodukte, Milchprodukte) sind zur Behandlung einer Hypoglykämie ungeeignet. Wegen ihres Gehaltes an Ballaststoffen, Fett oder Eiweiß dauert es viel zu lange, bis der Blutglukosespiegel bei einer Hypoglykämie ausreichend ansteigt. Die außerhalb einer Mahlzeit zur Behandlung oder Vorbeugung einer Hypoglykämie aufgenommenen Kohlenhydratmengen müssen selbstverständlich nicht in die Berechnung der Insulindosis einbezogen werden.

10.7.2 Therapie bei Auftreten neuroglykopenischer Symptome

Bei einer schweren Hypoglykämie mit Bewusstseinstrübung, Bewusstseinsverlust und/oder Krämpfen kann sich der Patient nicht mehr selbst helfen. Er kann weder die Blutglukosekonzentration messen, noch etwas essen oder trinken.

So schnell wie möglich muss Glukagon i.m. oder s.c. injiziert werden. Die Injektion kann evtl. nach 10 oder 15 min wiederholt werden. Wichtig ist, dass nach Einsetzen der Glukagonwirkung kohlenhydrathaltige Nahrungsmittel gegessen werden, um das erneute Auftreten einer schweren Hypoglykämie zu verhindern.

Wenn kein Glukagon zur Verfügung steht oder eine Besserung ausbleibt, muss Glukose i.v. injiziert werden. Dazu muss allerdings ein Arzt erreichbar sein.

Wichtig ist, dass so viel Glukoselösung injiziert wird, bis der Patient wieder bei Bewusstsein ist. Normalerweise sind dafür 0,2–0,5 g Glukose/kg KG (über 5 min) notwendig.

Bei einem Kind von 30 kg sind dies 15 g Glukose = 300 ml Glukose 5 %, oder 150 ml Glukose 10 %, oder 75 ml Glukose 20 %. Eine paravenöse Infusion höherprozentiger Glukoselösungen kann schwere Gewebsnekrosen hervorrufen. Da die Flüssigkeitsbelastung bei den Patienten meist keine Rolle spielt, sollten üblicherweise keine Glukosekonzentrationen über 20 % verwendet werden.

Wichtig ist weiterhin, dass alle Eltern, Kinder und Jugendlichen mit mindestens zwei Packungen Glukagon ausgerüstet sind, die im Kühlschrank aufbewahrt werden. Beim Glukagon ist auf das Verfallsdatum zu achten.

Während der Erholungsphase nach einer schweren Hypoglykämie muss engmaschig die Blutglukosekonzentration gemessen werden. Nach dem Aufklaren (meist innerhalb weniger Minuten), und wenn keine Übelkeit besteht, erfolgt die Gabe von kohlenhydrathaltigen Nahrungsmitteln (Kinder < 6 Jahre: 1–2 KE; Kinder > 6 Jahre: 2–3 KE) unter regelmäßigen Blutglukosekontrollen. Wenn die Kinder weiter erbrechen, ist eine Glukoseinfusion notwendig, z. B. 1,2–3,0 ml 10%ige Glukoselösung/kg KG und Stunde bzw. 2,0–5,0 mg Glukose/kg KG und Minute. Es kann aber auch sein, dass die Blutglukosewerte durch die endokrine Gegenregulation und die zusätzliche Glukosegabe auf sehr hohe Werte ansteigen.

In der ▶ Übersicht sind die wichtigsten Maßnahmen zur Behandlung der leichten bis mittelgradigen Hypoglykämie und der schweren Hypoglykämie zusammengestellt:

Maßnahmen zur Behandlung der leichten bis mittelgradigen Hypoglykämie und der schweren Hypoglykämie

- **Beim Auftreten überwiegend autonomer Symptome (Grad 1 und 2)**
  - Orale Gabe von Glukose (Traubenzucker) in Form von Plättchen, besser Pulver aufgelöst in Flüssigkeit (Wasser oder Tee)
  - Orale Gabe von kohlenhydrathaltigen Nahrungsmitteln mit hohem glykämischem Index (z. B. Apfelsaft, Coca Cola, Limonade)
- **Beim Auftreten ausgeprägter neuroglykopenischer Symptome (Grad 3)**
  - Glukagon, i.m. oder s.c.:
    - < 12 Jahre: 0,5 mg (halbe Glukagonspritze) bzw. 0,1 mg/10 kg KG
    - > 12 Jahre: 1,0 mg (ganze Glukagonspritze) bzw. 0,2 mg/10 kg KG
    - Evtl. Wiederholung der Glukagoninjektion nach 5–10 min,
  - Glukose i.v.:
    - 200–500 mg Glukose/kg KG (über 5 min) als 10%ige Lösung

10.7.3 Empfehlungen für die Diagnose und Behandlung von Hypoglykämien

Um jederzeit eine Hypoglykämie sicher diagnostizieren und rechtzeitig behandeln zu können, sind die folgenden Empfehlungen zu beachten:

- Alle Kinder und Jugendlichen mit Typ-1-Diabetes sollen zu jeder Zeit ein Notfall-Set bei sich oder in der Schultasche haben, das einen ausreichenden Vorrat an schnell resorbierbaren Kohlenhydraten (Traubenzuckerplättchen, Würfelzucker, Glukosegel) zur Behandlung einer Hypoglykämie enthält.
- In dem Notfall-Set sollen alle für eine Blutglukosemessung notwendigen Utensilien enthalten sein, um eine Hypoglykämie sicher bestätigen zu können (Blutglukosemessgerät, Teststreifen, Stechhilfe).
- Alle Kinder und Jugendlichen sowie ihre Eltern, Lehrer und Sorgeberechtigten sollen im Erkennen und in der Behandlung einer Hypoglykämie geschult werden.
- Glukagon soll für alle Eltern und Sorgeberechtigten (z. B. in der Schule, beim Sport) jederzeit verfügbar sein, v. a. dann, wenn ein hohes Risiko für Hypoglykämien besteht (z. B. bei rezidivierend aufgetretenen Hypoglykämien). Unerlässlich ist die Schulung in der Anwendung von Glukagon (Indikation, Dosierung, Injektion). Eine grundsätzliche Verfügbarkeit von Glukagon in der Schule oder auf Klassenreisen empfehlen wir jedoch nicht. Es ist in der Regel nicht praktikabel, das Schulpersonal in der Glukagongabe umfassend zu schulen. Auch erscheint die mögliche Verunsicherung

des Betreuungspersonals durch die Glukagonthematik hinsichtlich der Integration der Kinder mit Diabetes in den Schulalltag nicht zielführend.
- Alle Kinder und Jugendlichen mit Typ-1-Diabetes sollen einen Ausweis bei sich tragen, aus dem eindeutig hervorgeht, dass bei ihnen ein Typ-1-Diabetes vorliegt und die Möglichkeit besteht, dass eine Hypoglykämie auftritt. Im Ausweis sollten der Name des Kindes, die Anschriften der Eltern, des behandelnden Arztes und der behandelnden Kinderklinik eingetragen werden, um im Notfall Hilfe anfordern zu können. Dem Ausweis sollte auch zu entnehmen sein, wie eine Hypoglykämie erkannt und behandelt werden kann.
- Beim Auftreten schwerer Hypoglykämien ist grundsätzlich der Einsatz einer Insulinpumpentherapie zu erwägen. Insbesondere die sensorunterstützte Pumpentherapie mit Hypoglykämieabschaltung ist in der Lage, auch beim Vorliegen einer Hypoglykämiewahrnehmungsstörung Unterzuckerungen zu vermeiden. Bei Patienten mit Injektionstherapie und mit einer Hypoglykämieneigung, die sich gegen eine CSII entscheiden, können Glukosesensoren – wenn sie regelmäßig getragen werden – ebenfalls zur Unterzuckerungsprävention zum Einsatz kommen.
- Bei rezidivierenden schweren Hypoglykämien sollte eine kinderneurologische Abklärung (z. B. EEG-Diagnostik) durchgeführt werden, da eine Krampfneigung anderer Ursache ausgeschlossen werden sollte.

Wenn sich die Kinder oder Jugendlichen mit Typ-1-Diabetes nicht in der unmittelbaren Obhut ihrer Eltern befinden (z. B. bei einem Schulausflug, einer Klassenreise, einem Landheimaufenthalt, einer Reise mit dem Sportverein usw.), ist es sinnvoll, die Lehrer und Betreuer noch eingehender, als es ein Ausweis vermag, über das Verhalten bei einer schweren Hypoglykämie zu informieren (► Kap. 9).

10.8 Häufigkeit von Hypoglykämien

Bei der Inzidenz von Hypoglykämien muss unterschieden werden zwischen:
- Asymptomatischen, nur mit Hilfe von Blutglukosemessungen identifizierbaren Hypoglykämien,
- symptomatischen leichten bis mittelgradigen Hypoglykämien und
- schweren, mit Bewusstseinsverlust und/oder Krämpfen einhergehenden Hypoglykämien.

10.8.1 Inzidenz von asymptomatischen Hypoglykämien

Nach eigenen Erfahrungen wiesen Kinder und Jugendliche, die täglich 4- bis 6-mal ihren Blutglukosewert bestimmten und die Ergebnisse mit einem Speichermessgerät dokumentierten, 10- bis 25-mal im Monat Blutglukosewerte unter 50 mg/dl (2,8 mmol/l) auf. Die große Mehrzahl dieser nachgewiesenen Hypoglykämien verlief ohne subjektiv fassbare Hypoglykämiezeichen.

Besonders beunruhigend ist die Inzidenz nächtlicher asymptomatischer Hypoglykämien. Bis zu 50 % der Kinder weisen nachts, teilweise sehr langdauernde Hypoglykämien auf. Die Sicherheit, Hypoglykämien mit Hilfe von Blutglukosemessungen vor dem Schlafengehen vorauszusagen, ist gering. Die hohe Inzidenz nächtlicher asymptomatischer Hypoglykämien wurde durch die Methoden der kontinuierlichen Glukosemessung (CGM) bestätigt.

Als Ursache der Hypoglykämieneigung nachts kommen in Frage:

- Insulinüberdosierung spät abends,
- erhöhte Insulinsensitivität der Leber nachts und
- Störungen der autonomen Gegenregulation während des Schlafs.

10.8.2 Inzidenz von leichten bis mittelgradigen Hypoglykämien

Über die Inzidenz milder bis mittelgradiger Hypoglykämien bei Kindern und Jugendlichen mit Typ-1-Diabetes liegen wenige verlässliche Daten vor. Insgesamt scheint die Mehrheit der durch Blutglukosemessungen gesicherten Hypoglykämien asymptomatisch zu verlaufen.

Von 161 Kindern und Jugendlichen wiesen 52 % während eines Beobachtungszeitraums von 3 Monaten insgesamt 287 symptomatische Hypoglykämien auf, die durch Blutglukosemessungen bestätigt wurden (< 3,0 mmol/l bzw. 54 mg/dl). Das sind insgesamt 0,6 Episoden pro Monat und Patient bzw. 720 leichte bis mittelgradige Hypoglykämien pro 100 Patientenjahre. Die Inzidenz symptomatischer Hypoglykämien war bei den Kindern unter 6 Jahren höher (1,1 Episoden pro Monat und Patient). 77 % der Hypoglykämien verliefen milde, 33 % mittelgradig. Die häufigsten Symptome waren Schwäche (29 %), Zittrigkeit (20 %), Hunger (14 %) und Schläfrigkeit (12 %). 20 % der Symptome wurden als neuroglykopenisch eingeordnet. Kinder unter 6 Jahren wiesen weniger autonome Symptome auf als die älteren. Der Übergang von autonomen zu neuroglykopenischen Symptomen scheint bei Kindern, insbesondere bei Vorschulkindern unter 6 Jahren, schneller zu erfolgen als bei Erwachsenen.

10.8.3 Inzidenz von schweren Hypoglykämien

Die Angaben über die Häufigkeit schwerer Hypoglykämien schwanken in der Literatur erheblich, sie liegen zwischen 5 und 140 Episoden pro 100 Patientenjahre.

Die Ursachen für diese unterschiedlichen Angaben sind:

- unterschiedliche Definition schwerer Hypoglykämien,
- Schwierigkeit, schwere Hypoglykämien vollständig zu erfassen,
- erhebliche Unterschiede in der Qualität der Insulintherapie, Stoffwechselselbstkontrolle und Diabetesschulung.

Folgende Definitionen sind für die schwere Hypoglykämie vorgeschlagen worden:

- Episoden, die Fremdhilfe erfordern,
- Episoden, die die Injektion von Glukagon (i.m.) und/oder Glukose (i.v.) notwendig machen,
- Episoden, die mit Bewusstlosigkeit und/oder Krämpfen einhergehen.

Die Fremdhilfe-Definition hat sich bei Kindern und Jugendlichen als ungeeignet erwiesen. Hypoglykämiesymptome werden von Kleinkindern unsicher wahrgenommen und angegeben und auch von Schulkindern oft unterschiedlich eingeschätzt, nicht selten vorgetäuscht. Die Fremdhilfe-Definition führt daher, wenn sie unkritisch angewendet wird, zu sehr hohen Inzidenzraten und macht die Vergleichbarkeit der Ergebnisse aus verschiedenen Diabeteszentren problematisch. Auch die an die parenterale Gabe von Glukagon oder Glukose orientierte Definition kann allein nicht angewendet werden, da die Eltern aus Furcht vor schweren Hypoglykämien nicht selten Glukagon ohne Notwendigkeit einsetzen.

In der evidenzbasierten Leitlinie der Deutschen Diabetes Gesellschaft und in den ISPAD Clinical Practice Consensus Guidelines 2014 wird daher die schwere Hypoglykämie als Episode definiert, bei der das Kind oder der Jugendliche bewusstseinsgetrübt oder bewusstlos ist, ein Koma und/oder Krämpfe vorliegen und eine parenterale Therapie (Glukagon oder Glukose i.v.) notwendig ist.

Ab 1994 wurden in unserer Klinik die Inzidenzraten für schwere Hypoglykämien mit Bewusstlosigkeit und/oder Krämpfen prospektiv ermittelt, d. h., sie wurden fortlaufend bei allen im Kinder- und Jugendkrankenhaus AUF DER BULT, Hannover betreuten Patienten erhoben. Die Inzidenz variiert zwischen 4,1 (2006) und 16,4 (1998) schweren Hypoglykämien pro 100 Patientenjahre. Die Zahl der mit ICT und Insulinpumpentherapie behandelten Patienten nahm während dieser Zeit kontinuierlich zu, das mittlere HbA_{1c} ging zurück, die Zahl der Patienten mit einem HbA_{1c}-Wert unter 7,5 % (58 mmol/mol) nahm ständig zu. Trotzdem stieg die Inzidenz schwerer Hypoglykämien während der letzten 20 Jahre nicht an. Das stimmt mit den Ergebnissen aus anderen Zentren überein, die bei Kindern und Jugendlichen mit CSII ebenfalls bei verbesserter Stoffwech-

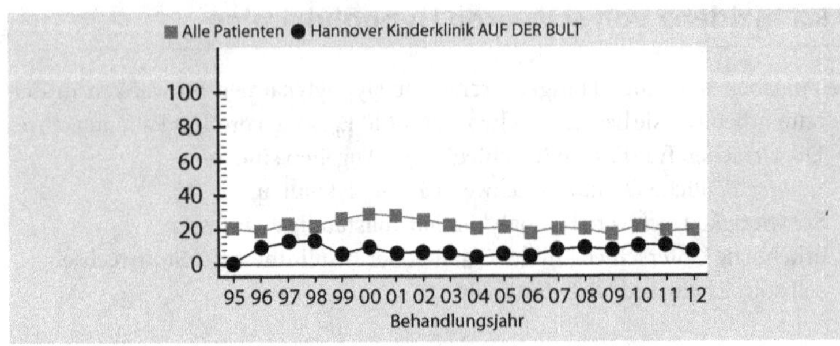

Abb. 10.1 Verlauf der jährlichen Inzidenz einer schweren Hypoglykämie (Fremdhilfe, Koma und/oder Krampfanfall) bei Patienten mit Typ-1-Diabetes im Diabeteszentrum für Kinder und Jugendliche AUF DER BULT, Hannover (schwarze Kreise). Ergebnisse des DPV-Benchmarkings von 205 teilnehmenden Zentren aus Deutschland und Österreich (helle Quadrate) im Jahre 2013

selkontrolle niedrigere Inzidenzdaten für schwere Hypoglykämien nachweisen konnten (Abb. 10.1).

10

10.9 Hypoglykämien und ihre Folgen

Die Frage, ob Hypoglykämien langfristige Konsequenzen für das Gehirn haben, wird nach wie vor sehr kontrovers diskutiert. Es wird zwar vermutet, dass schwere und protrahierte Hypoglykämien neurologische Schäden verursachen können, aber Studien, v. a. bei Erwachsenen mit Diabetes, haben bisher keine überzeugende Evidenz für unmittelbare neurologische Folgen nach hypoglykämischen Episoden im Rahmen der Insulintherapie erbracht.

Eine langfristige Einschränkung der kognitiven Funktionen als Folge von häufigeren Hypoglykämien wurde entgegen früherer Annahmen im DCC-Trial und der nachfolgenden EDIC-Studie (Nachbeobachtung über 18 Jahre) nicht nachgewiesen. Die Verhinderung mikrovaskulärer Folgeerkrankungen durch eine intensivierte konventionelle Therapie (ICT) mit normnaher Blutzuckereinstellung kann im Gegenteil das Risiko neurokognitiver Defizite möglicherweise senken. Diese Befunde beschränken sich allerdings auf Jugendliche ab dem 13. Lebensjahr.

Das Gehirn von sehr jungen Kindern mit Typ-1-Diabetes scheint gegenüber Hypoglykämien eine stärkere Vulnerabilität aufzuweisen. In mehreren Studien wurde nachgewiesen, dass Kinder und Jugendliche mit langer Diabetesdauer, v. a. dann, wenn der Diabetes vor dem 6. Lebensjahr auftrat, eine Verminderung ihrer kognitiven Fähigkeiten aufweisen. In neueren Studien wurden auch Defizite spezifischer neuropsychologischer Fähigkeiten nachgewiesen (Aufmerksamkeit, Gedächtnis, ▶ Kap. 14). Es stellt sich jedoch immer wieder die Frage, ob die Verminderung kognitiver Fähigkeiten bei Kindern mit Typ-1-Diabetes nicht das Ergebnis unterschiedlicher metabolischer Faktoren sein kann (Hypoglykämie, Hyperglykämie, Hyperketonämie usw.). Es gibt mittlerweile erste Hinweise dafür, dass eine beeinträchtigte intellektuelle Entwicklung von Kindern, die im jungen Alter an Typ-1-Diabetes erkranken, eher mit einer schlechten Stoffwechseleinstellung als mit schweren Hypoglykämien assoziiert sein könnte. Nicht zuletzt spielen wahrscheinlich auch langfristige psychosoziale Effekte der chronischen Krankheit Diabetes eine wichtige Rolle bei der Entwicklung dieser Defizite. Es gibt bis heute keine direkten Hinweise dafür, dass neuropsychologische Defekte, die bei Kindern mit Typ-1-Diabetes beschrieben werden, allein Folge von schweren Hypoglykämien sind.

Die Frage, ob asymptomatische, symptomatische oder schwere Hypoglykämien von kurzer oder langer Dauer zu einer Störung zerebraler Funktionen beitragen, ist bisher nicht endgültig beantwortet. Größere prospektive Studien mit genauer Ermittlung von Art, Häufigkeit, Zeitpunkt und Dauer der Hypoglykämien, evtl. auch mit Hilfe von Systemen der kontinuierlichen Glukosemessung, prospektiver Dokumentation der kognitiver Funktionen und der Analyse anderer, die kognitive Entwicklung störender Faktoren, sind zur endgültigen Klärung dieser Frage notwendig.

Ähnlich unsicher ist die Situation bei der Einordnung von Allgemeinveränderungen im EEG bei Kindern und Jugendlichen mit Typ-1-Diabetes.

Eine immer wieder von Eltern gestellte Frage ist, ob Kinder mit Typ-1-Diabetes im Rahmen einer schweren Hypoglykämie sterben können. Sie wurde lange Zeit mit einem klaren Nein beantwortet. Inzwischen scheint man jedoch zu wissen, dass extrem selten auch eine schwere Hypoglykämie die Todesursache sein kann.

Das als »dead in bed syndrome« bezeichnete Ereignis weist folgende Kriterien auf: der Patient wird tot im Bett gefunden, einen Tag vor dem Ereignis erscheint der Patient gesund, diabetische Folgeerkrankungen liegen nicht vor. In der Autopsie ist in typischer Weise keine Ursache feststellbar.

Das »dead in bed syndrome« tritt meist vor dem 30., seltener bis zum 50. Lebensjahr auf. Bei kleinen Kindern mit Typ-1-Diabetes, die die weitaus höchste Inzidenz schwerer Hypoglykämien haben, wird es nicht beobachtet. Nur ein Fall ist bislang bei einem 7-jährigen Kind vor der Adoleszenz beschrieben worden. Dies sollte besonders die Eltern junger Kinder beruhigen.

Die Hypoglykämie betrifft etwa 6 % aller Todesfälle bei jugendlichen oder erwachsenen Patienten mit Typ-1-Diabetes. Die Inzidenz liegt nach den vorliegenden Daten zwischen 2 und 6 Ereignissen pro 10.000 Patientenjahre. Die Pathogenese ist nach wie vor unklar. Am häufigsten wird eine schwere Hypoglykämie in Betracht gezogen, deren Ursache eine Insulinüberdosierung aus Versehen oder auch in suizidaler Absicht sein kann.

Gefährdet sind Patienten mit Diabetes aber häufig nicht so sehr durch die Hypoglykämie selbst, sondern durch die Situation, in der sie sich zum Zeitpunkt der Hypoglykämie befinden. Jugendliche sollten daher beraten werden, bei drohender Hypoglykämie risikoreiche Tätigkeiten (z. B. allein im Meer schwimmen gehen, aktive Teilnahme am Straßenverkehr, Bergsteigen usw.) zu unterlassen.

10.10 Hypoglykämieangst

Asymptomatische, aber auch leichte bis mittelschwere symptomatische Hypoglykämien sind bei allen Methoden der Insulintherapie und bei jeder Qualität der Stoffwechseleinstellung relativ häufig. Sie müssen erkannt, protokolliert und behandelt werden. Sie sollten den Eltern jedoch nicht Angst machen und sie erst recht nicht dazu verführen, weniger Insulin zu injizieren und/oder mehr Nahrungsmittel anzubieten. Die Folge wäre eine schlechte Stoffwechseleinstellung mit hohen HbA_{1c}-Werten.

Die Eltern sollten nicht vergessen, dass langfristige, ausgeprägte Hyperglykämien die Ursache für das Auftreten der verschiedenen Formen der diabetischen Mikroangiopathie sind. Die diabetischen Folgeerkrankungen bestimmen wesentlich das Lebensschicksal der Kinder und Jugendlichen mit Typ-1-Diabetes. Hypoglykämien sind im Vergleich zu den vaskulären Folgeerkrankungen Retinopathie, Nephropathie und Neuropathie das kleinere Übel. Seitdem strengere Einstellungskriterien gelten (HbA_{1c}-Werte unter 7,5 % [58 mmol/mol] bei nahe-normoglykämischen Blutglukosewerten) und heute fast ausschließlich die intensivierten Formen der Insulintherapie (ICT, CSII) angewendet werden, ist die Inzidenz leichter bis mittelschwerer Hypoglykämien nicht angestiegen, erst recht nicht die schwerer Hypoglykämien. Das hat seine Ursache sicher auch darin, dass die Aufmerksamkeit der Kinder und Jugendlichen und ihrer Eltern durch intensive Schulungsmaßnahmen stärker auf das Phänomen der Hypoglykämie gelenkt wurde. Die Patienten wurden motiviert und befähigt, eine Hypoglykämie bereits in ihrem Anfangsstadium zu erkennen und zu behandeln.

Die schwere Hypoglykämie wird von den Eltern, den nahen Verwandten und Freunden der Patienten als ein dramatisches, Angst vermittelndes Ereignis erlebt (▶ Kap. 14). Vor allem Eltern entwickeln daher nach Auftreten einer schweren Hypoglykämie häufig eine ausgeprägte, manchmal phobisch gefärbte Hypoglykämieangst. Diese Angst sollte sofort angesprochen werden und Unterstützung (z. B. psychologische Beratung, Schulung oder CGM) angeboten werden.

CGM kann bei Kindern und Jugendlichen mit Typ-1-Diabetes auch ohne Pumpentherapie zur Senkung der Hypoglykämierate (Häufigkeit, Dauer, Tiefe), bei rezidivierenden nächtlichen Hypoglykämien oder bei fehlender Hypoglykämiewahrnehmung und bei stattgehabten schweren Hypoglykämien eingesetzt werden.

Die Entscheidung für eine differenzierte Prandial- und Basalinsulinsubstitution sollte nie durch die Angst vor Hypoglykämien beeinflusst werden, sondern allein durch das Bestreben, eine möglichst normoglykämische Stoffwechseleinstellung mit HbA_{1c}-Werten < 7,5 % (58 mmol/mol) zu erreichen, um diabetische Folgeerkrankungen zu vermeiden.

Literatur und Webseiten

Jacobson AM, Ryan CM, Cleary PA, Waberski BH, Weinger K, Musen G, Dahms W; Diabetes Control and Complications Trial/EDIC Research Group (2011) Biomedical risk factors for decreased cognitive functioning in type 1 diabetes: an 18 year follow-up of the Diabetes Control and Complications Trial (DCCT) cohort. Diabetologia 54: 245–255

Jones TW, Davis EA (2003) Hypoglycemia in children with type 1 diabetes: current issues and controversies. Pediat Diabetes 4: 143–150

Ludvigsson J, Nordfeldt S (1998) Hypoglycemia during intensified insulin therapy of children and adolescents. J Pediatr Endocrinol Metab 11 (Suppl 1): 159–166

Ly TT, Maahs DM, Rewers A, Dunger D, Oduwole A, Jones TW (2014). ISPAD Clinical Practice Consensus Guidelines – Hypoglycemia: Assessment and management of hypoglycemia in children and adolescents with diabetes. Pediatric Diabetes 15 (Suppl 20): 180–192

Neu A, Bartus B, Bläsig S, Bürger-Büsing J, Danne T, Dost A, Holder M, Holl RW, Holterhus P, Kapellen T, Karges B, Kordonouri O, Lange K, Lilienthal E, Ludwig-Seibold C, Müller F, Raile C, Schweizer R, Stachow R, von Sengbusch S, Wagner V, Wiegand S, Ziegler R (2015) S3-Leitlinie zur Diagnostik, Therapie und Verlaufskontrolle des Diabetes mellitus im Kindes- und Jugendalter. S3-Leitlinie der Deutschen Diabetes Gesellschaft. (im Druck). http://www.deutsche-diabetes-gesellschaft.de

Literatur und Webseiten

Diabetische Ketoazidose (DKA) und hyperglykämisches hyperosmolares Syndrom

O. Kordonouri, T. Danne, K. Lange

T. Danne et al., *Kompendium pädiatrische Diabetologie*,
DOI 10.1007/978-3-662-48067-0_11,

Die diabetische Ketoazidose ist die wesentliche Ursache für die Morbidität und Mortalität von Kindern mit Typ-1-Diabetes bei Manifestation und im weiteren Krankheitsverlauf.

11.1 Pathophysiologische Konsequenzen des Insulinmangels

Unmittelbar nach Manifestation eines Typ-1-Diabetes werden niedrig-normale oder eindeutig verminderte Insulinspiegel im Plasma nachgewiesen. Die Stimulation der Insulinsekretion durch Nahrungszufuhr oder orale bzw. i.v. Gaben von Glukose, Aminosäuren, Ketonkörpern, gastrointestinalen Hormonen oder Sulfonylharnstoff ist vermindert oder bleibt sogar ganz aus. Der Typ-1-Diabetes ist daher durch einen zunächst partiellen, später absoluten Insulinmangel gekennzeichnet. Die wichtigsten Konsequenzen des Insulinmangels sind Hyperglykämie und Hyperketonämie, die erhebliche Störungen des Wasser-, Elektrolyt- und Säure-Basen-Haushalts zur Folge haben und zu einer diabetischen Ketoazidose führen können.

Bei Insulinmangel sind die vielfältigen anabolen Wirkungen des Hormons auf molekularer Ebene gestört.

Der für das Stoffwechselgleichgewicht wichtige Insulin-Glukagon-Antagonismus ist zugunsten des katabol wirkenden Glukagons verschoben. Am Ende einer langen Kette von pathophysiologischen Konsequenzen des Insulinmangels stehen die beiden Leitsymptome des Typ-1-Diabetes: Hyperglykämie und Hyperketonämie.

11.1.1 Insulinmangel und Muskelgewebe

Bei Insulinmangel ist in der Muskulatur der Membrantransport von Glukose in die Zelle vermindert. Dadurch ist die intrazelluläre Glukoseutilisation reduziert. Sowohl der anaerobe (Glykolyse) wie der aerobe Abbau von Glukose (Krebs-Zyklus) ist gestört und die Energiebereitstellung dadurch herabgesetzt. Glukagon aktiviert die Phosphorylase, Insulin hemmt sie. Durch die Dominanz der Glukagonwirkung bei Insulinmangel ist die Glykogenolyse mit Bildung von Glukose-1-Phosphat gesteigert.

Durch Stimulation der Lipolyse ist die Konzentration von freien Fettsäuren im Blut erhöht. Deren Einstrom in die Mitochondrien der Muskelzellen ist durch die vermehrte Bildung von Acylcarnitin gesteigert. Fettsäuren stehen daher der Muskulatur bei Insulinmangel für die Energiegewinnung vermehrt zur Verfügung.

Die Proteinsynthese ist bei Insulinmangel gehemmt, die Proteolyse im Muskelgewebe dagegen erhöht. Der Ausstrom von Aminosäuren aus den Muskelzellen ist vervielfacht. Aminosäuren stehen für die Glukoneogenese in der Leber vermehrt zur Verfügung.

11.1.2 Insulinmangel und Fettgewebe

Der Membrantransport von Glukose in die Adipozyten ist ebenfalls gehemmt. Durch Verminderung der Glykolyserate ist der Abbau von Glukose mit Karboxylierung von Acetyl-CoA zu Malonyl-CoA gehemmt. Malonyl-CoA steht als Ausgangssubstrat der Fettsäuresynthese vermindert zur Verfügung. Die Lipogenese ist dadurch deutlich reduziert. Glukagon stimuliert über die cAMP-abhängige Proteinkinase die Lipaseaktivität und steigert damit die Lipolyse. Glycerin und Fettsäuren werden vermehrt an den Kreislauf abgegeben. Glycerin wird als Substrat für die Glukoneogenese in der Leber bereitgestellt. Die Fettsäuren werden zu Fettsäure-Acyl-CoA abgebaut und mit Hilfe von Acylcarnitin in die Mitochondrien transportiert, um dort oxidiert zu werden.

11.1.3 Insulinmangel und Leber

Die Glykogensynthese wird in der Leber wie in der Muskulatur durch den Insulinmangel gehemmt, während die Glykogenolyse durch die vermehrte Glukagonwirkung gesteigert abläuft. Daneben wird Glukose in der Leber durch die bei Insulinmangel deutlich gesteigerte Glukoneogenese vermehrt bereitgestellt. Substrate stehen für die Glukoseneubildung reichlich zur Verfügung:

- Laktat durch die verminderte Glukoseoxidation,
- Aminosäuren durch die gesteigerte Proteolyse und
- Glycerin durch die stimulierte Lipolyse.

Das erhöhte Angebot von freien Fettsäuren führt in der Leber ebenfalls zu gesteigerter Fettsäure-Acyl-CoA-Bildung. Die aktivierten Fettsäuren werden in die Mitochondrien der Hepatozyten aufgenommen und können dort für die Energiegewinnung oxidiert oder im Hydroxymethylglutaryl-Zyklus zu β-Hydroxybuttersäure bzw. Acetessigsäure umgewandelt werden. Die Ketogenese ist bei Insulinmangel deutlich gesteigert.

Hyperglykämie und Hyperketonämie haben weitreichende Konsequenzen für den Wasser-, Elektrolyt- und Säure-Basen Haushalt.

11.1.4 Hypertone Dehydratation des Intrazellulärraums

Unter physiologischen Bedingungen herrscht im Plasma-, Extrazellulär- und Intrazellulärraum der gleiche osmotische Druck. Die Osmolalität beträgt durchschnittlich 285 Milliosmol (mosmol)/kg Wasser. Steigende Glukosekonzentrationen im Blut und in der extrazellulären Flüssigkeit verursachen eine Erhöhung der Osmolalität, d. h. eine Hyperosmolalität. 1 Millimol (mmol) Glukose wiegt 180 mg. Die Erhöhung des Blutglukosespiegels um 180 mg/l bzw. 18 mg/dl steigert die Osmolalität daher um 1 mosmol von 285 auf 286 mosmol/kg Wasser. Ein Blutglukoseanstieg von 80 mg/dl (4,4 mmol/l) auf 440 mg/dl (24,4 mmol/l), wie er bei Diabetes nicht selten beobachtet wird, lässt die Osmolalität um 20 mosmol von 285 auf 305 mosmol/kg Wasser ansteigen. Eine Hypertonizität des Blutes und der extrazellulären Flüssigkeit ist die Folge. Um einen Konzentrationsausgleich zwischen Extra- und Intrazellulärraum zu erreichen, tritt intrazelluläre Flüssigkeit in den Extrazellulärraum über.

Es kommt zu einer osmotischen Flüssigkeitsbewegung aus dem Intra- in den Extrazellulärraum. Hieraus resultiert eine hypertone Dehydratation des Intrazellulärraums mit Verminderung des Zellvolumens.

Die Hirnzellen besitzen einen besonderen Mechanismus, um sich vor dem hypertonen Wasserentzug zu schützen. Sie können innerhalb kurzer Zeit die intrazelluläre Osmolalität durch die Aufnahme oder Freisetzung niedermolekularer Substanzen (»idiogenic osmols«: Natrium und Aminosäuren) erhöhen. Dadurch kann Wasser intrazellulär – selbst gegenüber einem hypertonen Extrazellulärraum – zurückgehalten werden. Eine ausgeprägtere Hirnschrumpfung, die zu Gefäßabrissen und Blutungen führen könnte, wird dadurch verhindert. Reicht dieser Schutzmechanismus nicht aus, z. B. bei dem schweren Verlauf einer diabetischen

Ketoazidose, so können durch die Exsikkose der Hirnzellen zerebrale Symptome auftreten (Unruhe, Irritabilität, Bewusstseinstrübung bis Bewusstlosigkeit/Koma und Krämpfe).

Der durch den Ausstrom von Wasser aus dem Intrazellulärraum hervorgerufene Verdünnungseffekt trägt mit zur Verminderung der Elektrolytkonzentration der extrazellulären Flüssigkeit und des Blutes bei. Dabei ist zu bedenken, dass auch durch andere Faktoren Veränderungen der Elektrolytkonzentration bei Insulinmangel verursacht werden können. Um den durch gesteigerte Glykogenolyse und Proteolyse bedingten Kaliumverlust der Zellen auszugleichen, dringt z. B. vermehrt Natrium vom Extra- in den Intrazellulärraum ein. Andererseits kommt es durch die vorübergehende Hypervolämie zu einem Absinken der Aldosteronsekretion in der Nebennierenrinde und damit zu einem verstärkten Natriumchloridverlust durch die Nieren.

11.1.5 Hypertone Dehydratation des Extrazellulär- und Plasmaraums

Die Glomerula der Nieren sind für Glukose durchlässig, sodass Glukose in den Primärharn übertritt. Unter physiologischen Bedingungen resorbieren die proximalen Nierentubuli jedoch fast die gesamte filtrierte Glukose aus dem Primärharn zurück. Im Endharn sind daher nur winzige Spuren von Glukose nachweisbar. Diese basale Glukosurie liegt zwischen 2 und 15 mg/dl. Die tubuläre Rückresorptionskapazität der Niere ist jedoch nicht unbegrenzt. Sie beträgt maximal etwa 350 mg Glukose/min und wird als maximale tubuläre Rückresorption für Glukose (Tm_G) bezeichnet. Bei einer Glukosekonzentration ab 140–180 mg/dl (7,8–10 mmol/l) wird die Rückresorptionskapazität einzelner Nierentubuli bereits überschritten, sodass Glukose nicht mehr vollständig rückresorbiert und in steigender Menge im Endharn ausgeschieden wird. Den individuell unterschiedlichen Grenzwert zwischen 140 und 180 mg/dl (7,8–10 mmol/l) bezeichnet man als Nierenschwelle für Glukose.

Bei hoher Glukosekonzentration im Primärharn wird auch die tubuläre Rückresorptionskapazität für Wasser stark eingeschränkt. Zum einen nimmt die Harnströmungsgeschwindigkeit in den Tubuli stark zu, zum anderen werden Wasser und Salze im Harn osmotisch zurückgehalten. Das Konzentrationsvermögen der Niere, das unter physiologischen Bedingungen maximal 1400 mosmol/kg Wasser H_2O beträgt, übersteigt bei ausgeprägter Glukosurie selten 600–800 mosmol/kg H_2O. Dadurch werden mit dem Urin große Flüssigkeits- und Elektrolytmengen (insbesondere Natrium und Chlorid) ausgeschieden. Es kommt zu einer erheblich gesteigerten osmotischen Diurese, d. h. in einem zweiten Schritt auch zu einer hypertonen Dehydratation des Extrazellulär- und Plasmaraums. Durch die ausgeprägten Flüssigkeits- und Elektrolytverluste kann sich ein hypovolämischer Schock entwickeln.

11.1.6 Metabolische Azidose

Die gesteigerte Ketogenese in der Leber mit einem vermehrten Anfall von β-Hydroxybuttersäure und Acetessigsäure führt zu einer ausgeprägten metabolischen Azidose, da Ketone starke Säuren sind und daher zu einer starken Wasserstoffbelastung der Körperflüssigkeiten führen.

Die metabolische Azidose ist durch folgende Befunde gekennzeichnet: Der pH-Wert des Blutes, der unter physiologischen Bedingungen zwischen 7,36 und 7,48 liegt, sinkt unter 7,30 ab; pH-Werte unter 7,0 werden bei diabetischer Ketoazidose nicht selten gemessen. Bikarbonatwerte weit unter 15 mÄq/l sind die Regel. Das Basendefizit kann deutlich unter 15 mÄq/l liegen.

Um den vermehrten Anfall von Säureäquivalenten im Plasma auszugleichen, wird die Abgabe von Kohlendioxid (CO_2) durch die Lungen gesteigert. Eine hochfrequente, vertiefte Atmung (Kussmaul- oder Azidoseatmung) ist die Folge. Daher ist der CO_2-Druck im Blut (pCO_2), der normalerweise um 40 mmHg liegt, deutlich vermindert (Hypokapnie).

Die Rückresorption von Ketonkörpern durch die Niere ist gering, sodass sie schon bei relativ geringgradiger Ketonämie im Urin erscheinen. Sie werden an ein Kation gebunden (zunächst Natrium und Kalium, später Ammonium) ausgeschieden und verstärken daher bei diabetischer Ketoazidose den Elektrolytverlust.

11.2 Definition der diabetischen Ketoazidose

Die biochemischen Kriterien für die Diagnose einer Ketoazidose sind eine ausgeprägte Hyperglykämie (Blutglukosewerte über 200 mg/dl bzw. 11,1 mmol/l) und ein venöser pH-Wert < 7,30 und/oder Bikarbonatwerte < 15 mmol/l.

Eine Glukosurie sowie eine Ketonurie als Folge einer ausgeprägten Ketonämie sollten vorliegen. In seltenen Fällen können bei jungen mit Insulin behandelten Kindern sowie bei schwangeren Adoleszenten nahezu normoglykämische Blutglukosewerte bei einer Ketoazidose bestimmt werden (euglykämische Ketoazidose).

Der Schweregrad der Ketoazidose wird nach dem Ausmaß der Azidose eingeteilt in

- **mild:** venöser pH-Wert < 7,30, Bikarbonat < 15 mmol/l,
- **mäßig:** venöser pH-Wert < 7,20, Bikarbonat < 10 mmol/l und
- **schwer:** venöser pH-Wert < 7,10, Bikarbonat < 5 mmol/l.

11.2.1 Häufigkeit der Ketoazidose

Die diabetische Ketoazidose tritt bei Kindern und Jugendlichen mit Diabetes sowohl bei der Manifestation der Erkrankung als auch als Komplikation bei bereits bestehendem und behandeltem Diabetes auf.

Ketoazidose bei Manifestation

Die Inzidenz der diabetischen Ketoazidose bei Manifestation liegt weltweit zwischen 15 und 70 % und ist möglicherweise in den Entwicklungsländern noch höher. Die Prävalenz der diabetischen Ketoazidose hängt in erster Linie von der Qualität der ärztlichen Versorgung und der Inzidenz des Typ-1-Diabetes in dem entsprechenden Land ab.

In Deutschland zeigte eine Analyse der Daten von 14.664 Kindern und Jugendlichen mit Diabetesmanifestation zwischen 1995 und 2007 eine durchgehend stabile Prävalenz der diabetischen Ketoazidose von 21,1 %. Die Ketoazidose-Prävalenz bei Manifestation ist jedoch deutlich höher bei kleinen Kindern (unter 5 Jahren) und liegt bei 26,5 %.

Ketoazidose bei bekanntem Typ-1-Diabetes

Das Risiko einer Ketoazidose bei bekanntem Diabetes beträgt ungefähr 1 : 100 Patienten pro Jahr. Es ist höher bei Kindern mit schlechter Stoffwechseleinstellung und Neigung zu Ketose. Prädiktiv sind ein höherer mittlerer HbA_{1c}-Wert, höhere dokumentierte Insulindosen, das weibliche Geschlecht, eine längere Diabetesdauer und das Vorhandensein von psychischen Störungen. Mindestens 75 % der Ketoazidose-Episoden nach Diagnose des Diabetes hängen mit einer Therapieverweigerung (z. B. Weglassen von Insulininjektionen) oder anderen schweren Behandlungsfehlern zusammen, d. h., eine Ketoazidose tritt praktisch nur bei absichtlichem oder durch Nachlässigkeit verursachtem therapeutischen Fehlverhalten der Kinder, Jugendlichen oder ihrer Eltern auf.

Die für Kinder und Jugendliche typische Form des Coma diabeticum entwickelt sich fast ausschließlich aus einer schwer verlaufenden diabetischen Ketoazidose, die nicht erkannt und daher verspätet behandelt wurde. Das als Folge einer Hirnexsikkose auftretende Coma diabeticum muss von der durch ein Hirnödem bedingten zerebralen Krise unterschieden werden. Das Coma diabeticum tritt vor, die zerebrale Krise fast ausschließlich nach Beginn der Ketoazidosebehandlung auf.

Das Coma diabeticum ist durch eine ausgeprägte Hyperglykämie, die eine exzessive hypertone Dehydratation des Intrazellulär-, Extrazellulär- und Plasmaraums mit hypovolämischem Schock zur Folge hat, sowie die metabolische Azidose charakterisiert. Als Hinweis auf eine zunehmende intrazelluläre Dehydratation der Hirnzellen treten zerebrale Symptome auf. Irritabilität, Rigor, Unruhe, schrilles Schreien können in Bewusstseinstrübung und schließlich Bewusstseinsverlust übergehen. Zerebrale Krämpfe können auftreten.

Zwei weitere Komaformen werden beschrieben:

Hyperosmolares Koma ohne Ketoazidose Es ist ebenfalls durch eine erhebliche Dehydratation mit ausgeprägter, oft extremer Hyperglykämie und Hypernatriämie charakterisiert und tritt äußerst selten bei jungen Kindern (Säuglinge und Kleinkinder) auf.

Laktatazidotisches Koma Es kommt bei erwachsenen Diabetespatienten mit Zweiterkrankungen vor, die mit einer Kreislaufinsuffizienz einhergehen. Die Minderdurchblutung führt zu allgemeiner Gewebshypoxie und damit zu einem ausgeprägten Laktatanstieg mit Azidose.

In der Kinderheilkunde wird das laktatazidotische Koma bei den seltenen Formen einer angeborenen mitochondrialen Störung des Intermediärstoffwechsels (z. B. Leigh-Enzephalopathie) oder bei einer Glykogenose beobachtet. Bei Kindern und Jugendlichen mit Diabetes kommt es praktisch nicht vor.

11.2.2 Morbidität und Mortalität der Ketoazidose bei Kindern

Die Mortalität der Ketoazidose variiert in populationsbasierten Untersuchungen zwischen 0,18 % und 0,25 % und ist häufiger durch eine zerebrale Krise, seltener durch ein Coma diabeticum bedingt. Die Häufigkeit einer zerebralen Krise liegt in populationsbasierten Untersuchungen zwischen 0,46 % (Kanada), 6,8 % (England) und 0,87 % (10 Zentren in USA). Die Bedeutung der Ketoazidose hinsichtlich der Mortalität von Kindern und Jugendlichen mit Diabetes geht aus einer Untersuchung von Edge et al. (1999) hervor. In dieser Analyse der englischen, walisischen und schottischen Standesämter wurden insgesamt 116 verstorbene Menschen mit einem Alter unter 19 Jahren mit Diabetes als Angabe auf dem Totenschein identifiziert. Die Analyse dieser Todesfälle ergab hochgerechnet eine erhöhte Mortalitätsrate für Kinder mit Diabetes. Während eine mögliche Hypoglykämie als Todesursache dabei von untergeordneter Bedeutung war, kam es insbesondere durch die diabetische Ketoazidose zu Todesfällen, sowohl während der Behandlung im Krankenhaus (zerebrale Krise wahrscheinlich) wie auch zu Hause oder auf dem Weg in die Klinik (Coma diabeticum wahrscheinlich). In der amerikanischen Studie von Glaser et al. (2001) waren 87 % der Todesfälle durch eine zerebrale Krise bedingt und nur 2 von 15 durch Herzstillstand im Rahmen einer Hypokaliämie und Hypokalzämie. Andere Ursachen für die Mortalität und Morbidität im Rahmen einer Ketoazidose sind Hypokaliämie, Hyperkaliämie,

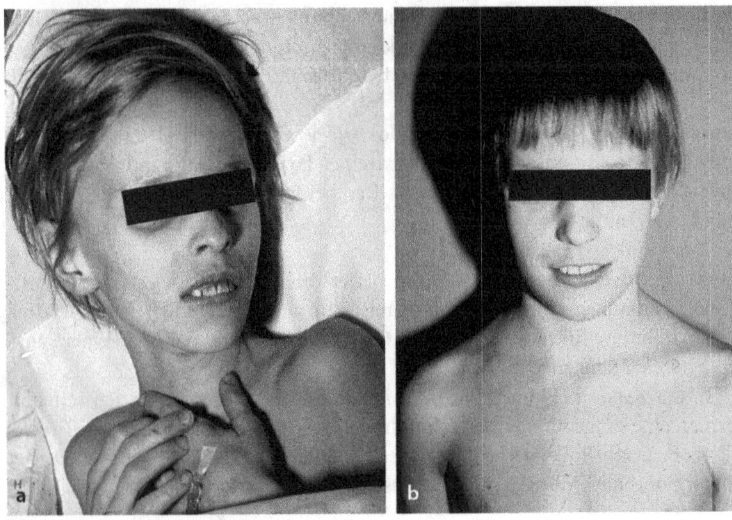

Abb. 11.1a,b 10-jähriger Patient mit schwerer Ketoazidose (pH 6,91, BE −29,2 mmol/l) vor **(a)** und zwei Tage nach Behandlung **(b)**

Hypoglykämie, andere ZNS-Komplikationen wie Thrombose, Infarkt, Infektionen (z. B. das seltene Krankheitsbild der rhinozerebralen Mukomykose), Sepsis, Aspirationspneumonie und Rhabdomyolyse. Mögliche Folgen einer zerebralen Krise können neben neurologischen Ausfällen auch eine hypothalamische Insuffizienz oder ein isolierter Wachstumshormonmangel sein.

11.2.3 Klinische Befunde bei Ketoazidose

Zunächst stehen starker Durst, vermehrtes Trinken und Urinlassen, Gewichtsabnahme, Abgeschlagenheit, Mattigkeit, Leistungs- und Konzentrationsschwäche im Vordergrund. Später treten Zeichen der hypertonen Dehydratation hinzu: Exsikkosezeichen wie trockene Haut und Schleimhäute, belegte, trockene Zunge, rissige Lippen, eingesunkene, weiche Augäpfel und langsames Verstreichen hochgehobener Hautfalten. Symptome des hypovolämischen Schocks treten auf: schneller, flacher Puls, niedriger Blutdruck, Zentralisation des Kreislaufs, Oligo- bis Anurie (Abb. 11.1).

Zeichen für das Vorliegen einer Ketoazidose sind Acetongeruch der Ausatmungsluft und des Urins. Die Atmung ist beschleunigt und vertieft (Kussmaul-

bzw. Azidoseatmung). Weiterhin können abdominelle Beschwerden, Übelkeit und Erbrechen auftreten; nicht selten klagen die Kinder auch über Bauchschmerzen, der Bauch kann auch hart getastet werden (Pseudoperitonitis diabetica). Als Hinweis auf eine sich entwickelnde Hirnexsikkose sind Sehstörungen, Kopfschmerzen, Unruhe- und Angstzustände zu bewerten. Schließlich können Bewusstseinsstörungen mit Bewusstseinstrübung bis zur Bewusstlosigkeit (Koma) und auch generalisierte hirnorganische Anfälle auftreten.

Dehydriertes Kind mit abdominellen Symptomen: an diabetische Ketoazidose denken!

11.3 Biochemische Befunde bei Ketoazidose

Im Vordergrund steht das durch gesteigerte osmotische Diurese, respiratorische Flüssigkeitsverluste und nicht selten Erbrechen bedingte Flüssigkeitsdefizit. Es beträgt bei ausgeprägter Dehydratation ohne Ketoazidose etwa 50 ml/kg KG, bei Dehydratation mit Ketoazidose 50–100 ml/kg KG. Das Elektrolytdefizit ist ebenfalls erheblich. Es beträgt im Mittel 6 (5–13) mmol/kg KG für Natrium, 4 (3–9) mmol/kg KG für Chlorid. Die Natrium- und Chloridverluste erfolgen vorwiegend durch den Harn. Daher muss bereits bei Therapiebeginn mit dem Ersatz des Defizits begonnen werden. Der Kaliumverlust ist dagegen vorwiegend zellulär durch Transmineralisation bedingt, d. h. durch den Ausstrom von Kalium aus der Zelle; er beträgt im Mittel 5 (4–6) mmol/kg KG. Ein ausgeprägtes Kaliumdefizit entsteht daher erst, wenn bei Normalisierung des Stoffwechsels erhebliche Mengen von Kalium in die Zelle zurückfluten. Spätestens dann wird die Kaliumsubstitution dringend notwendig. Der Phosphatverlust liegt im Mittel bei 3 (2–5) mmol/kg KG.

Die Osmolalität des Plasmas ist v. a. durch die Hyperglykämie erhöht. Ein Blutglukoseanstieg um 100 mg/dl (5,6 mmol/l) lässt die Osmolalität des Plasmas, die unter physiologischen Bedingungen (bei Normoglykämie) zwischen 275 und 290 mosmol/kg H_2O liegt, um etwa 15,5 mosmol/kg H_2O ansteigen.

Die metabolische Azidose wird durch verschiedene pathophysiologische Mechanismen verursacht: Anhäufung von Ketosäuren, renaler Alkaliverlust, Anstieg saurer Metaboliten durch gesteigerte Glykolyse, verminderte Ausscheidung von Säureäquivalenten bei Oligo- bis Anurie. Die Atmung ist beschleunigt und vertieft, der pCO_2 daher erniedrigt (Hypokapnie). Die wirksamste Azidosebehandlung besteht in der Normalisierung des Stoffwechsels durch Rehydratation und Insulingabe.

Die immer bestehende Hyperglykämie ist unterschiedlich stark ausgeprägt. Meist liegen die Blutglukosewerte zwischen 400 und 800 mg/dl bzw. 22,2 und 44,4 mmol/l, selten über 1000 mg/dl bzw. 55,5 mmol/l.

Weitere biochemische Abnormalitäten, die im Rahmen einer diabetischen Ketoazidose häufig auftreten, sind: Leukozytose (Stress), Hypertriglyzeridämie (Insulinmangel), erhöhte Lipase (Begleitpankreatitis), erhöhter Harnstoff (verminderter renaler Plasmafluss).

11.4 Zerebrale Krise bei Ketoazidose

Die in der Regel nach Therapiebeginn auftretenden Symptome einer zerebralen Krise sind typische Hirndruckzeichen: Kopfschmerzen, Irritabilität, Unruhe, zunehmende Bewusstseinstrübung, Bewusstseinsverlust, Krämpfe, inadäquate Verlangsamung der Pulsrate und Anstieg des Blutdrucks. Da das Gehirn in einer geschlossenen Kapsel liegt, führt eine vermehrte intra- und extrazelluläre Flüssigkeitsansammlung (Hirnödem) zu einer Erhöhung des intrazerebralen Drucks, der einen Atemstillstand oder bleibende Hirnschäden zur Folge haben kann. Die zerebralen Symptome beim Coma diabeticum sind ähnlich. Sie sind allerdings durch den intra- und extrazellulären Flüssigkeitsverlust (Hirnexsikkose) bedingt.

In mindestens 50 % der Fälle sind symptomatische Hinweise schon vor Beginn der zerebralen Krise retrospektiv nachweisbar, da der Anstieg des intrakranialen Drucks sich langsam entwickelt. Sehr selten tritt eine zerebrale Krise vor Therapiebeginn auf. Allerdings stellt sich die Frage, ob in diesen Fällen nicht ein Coma diabeticum vorlag, das ähnliche Symptome aufweist. In der Regel tritt die zerebrale Krise 4–12 h nach Therapiebeginn auf. Sie kann allerdings auch noch bis 48 h nach dem Beginn der Ketoazidosebehandlung beobachtet werden.

Als Warnzeichen bzw. als besonders alarmierende Symptome eines Hirnödems gelten:

- Kopfschmerzen,
- anhaltender Herzfrequenzabfall (> 20 Schläge pro Minute), inadäquater Blutdruckanstieg, fallende Sauerstoffsättigung,
- Veränderung des neurologischen Status (Unruhe, Reizbarkeit, Somnolenz, Inkontinenz),
- spezifische neurologische Zeichen (abnorme motorische und verbale Reaktion auf Schmerzreize, Pupillenreaktion, Anisokorie, Hirnnervenlähmung),
- sekundäre Eintrübung.

Aktuelle epidemiologische und Fall-Kontroll-Studien, welche auch bildgebende Verfahren wie z. B. Kernspintomographie zur Beurteilung des Hirnödems während einer Ketoazidose anwenden, zeigen, dass obwohl sich eine zerebrale Krise bei weniger als 1 % der Patienten mit DKA klinisch manifestiert, ein mildes Hirnödem jedoch bei der Hälfte der DKA-Episoden vorkommt.

Diagnosescore für das symptomatische Hirnödem (nach DDG/AGPD-Leitlinien 2015)

Die Diagnose erfolgt entweder aufgrund eines direkten diagnostischen Kriteriums oder aufgrund indirekter Kriterien (zwei Hauptkriterien oder ein Hauptkriterium und zwei Nebenkriterien)

- **Direkte diagnostische Kriterien**
  - Abnorme motorische oder verbale Reaktion auf Schmerzreize
  - Dezerebrationsstarre bei Mittelhirneinklemmung (erhöhter Muskeltonus, Opisthotonus und Beugung der Hand- und Fingergelenke) oder Dekortikationsstarre bei diffuser (hypoxischer) Schädigung des Großhirns (überstreckte Beine und im Ellenbogengelenk gebeugte Arme ohne Opisthotonus)
  - Hirnnervenparese (insbesondere III, IV, VI)
  - Abnormes neurogenes Atemmuster (z. B. Cheyne-Stokes-Atmung bei Schädigung beider Hemisphären oder hyperventilatorische Maschinenatmung bei Mittelhirnläsionen)
- **Indirekte Kriterien: Hauptkriterien**
  - Veränderte mentale Aktivität/wechselnder Bewusstseinszustand
  - Anhaltendes Absinken der Herzfrequenz (> 20 Schläge pro Minute, nicht zurückzuführen auf Volumengabe oder Schlaf)
  - Altersinadäquate Inkontinenz
- **Indirekte Kriterien: Nebenkriterien**
  - Erbrechen
  - Kopfschmerzen
  - Lethargie oder schwere Erweckbarkeit
  - Diastolischer Blutdruck > 90 mmHg
  - Alter < 5 Jahre

11.4.1 Pathophysiologie der zerebralen Krise

Zwei unterschiedliche Formen der zerebralen Krise werden diskutiert, einerseits das vasogene Hirnödem, das durch eine Akkumulation von Wasser im interstitiellen Raum gekennzeichnet und als eine Folge der Störung der Blut-Hirn-Schranke anzusehen ist, andererseits das zytotoxische Hirnödem, das durch eine Akkumulation von Wasser im Intrazellulärraum bedingt ist und durch eine Dysfunktion der Zellvolumenregulation ausgelöst wird. In-vitro-Experimente und Studien an Tieren und Menschen mit Hirnödemen aus anderer Ursache (z. B. Trauma oder Schlaganfall) weisen auf eine sehr komplexe Ätiopathogenese hin.

So wird diskutiert, dass die zerebrale Ischämie und Hypoxie eine wesentliche Rolle spielen. Sie liegt sicher vor, muss allerdings eher als Folge der durch das Hirnödem bedingten Hirndrucksteigerung angesehen werden, nicht als Ursache. Auch die Freisetzung von verschiedenen inflammatorischen Mediatoren im Rahmen der Reperfusion von ischämischem Gewebe wurde als Ursache erörtert sowie Störungen des Ionentransports über die Zellmembran und Störungen von Aquaporin kanälen der Blut-Hirn-Schranke.

Die größte Bedeutung für die Entstehung einer zerebralen Krise haben sicher Störungen der osmotischen Balance zwischen Intra- und Extrazellulärraum während der Behandlung. In der Phase der hypertonen Dehydratation kommt es zur Ansammlung organischer Osmolyte (idiogenic osmols) in den Hirnzellen, um die intrazelluläre Osmolalität zu erhöhen und Wasser gegenüber dem hypertonen Extrazellulärraum zurückzuhalten. Dieser Mechanismus soll das Ausmaß der Hirnexsikkose verringern und ein Coma diabeticum als Folge verhindern. In der Phase der Wiederauffüllung der Exsikkose nach Beginn der Therapie können die Hirnzellen die zusätzlich angereicherten osmotischen Substanzen jedoch nur langsam eliminieren. Durch die Infusion zu großer Flüssigkeitsmengen, v. a. wenn auch noch vermehrt »freies Wasser« durch hypotone Infusionslösungen angeboten wird, ändert sich die Salzkonzentration in der extrazellulären Flüssigkeit, und es kommt zu einem vermehrten Wassereintritt in die Hirnzellen und damit zum Hirnödem. Es ist nicht bekannt, wie lange die Hirnzellen benötigen, um sich von den angereicherten osmotischen Substanzen zu befreien. Man nimmt eine Zeitspanne von 8–12 h an.

Da selbst bei Kindern ohne Zeichen eines erhöhten intrakraniellen Drucks ein Hirnödem mit Hilfe einer Computertomographie, einer Ultraschalluntersuchung oder einer Kernspintomographie nachgewiesen wurde, muss davon ausgegangen werden, dass bei mehr Kindern als vermutet ein Hirnödem geringen Ausmaßes vorliegen kann.

11.4.2 Risikofaktoren für eine zerebrale Krise

Durch epidemiologische Studien wurde ein erhöhtes Risiko für eine zerebrale Krise bei Manifestation des Diabetes, in jüngerem Alter (unter 5 Jahre) und bei längerer Symptomdauer gefunden. Es ist allerdings möglich, dass das Auftreten einer zerebralen Krise allein durch den schweren Verlauf der Ketoazidose bei diesen Konstellationen bedingt ist.

Weitere Risikofaktoren für eine zerebrale Krise müssen vor dem Hintergrund der verschiedenen pathophysiologischen Vorstellungen unterschieden werden. Das Absinken der Natriumkonzentration im Extrazellulärraum während der Rehydratationsphase ist mit einem höheren Risiko für eine zerebrale Krise verbunden. In einer retrospektiven Studie bei 53 Patienten mit einer schweren Ketoazidose (mittleres pH 6,92 ± 0,08) stellte sich der fehlende Anstieg des korrigierten Natriumwertes als signifikanter prognostischer Faktor für das Auftreten einer zerebralen Krise 1–48 h nach Therapiebeginn heraus. Allerdings liegen auch retrospektive Studien vor, bei denen kein eindeutiger Zusammenhang zwischen der Menge der i.v. Flüssigkeit, der Natriumkonzentration der Infusionslösung oder der Änderung der Blutzuckerkonzentration und dem Auftreten einer zerebralen Krise nachgewiesen werden konnte. Daher wurde auch gefragt, ob die Assoziation zwischen der Änderung der Natriumkonzentration und dem Hirnödem mit der Menge und Art der Flüssigkeitszufuhr zusammenhängt oder ob die renale Salzregulation durch die zerebrale Störung beeinflusst wird.

Die Azidose und andere Änderungen im Säure-Basen-Haushalt wurden ebenfalls mit der Pathogenese der zerebralen Krise in Verbindung gebracht. Neben der Assoziation zwischen der Schwere der Azidose und dem Hirnödem gibt es Hinweise für einen Zusammenhang zwischen einer Bikarbonatgabe und einem erhöhten Risiko für ein Hirnödem. Daher gelten Bikarbonatgaben zur Behandlung der metabolischen Azidose heute als obsolet. Zwei Studien zeigten einen Zusammenhang zwischen dem Ausmaß der Hypokapnie als Folge der Azidoseatmung, dem Ausmaß der Azidose und dem Auftreten einer zerebralen Krise. Diese Beobachtung korreliert gut mit den Folgen einer Hypokapnie in anderen Situationen (z. B. traumatische Hirnverletzungen, Höhenkrankheit und Anästhesiefolgen).

Eine Erhöhung des Harnstoffwertes bei Diagnose der Ketoazidose ist ebenfalls mit einem höheren Risiko für eine zerebrale Krise verbunden. Obwohl in den Studien kein Zusammenhang zwischen dem Ausmaß der Hyperglykämie bei Beginn der Ketoazidosebehandlung mit einer zerebralen Krise nachgewiesen werden konnte, weiß man von anderen zerebralen Störungen (z. B. Schlaganfall oder Trauma), dass zu den Folgen einer Hyperglykämie u. a. eine vermehrte Hirnödembildung gehört. Daher könnte das Ausmaß der Hyperglykämie die Schwere der hirnorganischen Folgen eines Hirnödems beeinflussen. In experimentellen Studien war auch ein Effekt der Ketonkörper auf das mikrovaskuläre Endothel nachweisbar.

Kinder mit schwerem Verlauf einer Ketoazidose (lange Dauer der Symptome, ausgeprägte hypertone Dehydratation, hypovolämischer Schock mit eingeschränkter Kreislaufzirkulation, zerebrale Symptome) sowie mit Risikofaktoren für eine zerebrale Krise (Alter unter 5 Jahren, Manifestation des Diabetes, hohe Harnstoffwerte, exzessive Hyperglykämie, ausgeprägte Azidose mit niedrigem pCO_2) sollten besonders engmaschig kontrolliert werden, damit bei Hinweisen auf die Entwicklung einer zerebralen Krise sofort mit der Behandlung begonnen werden kann.

11.4.3 Vorgehen bei Verdacht auf eine zerebrale Krise

Der rechtzeitige Einsatz von Mannitol bei Verdacht auf Vorliegen einer zerebralen Krise im Verlauf einer diabetischen Ketoazidose wird in den Konsensus-Richtlinien der ISPAD gefordert.

Wir empfehlen daher in unklaren Fällen den Einsatz von i.v. Mannitol (0,25–1,0 g/kg KG über 20 min) bei Patienten mit Zeichen einer zerebralen Krise vor Einsetzen einer Ateminsuffizienz. Dabei muss die Infusionsrate ggf. reduziert werden, wenn ein erhöhter intrakranieller Druck wahrscheinlich wird. In Analogie zu anderen Hirntraumen wird eine um 30 Grad erhöhte Kopfposition empfohlen. Daher ist es wichtig, eine 20%ige Mannitol-Lösung grundsätzlich an Orten der Ketoazidosebehandlung vorrätig zu halten und die Mannitol-Lösung vorbereitend anzuwärmen.

Die Intubation mit kontrollierter Hyperventilation war in einer Studie mit Ketoazidose-assoziiertem Hirnödem mit einem schlechteren Outcome assoziiert. Das steht im Einklang mit den Ergebnissen bei verschiedenen anderen zerebralen Krisen (z. B. Trauma, Höhenkrankheit oder Anästhesie). Daher sollte dieses Verfahren bei einer zerebralen Krise nicht zur Anwendung kommen. Wenn eine Intubation notwendig wird, sollte eine Hyperventilation vermieden werden.

Über den therapeutischen Einsatz von Glukokortikoiden gibt es bei Ketoazidose keine Daten. Günstige Effekte werden bei Tumoren oder Höhenkrankheit beobachtet, während ein günstiger Effekt bei Schlaganfall oder Trauma nicht nachgewiesen wurde.

Im Vordergrund der Behandlung einer zerebralen Krise bei diabetischer Ketoazidose steht die Infusionstherapie mit 20%iger Mannitol-Lösung.

11.5 Therapie der Ketoazidose

Das Prinzip der Behandlung von Kindern und Jugendlichen mit ausgeprägter Dehydratation und Ketoazidose ist durch drei Maßnahmen gekennzeichnet:

- Rehydratation und Ausgleich der Elektrolytverluste,
- Insulinsubstitution und
- Kalorienzufuhr.

Die Behandlung der Ketoazidose bei Kindern und Jugendlichen unterscheidet sich besonders hinsichtlich der Rehydratationstherapie von der bei Erwachsenen. Wegen der Gefahr, eine lebensbedrohliche zerebrale Krise zu entwickeln, ist eine Behandlung und Überwachung grundsätzlich von einem Arzt durchzuführen, der über Erfahrung in der Behandlung einer Ketoazidose bei Kindern verfügt. Die

Möglichkeiten zu einer intensiven ärztlichen, pflegerischen und biochemischen Überwachung müssen ebenfalls gesichert sein. Wenn längere Transportwege zum Behandlungsort vorliegen, ist eine i.v. Flüssigkeitszufuhr während des Transportes notwendig (z. B. 10–20 ml/kg KG/h isotone Ringer-Laktat/Acetat-Lösung oder NaCl 0,9 %, in der Regel nicht mehr als 500 ml/h). Diese Maßnahme sollte mit dem erfahrenen Behandlungsteam in der Kinderklinik abgestimmt werden. Der frühzeitige Beginn der Rehydratationsbehandlung verbessert die Prognose. Die Flüssigkeitszufuhr führt u. a. zu einer Zunahme der glomerulären Filtrationsrate und zum Abfall der Blutglukosekonzentration. Eine Insulingabe ist während des Transports nicht erforderlich. Schriftliche Leitlinien zur Ketoazidosetherapie in der Pädiatrie sollten in allen Kliniken vorliegen, die eine Behandlung der Ketoazidose bei Kindern und Jugendlichen durchführen.

Die Expertenkommission der Arbeitsgemeinschaft für Pädiatrische Diabetologie (AGPD) der Deutschen Diabetes Gesellschaft hat einstimmig die Ziele der Therapie einer Ketoazidose definiert (▶ Übersicht).

Therapieziele bei der Behandlung einer Ketoazidose bei Kindern und Jugendlichen mit Typ-1-Diabetes (AGPD/DDG-Leitlinien 2015)

- Kreislaufstabilisierung mit initialem Volumenbolus mit isotoner Lösung
- Dann langsamer bilanzierter Flüssigkeits- und Elektrolytausgleich
- Langsame Normalisierung des Blutzuckers
- Ausgleich von Azidose und Ketose
- Vermeidung von Therapiekomplikationen (Hirnödem, Hypokaliämie)
- Diagnose und Therapie auslösender Faktoren

11.5.1 Rehydratation und Ausgleich der Elektrolytverluste

Die wichtigste Maßnahme zur Behandlung des Flüssigkeitsverlusts, des hypovolämischen Schocks und der metabolischen Azidose besteht in einer ausreichenden Flüssigkeitszufuhr. Während der ersten 24 h der Behandlung werden das angenommene Flüssigkeitsdefizit von 50–100 ml/kg KG und zusätzlich der Tagesbedarf des Patienten ersetzt.

Die v. a. durch die Hyperglykämie bedingte hohe effektive Osmolalität der extrazellulären Flüssigkeit wird u. a. durch die Wasserbewegung zwischen Extra- und Intrazellulärraum beeinflusst. Die Berechnung der effektiven Osmolalität bei Patienten mit einer Ketoazidose kann mit Hilfe folgender Formel kalkuliert werden:

Effektive Osmolalität im Plasma = 2 × [Plasma Na] + [Plasma Glukose in mg/dl]/18

Sie liegt bei Behandlungsbeginn häufig im Bereich von 300–350 mosmol/l Wasser. Die Höhe des Harnstoffwertes und des Hämatokrits eignen sich ebenfalls zur Beurteilung der Kontraktion des Extrazellulärraums.

Die Natriumkonzentration im Serum ist ein sehr unsicherer Parameter zur Abschätzung des Flüssigkeitsdefizits des Extrazellulärraums. Hilfreich ist die Berechnung des korrigierten Serumnatriums nach folgender Formel:

$$\text{Korrigiertes Na} = \text{gemessenes Na} + 2 \times ([\text{Blutglukose in mg/dl} - 100]/100)$$

Die Natriumkonzentration im Serum steigt häufig in Verbindung mit dem Absinken des Blutglukosewerts. Theoretisch steigt das Natrium um 2 mmol/l, wenn die Blutglukose um 100 mg/dl (5,6 mmol/l) absinkt, was zu einem langsameren Absinken der Osmolalität im Vergleich zur Normalisierung der Blutglukose führt.

Für die Infusionsbehandlung eignet sich am besten eine Lösung, die Natrium und Chlorid in dem für das Plasma und den Extrazellulärraum gültigen physiologischen Verhältnis aufweist, d. h. etwa 150 mÄq/l Na^+ und 100 mÄq/l Cl^-, wie sie in einer nahezu isotonen Ringer-Laktat/Acetat-Lösung (130 mmol/l Na^+, 109 mmol/l Cl^-) vorliegt.

Nicht geeignet sind laktathaltige Infusionslösungen bei erwachsenen Diabetespatienten, die mit Biguaniden behandelt werden, und bei Patienten, die wegen Kreislaufinsuffizienz zu Laktatazidose neigen oder Störungen der Leberfunktion aufweisen. Auch bei extrem seltenen angeborenen Stoffwechselstörungen mit Neigung zur Laktatazidose (z. B. Glykogenose, Leigh-Enzephalopathie) sind laktathaltige Infusionslösungen kontraindiziert. Daher finden acetathaltige Lösungen zunehmend ihren Einsatz in der Behandlung der Dehydratation im Kindes- und Jugendalter.

Nicht so gut geeignet wie eine isotone Ringer-Laktat-Lösung ist eine isotone 0,9%ige NaCl-Lösung, da sie wegen des unphysiologisch hohen Chloridgehalts zu einer hyperchlorämischen Azidose führen kann.

Infusionslösungen, die als Anion bereits HCO_3^- zum Puffern enthalten, sind nicht zu empfehlen, da sie leicht zu Bikarbonatüberdosierungen mit Alkalose führen können.

Während der ersten Stunden der Therapie ist von der Verwendung hypotoner Infusionslösungen (z. B. halbisotone 0,45%ige NaCl-Lösung) streng abzuraten!

Immer wieder begegnet man dem Fehlschluss, dass eine hypertone Dehydratation mit einer hypotonen Infusionslösung behandelt werden sollte. Diese Therapie birgt die Gefahr in sich, dass durch ein Überangebot von »freiem Wasser« vermehrt Flüssigkeit vom Extra- in den Intrazellulärraum eindringt. Die während der Phase der hypertonen Dehydratation in den Hirnzellen angehäuften osmotisch wirksamen Substanzen (»idiogenic osmols«) werden nach Beginn der Rehydratationstherapie nur langsam eliminiert. Wegen des Konzentrationsgradienten zwischen Intra- und Extrazellulärraum dringt vermehrt Wasser vom Extrazellulärraum in die Hirnzellen ein. Dieser Vorgang wird durch die Infusion hypotoner Infusionslösungen verstärkt. Ein Hirnödem als Ursache einer lebensbedrohlichen zerebralen Krise kann auftreten.

Wenn der Blutglukosewert unter 300 mg/dl (16,7 mmol/l) absinkt, wird eine Ringer-Laktat-Lösung mit 5 % Glukose infundiert. Bei weiterem Blutglukoseabfall unter 200 mg/dl (11,1 mmol/l) sollte der Einsatz von höherprozentigen Glukoselösungen erwogen werden (7,5 % oder 10 % Glukose mit Zusatz von NaCl oder KCl als isotone oder halbisotone Lösung je nach Serumnatrium und Kalium). Die Unterbrechung der Insulinzufuhr wegen drohender Hypoglykämie bedeutet immer einen Stopp der Ketoazidosebehandlung. Sobald die Insulinzufuhr gestoppt wird, entsteht eine katabole Stoffwechselsituation mit gesteigerter Ketogenese und azidotischer Stoffwechsellage als Folge. Der alte Merkspruch »Die Ketone verbrennen im Feuer der Glukose« verweist auf die Notwendigkeit, eine anabole Stoffwechselsituation mit ausreichender Kalorienzufuhr und Insulin zur Behandlung der Ketoazidose herzustellen und zu erhalten.

Die Rehydratation, d. h. der Ausgleich des Flüssigkeitsdefizits, erfolgt innerhalb der ersten 12 h nach Beginn der Infusionstherapie.

Während der ersten Stunde können z. B. 20 % des Defizits, während der folgenden 11 h 80 % des Defizits infundiert werden. Anschließend erhält der Patient in weiteren 12 h den seiner Größe und seinem Gewicht entsprechenden Flüssigkeitstagesbedarf (Schulkinder: 60–80 ml/kg KG; Jugendliche: 40–60 mg/kg KG).

Mit dieser Infusionstherapie wird das Defizit an Natrium und Chlorid voll ersetzt.

Die Behandlung des Kaliumdefizits kann ebenfalls sofort beginnen. Dabei müssen die gemessenen Kaliumwerte immer im Verhältnis zum Ausmaß der Azidose gesehen werden. Ein normales Serumkalium bei ausgeprägter Azidose weist auf ein ausgeprägtes Kaliumdefizit hin und macht die Substitution des Mehrfachen des Tagesbedarfs erforderlich. Nur bei begründetem Zweifel an der Nierenfunktion oder einem Serumkalium über 6 mmol/l (cave: falsch-hohe Werte in hämolytischem Serum) sollte das Einsetzen der Diurese bzw. ein Abfall unter 6 mmol/l abgewartet werden, bevor mit der Kaliumsubstitution begonnen wird. Wir infundieren 1 ml einer 1,0 molaren KCl-Lösung/kg KG in 6 h, d. h. in der Regel bei 1000 ml Infusionsmenge 40 mmol Kaliumchlorid (entspricht 40 ml einer 7,45%igen Kaliumchloridlösung). Bei hoher Insulindosierung kommt es beim Verschwinden der Ketonämie und der Azidose zu einem stärkeren Absinken des Kaliumspiegels als bei niedriger Insulindosierung. Daher muss die Kaliumkonzentration entsprechend den Kontrollen so titriert werden, dass die Kaliumwerte im Normbereich liegen. Bei Änderung der Infusionsgeschwindigkeit muss ggf. die Kaliumkonzentration der Lösung entsprechend angepasst werden.

Man muss besonders darauf hinweisen, dass eine einmolare Kaliumsalzlösung nie als Bolus infundiert werden darf!

Kaliumphosphat- oder Kaliumacetatlösungen können auch gegeben werden, obwohl keine Evidenz dafür vorliegt, dass diese Behandlung der Kaliumchloridgabe überlegen ist.

Als Folge der osmotischen Diurese kommt es auch zu einem Phosphatverlust. Studien bei Erwachsenen belegen ein Defizit von etwa 0,5–2,5 mmol/kg KG. Vergleichbare Daten bei Kindern fehlen. Der Abfall des Phosphatspiegels im Plasma bei Beginn der Behandlung wird durch den intrazellulären Einstrom von Phosphat als Folge der Insulingabe verstärkt. Niedrige Plasmaphosphatspiegel sind mit einer Reihe metabolischer Störungen assoziiert. So liegen Daten über eine herabgesetzte erythrozytäre 2,3-Diphosphoglycerat-Konzentration und Sauerstoffsättigung des Gewebes vor. Die Depletion des Körperphosphats hält noch einige Tage nach erfolgreicher Behandlung der Ketoazidose an. Prospektive Studien haben keinen klinisch relevanten Vorteil einer Phosphatsubstitution ergeben. Da eine Phosphatsubstitution mit dem Risiko einer Hypokalzämie behaftet ist, raten wir grundsätzlich von einer Phosphatgabe ab.

11.5.2 Insulinsubstitution

In der Pädiatrie wird heute fast ausschließlich das Prinzip der niedrig dosierten Insulininfusion angewendet.

Eine maximale hypoglykämisierende Insulinaktivität im Plasma ist mit sehr niedrigen Insulindosen erreichbar. Hohe Insulindosen sind ineffektiv, da die biologische Halbwertszeit von i.v. injiziertem Insulin nur 3–5 min beträgt, die Zahl der Insulinrezeptoren an den Zellmembranen begrenzt ist und die Affinität der Rezeptoren durch die bestehende Azidose reduziert wird. Mit dem Verschwinden der Ketoazidose können die durch große Insulingaben verursachten hohen Insulinspiegel zu bedrohlichen Hypoglykämien führen, die häufig durch ausgeprägte Hypokaliämien kompliziert werden.

Die Insulininfusion erfolgt mit einer Dosierung von 0,1 I.E. Normalinsulin/kg KG/h, bis ein Blutglukosewert 200 mg/dl (11,1 mmol/l) erreicht wird. Dann wird die Insulininfusion mit 0,05 I.E./kg KG/h fortgesetzt. Sollte zu diesem Zeitpunkt die Azidose noch nicht ausgeglichen sein (Basenexzess unter –8 mmol/l), sollte die Verwendung einer Infusionslösung mit höherprozentiger Glukosekonzentration erwogen werden (7,5 % oder 10 % Glukose mit Zusatz von

Tab. 11.1 Insulinsubstitution bei diabetischer Stoffwechselentgleisung mit hypertoner Dehydratation. Die 50-ml-Perfusorspritze wird mit 48 ml 0,9%iger NaCl-Lösung und 0,5 I.E. Normalinsulin/kg KG gefüllt

Blutglukose (mg/dl) (mmol/l)	Insulindosis (I.E./ kg KG/h)	Infusionsmenge Insulinperfusor (ml/h)	Kommentar zur Flüssigkeitssubstitution
> 300 > 16,7	0,1	10	Glukosefreie Vollelektrolytlösung
200–300 11,1-16,7	0,1	10	Glukosekonzentration in der Infusionslösung, üblicherweise 5 %
150–200 (milde Azidose)	0,05	5	Bei Fortbestehen mäßiger Ketoazidose (pH-Wert < 7,20) Glukosekonzentration in der Infusionsflüssigkeit auf 7,5 % oder 10 % erhöhen; wenn die BG ansteigt, Insulin wieder auf 0,1
100–150 8,3-11,1	0,025	2,5	Ggf. Glukosekonzentration erhöhen
< 100 < 8,3	keine Substitution	keine Substitution	Nur kurzzeitig als Hypoglykämieprophylaxe, cave: Katabolismus

NaCl oder KCl als isotone Lösung je nach Natrium- und Kaliumkonzentration im Serum).

Bei Blutglukosewerten unter 150 mg/dl (8,3 mmol/l) werden 0,025 I.E./kg KG/h infundiert. Bei Werten unter 100 mg/dl (5,6 mmol/l) kann, v. a. bei redundanter Hypoglykämiegefahr, die Insulingabe kurzfristig unterbrochen werden.

Die Insulininfusion wird im »Bypass« mit einer 50-ml-Perfusorspritze durchgeführt. Die Spritze wird mit 48 ml einer 0,9%igen NaCl-Lösung und 0,5 I.E. Normalinsulin/kg KG gefüllt. Bei einer Insulininfusion von 0,1 I.E./kg KG/h werden 10 ml/h infundiert, bei 0,05 I.E./kg KG/h 5 ml/h, bei 0,025 I.E./kg KG/h 2,5 ml/h (Tab. 11.1). Bei sehr niedrigen Insulinkonzentrationen (z. B. bei Säuglingen) hat sich die Zugabe von 1 % Humanalbumin in die Insulininfusion bewährt, damit die mögliche Absorption geringer Insulinmengen an die Infusionsschläuche reduziert wird.

11.5.3 Azidosebehandlung

Bei der Ketoazidose liegt eine vergrößerte Anionenlücke vor. Die wesentlichen Anionen sind β-Hydroxybutyrat und Acetoacetat. Die Anionenlücke wird aus der Differenz der gemessenen Kationen und Anionen nach folgender Formel berechnet:

$$\text{Anionenlücke} = [Na^+] - ([Cl^-] + [HCO_3^-]) = \text{normalerweise } 12 \pm 2 \text{ mmol/l}$$

Durch die Substitution von Insulin werden Ketonkörper oxidiert. Dabei wird Bikarbonat freigesetzt. Die Auffüllung des Extrazellulärraums durch die Infusion von Flüssigkeit steigert die Ausscheidung von Säureäquivalenten durch die Niere. Auch dabei wird Bikarbonat gebildet.

Die exogene Zufuhr von Bikarbonat muss äußerst zurückhaltend durchgeführt werden. Nie sollte blind gepuffert werden. Nur bei seltenen Indikationen darf die Bikarbonatkonzentration initial mit Hilfe von einmolarer $NaHCO_3$-Lösung auf einen Wert von 15 mÄq/l substituiert werden. Das entspricht einer einmaligen Gabe von durchschnittlich 2 bis höchstens 3 mÄq/kg KG bzw. dem Ausgleich der Hälfte des bestehenden Basendefizits.

Allerdings sind in den letzten Jahrzehnten in der pädiatrischen Diabetologie in Hannover und Berlin keine Fälle aufgetreten, bei denen eine Bikarbonatgabe bei einer Ketoazidose erforderlich war. Die durch Rehydratation und Insulinbehandlung bedingte Normalisierung des Stoffwechsels mit Metabolisierung und Ausscheidung von Ketonkörpern und endogener Neubildung von Bikarbonat macht Bikarbonatgaben überflüssig.

Cave

Mehrfach wurde auf gefährliche Nebenwirkungen der Natriumbikarbonatbehandlung hingewiesen (Liquorazidose, Hypokaliämie, periphere Gewebshypoxie).

Da auch in einer prospektiven Studie zum Vergleich der Therapie mit und ohne Bikarbonatgaben keine Unterschiede nachgewiesen werden konnten, halten wir eine Bikarbonattherapie auch bei ausgeprägter diabetischer Ketoazidose für obsolet.

11.5.4 Kalorienzufuhr

Eine der gefürchtetsten Komplikationen während der Insulininfusionsbehandlung bei einer Ketoazidose ist die Entwicklung einer Hypoglykämie. Beim Erreichen eines Blutglukosespiegels von 300 mg/dl (16,7 mmol/l) muss die Infusion mit glukosehaltigen Lösungen fortgesetzt werden. Sobald der Zustand des Patienten es erlaubt, wird mit der Gabe von Tee mit Traubenzucker, geschlagener Banane, geriebenem Apfel oder anderen leicht verdaulichen Kohlenhydratnahrungsmitteln begonnen. Sollte es dennoch zu einem Abfall der Blutglukosekonzentration auf Werte um 150–200 mg/dl (8,3–11,1 mmol/l) kommen, ohne dass die Azidose im Wesentlichen ausgeglichen ist, muss die Verwendung höherprozentiger Glukoseinfusionen erwogen werden.

11.5.5 Diagnostische Maßnahmen während der Behandlung

Stündliche Blutglukosebestimmungen sind ausreichend. Bei Werten unter 100 mg/dl (5,6 mmol/l) sollte wegen der Hypoglykämiegefahr halbstündlich gemessen werden. In allen Urinportionen sollten Ketonkörper (Azeton) bestimmt werden. Der Säure-Basen-Status kann bis zum vollständigen Ausgleich der Azidose 2-stündlich kontrolliert werden. Elektrolytbestimmungen (v. a. Kalium) sind in der Phase beginnender Glukoseutilisation notwendig. Der Blutdruck sollte stündlich gemessen werden. Blutbild mit Hämatokrit, Gesamteiweiß, Harnstoff, Kreatinin, Kalzium und Phosphat sollten 24 h nach Therapiebeginn kontrolliert werden.

In ◘ Abb. 11.2 ist das Beispiel einer Ketoazidosebehandlung dargestellt.

11.6 Hyperglykämisches hyperosmolares Syndrom

Kinder und Jugendliche mit einem Typ-2-Diabetes können einen hyperglykämischen, hyperosmolaren Zustand mit Blutzuckerwerten über 600 mg/dl (33,3 mmol/l) und einer Hyperosmolalität von über 320 mosmol/kg auch ohne Ketoazidose entwickeln. Das hyperglykämische hyperosmolare Syndrom (HHS) ist bislang in Deutschland im Kindesalter sehr selten. Es kommt gehäuft bei afroamerikanischen Kindern und stark übergewichtigen Kindern und Jugendlichen mit zuvor unentdecktem Typ-2-Diabetes vor.

Zentrale Diagnosekriterien des HHS

- Hyperglykämie > 33,3 mmol/l (> 600 mg/dl)
- pH > 7,30
- Serumbikarbonat > 15 mmol/l
- Geringe Ketonurie, fehlende oder milde Ketonämie (Serumhydroxybutyrat 1,0 ± 0,2 mmol/l)
- Effektive Serumosmolalität > 320 mOsm/kg
- Stupor oder Koma

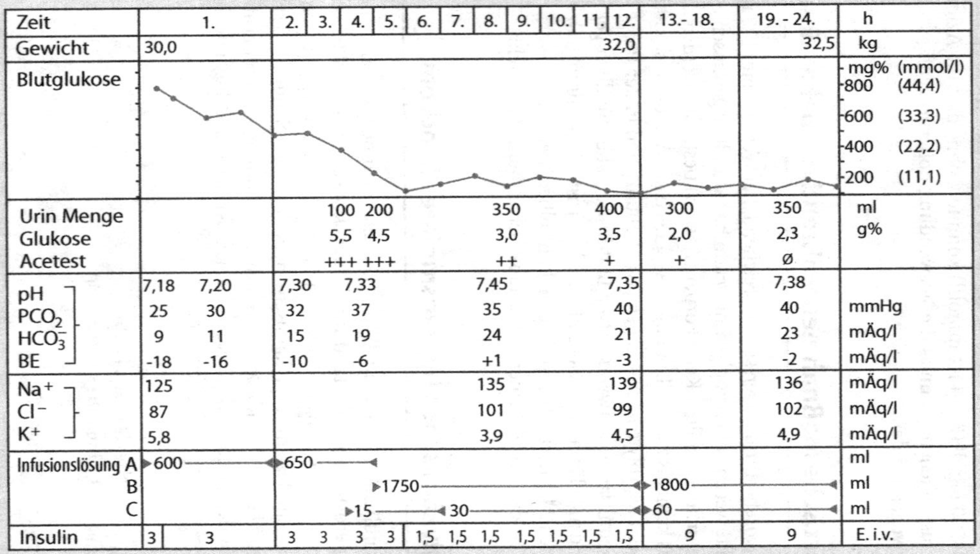

Zeit	1.		2.	3.	4.	5.	6.	7.	8.	9.	10.	11.	12.	13.- 18.	19. - 24.	h
Gewicht	30,0												32,0		32,5	kg
Blutglukose																mg% (mmol/l) 800 (44,4) 600 (33,3) 400 (22,2) 200 (11,1)
Urin Menge					100	200			350				400	300	350	ml
Glukose					5,5	4,5			3,0				3,5	2,0	2,3	g%
Acetest					+++	+++			++				+	+	ø	
pH	7,18	7,20	7,30		7,33				7,45				7,35		7,38	
PCO_2	25	30	32		37				35				40		40	mmHg
HCO_3^-	9	11	15		19				24				21		23	mÄq/l
BE	-18	-16	-10		-6				+1				-3		-2	mÄq/l
Na^+	125								135				139		136	mÄq/l
Cl^-	87								101				99		102	mÄq/l
K^+	5,8								3,9				4,5		4,9	mÄq/l
Infusionslösung A	▸600 ———	———	◂▸650 ——	——	——◂											ml
B					▸1750 —	——	——	——	——	——	——	——	——◂	▸1800 —	——◂	ml
C				▸15 —	——	——	◂ 30 —	——	——	——	——	——	——◂	▸60 —	——◂	ml
Insulin	3	3	3	3	3	3	1,5	1,5	1,5	1,5	1,5	1,5	1,5	9	9	E. i.v.

Abb. 11.2 Beispiel einer Ketoazidosebehandlung. *A* isotone Ringer-Laktat-Lösung, *B* halbisotone Elektrolytlösung + 5 % Glukose, *C* 1,0 mol KCl-Lösung

> **Die vorrangige Therapie bei einem hyperglykämischen, hyperosmolaren Syndrom ist die Flüssigkeitssubstitution entsprechend dem Vorgehen bei der Behandlung der diabetischen Ketoazidose bei nur geringem Insulinbedarf. Die Insulinzufuhr nach initialer Flüssigkeitsgabe sollte deshalb nur 0,05 U/kg/h (oder weniger) betragen.**

Das HHS weist gegenüber der diabetischen Ketoazidose ein weitaus höheres Mortalitätsrisiko auf.

Literatur und Webseiten

Durward A, Ferguson LP, Taylor D, Murdoch IA, Tibby SM (2011) The temporal relationship between glucose-corrected serum sodium and neurological status in severe diabetic ketoacidosis. Arch Dis Child 96: 50–57

Edge JA, Ford-Adams ME, Dunger DB (1999) Causes of death in children with insulin dependent diabetes 1990–96. Arch Dis Child 81: 318–323

Edge JA, Jakes RW, Roy Y, Hawkins M, Winter D, Ford-Adams ME, Murphy NP, Bergomi A, Widmer B, Dunger DB (2006) The UK case-control study of cerebral oedema complicating diabetic ketoacidosis in children. Diabetologia 49: 2002–2009

Glaser N, Barnett P, McCaslin I, Nelson D, Trainor J, Louie J, Kaufman F, Quayle K, Roback M, Malley R, Kuppermann N; Pediatric Emergency Medicine Collaborative Research Committee of the American Academy of Pediatrics (2001) Risk factors for cerebral edema in children with diabetic ketoacidosis. The Pediatric Emergency Medicine Collaborative Research Committee of the American Academy of Pediatrics. N Engl J Med 344: 264–269

Glaser N, Marcin JP, Wootton-Gorges SL, Buonocore MH, Rewers A, Strain J, DiCarlo J, Neely EK, Barnes P, Kuppermann N (2008) Correlation of clinical and biochemical findings with diabetic ketoacidosis-related cerebral edema in children using magnetic resonance diffusion-weighted imaging. J Pediatr 153: 541–546

Kamel KS, Halperin ML (2015) Acid-base problems in diabetic ketoacidosis. N Engl J Med 372: 546–554

Neu A, Hofer SE, Karges B, Oeverink R, Rosenbauer J, Holl RW; DPV Initiative and the German BMBF Competency Network for Diabetes Mellitus (2009) Ketoacidosis at diabetes onset is still frequent in children and adolescents: a multicenter analysis of 14,664 patients from 106 institutions. Diabetes Care 32: 1647–1648

Neu A, Bartus B, Bläsig S, Bürger-Büsing J, Danne T, Dost A, Holder M, Holl RW, Holterhus P, Kapellen T, Karges B, Kordonouri O, Lange K, Lilienthal E, Ludwig-Seibold C, Müller F, Raile C, Schweizer R, Stachow R, von Sengbusch S, Wagner V, Wiegand S, Ziegler R (2015) S3-Leitlinie zur Diagnostik, Therapie und Verlaufskontrolle des Diabetes mellitus im Kindes- und Jugendalter. S3-Leitlinie der Deutschen Diabetes Gesellschaft (im Druck). http://www.deutsche-diabetes-gesellschaft.de

Wolfsdorf JI, Allgrove J, Craig ME, Edge J, Glaser N, Jain V, Lee WWR, Mungai LNW, Rosenbloom AL, Sperling MA, Hanas R (2014) Diabetic ketoacidosis and hyperglycemic hyperosmolar state. ISPAD clinical practice consensus guidelines 2014 compendium. Pediatr Diabetes 15 (Suppl 12): 154–179

Folgeerkrankungen und Prognose des Typ-1-Diabetes

O. Kordonouri, T. Danne, K. Lange

T. Danne et al., *Kompendium pädiatrische Diabetologie*,
DOI 10.1007/978-3-662-48067-0_12,

12.1 Grundsätzliches zur Prognose des Typ-1-Diabetes bei Kindern und Jugendlichen

Vaskuläre Folgeerkrankungen der kleinen Gefäße (Mikroangiopathie), d. h. Organveränderungen, die sich am Auge (Retinopathie) und an der Niere (Nephropathie) manifestieren, aber auch andere Organsysteme (Neuropathie) betreffen können, sowie eine beschleunigte Arteriosklerose (Makroangiopathie) sind heute bestimmend für das Lebensschicksal von Kindern und Jugendlichen mit Typ-1-Diabetes. In der letzten Zeit mehren sich die Hinweise, dass gerade während der ersten Zeit der Betreuung wichtige Weichen für eine gute (Selbst-)Behandlung der Erkrankung gestellt werden. Damit kommt der pädiatrischen Betreuung in der Prävention der Langzeitfolgen des Typ-1-Diabetes eine außerordentliche medizinische und gesundheitspolitische Bedeutung zu. Durch die verbesserten Möglichkeiten, eine nahe-normoglykämische Einstellung zu erreichen, hat sich die Prognose von Kindern mit Diabetes verbessert.

Da die diabetische Mikroangiopathie sich sehr langsam entwickelt, treten organische Dysfunktionen als Ausdruck diabetischer Folgeschäden meist erst nach 10- bis 15-jähriger Diabetesdauer in Erscheinung. Allerdings werden in den ersten Jahren der Betreuung die Weichen für eine erfolgreiche Behandlung gestellt. Außerdem wurden Methoden zur Früherkennung diabetischer Folgeerkrankungen (Fluoreszenzangiographie, Nachweis einer Mikroalbuminurie usw.) entwickelt. Beides hat zur Folge, dass sich auch Pädiater mit diagnostischen und klinischen Problemen der diabetischen Folgeerkrankungen befassen müssen.

Obwohl Familienstudien und der Nachweis verschiedener Kandidatengene und Polymorphismen Hinweise auf einen ausgeprägten Einfluss genetischer Faktoren zur Entwicklung von Folgeerkrankungen ergeben haben, sind die Ergebnisse so uneinheitlich, dass solche Analysen außerhalb wissenschaftlicher Fragestellungen zur Ableitung eventueller therapeutischer Konsequenzen gegenwärtig noch nicht angezeigt sind.

Demgegenüber wurden alle Zweifel über den kausalen Zusammenhang zwischen Hyperglykämie und dem Auftreten und der Progression der diabetischen Mikroangiopathie durch die Ergebnisse des »Diabetes Control and Complications Trial« (DCCT) endgültig behoben. Die Studie bewies die glukosetoxische, d. h. metabolisch bedingte Pathogenese der diabetischen Mikroangiopathie so eindeutig, dass der DCCT vorzeitig abgebrochen werden musste. Die definitive Klärung dieses Kausalzusammenhangs war von großer praktischer Bedeutung, weil die therapeutische Haltung der Ärzte und die Bereitschaft der Patienten, die vielfältigen Mühen, Opfer und Restriktionen der Diabetestherapie auf sich zu nehmen, hiervon abhängen. Dabei zeigt sich nach neuen Studien zur Langzeitprognose (◘ Tab. 12.1) nicht nur hinsichtlich der Folgeerkrankungen, sondern auch der Mortalität ein eindeutiger Zusammenhang mit dem HbA_{1c}.

Jeder pädiatrische Diabetologe muss daher die allergrößten Anstrengungen unternehmen, um bei Kindern und Jugendlichen vor, während und nach der Pubertät, d. h. vom Zeitpunkt der Manifestation des Diabetes an, die bestmögliche Stoffwechseleinstellung mit möglichst normalen Blutglukose- und möglichst niedrigen HbA_{1c}-Werten bei Vermeidung schwerer Hypoglykämien zu erzielen. Das heute unstrittige metabolische Ziel der Behandlung von Kindern, Jugendlichen und Erwachsenen mit Typ-1-Diabetes ist, von Beginn der Erkrankung an

12

◘ Tab. 12.1 Exzess-Mortalität von 33.915 Menschen mit Typ-1-Diabetes (im Mittel 36 Jahre alt bei Beginn) gegenüber 169.249 Kontrollen im schwedischen Diabetesregister von 1998–2011 (Lind et al. 2014). In Abhängigkeit vom HbA_{1c} starben 8 % der Diabetespatienten gegenüber 3 % der Kontrollen. Angegeben sind das relative Risiko eines Menschen mit Typ-1-Diabetes gegenüber der Hintergrundbevölkerung (Risiko als 1,0 gesetzt), d. h., das Gesamtmortalitätsrisiko mit einem HbA_{1c} über 9,7 % bzw. 83 mmol/mol ist 8,5-mal erhöht

	Mortalität (alle Ursachen)	Mortalität (kardiovaskulär)
Referenzgruppe	1,0	1,0
HbA_{1c} < 6,9 % (< 52 mmol/mol)	2,3	2,9
7,0–7,8 % (53–62 mmol/mol)	2,4	3,4
7,9–8,7 % (63–71 mmol/mol)	3,1	4,4
8,8–9,6 % (72–82 mmol/mol)	3,6	5,3
≥ 9,7 % (≥ 83 mmol/mol)	8,5	10,5

ein Stoffwechselgleichgewicht mit möglichst normalen Blutglukosewerten zwischen 70 und 180 mg/dl (3,9 und 10 mmol/l) zu erreichen. In den letzten Jahren sind mehrere Consensus-Guidelines erschienen, in denen diese Standards der Behandlung von Patienten mit Typ-1-Diabetes festgelegt wurden (American Diabetes Association 2014; International Society for Pediatric and Adolescent Diabetes 2014; Arbeitsgemeinschaft Pädiatrische Diabetologie/Deutsche Diabetes Gesellschaft 2015).

12.2 Vorstellungen zur Ätiopathogenese der diabetischen Folgeerkrankungen

Zwei differente Krankheitsprozesse mit unterschiedlicher Pathogenese und Morphologie müssen bei der diabetischen Angiopathie unterschieden werden:

- unspezifische Läsionen der großen Gefäße (Atherosklerose): die diabetische Makroangiopathie,
- spezifische Läsionen im Bereich der terminalen Strombahn (Arteriolen, Kapillaren, Venolen) mit sekundärer Permeabilitätserhöhung und Verdickung der Basalmembran, die zu hämodynamischen Veränderungen mit multifokaler Ischämie und Hypoxie führen: die diabetische Mikroangiopathie.

Die Atherosklerose der großen Gefäße beginnt sicher bereits in der Kindheit. Es ist davon auszugehen, dass auch für die Entwicklung der Makroangiopathie die Behandlung von Risikofaktoren von Krankheitsbeginn an günstig ist.

Die diabetische Mikroangiopathie tritt besonders in drei unterschiedlichen Gewebestrukturen auf, in

- der Retina (Retinopathie),
- den Nierenglomerula (Nephropathie) und
- dem Nervengewebe (Neuropathie).

Die anhaltende Hyperglykämie bei nicht ausreichend kompensiertem Stoffwechsel führt zu einer Utilisation von Glukose durch nichtglykolytische Stoffwechselreaktionen und zur Reaktion von Glukose mit Proteinen und anderen zellulären Bestandteilen. Vier wesentliche pathogenetische Konzepte sind bezüglich der hyperglykämieinduzierten mikrovaskulären Folgeerkrankungen entwickelt worden. Diese Hypothesen umfassen

- den gesteigerten Flux durch den Polyolstoffwechselweg,
- die Glykosylierungen von Proteinen mit Bildung von »Advanced Glycosylation Endproducts« (AGE),
- die Aktivierung der Proteinkinase C (PKC) und
- den gesteigerten Flux durch den Hexosaminstoffwechselweg.

Brownlee stellte im Jahre 2001 die Hypothese auf, dass alle vier Mechanismen durch eine hyperglykämiebedingte mitochondriale Superoxidüberproduktion aktiviert werden.

12.3 Diabetische Retinopathie

Die Retinopathie ist die häufigste, auch schon bei Jugendlichen zu beobachtende Form der diabetischen Mikroangiopathie. Verschiedene Augenkomplikationen können bei Diabetes auftreten. Am häufigsten betroffen ist die Retina (Retinopathie), sehr viel seltener die Linse (Katarakt), die vordere Augenkammer (Glaukom), die Nerven der Augenmuskeln (Lähmung), die Iris (Rubeosis).

Die Ergebnisse epidemiologischer Studien sind sehr unterschiedlich. Die Prävalenz schwankt zwischen 65 % und 90 % nach 30 Jahren Diabetesdauer. Mit Verwendung der sehr sensitiven Untersuchungstechnik der Fluoreszenzangiographie wurden nach über 20-jähriger Diabetesdauer bei fast allen Patienten Zeichen einer Mikroangiopathie im Sinne von Mikroaneurysmen am Augenhintergrund nachgewiesen (◘ Abb. 12.1). Die mittlere Erwartungswahrscheinlichkeit einer milden, das Sehen nicht beeinträchtigenden, nichtproliferativen Retinopathie betrug

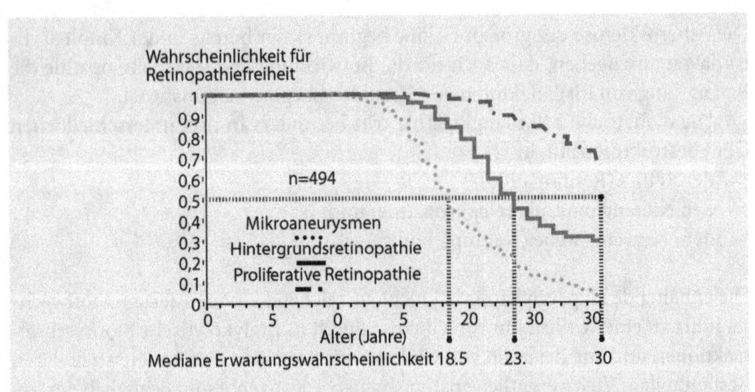

◘ Abb. 12.1 Ergebnisse der Berliner Retinopathiestudie: Fluoreszenzangiographischer Nachweis retinaler Veränderungen bei Kindern und Jugendlichen mit Typ-1-Diabetes. Das durchschnittliche Diabetesmanifestationsalter der Studiengruppe betrug 9,5 ± 4 Jahre. Die Wahrscheinlichkeit, mit der das jeweilige Stadium der Retinopathie erwartet werden muss, wurde mittels der Lebenstafelanalyse berechnet. Dabei ist zu berücksichtigen, dass sich die durchschnittliche Stoffwechseleinstellung seit Beginn dieser Studie vielerorts verbessert hat. (Adaptiert nach Danne 1994, 1997, 1998)

14 Jahre. Dabei ist zu berücksichtigen, dass die ophthalmoskopische Einschätzung der Augenveränderungen trotz Untersuchung in Mydriasis in dieser Studie auch bei jahrzehntelanger Erfahrung des Untersuchers eine im Mittel 6-jährige Verzögerung aufweist. Andererseits wiesen diese Patienten ein durchschnittlich noch um 1 % höheres HbA_{1c} auf, als heutzutage überwiegend erreicht werden kann. Das Auftreten von lasertherapiebedürftigen proliferativen Veränderungen findet üblicherweise erst in der dritten Lebensdekade statt. Nur einzelne seltene Fälle von proliferativer Retinopathie sind vor dem 20. Lebensjahr beschrieben worden.

12.3.1 Pathologische Anatomie und Physiologie

Morphologisch kommt es bei Beginn der Retinopathie zu einer Degeneration der Kapillarperizyten, einer Verdickung der Basalmembran und zu Veränderungen der Matrix. Die Gefäßwände werden vermehrt permeabel. Es bilden sich Mikroaneurysmen, d. h. kleine Gefäßaussackungen, die bluten können. Durch Wandverdickungen treten Kapillarverschlüsse auf, die zur Dilatation von Kapillaren führen, aber auch Kapillarneubildungen hervorrufen.

Bei der schweren nichtproliferativen Retinopathie treten lokale Infarkte in der Retina auf, die als weißliche Areale oder Cotton-wool-Herde imponieren. Retinablutungen und Kaliberschwankungen der Gefäße werden sichtbar.

Die proliferative Retinopathie weist durch Ischämie bedingte Neovaskularisationen in der Retina und im Glaskörper auf. Die neuen Gefäße rupturieren. Glaskörper- und massive Retinablutungen treten auf. Durch narbige Schrumpfung kann es zur Ablösung der Retina kommen. In der Endphase der proliferativen Retinopathie treten erhebliche Visusverluste bis zur Erblindung auf.

12.3.2 Stadieneinteilung

Die heute übliche Stadieneinteilung (DDG-Praxisempfehlungen 2013) ist in ◘ Tab. 12.2 widergegeben.

Diabetische Makulopathie

Die Diagnostik ist nur binokular bimikroskopisch durch den Ophthalmologen möglich, da das Makulaödem nur stereoskopisch erkennbar ist.

- **Fokales Makulaödem:** Umschriebene Zonen von Ödem, kombiniert mit intraretinalen Blutungen und harten Exsudaten. Klinisch signifikant, also visusbedrohend, wenn die Veränderungen ganz oder teilweise innerhalb

eines Papillendurchmessers von der Foveola entfernt liegen. Ohne adäquate Therapie kann die Prognose trotz gutem Ausgangsvisus schlecht sein.
- **Diffuses Makulaödem:** Vorliegen eines Ödems und harter Exsudate (Ablagerungen von Eiweiß und Lipiden) am gesamten hinteren Augenpol mit massiver Leakage. Der Visus ist stark herabgesetzt.
- **Ischämische Makulopathie:** Hier liegt ein ausgedehnter Perfusionsausfall des Kapillarnetzes um die Fovea mit schlechter Visusprognose vor. Die Diagnose ist nur fluoreszenzangiographisch zu stellen. Mischformen der diabetesbedingten Makulopathie sind möglich. Daher sollte im Zweifel zur Differenzierung der Makulopathie eine Fluoreszenzangiographie durchgeführt werden.

Tab. 12.2 Stadieneinteilung der diabetischen Retinopathie

Stadium	Klinisches Bild
Nichtproliferativ	
Mild	Mikroaneurysmen (Abb. 12.2a)
Mäßig	Mikroaneurysmen, einzelne intraretinale Blutungen, perlschnurartige Venen
Schwer (früher: präproliferativ)	Zahlreiche Mikroaneurysmen und intraretinale Blutungen in 4 Quadranten oder perlschnurartige Venen in 2 Quadranten oder intraretinale mikrovaskuläre Anomalien (IRMA) in 1 Quadrant
Proliferativ	Papillenproliferation (Abb. 12.2b) Präretinale Blutung (Abb. 12.2b) Traktionsbedingte Netzhautablösung

12

12.3.3 Diagnostik und Therapie

Mindestanforderungen an eine Augenuntersuchung auf eine beginnende diabetische Retinopathie beinhalten:
- Untersuchungen der Sehschärfe (Refraktion) sowie
- der vorderen Augenabschnitte (Rubeosis, ggf. Augeninnendruck) und
- die binokulare biomikroskopische Funduskopie bei dilatierter Pupille.

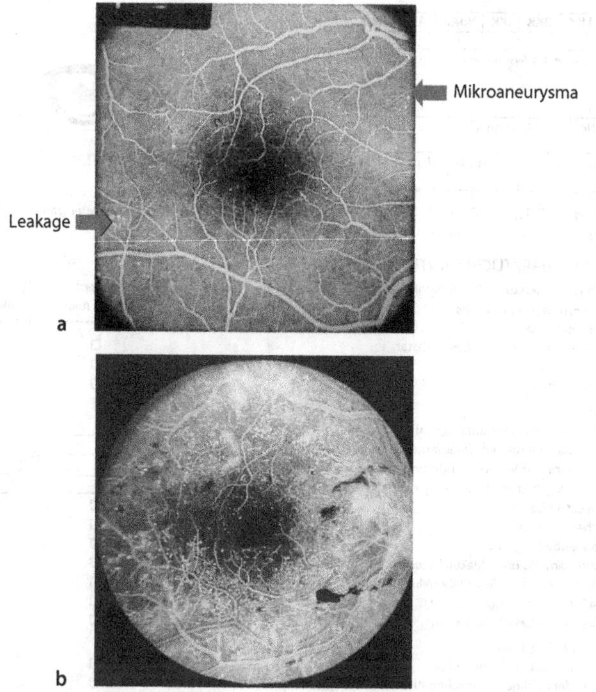

◘ Abb. 12.2a,b Beispiele einer diabetischen Retinopathie. **a** Milde nichtproliferative Retinopathie mittels Fluoreszenzangiographie. Ein punktförmiges Mikroaneursyma und der Austritt von Kontrastmittel (Leakage) sind markiert *(Pfeile)*. **b** Proliferative Retinopathie mit Laserbehandlung, Glaskörperblutung

Es wird dringend empfohlen, den Befund auf einem standardisierten Untersuchungsbogen zu dokumentieren (◘ Abb. 12.3).

Für wissenschaftliche Zwecke und bei unklaren Befunden hat sich die Fluoreszenzangiographie des Augenhintergrundes als Früherkennungsmethode bewährt. Als früheste Hinweise auf eine Retinopathie werden Mikroaneurysmen und Fluoreszenzaustritte sichtbar gemacht.

Als nichtinvasive Methode zur Früherkennung einer Retinopathie wurde die nonmydriatische Photographie des Augenhintergrundes mit Hilfe einer Funduskamera eingeführt.

Die verbreitetste diagnostische Methode ist nach wie vor die Fundoskopie in Mydriasis, mit der die Frühstadien der Retinopathie allerdings nicht sicher erkannt werden können.

AOK	LKK	BKK	IKK	VdAK	AEV	Knappschaft

Name, Vorname des Versicherten geb. am

Kassen-Nr. | Versicherten-Nr. | Status

Vertragsarzt-Nr. | VK gültig bis | Datum

I F D A

A G D A

Diabetestyp ☐ Typ 1 ☐ Typ 2 ☐ andere ☐ HbA1c-Wert % ☐ Diabetesdauer (Jahre)

Hypertonie ☐ ja ☐ nein ☐ behandelt ☐ nicht behandelt

AUGENFACHÄRZTLICHER UNTERSUCHUNGSBOGEN

Zutreffendes ankreuzen. Der Augenhintergrund sollte bei erweiterter Pupille untersucht werden.

	rechtes Auge	linkes Auge
Bester korrigierter Fernvisus	....	....
Vorderabschnitte:		
– visusrelevante Katarakt oder Nachstar	☐	☐
– Kunstlinse	☐	☐
– Rubeosis iridis	☐	☐
Fundus:		
– Mikroaneurysmen (Quadrantenzahl angeben)	☐____	☐____
– intraretinale Blutungen (Quadrantenzahl angeben)	☐____	☐____
– perlschnurartige Venenveränderungen (Quadrantenzahl angeben)	☐____	☐____
– intraretinale mikrovaskuläre Abnormitäten (Quadrantenzahl angeben)	☐____	☐____
– harte Exsudate	☐	☐
– weiche Exsudate	☐	☐
– Gefäßneubildungen	☐	☐
– Traktionsamotio ohne Makulabeteiligung	☐	☐
– Traktionsamotio mit Makulabeteiligung	☐	☐
– Glaskörpereinblutung	☐	☐
– Zustand nach Laserkoagulation	☐	☐
Retinopathiestadium:		
– Keine diabetische Retinopathie	☐	☐
– milde oder mäßige nichtproliferative diabetische Retinopathie	☐	☐
– schwere nichtproliferative diabetische Retinopathie	☐	☐
– proliferative diabetische Retinopathie	☐	☐
– Klinisch signifikantes diabetisches Makulaödem	☐	☐

Weitere augenärztliche Diagnosen:

____

____

Procedere:		
– Fluoreszenzangiographie	☐	☐
– panretinale Laserkoagulation/Kryokoagulation	☐	☐
– fokale Laserkoagulation am hinteren Augenpol	☐	☐
– Vitrektomie	☐	☐

Zustand im Vergleich zur Voruntersuchung ☐ gleich ☐ besser ☐ schlechter

Kontrolluntersuchung in __________ Monaten

Mit freundlicher Unterstützung von der Initiativgruppe »Früherkennung diabetischer Augenerkrankungen« und Arbeitsgemeinschaft Diabetes & Auge der Deutschen Diabetes-Gesellschaft

____
Untersuchungsdatum, Unterschrift und Stempel des Augenarztes

■ **Abb. 12.3** Standardisierter augenärztlicher Untersuchungsbogen (IGFA/AGFA). (Mit freundlicher Genehmigung von Novartis Pharma GmbH, Nürnberg)

Für Kinder und Jugendliche mit Diabetes wird eine augenärztliche Untersuchung bei Manifestation der Krankheit zum Ausschluss ophthalmologischer Grundkrankheiten, wie z. B. einer Katarakt, empfohlen. Zum Screening von diabetesbedingten Augenveränderungen wird eine augenärztliche Untersuchung ab 5 Jahren Diabetesdauer bzw. spätestens vom 11. Lebensjahr an alle 1–2 Jahre empfohlen.

Einen Sonderfall stellt die Schwangerschaft dar. Wenn möglich, sollte eine Augenuntersuchung vor der geplanten Konzeption erfolgen oder aber sofort nach Bekanntwerden der Schwangerschaft. Folgeuntersuchungen sind präpartal alle 3 Monate indiziert, bei schon bestehender diabetesbedingter Retinopathie jedoch monatlich.

Die diabetesbedingte Retinopathie und Makulopathie verlaufen lange Zeit symptomlos, obwohl sie bereits therapiebedürftig sind. Erst fortgeschrittene Netzhautveränderungen verursachen Symptome. Trotz Laserkoagulation haben sie eine signifikant schlechtere Prognose als die Frühstadien der Retinopathie.

Während der schwierigen Phase des Übergangs von der pädiatrischen in die internistische Betreuung ist besonders auf eine regelmäßige Durchführung der augenärztlichen Untersuchungen zu achten.

Große randomisierte, aber auch Beobachtungsstudien haben gezeigt, dass eine optimale Einstellung des Blutzuckers und des Blutdrucks die zentralen Interventionsstrategien zum Aufhalten oder Verbessern der diabetischen Retinopathie sind. Die Verbesserung einer Fettstoffwechselstörung mit Hilfe von Statinen, ggf. in Kombination mit Fenofibraten, könnte ebenso einen positiven Effekt auf die Progression der Retinopathie haben. Kürzlich wurde beschrieben, dass Inhibitoren des Renin-Angiotensin-Systems (RAS) einen protektiven Effekt auf die Entwicklung und Verzögerung der Progression der diabetischen Retinopathie haben können. Als Wirkmechanismus wird der spezifische protektive Effekt gegenüber strukturellen und funktionellen retinalen Veränderungen durch Aktivierung des lokalen RAS diskutiert. Die lokale Therapie mit Anti-VEGF (»vascular endothelial growth factor«, VEGF) gewinnt ebenso als eine therapeutische Option in fortgeschrittenen Stadien der Augenerkrankung an Bedeutung. Diese Therapieform erzielt die Reduktion der Notwendigkeit einer Laserkoagulation. Diese Option wird allerdings derzeit aufgrund des erhöhten Risikos systemischer Nebenwirkungen noch vorsichtig angewandt.

Die Laserkoagulation hat sich als erfolgreiche visuserhaltende Methode durchgesetzt. Sie kann jedoch nur das Fortschreiten des Visusverlustes mindern und keine Visusverbesserung herbeiführen. Eine Laserkoagulation wird bei Makulaödem und ab dem Stadium der schweren nichtproliferativen Retinopathie erwogen. Dies gilt insbesondere für Risikopatienten mit schlechter Stoffwechseleinstellung, beginnender Katarakt mit erschwertem Funduseinblick oder beim

Vorliegen anderer risikobelasteter Allgemeinkrankheiten (speziell: arterielle Hypertonie) und Schwangerschaft. Besonders bei der panretinalen Lasertherapie, bei der bis zu einem Drittel der Netzhaut koaguliert wird, können Nebenwirkungen wie z. B. eine Einschränkung des Gesichtsfeldes und Störungen des Sehens bei Dunkelheit und Dämmerung auftreten. Diese Nebenwirkungen lassen sich meist nicht vermeiden. Man sollte aber bedenken, dass durch die panretinale Laserkoagulation eine drohende Erblindung verhindert werden kann.

Bei Glaskörperblutungen und traktionsbedingter Netzhautablösung wird die Vitrektomie als zusätzliche chirurgische Therapiemöglichkeit angewendet. Dabei werden Glaskörperblutungen und fibrovaskuläre Proliferationen entfernt, die evtl. abgehobene Netzhaut wieder angelegt und mit dem »Endo-Laser« eine panretinale Laserkoagulation durchgeführt. Gute Visusergebnisse lassen sich nur bei frühzeitiger Operation mit guter Vorbehandlung durch ausgiebige Laserkoagulation erreichen.

12.4 Diabetische Nephropathie

Während es zu einer kontinuierlichen Zunahme der retinalen Veränderungen bei Patienten mit Typ-1-Diabetes kommt, wird das Auftreten einer diabetesbedingten Nephropathie nach 20-jähriger Diabetesdauer nur noch selten gefunden. Besondere Bedeutung erhält die diabetesbedingte Nephropathie nicht nur durch ihre Assoziation mit anderen mikroangiopathischen Veränderungen, sondern auch mit den Folgen der Makroangiopathie wie z. B. Schlaganfall und anderen peripheren arteriellen Verschlusskrankheiten. Das Auftreten einer Nephropathie ist daher eng mit einer vorzeitigen Mortalität von Menschen mit insulinpflichtigem Diabetes korreliert.

Bereits im Jugendalter kann eine Mikroalbuminurie als Ausdruck einer beginnenden Mikroangiopathie der Niere bzw. Vorstufe der diabetesbedingten Nephropathie auftreten. Der prädiktive Wert der Mikroalbuminurie, d. h. einer Albuminexkretionsrate von 20–200 µg/min, ist sowohl für die Entwicklung einer Nephropathie wie die einer erhöhten kardiovaskulären Mortalität bei Erwachsenen belegt worden. Obwohl nach 11-jähriger Diabetesdauer eine kumulative Inzidenz der Mikroalbuminurie von bis zu 40 % beschrieben wird, ist häufig eine Regression zur Normalbuminurie besonders nach der Pubertät festzustellen, deren prognostische Bedeutung gegenwärtig noch unklar ist. Eine Regression der Mikroalbuminurie zeigte sich vor allem bei Patienten mit kurzdauernder Mikroalbuminurie, d. h. beginnender Nephropathie, mit einem niedrigeren HbA_{1c}-Wert, einem niedrigeren systolischen Blutdruck und besseren Triglyzerid- und Cholesterinwerten. Diese Beobachtungen sollten aber nicht dazu führen, eine Mikroalbuminurie als unsicheren Prädiktor einer sich entwickelnden Nephropathie anzusehen.

12.4.1 Pathologische Anatomie und Physiologie

Ursächlich spielen für die Entstehung der diabetischen Nephropathie Veränderungen der Hämodynamik durch Erhöhung des intraglomerulären Drucks und Glykosylierungen, die zur Verdickung und Erhöhung der Permeabilität der Basalmembran führen, die wichtigste Rolle. Hinzu kommen eine Proliferation der Mesangialzellen und die zunehmende Sklerosierung der mesangialen Matrix bis hin zur klassischen interkapillären Glomerulosklerose, wie sie Kimmelstiel und Wilson schon 1936 beschrieben haben. Neben dieser nodulären Form der Glomerulosklerose findet man noch häufiger eine nicht nur bei Menschen mit Diabetes auftretende diffuse Glomerulosklerose. Obwohl fast alle Patienten mit Typ-1-Diabetes histologisch nachweisbare renale Läsionen entwickeln, tritt nur bei höchstens 40–50 % von ihnen eine Nephropathie mit terminalem Nierenversagen auf.

Die Entwicklung der Nephropathie wird nicht nur durch die diabetesbedingte Hyperglykämie gefördert, sondern auch durch eine Erhöhung des systemarteriellen Blutdrucks. Das Auftreten einer diabetischen Nephropathie wird zudem noch durch Nikotinabusus, erhöhte Eiweißzufuhr und genetische Faktoren beschleunigt (DDG-Praxisempfehlung 2013).

12.4.2 Stadieneinteilung

Während der Entwicklung einer Nephropathie treten typische Veränderungen der Nierenfunktion auf (◘ Abb. 12.4). Nach Manifestation des Typ-1-Diabetes kommt es zunächst zu einer passageren renalen Hypertrophie mit Überfunktion. Als drohende Nephropathie wird ein diagnostisch fassbares Stadium bezeichnet, das durch eine persistierende Mikroalbuminurie (30–300 mg/24 h), eine Verminderung der glomerulären Filtrationsrate und die Entwicklung einer arteriellen Hypertension charakterisiert ist. Dem schließen sich Stadien der manifesten Nephropathie mit konstanter Proteinurie (Albuminausscheidung von mehr als 300 mg/24 h), Niereninsuffizienz und schließlich finalem Nierenversagen an.

In ◘ Tab. 12.3 ist der typische Ablauf der diabetischen Nephropathie in 5 Stadien aufgeführt.

12.4.3 Diagnostik

Die erhöhte glomeruläre Filtrationsrate drückt sich sonographisch durch ein vergrößertes Nierenvolumen aus (Stadium der Hyperfunktion). Während des Latenzstadiums versagen diagnostische Methoden. Für das Stadium der beginnenden Nephropathie ist die konstante bzw. persistierende Mikroalbuminurie charakte-

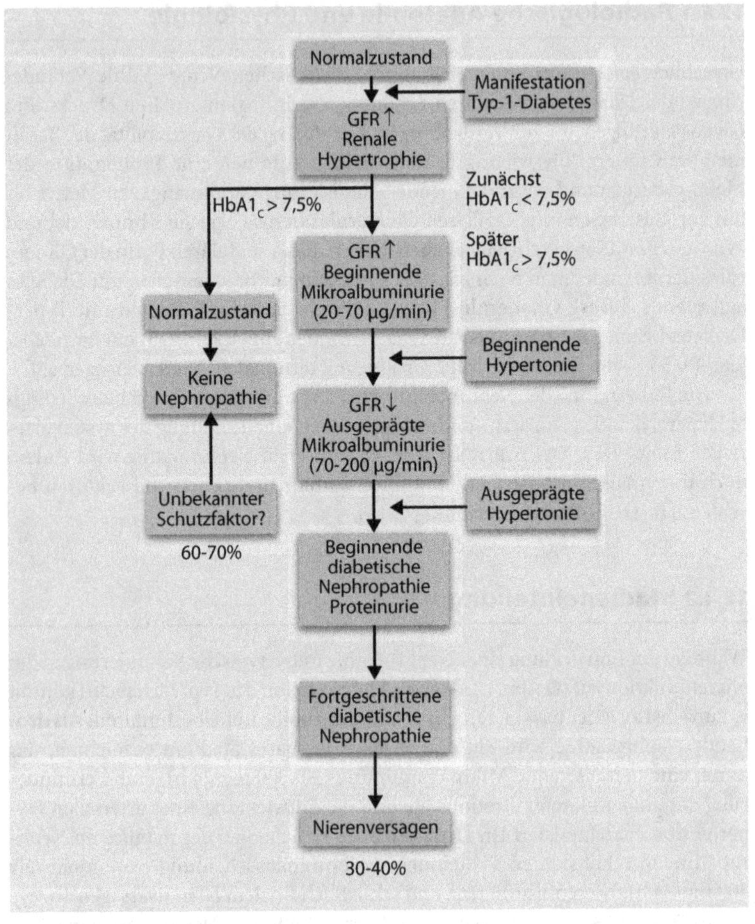

Abb. 12.4 Entwicklung der diabetischen Nephropathie

ristisch. Unter physiologischen Bedingungen wird Albumin in geringen Mengen glomerulär filtriert und tubulär weitestgehend wieder rückresorbiert. Eine geringfügige Erhöhung der Albuminausscheidung, die nicht mit den üblichen Eiweißteststreifen nachweisbar ist, wird als Mikroalbuminurie bezeichnet. Sie ist je nach Urinsammelmethode und Bezugsgröße unterschiedlich definiert. Als Goldstandard gilt die zeitbezogene Bestimmung der Albuminexkretionsrate.

Tab. 12.3 Stadieneinteilung der diabetischen Nephropathie

Nephropathie-stadium	Albumin-ausscheidung	Serumkreatinin	GFT/RPF
I. Stadium der Hyper-funktion	Erhöht	Normal	Erhöht
II. Stadium der kli-nischen Latenz	Normal	Normal	Normal bis erhöht
III. Beginnende Nephropathie/ Mikroalbuminurie	Persistierend	Normal	Normal bis erhöht
IV. Klinisch-manifeste Nephropathie	Makroalbuminurie	Im Normbereich ansteigend	Abnehmend
V. Niereninsuffizienz	Makroalbuminurie	Erhöht	Erniedrigt

Eine Erhöhung der Albuminausscheidung kann außer durch die Schädigung renaler Strukturen auch durch verschiedene extrarenale Einflussfaktoren bedingt sein, dazu gehören

- körperliche Aktivität,
- Harnwegsinfekt,
- dekompensierter Diabetes,
- Blutdruckanstieg,
- klinisch manifeste Herzinsuffizienz,
- akute fiebrige Infektion und
- operative Eingriffe.

Wenn nach Ausschluss dieser Ursachen die Albuminurie verschwindet, handelt es sich lediglich um eine transitorische Albuminurie ohne sicheren Krankheitswert.

Der sicherste Nachweis für das Vorliegen einer Mikroalbuminurie gelingt mit quantitativen Messmethoden (Radioimmunoassay, ELISA, Nephelometrie oder Turbidimetrie). Für den semiquantitativen Nachweis einer Mikroalbuminurie gibt es Teststreifen auf immunologischer Grundlage (z. B. Micraltest II), die sich jedoch bei einer pädiatrischen Multizenterstudie nicht bewährt haben. Die Mikroalbuminurie kann mit den üblichen Eiweißteststreifen (Albustix, Combur usw.) nicht nachgewiesen werden. Sie können nur zum Ausschluss einer Makroalbuminurie verwendet werden.

Tab. 12.4 Grenzwerte für die Diagnose einer Mikro- bzw. Makroalbuminurie

	Mikro-albuminurie	Makro-albuminurie	Einheiten
Konzentrationsmessung	20–200	> 200	mg/l
Nächtliche AER	20–200	> 200	mg/min/1,73 m^2 KOF
24-h-Albumin-Exkretion	30–300	> 300	mg
Albumin-/Kreatininverhältnis			
Jungen/Männer	20–200	> 200	mg/g Kreatinin
	2,5–25	> 25	mg/mmol Kreatinin
Mädchen/Frauen	30–300	> 300	mg/g Kreatinin
	3,5–35	> 35	mg/mmol Kreatinin

AER Albuminexkretionsrate; *KOF* Körperoberfläche

Die Definition des Mikroalbuminbereichs hängt von der Urinsammelmethode und der Bezugsgröße ab. Drei verschiedene Untersuchungsmethoden finden heute Verwendung.

Konzentrationsmessung im Spontanurin Von einer Mikroalbuminurie spricht man, wenn die Albuminwerte zwischen 20 mg/l und 200 mg/l liegen. Verbessert wird die Wertigkeit dieser Methode durch die gleichzeitige Bestimmung des Urinkreatinins. Wegen des Einflusses der Muskelmasse auf die Kreatininausscheidung müssen geschlechtsbezogene Normwerte verwendet werden. Eine Mikroalbuminurie liegt bei Frauen und Mädchen vor, wenn der Albumin-Kreatinin-Quotient zwischen 3,5 und 35 mg/mmol U-Krea bzw. 30 und 300 mg/g U-Krea liegt, bei Jungen und Männern, wenn der Quotient zwischen 20 und 200 mg/g U-Krea bzw. 2,5 und 25 mg/mmol U-Krea beträgt (Tab. 12.4).

Untersuchung der Urinalbuminausscheidung im 24-h-Urin Pathologisch im Sinne einer Mikroalbuminurie sind Werte zwischen 30 und 300 mg/24 h. Problematisch sind hierbei mögliche Einflüsse körperlicher Aktivität und Sammelfehler.

Untersuchung der Urinalbuminexkretionsrate im Nachturin Bei Kindern sollte ein Bezug auf 1,73 m^2 Körperoberfläche erfolgen. Pathologisch sind Werte über 20 µg/min/1,73 m^2. Die Berechnung erfolgt nach der Formel:

Albuminexkretionsrate (μg/min) = Albumin (mg/dl) × Sammelvolumen (ml) × Körperoberfläche (m^2)/Sammelzeit (min) × 1,73 m^2

Die Patienten erfassen den Zeitraum zwischen der letzten Miktion vor dem Schlafen und der ersten Miktion am Morgen. Der gesamte Morgenurin wird untersucht. Diese Methode gilt als die sicherste zum Nachweis einer Mikroalbuminurie.

Die Diagnose einer persistierenden Mikroalbuminurie wird gestellt, wenn erhöhte Albuminausscheidungsraten in mindestens zwei von drei konsekutiven über Nacht gesammelten Urinproben festgestellt werden. Die Untersuchungen sollen innerhalb von 6 Monaten durchgeführt werden (z. B. im Abstand von 4 Wochen).

Bei der manifesten Nephropathie ist die Proteinurie so ausgeprägt, dass sie mit konventionellen Messmethoden nachgewiesen werden kann. Die Albuminausscheidung im 24-h-Urin liegt über 300 mg.

Neue diagnostische Protein-Biomarker Zur Identifizierung neuer Biomarker hat sich in einer Reihe von Studien die klinische Proteomanalyse als eine sehr leistungsfähige Technologie erwiesen. Dabei bietet die Proteomanalyse des Urins gegenüber der Analyse aus dem Serum wesentliche Vorteile. In mehreren Arbeiten konnte die Stabilität des Urinproteoms gut belegt werden. Mit der Einführung von internationalen Standardprotokollen für die Probennahme sowie einer Referenzprobe (www.eurokup.org) sind die Voraussetzungen für die gute Vergleichbarkeit und damit ein wesentliches Kriterium für die klinische Anwendung geschaffen worden. Somit kann die Proteomanalyse im Urin bereits für Therapieentscheidungen bei Nephro- und Uropathien herangezogen werden. Bei allen Methoden wird in einem ersten Schritt die Komplexität der Probe reduziert. Dies kann elektrophoretisch mittels zweidimensionaler Gelelektrophorese (2D-GE), Kapillarelektrophorese (CE) oder durch Flüssigchromatographie (LC) erfolgen. In einem zweiten Schritt werden die Massen und relativen Konzentrationen der zuvor aufgetrennten Proteine in der Probe im Massenspektrometer (MS) analysiert. Der Schwerpunkt der aktuellen Forschung von mehreren internationalen Arbeitsgruppen liegt in der Etablierung der noch kostenintensiven Methoden in der Diagnostik und Therapie der diabetischen Nephropathie. Mittelfristig könnten die mittels Proteomanalyse im Urin identifizierten Biomarkermuster ein aussagekräftiges diagnostisches und prognostisches Instrument darstellen.

Als Folge der Nephropathie entwickelt sich meist eine arterielle Hypertension. Im Stadium der Niereninsuffizienz steigen Harnstoff und Kreatinin im Serum an, die glomeruläre Filtrationsrate (GFR) sinkt ab, das Nierenvolumen wird sonographisch nachweisbar geringer. Ein terminales Nierenversagen kann auftreten.

Kohortenstudien des Steno-Diabetes-Zentrums belegen eine deutliche Verbesserung der Prognose der diabetischen Nephropathie in der letzten Dekade. Durch bessere Blutdrucktherapie, Lipidsenkung und Raucherentwöhnung war der durchschnittliche jährliche Abfall der glomerulären Filtrationsrate bei fast 500 Patienten mit Typ-1-Diabetes um 20 % langsamer als in früheren Studien. Insbesondere auf den negativen Effekt des Zigarettenrauchens sowohl für die Nephropathie als auch die Retinopathie sollten Jugendliche mit Diabetes immer wieder hingewiesen werden. Gerade wenn keine HbA_{1c}-Verbesserung als Ziel des nächsten Behandlungsabschnitts in Frage kommt, sollte der positive Effekt des Nichtrauchens auf die langfristige Prognose betont werden.

12.4.4 Diagnostik der arteriellen Hypertonie

Wegen der ätiopathogenetischen Bedeutung des arteriellen Bluthochdrucks für die diabetische Nephropathie ist die regelmäßige Blutdruckmessung auch bei Kindern und Jugendlichen mit Typ-1-Diabetes dringend notwendig. Zur Abgrenzung einer Hypertension bei Kindern und Jugendlichen eignen sich die europäischen Normalwerte für die Gelegenheitsmessung des Blutdrucks (◘ Tab 12.5).

12

Empfehlungen für die Untersuchungstechnik

- Die Messung erfolgt nach 5 min Ruhe im Sitzen.
- Der Arm liegt entspannt in Herzhöhe auf.
- Die Blutdruckmanschette muss hinsichtlich ihrer Größe für den Patienten geeignet sein.
- Bei Benutzung eines Sphygmomanometers wird während des Aufpumpens der Manschette der Puls der A. radialis palpiert. Das Aufpumpen erfolgt zügig bis zu einer Druckhöhe von ca. 30 mmHg oberhalb des Verschwindens des Radialispulses.
- Die Korotkoff-Phasen I (erstmaliges Auftreten der Korotkoff-Töne) und V (vollständiges Verschwinden der Korotkoff-Töne der Phase IV) markieren den systolischen bzw. diastolischen Blutdruck. Wenn die Korotkoff-Töne bis in sehr niedrige diastolische Bereiche zu hören sind, markiert der Beginn der Korotkoff-Phase IV den diastolischen Blutdruck.
- Das Ablesen des Drucks auf der Manometerskala erfolgt auf 2 mmHg genau. Dafür muss der Manschettendruck mit einer Geschwindigkeit von etwa 2 mmHg pro Sekunde reduziert werden. Höhere Ablassgeschwindigkeiten führen vor allem bei Patienten mit niedrigeren Pulsfrequenzen zu

einer wesentlichen Unterschätzung des systolischen und Überschätzung des diastolischen Blutdrucks.
- Die Auskultation der Korotkoff-Töne mit der Glocke des Stethoskops erleichtert die Wahrnehmung vor allem der niederfrequenten Töne der Phase IV, was eine Voraussetzung für die korrekte Ermittlung des diastolischen Blutdrucks ist.
- Der Vorgang der Blutdruckmessung steigert kurzfristig den Blutdruck. Daher wird der Blutdruck zweimal gemessen. Das Ergebnis der ersten Messung wird verworfen. Zwischen zwei Messungen ist eine Pause von mindestens 60 s erforderlich.
- Bei dem ersten Patientenkontakt erfolgen die Messungen an beiden Armen. Bei unterschiedlichen Messwerten ist der höhere Wert relevant. Spätere Messungen werden an diesem Arm durchgeführt.

Ein Blutdruck über 140 mmHg systolisch oder über 90 mmHg diastolisch gilt nicht nur bei Erwachsenen, sondern auch bei Jugendlichen als hypertensiv, auch wenn dieser Blutdruck bei besonders großen Jugendlichen noch unterhalb der 95. Perzentile liegt.

Wenn mit der konventionellen Einzelblutdruckmessung mehrfach pathologisch erhöhte Werte gemessen werden, sollte die Sicherung der Diagnose »arterielle Hypertension« mit Hilfe einer vollautomatischen 24-h-Blutdruckmessung erfolgen. Besonders bei Kindern und Jugendlichen mit Diabetes liegt häufig eine sog. »Weißkittel-Hypertonie« vor, die sich durch eine zirkadiane Messung nicht bestätigen lässt (Normalwerte ◘ Tab. 12.6).

Eine besondere Form der Hypertonie ist das Fehlen der nächtlichen Blutdruckabsenkung bei aufgehobenem zirkadianem Blutdruckrhythmus. Bei Erwachsenen mit Diabetes wird dieses Phänomen als Hinweis auf existente oder entstehende Endorganschäden gewertet. Eine 24-h-Blutdruckmessung sollte immer dann durchgeführt werden, wenn Gelegenheitsblutdruckmessungen systolisch oder diastolisch oberhalb der 95. Perzentile liegen oder eine Retinopathie bzw. Mikroalbuminurie vorliegt.

12.4.5 Therapie der Nephropathie und der arteriellen Hypertonie

Der Nachweis einer arteriellen Hypertension bei Jugendlichen mit Diabetes ist so wichtig, weil unverzüglich mit der Therapie begonnen werden muss, um ein weiteres Fortschreiten des mikroangiopathischen Prozesses zu minimieren bzw. zu

Tab. 12.5 Längenbezogene Normalwerte für die Gelegenheitsblutdruckmessung bei Kindern und Jugendlichen (KIGGS 2003–2006; adaptiert von Neuhauser et al. 2011)

Länge (cm)	Jungen systolisch				Jungen diastolisch				Mädchen systolisch				Mädchen diastolisch			
	Perzentile															
	50.	90.	95.	99.	50.	90.	95.	99.	50.	90.	95.	99.	50.	90.	95.	99.
95	96	106	109	115	58	66	69	73	96	105	108	114	59	67	70	75
100	96	107	110	116	59	67	70	75	96	105	108	114	59	68	70	75
105	97	107	111	117	59	68	71	75	96	106	109	115	59	68	71	75
110	97	107	110	117	60	68	71	75	98	108	111	117	60	69	71	76
115	98	108	111	118	60	69	71	76	99	109	112	118	61	69	72	76
120	98	108	112	118	60	69	71	76	99	109	112	118	61	69	72	76
125	99	109	112	118	61	69	72	76	100	110	113	119	62	70	72	77
130	100	110	113	119	61	70	72	77	101	112	115	121	63	71	73	77
135	101	111	114	120	62	70	73	77	103	114	117	123	63	72	74	78

140	102	113	116	122	63	71	74	78	105	115	119	125	64	72	74	79
145	104	114	118	124	63	72	74	79	106	117	120	127	64	73	75	79
150	106	117	120	127	65	73	76	80	108	120	123	130	66	74	76	81
155	109	120	123	131	66	75	77	82	110	122	125	132	67	75	78	82
160	112	125	128	136	67	76	79	84	112	123	127	134	68	77	79	84
165	115	128	132	141	68	78	80	85	113	125	129	135	70	79	81	86
170	120	135	139	148	71	81	83	89	115	126	130	137	71	80	83	88
175	121	136	141	150	71	81	84	89	115	127	131	138	71	81	83	88
180	123	137	142	151	72	81	84	90								

Tab. 12.6 Oszillometrisch gemessene ambulante 24-h-Blutdruckmessungs-(ABDM)-Mittelwerte für gesunde Kinder (in mmHg). Auch für den längenunabhängigen nächtlichen Blutdruckabfall (Dip) wurden in dieser Studie Normwerte angegeben. Beurteilungskriterium für einen aufgehobenen nächtlichen Dip war die 5. Perzentile. Die 5. Perzentile des nächtlichen Dips gesunder Kinder und Jugendlicher lag für Jungen und Mädchen gemeinsam systolisch bei 3 % und diastolisch bei 7 %

Länge (cm)	Perzentilen für die					
	24-h-Periode		Tageswerte		Nachtwerte	
	P50	P95	P50	P95	P50	P95
Jungen						
120	105/65	113/72	112/73	123/85	95/55	104/63
130	105/65	117/75	113/73	125/85	96/55	107/65
140	107/65	121/77	114/73	127/85	97/55	110/67
150	109/66	124/78	115/73	129/85	99/56	113/67
160	112/66	126/78	118/73	132/85	102/56	116/67
170	115/67	128/77	121/73	135/85	104/56	119/67
180	120/67	130/77	124/73	137/85	107/56	122/67
Mädchen						
120	103/65	113/73	111/72	120/84	96/55	107/66
130	105/66	117/75	112/72	124/84	97/55	109/66
140	108/66	120/76	114/72	127/84	98/55	111/66
150	110/66	122/76	115/73	129/84	99/55	112/66
160	111/66	124/76	116/73	131/84	100/55	113/66
170	112/66	124/76	118/74	131/84	101/55	113/66
180	113/66	124/76	120/74	131/84	103/55	114/66

P Perzentile

unterbinden. Große Bedeutung kommt dabei einer adäquaten Hypertonieschulung der Patienten zu. Sie beinhaltet die

- Einweisung in Blutdruckselbstmessung,
- Erkennung und Therapie von orthostatischen Blutdruckerhöhungen,
- Aufklärung über potenzielle Nebenwirkungen und
- Hinweis auf Nikotinverzicht.

Schwieriger ist das therapeutische Vorgehen bei normotensiven Jugendlichen mit Mikroalbuminurie. Neben einer bestmöglichen glykämischen Einstellung werden verschiedene weitere präventive Maßnahmen z. T. kontrovers diskutiert. Von besonderer Bedeutung für die Pädiatrie ist der Nikotinkonsum, da das Rauchen ein nachgewiesener unabhängiger Progressionsfaktor sowohl für die Retinopathie und Nephropathie als auch für die Makroangiopathie ist. Eine weitere, allerdings umstrittene Maßnahme zur Prävention bzw. Behandlung der diabetischen Nephropathie ist die Reduktion der täglichen Eiweißaufnahme (ca. 10 % der Gesamtkalorienzufuhr).

Wegen der hohen Rate einer transienten bzw. intermittierenden Mikroalbuminurie bei Jugendlichen und fehlender Langzeitstudien muss, im Hinblick auf die Notwendigkeit einer lebenslangen Therapie, nach dem gegenwärtigen Stand die Entscheidung über den Einsatz der ACE-Hemmer individuell getroffen werden. Für eine prophylaktische Gabe von ACE-Hemmern oder Rheologika an Jugendliche mit Diabetes ohne Frühzeichen von Sekundärveränderungen gibt es gegenwärtig keine wissenschaftliche Basis. Bei Vorliegen einer persistierenden Mikroalbuminurie sollten

- die langfristige Stoffwechsellage,
- die Diabetesdauer,
- 24-h-Blutdruckprofile,
- das Vorhandensein retinaler Veränderungen und
- anderer Risikofaktoren

die Basis für die Entscheidung über den Beginn einer ACE-Hemmertherapie liefern. Wegen seiner relativ langen Halbwertszeit hat sich Enalapril (z. B. täglich eine Dosis) bewährt.

Bei ungünstigem Verlauf und drohendem Nierenversagen ergeben sich Indikationen zum Einsatz der Dialyse und Nierentransplantation. Da die Hämodialyse bei Patienten mit Diabetes mit häufigen Komplikationen behaftet ist, sollte frühzeitig (bei Kreatininwerten über 5 mg/dl = 45 mmol/l) die Transplantation geplant werden. Neuere Berichte zeigen, dass die Transplantationserfolge bei Patienten mit Diabetes nicht viel schlechter sind als bei Patienten ohne Diabetes. Daneben gibt es zunehmend günstige Ergebnisse bei simultaner Transplantation von Niere und Pankreas.

Die wirksamste Maßnahme zur Verhinderung einer diabetischen Nephropathie bleibt die Vermeidung langfristiger ausgeprägter Hyperglykämien. HbA_{1c}-Werte < 7,5 % (58 mmol/mol) und Blutdruckwerte < 135/85 mmHg sind die einzigen therapeutischen Möglichkeiten, um eine beginnende Nephropathie in ihrem Verlauf günstig zu beeinflussen. Weiterhin ist ein Nikotinverzicht zu empfehlen.

12.5 Diabetische Neuropathie

Diabetische Folgeschäden des Nervensystems sind in Bezug auf Pathogenese und klinische Symptomatologie polymorph. Daher sind die epidemiologischen Daten über die Prävalenz der diabetischen Neuropathie sehr unterschiedlich. Obwohl bei Kindern und Jugendlichen mit Diabetes vereinzelt pathologische Befunde erhoben werden können, sind diese in der longitudinalen Beobachtung mit den heute verfügbaren Nachweismethoden meist ohne klinische Relevanz. Daher ist die Erfassung einer Neuropathie für die pädiatrische Diabetologie im Vergleich zur Retinopathie und Nephropathie bislang von untergeordneter Bedeutung. Grundsätzlich unterscheidet man eine sensomotorische und eine autonome Neuropathie.

12.5.1 Pathologische Anatomie und Physiologie

Bei der diabetischen Neuropathie ist kein einheitliches histologisches Bild der Schädigung der peripheren Nerven nachweisbar. Es werden nebeneinander axonale und demyelinisierende Schädigungszeichen beobachtet. Die Variabilität der pathologisch-anatomischen Befunde entspricht den sehr unterschiedlichen klinischen Manifestationsformen.

Charakteristisch ist, dass es bleibende, morphologisch fassbare Veränderungen am Nerven gibt, daneben aber auch reversible Störungen der Nervenfunktion, die z. B. nach besserer Stoffwechseleinstellung des Patienten wieder verschwinden.

Pathogenetisch werden im Wesentlichen vaskuläre Ursachen mit konsekutiver Ischämie bzw. Hypoxie und metabolische Faktoren (z. B. nichtenzymatische Glykierung, Polyolstoffwechsel) angenommen. Mikroangiopathische Veränderungen der Vasa nervorum, die die peripheren Nerven versorgen, könnten z. B. eine ischämische Neuropathie verursachen. Ausmaß und Schwere der diabetischen Neuropathie korrelieren eindeutig mit der Qualität der Stoffwechseleinstellung. Weiterhin spielt die arterielle Hypertonie bei der Entwicklung der Neuropathie eine wichtige Rolle. Alkohol und Nikotin sind zusätzlich diskutierte Risikofaktoren.

12.5.2 Klassifikation

In der ▶ Übersicht ist die in den Leitlinien der DDG dargestellte Klassifikation der Neuropathien zitiert.

Klassifikation der Neuropathien

- **Symmetrische Polyneuropathie**
  - Sensible oder sensomotorische Polyneuropathie
  - Autonome Neuropathie
  - Symmetrische proximale Neuropathie der unteren Extremitäten
- **Fokale und multifokale Neuropathien**
  - Kraniale Neuropathie
  - Mononeuropathie des Stammes und der Extremitäten
  - Asymmetrische proximale Neuropathie der unteren Extremitäten
- **Mischformen**

12.5.3 Sensomotorische diabetische Neuropathie

Eine der häufigsten Formen der sensomotorischen diabetischen Neuropathie ist die vom symmetrisch-proximalen Typ. Sie beginnt an den Beinen, später sind auch die Arme betroffen. Die Beschwerden bleiben beinbetont. Kribbeln, Brennen, Ameisenlaufen, Hyperästhesie, Schmerzmissempfindung und Temperaturmissempfindung sind die wichtigsten sensiblen Symptome, Lähmungen, Eigenreflexabschwächung, Faszikulieren und Muskelkrämpfe die häufigsten motorischen Symptome.

Beim asymmetrisch-proximalen Typ der Neuropathie sind einseitige Schmerzen von bohrendem, wühlendem oder brennendem Charakter an Hüfte und Oberschenkel, die in Ruhe, z. B. während der Nacht, zunehmen, charakteristisch. Eine mögliche Lähmung betrifft meist das Heben des Oberschenkels und die Streckung des Unterschenkels.

Sehr viel seltener sind diabetische Mononeuropathien, z. B. im Bereich des N. oculomotorius, des Plexus lumbosacralis und des Plexus brachialis. Auch die sog. Engpasssyndrome wie das Karpaltunnelsyndrom werden den Mononeuropathien zugeordnet.

12.5.4 Diagnostik

Die wichtigste Maßnahme zur Identifikation einer diabetischen Neuropathie ist die sorgfältige Erhebung der Anamnese, d. h. besonders der von Patienten beklagten Beschwerden. Hierfür eignet sich der sog. Young-Score, der in einen neurologischen Symptom- und einen neurologischen Defizit-Score unterteilt ist (◘ Abb. 12.5 und ◘ Abb. 12.6).

Hilfreich ist weiterhin die Gegenüberstellung der verschiedenen Verlaufsphasen der sensomotorischen diabetischen Neuropathien mit den entsprechenden Diagnosekriterien (◘ Tab. 12.7).

Die apparative Diagnostik hat nur einen geringen Stellenwert. Auf eine Elektroneuro- oder Elektromyographie kann bei der sensomotorischen diabetischen Neuropathie meist verzichtet werden. Die Messung der Leitgeschwindigkeit erfasst z. B. nur die Funktion der schnell leitenden Nervenfasern. Die für die Wahrnehmung des Schmerzes und die autonomen Funktionsstörungen wichtigen dünnen, unbemarkten Fasern werden nicht erfasst.

Wichtig für die Diagnose einer sensomotorischen diabetischen Neuropathie sind dagegen neurologische Untersuchungsmethoden, die mit Hilfe einfacher Geräte (z. B. Stimmgabel, Reflexhammer, Monofilament) durchgeführt werden können.

Die Schmerzempfindung wird mit einem Zahnstocher, einer Einmalnadel oder einem Neurotip geprüft (Frage: »Ist es schmerzhaft?«), die Berührungsempfindung (Oberflächensensibilität) mit einem Wattebausch, die Vibrationsempfindung mit einer 128-Hz-Stimmgabel (zunächst am Großzehengrundgelenk, wenn negativ am Malleolus medialis). Wichtig ist weiterhin die Auslösung der Muskeleigenreflexe (Achilles- und Patellarsehnenreflex). Die Temperaturempfindung wird mit Hilfe einer kalten Stimmgabel, eines eiswassergekühlten Reagenzglases oder eines Tip Therm geprüft, die Druckempfindung mit einem 10-g-Monofilament auf der Plantarseite des Metatarsale II im Bereich des Zehenballens.

12.5.5 Therapie

Eine signifikante Verbesserung objektiver und subjektiver Parameter der sensomotorischen Neuropathie ist nur durch eine langfristig nahe-normoglykämische Stoffwechseleinstellung möglich. Neben dieser kausalen Therapie gibt es nur symptomatische Maßnahmen zur Reduzierung der Symptome und Beschwerden der diabetischen Neuropathie. Dazu gehören die Normalisierung des Blutdrucks, die Fußpflege, die Prophylaxe von Fußläsionen und Krankengymnastik. Bei Schmerzen können einfache Analgetika, aber auch Antiepileptika (Carbamazepin, Gabapentin), selektive Serotoninwiederaufnahmehemmer (Citalopran, Paroxetin),

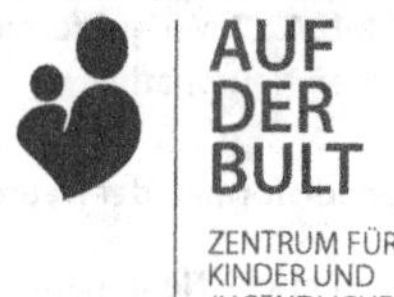

ALLGEMEINE KINDERHEILKUNDE
DIABETOLOGIE, ENDOKRINOLOGIE,
KLINISCHE FORSCHUNG

Neuropathie-Status (1)

Patient: **Diabetes-Manifestation:**

Periphere Symptome:

☐ erhoben ☐ nicht erhoben

____
Datum

Vibrationsempfinden:	rechts	links
normal	☐ 0	☐ 0
abgeschwächt	☐ 1	☐ 1
fehlend	☐ 1	☐ 1
nicht erhoben	☐	☐
Slimmgabeltest	__/8	__/8

Schmerzempfinden:	rechts	links
normal	☐ 0	☐ 0
abgeschwächt	☐ 1	☐ 1
fehlend	☐ 1	☐ 1
nicht erhoben	☐	☐

Temperaturempfinden:	rechts	links
normal	☐ 0	☐ 0
abgeschwächt	☐ 1	☐ 1
fehlend	☐ 1	☐ 1
nicht erhoben	☐	☐

Achillessehnenreflex:	rechts	links
normal	☐ 0	☐ 0
abgeschwächt	☐ 1	☐ 1
fehlend	☐ 2	☐ 2
nicht erhoben	☐	☐

NDS:_______

Aus den gg, Tabellen wird der Neuropathie Defizit Score (NDS) berechnet:
NDS bis 3 = keine neuropathischen Defizite, 3 - 5 = leichte Defizite, 6 - 6 = mäßige Defizite, 9 - 10 =schwere Defizite

Berührungsempfinden	rechts	links
normal	☐	☐
abgeschwächt	☐	☐
fehlend	☐	☐
nicht erhoben	☐	☐

Patellasehnenreflex:	rechts	links
normal	☐	☐
abgeschwächt	☐	☐
fehlend	☐	☐
nicht erhoben	☐	☐

Abb. 12.5 Anleitung zur Erhebung des Neuropathiestatus inkl. neurologischem Defizit-Score (NDS, Young-Score)

Tab. 12.7 Verlaufsformen und Diagnosekriterien der sensomotorischen diabetischen Neuropathie

Verlaufsformen der Neuropathie	Diagnosekriterien
Subklinische Neuropathie	Pathologische quantitative neurophysiologische Tests (Vibratometrie, quantitative Thermästhesie, Elektroneurographie)
	Weder Beschwerden noch klinische Befunde
Chronisch-schmerzhafte Neuropathie (häufig)	Schmerzhafte Symptomatik in Ruhe (symmetrisch und nachts zunehmend): Brennen, einschießende oder stechende Schmerzen, unangenehmes Kribbeln
	Sensibilitätsverlust unterschiedlicher Qualität und/oder beidseitig reduzierte Muskeleigenreflexe
Akut-schmerzhafte Neuropathie (eher selten)	Symmetrische Schmerzen an den unteren Extremitäten und eventuell auch im Stammbereich stehen im Vordergrund
	Eventuell zusätzlich Hyperästhesie
	Kann mit Beginn bzw. Intensivierung einer Insulintherapie assoziiert sein (Insulinneuritis)
	Geringe Sensibilitätsstörungen an den unteren Extremitäten oder normaler neurologischer Untersuchungsbefund
Schmerzlose Neuropathie	Fehlende Symptome bzw. Taubheitsgefühl und/oder Parästhesien
	Reduzierte oder fehlende Sensibilität bei fehlenden Muskeleigenreflexen (insbesondere ASR)
Diabetische Amyotrophie	Progredienter, zumeist asymmetrischer Befall der proximalen Oberschenkel- und Beckenmuskulatur mit Schmerzen und Paresen
Langzeitkomplikationen der distal-symmetrischen Polyneuropathie mit unterschiedlichem Penetrationsgrad	Neuropathische Fußläsionen, z. B. Fußulzera
	Diabetische Osteoarthropathie (Charcot-Fuß)
	Nichttraumatische Amputation

ALLGEMEINE KINDERHEILKUNDE
DIABETOLOGIE, ENDOKRINOLOGIE,
KLINISCHE FORSCHUNG

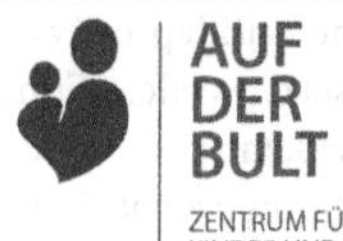

Neuropathie-Status (2)

Patient:

Diabetes-Manifestation:

Für DMP:

Pulsstatus:

☐ unauffällig ☐ auffällig ☐ nicht erhoben

Fußstatus:

☐ unauffällig ☐ auffällig ☐ nicht erhoben

Wenn auffälling, Grad:

____

Sensibilitätsprüfung:

☐ unauffällig ☐ auffällig ☐ nicht erhoben

Autonome Neuropathie:

Symptome der Orthostase: Ja ☐ Nein ☐ ☐ nicht erhoben

Gastroparese: Ja ☐ Nein ☐ ☐ nicht erhoben

Herzfrequenzvarianzanalyse:

☐ normal ☐ eingeschränkt

☐ nicht verwertbar ☐ nicht erhoben

Bemerkungen:

____

____

Einteilung des Diabetischen Fußsyndroms

Grad nach Wagner bzw. Armstrong						
	0	1	2	3	4	5
A	Prä- oder postulcerative Läsion	Oberflächliche Wunde	Wunde bis zur Ebene von Sehne oder Kapsel	Wunde bis zur Ebene von Knochen oder Gelenk	Nekrose von Fußteilen	Nekrose des gesamten Fußes
B	Mit Infektion	Mit Infektion	Mit Infektion	Mit Infektion	Mit Infektion	Mit Infektion
C	Mit Ischämie	Mit Ischämie	Mit Ischämie	Mit Ischämie	Mit Ischämie	Mit Ischämie
D	Mit Infektion und Ischämie	Mit Infektion und Ischämie	Mit Infektion und Ischämie	Mit Infektion und Ischämie	Mit Infektion und Ischämie	Mit Infektion und Ischämie
Anmerkung zur Tabelle: Die Ziffern 0 bis 5 geben die Wagner-Stadien und die Buchstaben A bis D die Arnstrong-Klassifikation wieder.						

Abb. 12.6 Anleitung zur Erhebung des Neuropathiestatus inkl. Dokumentation für das Disease-Management-Programm (DMP) für volljährige Patienten mit Typ-1-Diabetes. Einteilung des diabetischen Fußsyndroms nach Wagner

trizyklische Antidepressiva (Amitriptylin, Clomipramin, Imipramin) und Tramadol eingesetzt werden. Substanzen mit erhöhten renalen und kardiovaskulären Langzeitrisiken (z. B. nicht-steroidale Antiphlogistika, NSAR; Coxide) sind bei der Therapie neuropathischer Schmerzen im Rahmen des Diabetes nicht indiziert. Als realistische Ziele einer medikamentösen Therapie bei neuropathischen Schmerzen sind in der Regel anzustreben:

- eine Schmerzreduktion um 30–50 % auf einer visuellen Analogskala (VAS) oder einer numerischen Ratingskala (NRS),
- eine Verbesserung des Schlafes,
- eine Verbesserung der Lebensqualität,
- die Erhaltung sozialer Aktivitäten und der sozialen Teilhabe,
- die Erhaltung der Arbeitsfähigkeit.

Die genannten Therapieziele müssen mit dem Patienten vor Beginn und im Verlauf der Therapie besprochen werden, um zu hoch gesteckten Zielen oder Erwartungen vorzubeugen. So werden Enttäuschungen vermieden, aus denen eine Schmerzverstärkung resultieren kann (DDG-Praxisleitlinie 2013).

12.5.6 Autonome diabetische Neuropathie

Autonome Neuropathien treten selten isoliert auf, sie betreffen meist mehrere Organsysteme. Die folgenschwerste ist die kardiovaskuläre Neuropathie, weil sie zum »stummen Infarkt« führen kann. Symptome der kardiovaskulären Neuropathie sind Blutdruckabfall, Schwäche, Schwindel und Ohnmacht.

Die gastrointestinale Neuropathie kann mit Störungen der Ösophagusfunktion und der Magen- oder Darmentleerung einhergehen. Bei ösophagealer Beteiligung treten dysphagische Beschwerden, Sodbrennen, Übelkeit und Erbrechen auf, bei der sehr viel häufigeren Magenbeteiligung Übelkeit, Erbrechen, Völlegefühl, Blähungen, Aufstoßen und abdominelle Schmerzen. Führendes Symptom bei der Neuropathie des Dünndarms ist die Diarrhö, bei der des Dickdarms die Obstipation.

Die urogenitale Neuropathie tritt ausschließlich bei erwachsenen Patienten auf und ist durch diabetische Zystopathie und erektile Dysfunktion charakterisiert. Bei der endokrinen Dysfunktion ist die Hypoglykämiewahrnehmung gestört, und es fehlt die hormonelle Gegenregulation. Sehr selten ist die Neuropathie der Pupille, bei der die Pupillenmotorik gestört ist. Sie verursacht geringe Beschwerden (Störungen der Hell-Dunkel-Adaptation mit Blendungsgefühl). Störungen der Sudomotorik (gustatorisches Schwitzen, »trockene Füße«) und der Trophik (Hyperkeratose, Rhagaden, neurotrophisches Ulkus, Osteopathie, Osteoarthropathie, Ödem) sind Manifestationen der autonomen diabetischen Neuropathie, zu der schließlich auch noch die respiratorische Neuropathie mit einer Fehlregulation der Atmung gehört (Schlafapnoe, Atemstillstand).

12.5.7 Diagnostik

Auch bei der Diagnose der autonomen diabetischen Neuropathie spielt die Erhebung der Anamnese eine zentrale Rolle. Bei Beschwerden, die auf eine autonome Neuropathie hinweisen, sind verschiedene spezielle Untersuchungen notwendig. In ◘ Tab. 12.8 sind die klinisch wichtigen Manifestationen und die zugeordnete Diagnostik der autonomen Neuropathie einander gegenübergestellt (DDG-Praxisempfehlungen 2013).

◘ Tab. 12.8 Formen der autonomen diabetischen Neuropathie und zugeordnete Diagnostik

Organe und Funktionen	Untersuchungsmethoden
Kardiovaskuläres System	
Ruhetachykardie Herzfrequenzstarre Belastungsintoleranz Verminderte bzw. fehlende Wahrnehmung von Myokardischämien Perioperative Instabilität Posturale Hypotonie Präkapilläre arteriovenöse Shunts	Tests zur Herzfrequenzvariante Orthosthasetest, Kipptischtest
Gastrointestinales System	
Dysfunktion: Ösophagus, Magen, Darm, Gallenblase Anorektale Dysfunktion (Stuhlinkontinenz)	Magenentleerung (nuklearmedizinisch, sonographisch) Gastrokolische Transitzeit (röntgenologisch, H_2-Exhalationstest, nuklearmedizinisch) Gallenblasenkontraktion (sonographisch) Ösophagogastrointestinale Manometrie
Urogenitales System	
Diabetische Zystopathie Erektile Dysfunktion	Maximales Nacht-Morgen-Urinvolumen (Sonographie) Urologische Funktionstests Standardisierter Fragebogen

Tab. 12.8 (Fortsetzung)

Organe und Funktionen	Untersuchungsmethoden
Endokrine Dysfunktion Gestörte Hypoglykämiewahrnehmung und (oder) Fehlen einer hormonellen Gegenregulation	Engmaschige Blutglukosekontrollen (insbesondere Selbstkontrollen), besonders auch nachts (CGM)
Pupillomotorik Miosis Gestörte Pupillenreflexe Verminderte Dunkeladaptation	Infrarotpupillometrie (Mydriasegeschwindigkeit, Latenzzeit des Pupillenreflexes)
Sudomotorik Dyshidrose (gustatorisches Schwitzen, »trockene Füße«)	Schweißtest
Trophik Hyperkeratosen, Rhagaden Neurotrophisches Ulkus	Fußinspektion Klinisch-neurologische und -angiologische Untersuchung
Osteopathie Osteoarthropathie (Charcot-Fuß) Ödem	Röntgen, ggf. CT, NMR Pedographie (zur Qualitätskontrolle orthopädieschuhtechnischer Maßnahmen und Ermittlung der Druckbelastung unter den Fußsohlen)
Respiratorisches System	
Zentrale Fehlregulation der Atmung mit herabgesetztem Atemantrieb gegenüber Hyperkapnie bzw. Hypoxämie Schlafapnoe Atemstillstand	Ggf. Schlaflabor

CT Computertomographie, *NMR* »nuclear magnetic resonance«

12.5.8 Beratung

Wie bei der sensomotorischen Neuropathie treten Dysfunktionen und Beschwerden der autonomen Neuropathie frühestens nach 10-, meist jedoch erst nach 15- bis 20-jähriger Diabetesdauer auf, d. h. frühestens bei älteren Jugendlichen, nie jedoch bei Kindern mit Typ-1-Diabetes. Für den Kinder- und Jugendarzt ist es daher wichtig, bei seinen Patienten durch eine möglichst gute, d. h. nahe-normoglykämische Stoffwechseleinstellung das Auftreten einer diabetischen Neuropathie herauszuschieben oder ganz zu verhindern. Eine wichtige Aufgabe besteht aber auch darin, bei Eltern und vor allem bei Jugendlichen die Ängste vor neuropathischen Folgeerkrankungen, z. B. der erektilen Dysfunktion oder dem diabetischen Fuß, zu zerstreuen. Dazu gehören nicht nur der Hinweis, dass sie, wenn überhaupt, erst nach langer Diabetesdauer im Erwachsenenalter auftreten, sondern auch die Tatsache, dass schon jetzt wirksame Therapiemöglichkeiten verfügbar sind, die in den nächsten Jahren weiter verbessert werden.

12.6 Möglichkeiten der Prävention von Folgeerkrankungen und der Verbesserung der Prognose des Typ-1-Diabetes

Vor Beginn der Insulinära war die Prognose des insulinabhängigen Diabetes schlecht. Die Patienten starben häufig 2–4 Monate nach Manifestation der Erkrankung. Todesursache war immer eine diabetische Ketoazidose mit Koma. Nach Einführung des Insulins in die Therapie hoffte man, dass Patienten mit Typ-1-Diabetes ein fast normales Leben zu erwarten hätten. Im Laufe der 1940er Jahre stellte sich diese Annahme als Irrtum heraus. Durch die Entwicklung diabetischer Spätkomplikationen, die heute als Folgeerkrankungen bezeichnet werden, ist die Lebenserwartung von Kindern und Jugendlichen weiterhin verkürzt, die Lebensqualität vermindert.

Durch die Anwendung intensivierter Therapieformen bei Kindern und Jugendlichen ist es in den letzten zwei Dekaden erfreulicherweise zu einer signifikanten Reduktion der durchschnittlichen HbA_{1c}-Werte im deutschsprachigen Raum gekommen (▶ Kap. 17). Aktuelle Daten aus dem populationsweiten schwedischen Register zeigen jedoch, dass junge Patienten mit einem sehr guten HbA_{1c}-Wert von weniger als 6,9 % (51,9 mmol/mol) weiterhin ein doppelt so hohes Mortalitätsrisiko als gleichaltrige Gesunde haben. Dies relativiert sich allerdings von dem Hintergrund der absolut niedrigen Mortalitätsraten in beiden Gruppen.

12.6.1 Die Rolle der Pubertät

1989 veröffentlichten Kostraba et al. Daten, aus denen hervorzugehen schien, dass die präpubertäre Diabetesdauer geringen Einfluss auf die Prävalenz mikrovaskulärer Komplikationen habe. Inzwischen liegen Publikationen vor, die Folgendes beweisen:

- Mikrovaskuläre Komplikationen können bereits präpubertär auftreten: jüngster Patient mit Retinopathie 9,6 Jahre, mit Mikroalbuminurie 11,5 Jahre.

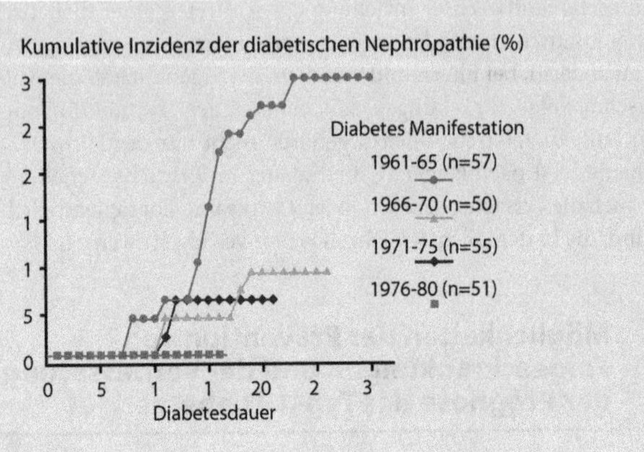

Abb. 12.7 Rückgang der Inzidenz der diabetesbedingten Nephropathie bei schwedischen Kindern mit Typ-1-Diabetes

- Die präpubertäre Diabetesdauer beeinflusst nachweislich die Inzidenz diabetischer Folgekomplikationen.
- Eine schlechte Qualität der Stoffwechselkontrolle hat auch schon vor der Pubertät vom Beginn des Diabetes an erhebliche Auswirkungen auf die Entwicklung diabetischer Folgeerkrankungen.

Benutzt man statistische Methoden, um die mittleren HbA_{1c}-Werte der präpubertären und postpubertären Diabetesdauer für die Entwicklung einer Retinopathie getrennt zu betrachten, so scheinen die hormonellen Umstellungen in der Pubertät sogar eine Beschleunigung der Retinopathieentwicklung zu bedingen. Eine lang andauernde Hyperglykämie vor der Pubertät trägt also genauso wie die Zeit während und nach der Pubertät zum Risiko für Folgeerkrankungen bei. Dabei ist zu berücksichtigen, dass genau in dieser Phase besonders viele Jugendliche sowohl nach eigenen wie nach internationalen Erfahrungen eine gute Stoffwechseleinstellung häufig nicht erreichen können.

Mut machen die Daten einer Gruppe pädiatrischer und internistischer Diabetologen aus Mittelschweden, die zeigen, dass die kumulative Inzidenz der diabetischen Nephropathie (persistierende Makroalbuminurie, d. h. Albuminexkretion über 300 mg/24 h) nach 20 Jahren Diabetesdauer bei einer homogenen, genetisch gleich belasteten Population von 31,1 % in den Jahren 1961–1965 auf 13,7 % in den Jahren 1976–1980 durch Verbesserung der Stoffwechselkontrolle reduziert werden konnte (Abb. 12.7).

Einer langfristig bestmöglichen nahe-normoglykämischen Stoffwechseleinstellung kommt also eine herausragende Bedeutung für die Prävention von Sekundärkomplikationen und damit der Prognose des Typ-1-Diabetes im Kindesalter zu. Beim Vergleich der Werte verschiedener Diabeteszentren ergaben sich hochsignifikante Unterschiede im durchschnittlichen HbA_{1c}-Wert. Auffällig war, dass in Zentren mit einem überdurchschnittlich niedrigen mittleren HbA_{1c}-Wert dieser sowohl bei Patienten mit kurzer als auch langer Diabetesdauer nachweisbar ist. Das spricht für die außerordentliche Bedeutung bereits des ersten Jahres nach Manifestation, in dem ein möglichst guter Umgang mit der Krankheit gelernt und etabliert wird. In der DCCT-Studie führte eine intensive Insulintherapie während der ersten 5 Diabetesjahre langfristig zu besseren HbA_{1c}-Werten und niedrigerer Mikroangiopathierate. Auch in der Berliner Retinopathiestudie waren Patienten, die einen niedrigen HbA_{1c}-Wert im ersten Diabetesjahr aufwiesen, signifikant später von Augenhintergrundsveränderungen betroffen.

Auch wenn andere Risikofaktoren (Hypertonie, Rauchen, erhöhte Eiweißzufuhr) und die genetische Prädisposition für die Entstehung von diabetischen Folgeerkrankungen mitverantwortlich sind, ist die zentrale pathogenetische Bedeutung der glukosetoxischen Wirkung einer unzureichenden Stoffwechselkontrolle heute unbestritten. Die einzige als gesichert anzusehende Maßnahme zur Prävention von Folgeerkrankungen und zur Reduktion der Mortalität bei Typ-1-Diabetes ist die Optimierung der Stoffwechseleinstellung bei Kindern, Jugendlichen und Erwachsenen gleichermaßen.

Zur Prävention von diabetischen Folgeerkrankungen müssen alle Pädiater dafür Sorge tragen, dass möglichst alle Kinder mit Diabetes bereits ab Manifestation eine kompetente pädiatrisch-diabetologische Betreuung erhalten und ihren Eltern und Betreuern durch entsprechende Schulung die Kompetenz für die sachgerechte Behandlung ihrer Kinder im Alltag vermittelt wird.

12.6.2 Empfohlene Screeninguntersuchungen und Interventionen

Ein wesentliches Therapieziel in der Betreuung von Kindern und Jugendlichen mit Diabetes ist das körperliche, psychische und soziale Wohlbefinden. Als Parameter für die normale somatische Entwicklung der Betroffenen müssen regelmäßig Größe, Gewicht sowie Pubertätsentwicklung überprüft werden. Sollten Abweichungen von den Perzentilen für Gewicht, Größe oder Körpermasseindex sowie Pubertätsverlauf vorhanden sein, müssen mögliche nicht-diabetesspezifische und diabetesspezifische Ursachen untersucht werden.

12

Tab. 12.9 Screeninguntersuchungen und Interventionen bei Langzeitkomplikationen bei Kindern und Jugendlichen mit Typ-1-Diabetes

Screeninguntersuchung und -intervalle		Empfohlene Screeningmethode(n)	Interventionen
1. Retinopathie	Alle 1(–2) Jahre Ab dem 11. Lebensjahr oder ab 5 Jahren Diabetesdauer	Binokulare bimikroskopische Funduskopie in Mydriasis durch routinierten Augenarzt	Verbesserung der glykämischen Kontrolle Lasertherapie
2. Nephropathie	Jährlich Ab dem 11. Lebensjahr oder ab 5 Jahren Diabetesdauer	Nachweis einer Mikroalbuminurie: – Konzentrationsmessung: 20–200 mg/l – Albuminexkretionsrate > 20 bis < 200 µg/min – Albumin-Kreatinin-Ratio	Verbesserung der glykämischen Kontrolle ACE-Hemmer AT-I-Blocker Nikotinabstinenz
3. Neuropathie	Bei langfristig schlechter Stoffwechsellage jährlich Ab dem 11. Lebensjahr oder ab 5 Jahre Diabetesdauer	Anamnese Berührungsempfinden (Monofilament) Vibrationsempfinden (Stimmgabeltest) Eigenreflexe	Verbesserung der glykämischen Kontrolle
4. Hypertonie	Alle 3 Monate mindestens jährlich ab dem 11. Lebensjahr	Ruhe-RR 24-h-RR bei mindestens 2× > 95. Perzentile oder bei Mikroalbuminurie	Lebensstilintervention (Bewegung, Salzrestriktion, Gewichtsreduktion, Reduktion Alkohol, Nikotinabstinenz) Falls nicht erfolgreich: ACE-Hemmer
5. Hyperlipidämie	Innerhalb des ersten Jahres nach Diagnose Dann alle 2 Jahre Präpubertär alle 5 Jahre	Bestimmung von – Gesamtcholesterin – HDL – LDL – Triglyzeride	Diätetische Therapie Falls nicht erfolgreich: ab dem 8. Lebensjahr Statine

Darüber hinaus ist das Auftreten von Komplikationen im Kindes- und Jugendalter wie beginnende Nephropathie (Mikroalbuminurie) oder beginnende Retinopathie ein Hinweis für die spätere Entwicklung von ausgeprägten mikro- und makrovaskulären Folgeerkrankungen. Daher sind neben der prospektiven Erfassung der somatometrischen Parameter der jungen Patienten auch regelmäßige Screeninguntersuchungen hilfreich, um solche Veränderungen rechtzeitig zu erkennen.

Ein Überblick über die aktuell empfohlenen Screeninguntersuchungen und Interventionen bei Kindern und Jugendlichen mit Typ-1-Diabetes ist der ◘ Tab. 12.9 zu entnehmen.

12.6.3 Die Behandlung der Hyperlipidämie

Sowohl die neuen ISPAD- wie auch die DDG-Leitlinien empfehlen einen frühen Beginn der Statintherapie bei erhöhten LDL-Werten. Einerseits gibt es keine kontrollierte Studie bei Patienten mit Typ-1-Diabetes bzgl. einer Reduktion kardiovaskulärer Mortalität durch eine Statintherapie. Demgegenüber stehen die überaus positiven Studienergebnisse und die überwiegend sehr gute Verträglichkeit bei Dyslipidämien anderer Genese, was wiederum angesichts der erhöhten kardiovas-

◘ Tab. 12.10 Algorithmusbasiertes Vorgehen bei Hypercholesterinämie von Kindern mit Typ-1-Diabetes. (Nach Schwab et al. 2014)

Schritt	Maßnahme	
1	Aufsuchen der entsprechenden Perzentile für Geschlecht, Alter, BMI und HbA_{1c} in der entsprechenden Tabelle für LDL-Cholesterin (◘ Tab. 12.11), non-HDL-Cholesterin bzw. HDL-Cholesterin (siehe Orginalpublikation)	
2	Aufsuchen der Cholesterin-Perzentile, die dem Patientenwert am nächsten ist	
3	Vergleich mit dem Wert der entsprechenden Cholesterin-Perzentile bei Kindern ohne Diabetes	
4	Abschätzung des Effekts einer realistischen HbA_{1c}-Verbesserung	
5	Festlegen des Vorgehens	– Zuwarten (»attentive care«) – intensivierte Insulintherapie – Lebensstilmaßnahmen – Cholesterin-modifizierende medikamentöse Therapie (z. B. Statine)

Tab. 12.11 Verteilung der LDL-Cholesterin-Perzentilen (mg/dl zur Umwandlung in mmol/l mit dem Faktor 0,0259 multiplizieren) bei Kindern und Jugendlichen mit Typ-1-Diabetes (n = 26.147) im Vergleich zur Hintergrundbevölkerung (n = 14.057). (Nach Schwab et al. 2014)

Alter	1–10 Jahre								> 10–18 Jahre							
BMI (kg/m²)	normalgewichtig < 90. Perzentile				übergewichtig ≥ 90. Perzentile				normalgewichtig < 90.Perzentile				übergewichtig ≥ 90. Perzentile			
HbA_{1c} (%)	< 6	< 7,5	≤ 9	> 9	< 6	< 7,5	≤ 9	> 9	< 6	< 7,5	≤ 9	> 9	< 6	< 7,5	≤ 9	> 9
Mädchen																
50. Perz. T1D	90	91	94	101	89	94	96	97	88	91	95	107	89	98	106	111
75. Perz. T1D	103	107	112	125	104	111	119	111	104	109	113	130	116	118	125	135
90. Perz. T1D	113	122	131	151	120	129	139	130	120	127	133	155	133	139	143	159
97. Perz. T1D	135	135	159	174	125	146	151	153	140	147	154	175	153	161	161	177
50. Perz.	97				97				91				100			
75. Perz.	113				116				108				118			
90. Perz.	129				135				127				136			
97. Perz.	147				152				146				153			

Jungen																
50. Perz. T1D	81	87	89	93	98	90	88	89	76	82	87	95	86	93	99	107
75. Perz. T1D	93	103	105	114	113	106	108	107	92	99	105	116	96	109	118	131
90. Perz. T1D	110	119	121	139	119	128	120	117	110	115	122	137	112	130	139	150
97. Perz. T1D	131	143	139	170	128	133	139	148	126	132	143	160	131	147	152	168
50. Perz.	92				96				85				97			
75. Perz.	108				113				101				116			
90. Perz.	123				134				118				134			
97. Perz.	140				147				134				151			

kulären Mortalität bei Typ-1-Diabetes und der häufig gleichzeitig auch schon bei pädiatrischen Patienten bestehenden kardiovaskulären Risikofaktoren zu der Behandlungsempfehlung ab einem LDL-Wert von 160 bzw. 130 mg/dl nach erfolgloser diätetischer Therapie führte (DDG-Leitlinien 2015, siehe ◘ Tab. 12.9). Allerdings stellt sich beim Vorliegen einer Dyslipidämie häufig die Frage, wie viel davon durch ein schlechte glykämische Einstellung bedingt ist und daher eher durch Stoffwechselnormalisierung anstelle einer zusätzlichen medikamentösen Therapie behandelt werden sollte. Dies ist wahrscheinlich auch der Grund, warum so wenige Jugendliche mit Typ-1-Diabetes eine Statintherapie erhalten, obwohl entsprechend den DPV-Daten 12 % LDL-Werte über 130 mg/dl bzw. 3 % über 160 % haben (cave: Prävalenz der familiären Hypercholesterinämie liegt bei 1 : 300!). Hierfür haben Schwab et al. ein algorithmusbasiertes Herangehen vorgeschlagen (◘ Tab. 12.10). Durch Vergleichstabellen zwischen den Lipidwerten der KiGSS-Studie und DPV lässt sich alters-, geschlechts- und BMI-bezogen der Einfluss des HbA_{1c} auf die LDL-Werte abschätzen (◘ Tab. 12.11).

Literatur und Webseiten

Andrésdóttir G, Jensen ML, Carstensen B et al (2015) Improved prognosis of diabetic nephropathy in type 1 diabetes. Kidney Int 87: 417–426

Brownlee M (2001) Biochemistry and molecular cell biology of diabetic complications. Nature 414: 813–820

Chiang JL, Kirkman SM, Laffel LMB, Peters AL, on behalf of the Type 1 Diabetes Sourcebook Authors (2014) Type 1 diabetes through the life span: a position statement of the American Diabetes Association. Diabetes Care 37: 2034–2054

Danne T, Kordonouri O, Hovener G, Weber B (1997) Diabetic angiopathy in children. Diabet Med 12: 1012–1025

Donaghue KC, Wadwa RP, Dimeglio LA, Wong TY, Chiarelli F, Marcovecchio ML, Salem M, Raza J, Hofman PL, Craig ME; International Society for Pediatric and Adolescent Diabetes (2014) ISPAD Clinical Practice Consensus Guidelines 2014. Microvascular and macrovascular complications in children and adolescents. Pediatr Diabetes 15 (Suppl 20): 257–269

Kellerer M, Siegel E im Auftrag der DDG (2013) Praxisempfehlungen der Deutschen Diabetes Gesellschaft. Diabetologie Suppl 2: S103–S240

Lind M, Svensson AM, Kosiborod M, Gudbjörnsdottir S, Pivodic A, Wedel H, Dahlqvist S, Clements M, Rosengren A (2014) Glycemic control and excess mortality in type 1 diabetes. N Engl J Med 371: 1972–1982

Nathan DM; DCCT/EDIC Research Group (2014) The diabetes control and complications trial/epidemiology of diabetes interventions and complications study at 30 years: overview. Diabetes Care 37: 9–16

Neu A, Bartus B, Bläsig, S, Bürger-Büsing J, Danne T, Dost A, Holder M, Holl RW, Holterhus P, Kapellen T, Karges B, Kordonouri O, Lange K, Lilienthal E, Ludwig-Seibold C, Müller F, Raile C, Schweizer R, Stachow R, von Sengbusch S, Wagner V, Wiegand S, Ziegler R (2015)

S3-Leitlinie zur Diagnostik, Therapie und Verlaufskontrolle des Diabetes mellitus im Kindes- und Jugendalter. S3-Leitlinie der Deutschen Diabetes Gesellschaft (im Druck). http://www.deutsche-diabetes-gesellschaft.de

Neuhauser HK, Thamm M, Ellert U, Hense HW, Schaffrath Rosario A (2011) Blood pressure percentiles by age and height from nonoverweight children and adolescents in Germany. Pediatrics 127: e978–e988

Schwab KO, Doerfer J, Scheidt-Nave C, Kurth BM, Hungele A, Scheuing N, Krebs A, Dost A, Rohrer TR, Schober E, Holl RW; German/Austrian Diabetes Documentation and Quality Management System (DPV) and the German Health Interview and Examination Survey for Children and Adolescents (KiGGS) (2014) Algorithm-based cholesterol monitoring in children with type 1 diabetes. J Pediatr 164: 1079–1084

Wuhl E, Witte K, Soergel M, Mehls O, Schaefer F, Kirschstein M, Busch C, Danne T, Gellermann J, Holl R, Krull F, Reichert H, Reusz GS, Rascher W; German Working Group on Pediatric Hypertension (2002) Distribution of 24-h ambulatory blood pressure in children: normalized reference values and role of body dimensions. J Hypertens 20: 1995–2007

Assoziierte Erkrankungen bei Typ-1-Diabetes

O. Kordonouri, T. Danne, K. Lange

T. Danne et al., *Kompendium pädiatrische Diabetologie*,
DOI 10.1007/978-3-662-48067-0_13,

13.1 Assoziierte Autoimmunerkrankungen

Autoimmunerkrankungen wie Typ-1-Diabetes, Zöliakie, Autoimmunthyreoiditis, Morbus Basedow, Morbus Addison, Vitiligo, Alopezie, Hypogonadismus oder perniziöse Anämie treten häufig im Zusammenhang miteinander auf. Kinder und Jugendliche mit Typ-1-Diabetes haben ein erhöhtes Risiko, eine weitere Autoimmunerkrankung zu entwickeln, insbesondere eine Autoimmunthyreoiditis oder Zöliakie.

Epidemiologische Studien bestätigen, dass das Risiko eines Patienten mit Typ-1-Diabetes, an einer Zöliakie oder Autoimmunthyreoiditis zu erkranken, 5- bis 10-mal höher als in der Normalbevölkerung ist.

Ein besonderes Charakteristikum dieser Erkrankungen sind die subklinischen Verlaufsformen, die sie einnehmen können. Typische klassische klinische Symptome einer Zöliakie wie Durchfälle, geblähtes Abdomen, perzentilenflüchtiges Gewichtswachstum bei Kindern oder ausgeprägte Gewichtsreduktion bei Erwachsenen sind nicht obligat, genauso wie die klinischen Symptome einer Über- oder Unterfunktion der Schilddrüse nicht die ersten Zeichen einer Autoimmunthyreoiditis darstellen. Als frühestes Zeichen für das Vorliegen einer Autoimmunerkrankung kann die Präsenz organspezifischer Autoantikörper im Serum der Patienten gelten, die heutzutage mit Hilfe hoch sensitiver und spezifischer Methoden erfasst werden können.

Bei Kindern und Jugendlichen mit Typ-1-Diabetes ist das Risiko, an einer Autoimmunthyreoiditis oder an einer Zöliakie zu erkranken, 5- bis 10-mal höher als in der Normalbevölkerung.

13.1.1 Autoimmunthyreoiditis und Morbus Basedow

Mit dem Begriff Autoimmunthyreoiditis werden Erkrankungen der Schilddrüse bezeichnet, bei denen ein autoimmunologisches Geschehen zu einer Entzündung mit Zerstörung von Schilddrüsengewebe und Einschränkung der Schilddrüsenfunktion führt. Obwohl derzeit noch keine international akzeptierte Klassifizierung der Autoimmunerkrankungen der Schilddrüse existiert, wird die Hashimoto-Thyreoiditis als die Hauptform der chronischen Autoimmunthyreoiditis angesehen. Der Prozess, der zu einer Autoimmunthyreoiditis führt, beinhaltet die Aktivierung von CD4 (Helfer)-T-Lymphozyten, die spezifisch gegen Schilddrüsenantigene gerichtet sind. Solche antigenspezifischen T-Zellen wurden im Schilddrüsengewebe von Patienten mit Morbus Basedow, nicht aber bei Patienten mit einer chronischen Autoimmunthyreoiditis isoliert. Sind autoreaktive CD4 T-Zellen aktiviert, werden B-Lymphozyten stimuliert und an der Schilddrüse rekrutiert. Sie produzieren schilddrüsenspezifische Autoantikörper. Die drei wichtigsten Zielantigene sind das Thyreoglobulin (TG), das Speicherprotein der Schilddrüsenhormone, die Thyreoperoxidase (TPO), das die Produktion der Schilddrüsenhormone regulierende Enzym, und der Thyreotropin(TSH)-Rezeptor. Daher ist eine Autoimmunthyreoiditis durch die Anwesenheit schilddrüsenspezifischer Autoantikörper im Serum gekennzeichnet: Anti-TG, Anti-TPO, TRAK.

Eine Autoimmunthyreoiditis kann mit einem unterschiedlichen Grad der thyreoidalen Dysfunktion einhergehen. Am häufigsten ist sie mit einer Unterfunktion der Schilddrüse (Hypothyreose) assoziiert. Man unterscheidet zwischen einer subklinischen (erhöhtes TSH, aber normales freies T4 (fT4), »subclinical hypothyroidism«) und einer manifesten Hypothyreose (erhöhtes TSH und erniedrigtes fT4, »overt hypothyroidism«). Letztere geht mit klinischen Symptomen wie schmerzlose Schilddrüsenvergrößerung (Struma), Gewichtszunahme, retardiertes Wachstum, Müdigkeit, Lethargie, Empfindlichkeit gegen Kälteeinwirkungen oder Bradykardie einher. Eine Überfunktion der Schilddrüse (Hyperthyreose: erniedrigtes TSH, erhöhtes fT3 und fT4) kann sowohl im Rahmen einer chronischen Autoimmunthyreoiditis (Hashimoto-Thyreoiditis) als auch im Rahmen eines Morbus Basedow vorkommen. Gewichtsabnahme ohne Appetitlosigkeit, Tremor, Tachykardie, Agitiertheit, Wärmeempfindlichkeit, Struma oder Exophthalmus gehören zu den klassischen klinischen Symptomen.

Besonderheiten der Autoimmunthyreoiditis bei Patienten mit Typ-1-Diabetes

Kinder und Jugendliche mit Typ-1-Diabetes haben im Vergleich zu Gesunden ein erhöhtes Risiko, eine Autoimmunerkrankung der Schilddrüse zu entwickeln. Im Vordergrund steht hier die Hashimoto-Thyreoiditis. Eine manifeste Hypothyreose tritt bei 1–3 % der Kinder und Jugendlichen mit Typ-1-Diabetes auf, eine Hyperthyreose eher seltener (< 1 %). Die Prävalenz dieser Erkrankungen ist 2- bis 5-fach höher als in der Normalbevölkerung.

Eine subklinische oder manifeste Autoimmunthyreoiditis kann sowohl bei Diabetesmanifestation als auch in den darauffolgenden Jahren, vorwiegend während der Pubertät, auftreten. Wie in der Normalbevölkerung erkranken Mädchen mit Typ-1-Diabetes häufiger an einer Autoimmunthyreoiditis und auch die Prävalenz positiver Schilddrüsenautoantikörper ist bei Mädchen signifikant höher als bei Jungen.

Der Nachweis von Schilddrüsenantikörpern (Anti-TPO-AK, Anti-TG) identifiziert Patienten mit einem erhöhten Risiko für eine klinisch manifeste Autoimmunerkrankung der Schilddrüse (Hashimoto-Thyreoiditis). Antikörper gegen den TSH-Rezeptor (TRAK) sprechen hingegen für einen Morbus Basedow. Das Auftreten von Autoantikörpern gegen Schilddrüsengewebe korreliert stark mit dem Alter von Kindern und Jugendlichen mit Typ-1-Diabetes. So war der Nachweis von Autoantikörpern gegen Schilddrüsengewebe in einer Auswertung deutscher und österreichischer Daten bei Kindern unter 5 Jahren bei 3,7 % positiv, jedoch unter Jugendlichen zwischen 15 und 20 Jahren bei 25,3 %. Die Wahrscheinlichkeit (kumulative Inzidenz) von jungen Patienten mit Typ-1-Diabetes, eine therapiebedürftige Autoimmunthyreoiditis innerhalb der ersten 10 Jahre ihrer Erkrankung zu entwickeln, liegt bei 14 %. Bei den Mädchen ist sie mit 18 % sogar deutlich höher. Insbesondere Patienten mit positiven Glutamatdecarboxylase (GAD)-Antikörpern bei Diabetesmanifestation weisen ein 3,5-fach höheres Risiko auf, eine Autoimmunthyreoiditis zu entwickeln, als solche ohne GAD-Antikörper.

TSH ist der sensitivste Parameter zur Erfassung einer Schilddrüsenfunktionsstörung. Ein Screening durch eine TSH-Messung wird bei Manifestation des Typ-1-Diabetes, bei klinischen Symptomen einer Schilddrüsenfunktionsstörung und bei asymptomatischen Patienten in 1- bis 2-jährlichen Abständen entsprechend den nationalen und internationalen Leitlinien empfohlen (► Übersicht). Bei pathologischem TSH-Wert sollten freies T4 (fT4) und T3 (fT3) bestimmt und eine Schilddrüsensonographie durchgeführt werden. Bei manifester Hypothyreose (definiert durch einen erhöhten TSH-Wert und erniedrigte Schilddrüsenhormonwerte) soll eine Substitution mit L-Thyroxin (100 µg per m^2 Körperoberfläche oder 3–5 µg/kg KG/Tag) erfolgen. Bei einer isolierten TSH-Erhöhung kann von einer kompensierten Funktionsstörung ausgegangen werden. Eine evidenzbasierte Indikation für eine Substitutionsbehandlung liegt jedoch nicht vor.

Empfehlungen zu Screeninguntersuchungen bei Kindern und Jugendlichen mit Typ-1-Diabetes der Expertenkommission der Arbeitsgemeinschaft Pädiatrische Diabetologie der Deutschen Diabetes Gesellschaft

- Bei Kindern und Jugendlichen mit Diabetes sollen bei Diabetesmanifestation sowie regelmäßig in 1- bis 2-jährlichen Abständen oder bei entsprechenden Symptomen eine TSH-Bestimmung und eine Bestimmung der Schilddrüsenautoantikörper (TPO-AK, Tg-AK) erfolgen
- Bei Vorliegen von TPO-Autoantikörpern und/oder TSH-Erhöhung soll eine Sonographie der Schilddrüse durchgeführt werden. Zur Therapie der autoimmunbedingten Hypothyreose oder Struma soll L-Thyroxin nach Therapieschema eingesetzt werden
- Kinder und Jugendliche mit Diabetes sollen bei Diabetesmanifestation und im weiteren Verlauf im Abstand von 1–2 Jahren sowie bei entsprechenden Symptomen auf Zöliakie untersucht werden
- Bei nachgewiesener Zöliakie (serologisch und bioptisch) mit Symptomen oder extraintestinaler Manifestation soll eine glutenfreie Diät durchgeführt werden
- Bei asymptomatischen Patienten sollte die Indikationsstellung zur glutenfreien Diät bzw. die weitere Verlaufskontrolle in Kooperation mit dem pädiatrischen Gastroenterologen erfolgen
- Ein Lipidscreening (Bestimmung von Gesamtcholesterin, HDL, LDL und Triglyzeriden) sollte innerhalb des ersten Jahres nach Diagnosestellung durchgeführt und bei Normalbefunden alle 2 Jahre, bei präpubertären Kindern alle 5 Jahre wiederholt werden

Um den Funktionsverlauf beurteilen zu können, sollten isoliert erhöhte TSH-Werte zunächst nach 3–6 Monaten kontrolliert werden. Bei niedrig konstanten Werten kann weiter abgewartet werden, bei ansteigenden Werten ist von einer fortschreitenden Funktionseinschränkung auszugehen, und eine Substitution mit L-Thyroxin sollte erfolgen. Eine evidenzbasierte Übereinkunft, ab welchen TSH-Werten substituiert werden soll, besteht nicht. In einem systematischen Review zu diesem Thema werden unterschiedliche Behandlungsempfehlungen dargestellt: Einerseits gibt es Empfehlungen zur Behandlung ab einem TSH-Wert > 10 mUI/l, andererseits Empfehlungen zur Behandlung ab jeglichem erhöhten TSH-Wert. Die ISPAD-Leitlinien nennen keine Grenzwerte, sondern weisen nur auf die Behandlungsnotwendigkeit bei erhöhtem TSH-Wert hin. Für die klinische Praxis kann ein bei der Kontrolle ansteigender Wert > 10 mUI/l als Richtwert für die Behandlung gelten. Bei der Betrachtung der TSH-Werte sollten auf jeden Fall weitere Einflussfaktoren berücksichtigt werden, die auch bei Gesunden den TSH-Spiegel verändern können. Der TSH-Spiegel ist z. B. höher: vormittags (zirkadiane Schwankungen), im Winter (saisonale Schwankungen), nach Schlafentzug, bei alimentärer Adipositas, in der Phase der Rekonvaleszenz nach einer schwerer Erkrankung oder bei Niereninsuffizienz. Fasten senkt hingegen den TSH-Spiegel um 50 %. Um im Einzelfall eine optimale Entscheidung zu ermöglichen, sollte ggf. ein Kinderendokrinologe hinzugezogen werden.

Weiterhin besteht Unklarheit über die Indikation zur Behandlung bei Antikörpernachweis mit normalen TSH- und fT4/fT3-Werten. Neben der Beobachtung, dass eine manifeste Hypothyreose bei 26–42 % der Patienten mit Typ-1-Diabetes und positiven Schilddrüsenautoantikörpern auftritt und damit viel häufiger als bei Patienten ohne diese Autoantikörper, existieren wenige Informationen über den Einfluss einer subklinischen Hypothyreose auf die glykämische Stoffwechsellage eines Patienten mit Diabetes. In einer italienischen Studie wiesen Kinder mit einer subklinischen Hypothyreose signifikant häufiger Hypoglykämien vor einer L-Thyroxin-Behandlung auf als gleichaltrige Patienten ohne positive Schilddrüsenantikörper. Die Häufigkeit der Hypoglykämien nahm innerhalb von 6 Monaten nach Therapiebeginn wieder ab. Eine amerikanische Arbeitsgruppe fand eine reduzierte Wachstumsgeschwindigkeit bei euthyreoten Kindern mit Diabetes, erhöhten TSH-Werten und Schilddrüsenvergrößerung. Eine Therapie mit L-Thyroxin führte hier nur bei den präpubertären Kindern zu einer Verbesserung der Wachstumsgeschwindigkeit.

Solange jedoch prospektive Studien keinen positiven Einfluss der L-Thyroxin-Behandlung auf den weiteren Krankheitsverlauf zeigen, sind die Experten der S3-Leitlinien der AGPD bei einer solchen Konstellation mit einer Behandlungsempfehlung zurückhaltend. Allerdings konnte die L-Thyroxin-Gabe in einer nicht TSH-supprimierenden Dosis das Volumen einer euthyreoten Struma reduzieren. Dies gilt für euthyreote Struma mit vermehrter Organdurchblutung, vergrößertem Volumen und Nachweis von Antikörpern. Ein positiver Einfluss auf den immunologischen Erkrankungsverlauf oder den Erhalt der Schilddrüsenfunktion konnte auch in dieser Studie nicht gezeigt werden.

Die Therapie einer Hyperthyreose erfolgt mit Hilfe von Thyreostatika wie Carbimazol oder Propylthiouracil. Betablocker sind in der Phase der Thyreotoxikose hilfreich, um eine Tachykardie oder Agitierung bzw. Unruhe zu kontrollieren. Als Therapieoption bei therapieresistenter oder rekurrierender Hyperthyreose kann auch eine Schilddrüsenoperation oder eine radioaktive Jod-Behandlung indiziert sein.

13.1.2 Zöliakie

Die Zöliakie oder gluteninduzierte Enteropathie ist das wichtigste mit den Symptomen einer globalen Malabsorption einhergehende Krankheitsbild im Kindesalter. Ursache ist die immunologisch bedingte Intoleranz der Darmmukosa gegenüber Gluten, einer alkoholischen Fraktion der Klebereiweiße verschiedener Getreidesorten, insbesondere von Weizen und Roggen, in genetisch prädisponierten Individuen. Mehr als 95 % der europäischen Patienten haben ein HLA-DQ2-Heterodimer entweder in der cis- (kodiert von HLA-DR3-DQA1*0501-DQB1*0201) oder in der trans-Konfiguration (kodiert von HLA-DR11-DQA1*0505 DQB1 0301/DR7-DQA1*0201 DQB1 0202) und die meisten der restlichen Patienten HLA-DQ8 (kodiert von DQA1*0301-DQB1*0302).

Patienten mit Zöliakie weisen sogenannte zöliakiespezifische Autoantikörper im Serum auf. Diese sind IgG- und IgA-Antikörper gegen deamidierte Formen der Gliadinpeptide, endomysiale IgA-Antikörper sowie die IgA- und IgG-Antikörper gegen Gewebstransglutaminase. Die Diagnose einer Zöliakie wird durch den Nachweis morphologischer und histologischer Veränderungen der Dünndarmschleimhaut mittels einer Dünndarmbiopsie gestellt. Dabei gilt eine Beurteilung des Biopsats nach den Kriterien nach Marsh als Goldstandard: Zottenlänge im Verhältnis zu den Krypten, Mitoserate, Zahl der intraepithelialen Lymphozyten (IEL, normal unter 25 IEL pro 100 Enterozyten), Grad des zellulären Infiltrats der Lamina propria, Beurteilung des Bürstensaums (PAS-Färbung) und Erkennung von Mikroorganismen (Lamblien, Kryptosporidien). Die Therapie der Zöliakie besteht in einer lebenslang einzuhaltenden glutenfreien Ernährung, die zur umgehenden Normalisierung der Histologie, Serologie und klinischen Symptomatik führt.

Die Europäische Gesellschaft für Pädiatrische Gastroenterologie, Hepatologie und Ernährung (ESPGHAN) hat in den evidenzbasierten Leitlinien die Anforderungen zur Diagnostik einer Zöliakie ausführlich beschrieben und die Strategie zur Diagnosestellung so definiert, je nachdem, ob die Patienten zöliakietypische Symptome aufweisen oder zu den Personengruppen gehören, die ein erhöhtes Erkrankungsrisiko haben. Patienten mit Typ-1-Diabetes gehören zu den Hochrisikopopulationen.

Besonderheiten der Zöliakie bei Patienten mit Typ-1-Diabetes

Eine Auswertung deutscher und österreichischer Daten zeigte bei Kindern und Jugendlichen mit Typ-1-Diabetes eine Prävalenz positiver IgA-Antikörper von 11 %. Eine bevölkerungsbezogene dänische Studie ergab eine durch eine Biopsie gesicherte Zöliakieprävalenz von 12,3 %.

Aufgrund der beschriebenen Häufigkeit einer Zöliakie bei Patienten mit Typ-1-Diabetes empfehlen die nationalen (AGPD) und internationalen (ISPAD) Fachgesellschaften ein regelmäßiges Screening bei Diabetesmanifestation und bei verdächtigen Symptomen. Die weiteren Screeningintervalle von 1–2 Jahren entsprechen einem Expertenkonsens. Als Screeningparameter wird die Bestimmung von Transglutaminase-IgA-Antikörpern (Tg-IgA-Ak) verwandt. Ein IgA-Defizienz-Syndrom ist im Vorfeld durch die Messung der Gesamt-IgA-Konzentration auszuschließen. Im Falle eines IgA-Mangels kann die Bestimmung der IgG-Antikörper gegen deamidierte Gliadinpeptide und Transglutaminase hinzugezogen werden. Bei wiederholt positivem Antikörpernachweis soll eine Dünndarmbiopsie zur Erhärtung der Diagnose durchgeführt werden. Die Behandlungsindikation wird gestellt, wenn sowohl die Antikörper als auch der Biopsiebefund positiv sind. Die Diagnose wird im Therapieverlauf durch den Nachweis der rückläufigen Antikörper abschließend gesichert.

Die ESPGHAN-Empfehlungen zur Screeningstrategie mit primärer HLA-Bestimmung statt regelmäßigem Antikörperscreening hat sich in den aktuellen Leitlinien noch nicht durchgesetzt, was aber nicht zuletzt an den Kosten der HLA-Bestimmung liegt (◘ Abb. 13.1).

Eine Zöliakie kann sowohl vor als auch nach der Diabetesmanifestation auftreten. In einer der wenigen longitudinalen Beobachtungsstudien fanden Barera und Mitarbeiter (2002), dass 60 % der Diabetespatienten mit Zöliakie bereits bei Diabetesmanifestation eine unbemerkte Zöliakie hatten, während bei den restlichen 40 % dieser Patienten die Diagnose innerhalb der ersten 5 Diabetesjahre gestellt wurde. Eine australische Arbeitsgruppe aus Sydney erweiterte diese Beobachtung, indem sie gezeigt hat, dass Patienten mit hohem Zöliakierisiko (d. h. solche mit Diabetesmanifestation vor dem 5. Lebensjahr) bis zu 9 Jahre nach Diabetesmanifestation eine Zöliakie entwickelt haben.

Die im Dünndarm vorhandene Atrophie der Mukosa kann zu einer veränderten Absorption von Nährstoffen oder sogar zu einer Malabsorption führen. Dies kann insbesondere bei Patienten mit Diabetes erhebliche unerklärliche Blutzuckerschwankungen zur Folge haben, die eine erfolgreiche Diabetestherapie erschweren können. Die Einführung einer glutenfreien Kost bei Patienten mit Diabetes und Zöliakie führte, wie sowohl in Studien als auch in klinischen Einzelfällen berichtet, zu einer Reduktion der Hypoglykämien und zur Verbesserung der glykämischen Stoffwechsellage insgesamt. Eine Zöliakie als Zweiterkrankung kann bei jungen Patienten mit Diabetes auch mit einem reduzierten Körperwachstum assoziiert sein. Die Therapie mit einer glutenfreien Ernährung führte in manchen Studien zur Verringerung des BMI-Defizits, in anderen jedoch nicht. Eine Auswertung der DPV-Daten aus kinderdiabetologischen Zentren in Deutschland und Österreich zeigte, dass Patienten mit Typ-1-Diabetes und biopsiegesicherter Zöliakie bei Manifestation des Typ-1-Diabetes signifikant jünger waren als Diabetespatienten ohne Zöliakie. Darüber hinaus waren sie während der Beobachtungszeit (Follow-up) von 5 Jahren signifikant leichter und kleiner als Patienten ohne

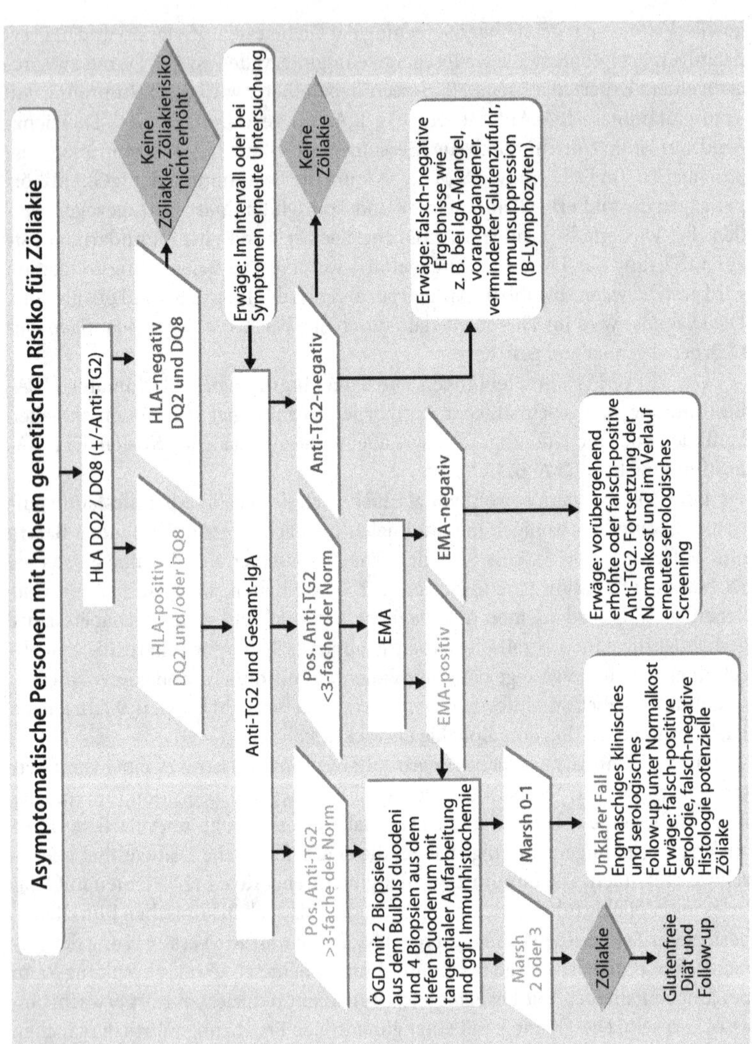

■ **Abb. 13.1** Flussdiagramm für das Zöliakiescreening bei Hochrisikopatienten nach den Leitlinien der Europäischen Gesellschaft für pädiatrische Gastroenterologie, Hepatologie und Ernährung. *Anti-TG2* Antikörper gegen Transglutaminase 2, *EMA* endomysiale IgA-Antikörper, ÖGD Ösophagogastroduodenoskopie

Zöliakie. Die Adhärenz gegenüber einer glutenfreien Ernährung gemessen am Fehlen von Zöliakie-Antikörpern nahm im Laufe der Follow-up-Zeit ab, während es keine Unterschiede bei den HbA_{1c}-Werten zwischen den Gruppen gab.

Sowohl bei Patienten mit Typ-1-Diabetes und einer subklinischen Zöliakieform als auch bei ihren Verwandten wurden signifikant häufiger weitere Autoimmunerkrankungen wie Autoimmunthyreoiditis, multiple Sklerose und Psoriasis beobachtet als in der Normalbevölkerung. Weiter konnte gezeigt werden, dass eine unbehandelte Zöliakie mit einem erhöhten Risiko für die Entwicklung maligner Erkrankungen, einer Infertilität, Osteopenie oder neurologischen Auffälligkeit einhergeht. Das Risiko für die Entwicklung eines Lymphoms ist allerdings bei Patienten mit konsequenter Einhaltung der glutenfreien Kost im Vergleich zur Normalpopulation kaum erhöht. Es fehlt jedoch jegliche Erfahrung zur Einschätzung des Lymphomrisikos bei Patienten mit einer asymptomatischen oder latenten Zöliakieform, die im Rahmen eines Screenings diagnostiziert wurde. Andererseits ist mehrfach gezeigt worden, dass Folgen der gastrointestinalen Malabsorption wie Anämie, Vitaminmangel und Osteoporose auch bei Patienten mit einer latenten Zöliakieform vorkommen. Extraintestinale Symptome wie die Dermatitis herpetiformis können durch die Ernährungsbehandlung vermindert oder geheilt werden.

Die Behandlung asymptomatischer Patienten wird in der ISPAD-Leitlinie empfohlen, auch wenn eingeräumt wird, dass dafür keine Evidenzbelege existieren. Hansen et al. (2006) konnten nachweisen, dass es Patienten gibt, bei denen erst unter einer glutenfreien Diät erkannt wird, dass sie vor der Ernährungsbehandlung symptomatisch waren. Für oligo- und asymptomatische Patienten wird deshalb eine ausführliche Aufklärung unter Darlegung der Studienlage empfohlen. Die Beratung sollte gemeinsam mit einem Gastroenterologen im Familienkreis erfolgen.

Zöliakie und Autoimmunthyreoiditis verlaufen bei Kindern und Jugendlichen mit Typ-1-Diabetes oft ohne eindeutige klinische Symptome. Daher sind Screeninguntersuchungen zur Früherkennung und rechtzeitigen Behandlung von großer Bedeutung.

13.1.3 Nebennierenrindeninsuffizienz und autoimmune Polyendokrinopathien

Bei bis zu 2 % der Patienten mit Typ-1-Diabetes können Nebennierenantikörper nachgewiesen werden. Eine Nebenniereninsuffizienz wird klinisch manifest, wenn mindestens 90 % der Nebennierenrinde zerstört ist. Obwohl eine Autoimmunadrenalitis auch isoliert auftreten kann (ca. 40 % der Fälle), tritt sie häufiger im Rahmen eines Autoimmun-Polyendokrinopathie-Syndroms (APS) auf (60 % der Fälle).

Eine autoimmunbedingte Nebennierenrindeninsuffizienz ist der Hauptbestandteil des Autoimmun-Polyendokrinopathie-Syndroms 1 (APS-1) und 2 (APS-2). APS-1 geht mit chronischer mukokutaner Candidiasis und Hypoparathyreoidismus einher und wird durch eine Mutation des Autoimmun-Regulator-Gens (AIRE) im Chromosom 21q22.3 verursacht. Beim APS-2 kommen neben der Nebenniereninsuffizienz eine Autoimmunthyreoiditis (Schmidt-Syndrom) oder ein Typ-1-Diabetes (Carpenter-Syndrom) vor. Darüber hinaus können bei Patienten mit APS-2 eine primäre Gonadeninsuffizienz sowie weitere Autoimmunerkrankungen wie Vitiligo und atrophische Autoimmungastritis auftreten. APS-2 ist mit HLA-DR3 und CTLA-4 stark assoziiert.

An eine Nebennierenrindeninsuffizienz muss bei folgenden Situationen gedacht werden: häufige Hypoglykämien, unerwartete Reduktion des Insulinbedarfs, Hyperpigmentierung der Haut, Schwäche und Müdigkeit, Gewichtsverlust, Hyponatriämie und Hyperkaliämie. Die Diagnose wird durch den fehlenden Kortisolanstieg beim ACTH-Test bestätigt. Eine sofortige Therapie mit Glukokortikoiden ist essenziell und lebenslang. Bei manchen Patienten ist die Erweiterung der Therapie durch eine Mineralokortikoidgabe notwendig.

Bei asymptomatischen Patienten mit positiven Nebennierenantikörpern gegen die 21-Hydroxylase suggeriert ein ansteigender ACTH-Wert die Entwicklung einer Nebenniereninsuffizienz.

Das Immundysregulation-Polyendokrinopathie-X-assoziierte Syndrom (IPEX) ist eine weitere seltene Erkrankung, die mit einem Diabetes in der frühen Kindheit, häufig auch als neonataler Diabetes, sowie einer zöliakieähnlichen Enteropathie und weiteren Autoimmunsymptomen (z. B. Thyreoiditis) einhergeht. Die Ursache ist ein genetischer Defekt im FOX-P3-Gen.

13.1.4 Atrophische Gastritis und perniziöse Anämie

Die perniziöse Anämie ist eine Form der Anämie, die auf einem Mangel an Vitamin B_{12} beruht. Vitamin B_{12} wird aus der Nahrung im Darm mit Hilfe eines speziellen, im Magen ausgeschütteten Proteins (intrinsischer Faktor) aufgenommen, welches das Vitamin bindet und es so vor einer Zerstörung schützt. Ein Mangel des intrinsischen Faktors kann u. a. auch als Folge einer Autoimmungastritis (Typ-A-Gastritis), bei der Antikörper gegen die Parietalzellen und den intrinsischen Faktor gerichtet sind, auftreten. Bei einer Autoimmungastritis finden sich nur bei ca. 60 % der Patienten Anti-Parietalzellen-Autoantikörper, die sich gegen die a- und b-Untereinheit der Magen H^+/K^+-ATPase richten.

Symptomatik Die typischen Beschwerden einer perniziösen Anämie sind Müdigkeit, Leistungsminderung, Erhöhung der Herzfrequenz, Blässe und Kollapsneigung. Weiter können auch ein Ikterus, eine entzündlich gerötete »glatte« Zunge (atrophische oder Hunter-Glossitis), Verdauungsstörungen und Bauchschmerzen auftreten. Neurologische Symptome treten häufig ohne Anzeichen einer Anämie auf. Diese imponieren als Missempfindungen oder Taubheitsgefühl der Haut (Kribbeln, pelziges Gefühl), eingeschlafene Hände und Füße, Gangunsicherheit, Koordinationsstörungen oder, seltener, Lähmungen.

Therapie Die Therapie besteht in der lebenslangen Substitution mit Vitamin B_{12} in sehr hohen Dosen.

13.1.5 Vitiligo

Vitiligo ist eine erworbene Erkrankung der Haut, die aufgrund eines Verlustes von Melanozyten zu Pigmentstörungen in Form weißer, pigmentfreier Hautflecken führt, die sich langsam ausweiten können, aber nicht unbedingt müssen. Sie betrifft etwa 0,5–2 % der Menschen weltweit. Gemäß neuesten Erkenntnissen haben die betroffenen Zellen einen zu hohen Wasserstoffperoxidgehalt (H_2O_2), der die Bildung von Melanin verhindert. Dieser Zustand ist reversibel, selbst nach Jahren kann der Rückgang von H_2O_2 wieder zu einer Repigmentierung führen. Vitiligo tritt oft zusammen mit weiteren Autoimmunerkrankungen wie Hashimoto-Thyreoiditis, perniziöse Anämie und Typ-1-Diabetes auf. Es wird von einer Häufigkeit von bis zu 6 % bei Kindern und Jugendlichen mit Typ-1-Diabetes berichtet.

Therapie Eine Therapie ist schwierig. Verschiedene empirische Therapieansätze (Steroide, Psorale bei gleichzeitiger Bestrahlung mit UVA-Licht [PUVA], Calcineurin-Antagonisten etc.) waren bisher wenig erfolgreich.

13.2 Hautveränderungen unter Insulintherapie

13.2.1 Lipodystrophien

Lipohypertrophie Die Lipohypertrophie ist eine häufige lokale Komplikation der Insulintherapie bei Kindern. Sie tritt schätzungsweise bei bis zu 30 % der jungen Patienten mit Typ-1-Diabetes auf (◘ Abb. 13.2). Eine Lipohypertrophie ist mit einem höheren HbA_{1c}-Wert, größerer Anzahl täglicher Injektionen und längerer Diabetesdauer assoziiert. In mehreren Studien wurde gezeigt, dass eine fehlende Rotation bei der Auswahl der Injektionsstellen zur Entstehung der Lipome führen

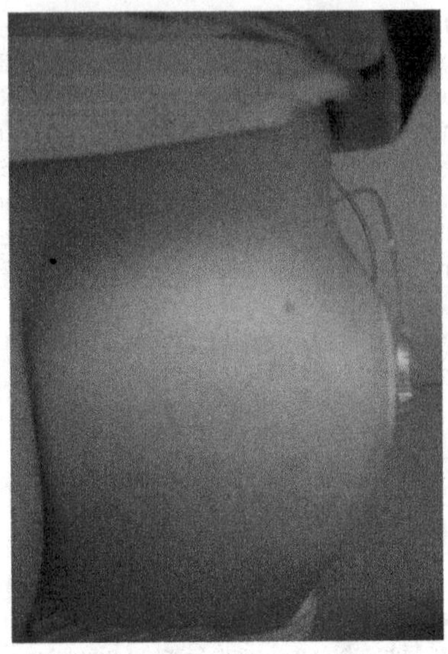

Abb. 13.2 Lipohypertrophie an der lateralen Seite des Gluteus bei einer kleinen Patientin mit Insulinpumpentherapie

13

kann. Obwohl der genaue Pathomechanismus nicht bekannt ist, wird vermutet, dass wiederholte kleine Traumata der Haut und des subkutanen Gewebes in der Anwesenheit von Insulin zur Entstehung der lipohypertrophischen Regionen führen. Diese stellen nicht nur ein ästhetisches Problem dar, sondern beeinflussen auch die Insulinabsorption und -wirkung.

Die Therapie der Lipohypertrophie besteht darin, dass konsequent auf andere Injektionsareale ausgewichen wird. Allerdings dauert es oft Monate, bis Lipohypertrophien wieder vollständig verschwunden sind.

Lipoatrophie Bei Atrophien des Fettgewebes, die zu tiefen Mulden führen können, spricht man von Lipoatrophien (Abb. 13.3). Lipoatrophien sind nach Einführung der hochgereinigten Humaninsuline und der Insulinanaloga sehr selten geworden. Obwohl jüngere Veröffentlichungen Fälle von Patienten mit Lipoatrophie unter einer Pumpentherapie oder bei der Anwendung moderner Insulinanaloga erwähnen, ist diese heutzutage eine eher seltene Komplikation der Insulintherapie. In unserem Patientenkollektiv (n = 678) kommt sie mit einer Häufigkeit von 2,4 % vor. Eine standardisierte Behandlung der Lipoatrophie ist nicht bekannt. Ein Wechsel des Insulinpräparates oder des Therapiemodus (z. B. Umstellung auf

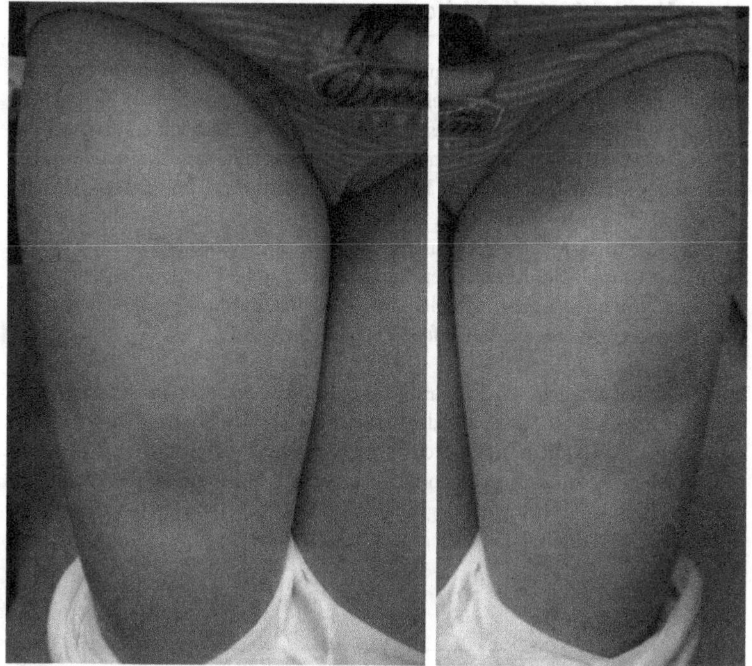

Abb. 13.3 Lipoatrophien an beiden Oberschenkeln eines jungen Patienten mit einer Insulinpumpentherapie

Insulinpumpe) wird empirisch empfohlen. In Einzelberichten wird die lokale Anwendung einer 4 %-Natrium-Cromoglycatsalbe oder einer 4 $‰_0$-Dexamethason-Lösung im Insulinpumpenreservoir als erfolgreich berichtet. Auch eine systemische, niedrig dosierte Kortisontherapie (z. B. 5–10 mg Prednison täglich) wird empfohlen.

Die Injektionsstellen sollten regelmäßig inspiziert werden, damit Lipodystrophien als Ursache verminderter Insulinabsorption und Insulinwirkung identifiziert werden können. Die durch Lipodystrophien verursachte Verminderung der Insulinwirkung kann zu einer Insulinüberdosierung führen. Bei Injektion der erhöhten Insulindosis in lipodystrophiefreie Bezirke können schwere Hypoglykämien die Folge sein.

13.2.2 Necrobiosis lipoidica

Unabhängig von der Dauer des Typ-1-Diabetes und der Qualität der Stoffwechseleinstellung treten bei Jugendlichen Läsionen der Haut auf, die als Necrobiosis lipoidica bezeichnet werden. Diese meist prätibialen Läsionen sind scharf begrenzte, erhabene und rötliche Veränderungen; manchmal fortschreitend bis zum Auftreten zentraler Ulzerationen. Die Prävalenz wird mit 0,06–10 % angegeben, Mädchen sind 4- bis 5-mal häufiger betroffen als Jungen. Die Ätiopathogenese ist vollkommen unklar. Es besteht eine Assoziation mit zugrundeliegenden mikrovaskulären Komplikationen. Eine erfolgreiche spezifische Therapie dieser lästigen, kosmetisch unangenehmen Komplikation ist nicht bekannt. Wichtig ist der Schutz vor Traumatisierungen der betroffenen Hautareale.

Therapie Verschiedene Therapieansätze sind bei erwachsenen Patienten mit Necrobiosis lipoidica eingesetzt worden: topische und systemische Steroidtherapie, Cyclosporin, Mycophenolat, Laserchirurgie, topische Therapie mit Granulozyten-Makrophagen Kolonie-stimulierendem Faktor (GM-CSF) sowie Photochemotherapie mit PUVA. Für keine der o. g. Therapien konnte jedoch ein positiver Effekt in kontrollierten klinischen Studien nachgewiesen werden.

13.2.3 Ödeme

Das Auftreten von generalisierten Ödemen aufgrund von Wasserretention ist eine seltene Komplikation der Insulintherapie. Sie können nach Beginn der Insulintherapie bei Manifestation des Diabetes oder nach lang anhaltenden Phasen mit einer Unterinsulinierung vorkommen.

Therapie Es gibt keine spezifische Therapie. In der Regel sind die Ödeme innerhalb von Tagen bis Wochen bei Fortsetzung der Insulintherapie und guter glykämischer Stoffwechsellage spontan rückläufig.

13.2.4 Cheiropathie

Als diabetische Cheiropathie wird eine schmerzlose, eingeschränkte Mobilität der Gelenke, meistens der kleinen Fingergelenke, definiert. Sie ist auch unter dem englischen Begriff »limited joint mobility« (LJM) bekannt. Dabei handelt es sich um bilaterale Kontrakturen der Fingergelenke, die aber auch größere Gelenke betreffen und mit einer teigigen Haut einhergehen können. Typischerweise fangen die Änderungen an den metakarpophalangealen und proximalen interphalangealen

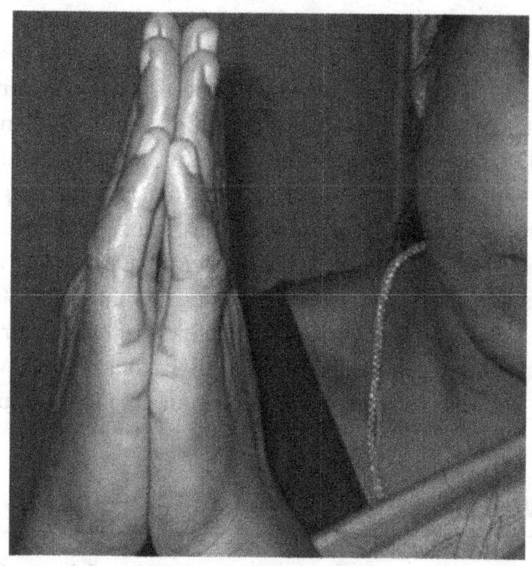

Abb. 13.4 Diabetische Cheiropathie, milde »limited join mobility« (LJM). Die Patientin hat aufgrund der Steifigkeit der proximalen und distalen intraphalangealen Gelenke beider kleinen Finger eine eingeschränkte Fähigkeit, beide Palmarflächen der Fingergelenke zusammenzuführen

Tab. 13.1 Klassifizierung der diabetischen Cheiropathie, »limited joint mobility« (LJM)

Limited joint mobility	Befund
Keine	Normalbefund Einseitige Einschränkung der Gelenkmobilität
Milde	Eingeschränkte Mobilität von – 1 oder 2 interphalangealen Gelenken – 1 großen Gelenk – nur metakarpophalangealen Gelenken beidseits
Moderate	Eingeschränkte Mobilität von – 3 oder mehreren interphalangealen Gelenken – 1 Fingergelenk und 1 großen Gelenk beidseits
Schwere	Moderate LJM plus eingeschränkte Mobilität der zervikalen Wirbelsäule Offensichtliche Deformität der Hand in Ruhe

Gelenken des 5. Fingers an und strecken sich strahlenförmig an den distalen interphalangealen Gelenken aus. Bei größeren Gelenken sind meistens Handgelenk und Ellenbogen betroffen. Eine nennenswerte Einschränkung der Mobilität und Funktionalität der Gelenke ist dadurch auch bei ausgeprägten Formen selten.

Eine einfache Untersuchungsmethode ist die Überprüfung des sogenannten Gebetszeichens (»prayer's sign«). Dabei wird der Patient aufgefordert, beide Palmarflächen der interphalangealen Gelenke vor der Brust zusammenzuführen (◘ Abb. 13.4). Die Mobilität weiterer Gelenke wird passiv durch den Untersucher (maximale Extension der Handgelenke 70°, des Ellenbogens 180°) geprüft. Der Patient führt die maximale Flexion des Fußgelenks (100°), der zervikalen Wirbelsäule nach lateral (Ohr auf Schulter) und der thorakolumbalen Wirbelsäule nach lateral (35°) aus. Die Klassifizierung der LJM ist der ◘ Tab. 13.1 zu entnehmen.

Literatur und Webseiten

Hansen D, Brock-Jacobsen B, Lund E, Bjørn C, Hansen LP, Nielsen C, Fenger C, Lillevang ST, Husby S (2006) Clinical benefit of a gluten-free diet in type 1 diabetic children with screening-detected celiac disease: a population-based screening study with 2 years' follow-up. Diabetes Care 29: 2452–2456

Husby S, Koletzko S, Korponay-Szabó IR, Mearin ML, Phillips A, Shamir R, Troncone R, Giersiepen K, Branski D, Catassi C, Lelgeman M, Mäki M, Ribes-Koninckx C, Ventura A, Zimmer KP; ESPGHAN Working Group on Coeliac Disease Diagnosis; ESPGHAN Gastroenterology Committee (2012) European Society for Pediatric Gastroenterology, Hepatology, and Nutrition guidelines for the diagnosis of coeliac disease. J Pediatr Gastroenterol Nutr 54: 136–160

Kordonouri O, Klingensmith G, Knip M, Holl RW, Aanstoot HJ, Menon PS, Craig ME; International Society for Pediatric and Adolescent Diabetes (2014) ISPAD Clinical Practice Consensus Guidelines 2014. Other complications and associated conditions. Pediatr Diabetes 15 (Suppl 20): 270–278

Kordonouri O, Biester T, Schnell K, Hartmann, R, Tsioli C, Fath M, Datz N, Danne T (2014) Lipoatrophy in children with type 1 diabetes: an increasing incidence? J Diabetes Sci Technol 9: 206–208

Neu A, Bartus B, Bläsig S, Bürger-Büsing J, Danne T, Dost A, Holder M, Holl RW, Holterhus P, Kapellen T, Karges B, Kordonouri O, Lange K, Lilienthal E, Ludwig-Seibold C, Müller F, Raile C, Schweizer R, Stachow R, von Sengbusch S, Wagner V, Wiegand S, Ziegler R (2015) S3-Leitlinie zur Diagnostik, Therapie und Verlaufskontrolle des Diabetes mellitus im Kindes- und Jugendalter. S3-Leitlinie der Deutschen Diabetes Gesellschaft (im Druck). http://www.deutsche-diabetes-gesellschaft.de

Psychosoziale Situation und psychologische Betreuung von Kindern, Jugendlichen und ihren Eltern

K. Lange, O. Kordonouri, T. Danne

T. Danne et al., *Kompendium pädiatrische Diabetologie*,
DOI 10.1007/978-3-662-48067-0_14,

14.1 Psychosoziale Faktoren in der Ätiologie des Diabetes

14.1.1 Psychosoziale Faktoren und Manifestation eines Typ-1-Diabetes

In den 1950er und 1960er Jahren vertraten einige Autoren die Auffassung, dass anhaltende emotionale Konflikte oder gravierende Verlust- und Trennungserlebnisse ursächlich mit der Manifestation eines Diabetes in Verbindung stehen. Empirisch belegt wurden diese Thesen durch retrospektive Studien und Kasuistiken, deren Aussagekraft methodisch kritisch zu sehen ist.

In neuerer Zeit wurde an repräsentativen Stichproben die Zahl kritischer Lebensereignisse, die Kinder vor ihrer Diabetesmanifestation erfahren haben, mit denen gesunder Kinder verglichen. Dabei ergaben sich Hinweise darauf, dass erheblicher psychischer Stress vor allem in den ersten zwei Lebensjahren über autoimmunologische Prozesse das Risiko für die Entwicklung eines Typ-1-Diabetes erhöhen könnte. Es bedarf hier aber weiterer prospektiver Studien zur Interaktion zwischen Stress, genetischen, immunologischen, familiären und sozialen Faktoren in der Entwicklung der Autoimmunität und des Typ-1-Diabetes, um zu einer abschließenden Bewertung zu gelangen.

Für die klinische Praxis bleibt zu bedenken, wie Schuldgefühle bei Eltern durch vorschnell und vereinfacht dargestellte Zusammenhänge zwischen psychischem Stress und dem Auftreten einer Autoimmunerkrankung verstärkt werden.

Dies betrifft vor allem Familien, in denen es zu schwerwiegenden Konflikten oder zu einer Trennung der Eltern gekommen ist. Die Krankheitsbewältigung dieser Familien kann durch gegenseitige Schuldvorwürfe erheblich erschwert werden.

Subjektive Krankheitstheorien der Eltern sollten erfragt und möglichen Schuldgefühlen aktiv entgegengewirkt werden.

Eine hohe Stressbelastung, z. B. auch in der Phase vor einer Diabetesmanifestation, ist mit einer Hyperaktivität der HPA-Achse verbunden. Diese ist durch eine vermehrte Freisetzung von ACTH und Kortisol gekennzeichnet. Der Hyperkortisolismus greift auf verschiedenen Wegen in den Glukosestoffwechsel ein. Er mindert die Wirksamkeit des Insulins und begünstigt den Anstieg des Blutglukosespiegels. Wenn der autoimmunologische Prozess bei einem Kind bereits fortgeschritten und die körpereigene Insulinsekretion bereits so deutlich reduziert ist, dass eine Diabetesmanifestation bevorsteht, dann kann diese durch den psychischen Stress beschleunigt werden. Aber auch ohne eine solche psychische Belastung würde es in jedem Fall zur Manifestation des Typ-1-Diabetes kommen.

Psychosoziale Umweltfaktoren Ebenso sensibel wie mögliche Diabetesrisiken durch Stressbelastung sollten Studien gegenüber Laien dargestellt worden, die psychosoziale Umweltfaktoren als Auslöser des Diabetes postulieren. So wurden in mehreren retrospektiven Fall-Kontroll-Studien korrelative Beziehungen zwischen der frühzeitigen Aufnahme in Kinderkrippen und einem erhöhten Diabetesrisiko beobachtet. Die Autoren vermuten dabei einen Einfluss der vermehrten Exposition gegenüber infektiösen Erregern. Ebenso existieren Daten, die auf eine korrelative Beziehung zwischen der Zugehörigkeit zu einer höheren sozialen Schicht und einem erhöhten Diabetesrisiko hinweisen. Ob diese Umweltfaktoren wirklich einen direkten Einfluss ausüben, oder ob sie eher als sekundäre Variablen gesehen werden sollten, die an andere noch unbekannte, primäre Umweltfaktoren gekoppelt sind, bleibt zu klären.

14.1.2 Psychosoziale Faktoren und Manifestation eines Typ-2-Diabetes

In Deutschland sind überproportional viele Kinder und Jugendliche aus den unteren sozioökonomischen Schichten, Kinder aus konfliktbelasteten Familien und/oder mit einem Migrationshintergrund adipös. Sie tragen ein erhöhtes Risiko für die frühzeitige Manifestation eines Typ-2-Diabetes (▶ Kap. 16). Die familiären Strukturen dieser Kinder sind häufig gekennzeichnet durch geringe Kohärenz, wenig Zeit für Familienaktivitäten mit dem Kind, einen hohen Erschöpfungsgrad der Eltern und somit einem eher passiven Freizeitverhalten.

Neben diesen individuellen Faktoren müssen weitere kulturelle, ökonomische, soziale und gesellschaftliche Veränderungen berücksichtigt werden, die zu Bewegungsmangel und Über- bzw. Fehlernährung und damit der weltweiten Zunahme der Adipositas bei Kindern und Jugendlichen und des Typ-2-Diabetes geführt haben.

Die gesundheitsbezogene Lebensqualität vieler adipöser Kinder und Jugendlicher ist gegenüber Normalgewichtigen beeinträchtigt. Bei Kindern und Jugendlichen, die durch ihre ausgeprägte oder extreme Adipositas ein erhöhtes Risiko für Typ-2-Diabetes tragen, findet sich gleichzeitig ein erhöhtes Risiko für psychische Störungen und soziale Belastungen. Nach den aktuellen S2-Leitlinien der Deutschen Adipositas-Gesellschaft zur Adipositas im Kindes- und Jugendalter sollte es obligat sein, bei Kindern und Jugendlichen mit Typ-2-Diabetes eine umfassende psychologische Diagnostik vor der Aufnahme in ein multidisziplinäres Therapieprogramm durchzuführen. Damit sollen psychologische und soziale Faktoren erfasst werden, die zur Entstehung oder Aufrechterhaltung der (extremen) Adipositas maßgeblich beigetragen haben.

Bei der Diagnostik zu berücksichtigende psychische Störungen und soziale Belastungen:

- Affektive Störungen (ICD-10: F30-39): z. B. F32: Depressive Episode
- Neurotische, Belastungs- und somatoforme Störungen (ICD-10: F40-48): z. B. F43.1: posttraumatische Belastungsstörung; F43.2: Anpassungsstörung; F41: Angststörungen; F40.1: soziale Phobie
- Verhaltensauffälligkeiten mit körperlichen Störungen und Faktoren (ICD-10: F50-59): z. B. F50: Essstörung, Bulimia nervosa (BN), Binge Eating Disorder (BED) auch in subklinischer Ausprägung
- Persönlichkeits- und Verhaltensstörungen (ICD-10: F60-69): z. B. F60.3: emotional instabile Persönlichkeitsstörung
- Verhaltens- und emotionale Störungen mit Beginn in der Kindheit und Jugend (F90-98): z. B. F90: hyperkinetische Störungen; F91: Störungen des Sozialverhaltens; F92: kombinierte Störung des Sozialverhaltens und der Emotionen; F98: nichtorganische Enuresis
- Psychische und Verhaltensstörungen durch psychotrope Substanzen (F10-19): F10.2. Abhängigkeitssyndrom durch Alkohol

außerdem:

- Neigung zu substanzungebundenen Süchten (Internet und Medien etc.)
- Familiäre Belastungen: psychische Störung eines Elternteils, schwierige Eltern-Kind-Interaktion, konfliktbelastete Familie
- Schulische Belastung – Überforderung, soziale Integration/Isolationsverhalten
- Stressbewältigungskompetenz, soziale Kompetenz des Kindes, Selbstwertgefühl

Bei Vorliegen einer psychischen Komorbidität sind psychotherapeutische Angebote oder auch eine psychiatrische Behandlung erforderlich. Das Konzept der Adipositastherapie sollte an die vorliegenden psychischen Komorbiditäten und sozialen Risiken angepasst werden.

Bei Typ-2-Diabetes im Kindes- und Jugendalter besteht ein erhöhtes Risiko für eine psychische Komorbidität. Eine diagnostische Abklärung vor Beginn einer multiprofessionellen Therapie zur Gewichtsreduktion wird empfohlen.

14.2 Psychosoziale Entwicklung von Kindern und Jugendlichen mit Diabetes

14.2.1 Psychosoziale Belastungen bei Diabetesdiagnose

Die Diagnose eines Typ-1-Diabetes bei einem Kind oder Jugendlichen trifft fast alle Familien wie ein Blitz aus heiterem Himmel. Sie wird wie das Auftreten anderer schwerer Krankheiten als kritisches Lebensereignis bezeichnet, das von allen Familienmitgliedern große emotionale und praktische Anpassungsleistungen (»Coping«) erfordert. Die ersten Reaktionen der Eltern, vor allem der Mütter, reichen von tiefer Verstörtheit, Leugnung der Realität, Depression, Angst und Schuldvorwürfen bis hin zu Gefühlen absoluter Hilflosigkeit. Posttraumatische Belastungsstörungen (ICD-10: F43.1) werden vor allem bei Müttern jüngerer Kinder oft noch nach Jahren beobachtet.

Da heute die meisten Mütter und Väter berufstätig sind, stellt sich für viele Eltern bei der Diagnose die Frage nach der angemessenen Versorgung ihres Kindes. Für viele Mütter sind mit der Diabetesmanifestation die Aufgabe oder Einschränkung der Berufstätigkeit, Veränderung der Lebensplanung und auch finanzielle Einbußen für die Familie verbunden.

Besonders jüngere Kinder, die den Diabetes und dessen Tragweite noch nicht verstehen können, interpretieren die Erkrankung abhängig von den emotionalen Reaktionen ihrer Eltern. Sie verhalten sich in den ersten Tagen oft gefasster und scheinen ihre Eltern sogar zu unterstützen, obwohl auch bei ihnen mehrheitlich Symptome wie Traurigkeit, Gefühle der Verlassenheit und sozialer Rückzug beobachtet werden. Erfahrungsgemäß kehrt sich diese Konstellation nach wenigen Wochen um. Viele Eltern von jüngeren Kindern berichten, dass ihre Kinder die Chronizität des Diabetes erst nach mehreren Wochen realisieren. Trauerreaktionen und Widerstand gegen die anfangs akzeptierten therapeutischen Maßnahmen sind dann häufig und verunsichern die Eltern.

Eltern sollten wissen, dass Kinder die Chronizität ihrer Krankheit oft erst nach einigen Wochen realisieren und dann »normal« mit Trauer oder Widerstand reagieren.

Prospektive Längsschnittstudien zeigen, dass sich die meisten Kinder und Familien trotz anfänglicher Belastungsreaktionen innerhalb des ersten Jahres nach Diabetesmanifestation mit der neuen Situation arrangiert und ihr emotionales Gleichgewicht wiedererlangt haben. Trotz der relativ großen Stabilität bei allen Familienmitgliedern zeigt sich aber auch, dass Anpassungsstörungen (ICD-10: F43.2) infolge der Diagnose häufiger sind und dass sie vor allem bei Müttern über eine lange Periode anhalten und in eine posttraumatische Belastungsreaktion übergehen können.

Kinder und Jugendliche, denen es im Verlauf des ersten Jahres nicht gelingt, sich mit dem Diabetes zu arrangieren, tragen ein großes Risiko, langfristig eine unzureichende Stoffwechseleinstellung und psychosoziale Probleme zu entwickeln.

Durch anhaltende Überforderung und Isolation hervorgerufene affektive Störungen der Mütter (ICD-10: F30–F39) gefährden nicht nur die psychische Entwicklung der Kinder, sie sind auch häufig mit einer unbefriedigenden Stoffwechseleinstellung assoziiert. Daher sollte das psychische Befinden der primären Betreuungspersonen ebenso regelmäßig erfragt werden wie das seelische Wohlbefinden des Kindes mit Diabetes.

Bei Familien, deren Kapazität durch andere psychosoziale Probleme bereits erschöpft ist, kann die chronische Krankheit eines Kindes die Eltern überfordern. Vorhandene Problematiken werden durch den Diabetes verstärkt. Erhöhte Risiken für eine ungünstige Bewältigung des Diabetes und eine unzureichende Therapie bestehen z. B. bei

- alleinerziehenden Eltern,
- körperlich oder psychisch kranken Eltern, insbesondere Eltern mit Abhängigkeitssyndrom,
- zerrütteten und konfliktbelasteten Familien,
- Familien in prekären Verhältnissen,
- Familien aus bildungsfernen Schichten,
- Familien mit hohen anderen Anforderungen (Pflegefall, weitere behinderte Kinder, hohe Arbeitsbelastung),
- Familien mit Migrationshintergrund und geringer sozialer Integration.

Hier ist eine der individuellen familiären Situation angemessene Beratung und Initialschulung erforderlich (▶ Kap. 9), die nicht nur Wissen vermitteln, sondern auch die emotionale Bewältigung der Erkrankung und die praktische Umsetzung der Therapie im Alltag unterstützen.

Psychosoziale Beratung bis hin zu psychotherapeutischen Hilfen für Kinder und Eltern mit Akzeptanzproblemen sind heute integrale Bestandteile der initialen Diabetestherapie. Entsprechend sollten alle Eltern eines neu an Diabetes erkrankten Kindes die psychosozialen Mitarbeiter des Teams und deren Hilfsangebote während des ersten Klinikaufenthalts persönlich kennenlernen. Schwellenängste und Befürchtungen, wegen psychischer Belastungen zusätzlich stigmatisiert zu werden, können dabei abgebaut und die Bereitschaft, frühzeitig psychosoziale Hilfen in Anspruch zu nehmen, vergrößert werden. Bei fast allen Eltern besteht in der Initialphase der Wunsch nach psychologischer Beratung. Dabei stehen Fragen zur Gestaltung des Alltags mit Diabetes, zur angemessenen Versorgung des Kindes und seiner Integration in Kindergarten, Schule und Freizeit im Vordergrund.

Während des ersten Jahres nach Diabetesdiagnose sollte bei allen Familienmitgliedern, vor allem bei den Müttern, auf anhaltende Anpassungsstörungen oder Anzeichen einer Depression geachtet und ihnen ggf. frühzeitig eine psychologische Beratung oder psychotherapeutische Behandlung angeboten bzw. vermittelt werden.

14.2.2 Belastungen während der Langzeittherapie

Dank intensivierter Insulintherapien können Familien ihren Tagesablauf, die Ernährung sowie körperliche und soziale Aktivitäten des Kindes mit Diabetes flexibel gestalten und eigene Lebensziele weitestgehend verfolgen. Trotzdem dürfen die weiterhin vorhandenen Sorgen und Belastungen der Familien nicht bagatellisiert werden. Die wichtigsten Anforderungen, denen Kinder und Eltern weiterhin ständig gegenüberstehen, sind in der folgenden ► Übersicht zusammengestellt.

14

Wichtigste Herausforderungen, denen sich Kinder mit Typ-1-Diabetes und ihre Eltern täglich stellen müssen

- Akzeptanz einer lebenslangen konsequenten Therapie,
- ständige kognitive Kontrolle des eigenen Verhaltens (Ernährung, Bewegung etc.) bzw. Kontrolle des Verhaltens des Kindes,
- Anpassung des Familienlebens an die Therapie (z. B. oft Anpassung der Berufstätigkeit eines Elternteils, Sonderrolle gegenüber Geschwistern),
- eingeschränkte Spontaneität,
- regelmäßige Glukosekontrollen und Insulingaben (ständige Mitnahme aller Materialien und Utensilien),
- ständiger Entscheidungsdruck (Insulindosierung, Nahrungsaufnahme), oft Abwägung von Risiken ohne eindeutige Kriterien,

- Frustration durch nicht vorhersehbare und damit nicht beeinflussbare Schwankungen des Blutglukosespiegels,
- Schuld- und Insuffizienzgefühle bei Nachlässigkeit oder Therapiefehlern,
- regelmäßige Arztbesuche,
- soziale Belastung durch unerwünschtes Mitleid, offene oder verdeckte Diskriminierung,
- Angst vor akuten Komplikationen, vor allem Hypoglykämien, und entsprechende Daueraufmerksamkeit der Eltern – oft auch nachts,
- Angst vor Folgeerkrankungen und eingeschränkter Zukunftsperspektive.

Eine erfolgreiche Diabetestherapie erfordert die Kompetenz und Bereitschaft zu ständiger kognitiver Kontrolle des Befindens und zur Steuerung des Verhaltens.

Die Aufzählung verdeutlicht, wie schwierig es selbst bei hoher Motivation und Bereitschaft ist, unter Alltagsbedingungen nicht nur für einen begrenzten Zeitraum, sondern an 365 Tagen im Jahr eine optimale Diabetestherapie zu realisieren. Besonders schwierig ist diese Aufgabe für Jugendliche, für die Spontaneität und ein unbeschwertes Leben ohne ständige Grenzen erstrebenswert sind. Das Bewusstsein, den hohen Anforderungen häufig nicht zu genügen, stellt für sie eine erhebliche psychische Belastung dar, die zu Schuldgefühlen, Ängsten, geringer Selbstwirksamkeitserwartung und vermindertem Selbstwertgefühl führen kann. Die zu hohen »schlechten« Blutzuckerwerte übertragen viele auf ihr Selbstbild: »Der Wert ist schlecht und ich bin der unfähigste Diabetiker«.

Technische Fortschritte, z. B. die Speicherung und Verarbeitung der Glukosewerte oder das Auslesen der Pumpendaten, können diese Problematik – trotz vieler anderer unbestrittener Vorteile – nochmals verstärken. Die völlige Transparenz des Therapieverhaltens lässt keine Rückzugsmöglichkeit und Intimität zu. Jede Aktivität, jede Abweichung und jeder Therapiefehler ist noch nach Wochen abrufbar und für andere zugänglich. Es kann ein Rechtfertigungsdruck entstehen, dem sich insbesondere unsichere Jugendliche nicht stellen können und wollen. Ihre Dokumentation ist entsprechend unvollständig oder wird manipuliert. Aber auch Eltern, insbesondere die von Kleinkindern, sind durch die ständigen Verpflichtungen und die begrenzte Steuerbarkeit des Stoffwechsels und entsprechend häufige Frustrationen körperlich und seelisch hoch belastet.

Realistische Therapie- und Verhaltensziele können motivieren. Häufige Frustrationen bei unerreichbaren Zielen demotivieren und führen zu Resignation und geringer Adhärenz.

Vergleichbar mit den seelischen Belastungen durch die Diabetesmanifestation sind auch affektive Störungen, die sich im Verlauf des Diabetes nach akuten Krisen, wie z. B. einer schweren Hypoglykämie mit Bewusstlosigkeit und Krampfanfall, ergeben können. Hier geht es vor allem um überdauernde phobische Ängste (ICD-10: F40.0 oder; F41.0), die zu sozialem Rückzug der Familie, Isolation, eingeschränkter Selbstständigkeit des Kindes und gleichzeitig ausgeprägter Hypoglykämievermeidung führen können.

Kleinkinder und Kinder im Vorschulalter

Eltern von Klein- und Vorschulkindern mit Diabetes sind täglich außerordentlich gefordert. Deren wichtigste Belastungen sind im Folgenden zusammengestellt:

- Die jüngsten Kinder können den Sinn der schmerzhaften Behandlungsmaßnahmen nicht verstehen und widersetzen sich ihnen oft mit aller Kraft. Eltern erleben die Insulininjektionen, das Setzen des Katheters oder eines Glukosesensors als ausgesprochenen Konflikt, der zusätzlich von der natürlichen Entwicklung eines Kleinkindes – der Trotzphase oder »Kleinkindpubertät« – überlagert wird. Phasenweise kann eine zweite Person notwendig sein, um das Kind bei diesen Prozeduren festzuhalten.
- Ebenso schwierig ist es, die Nahrungsaufnahme eines Kleinkindes vorherzusehen bzw. passend zur Insulindosis zu beeinflussen. Mahlzeiten können zum Machtkampf zwischen einem Kind und seinen Betreuern werden.
- Die körperliche Aktivität eines Kleinkindes kann weder vorhergesehen noch geplant werden. Entsprechend schwierig ist eine Anpassung der Insulindosis.
- Besonders belastend erleben Eltern die ständige Angst vor Hypoglykämien, die das Kind selbst noch nicht erkennen und ansprechen kann. Das Verhalten des Kindes wird deshalb – von einigen sehr besorgten Eltern auch nachts – ständig beobachtet, um diese akute Komplikation von anders begründeten Stimmungsschwankungen oder Auffälligkeiten zu unterscheiden. Dabei besteht die Gefahr, dass sich Angst und Unsicherheit der Eltern auf das Kind übertragen und bei ihm zu einer durch Abhängigkeit und Ängstlichkeit geprägten Grundhaltung führen. Die kontinuierliche Glukosemessung kann Eltern hier Sicherheit geben, wenn sie qualifiziert geschult und begleitet wird. Sie kann aber auch zu einer zusätzlichen Belastung durch den technischen Aufwand, häufige Alarme und die ständige besorgte Beobachtung des Stoffwechsels führen.
- Eltern von Kindern mit Diabetes, vor allem die mit der Versorgung des Kindes oft betrauten Mütter, können durch den Verantwortungsdruck und die Therapie überfordert werden und ein Burn-out-Syndrom entwickeln. Besonders schwierig ist es für sie, gegensätzliche Aspekte der altersgemäßen Erziehung zu Selbstständigkeit und der Diabetestherapie miteinander zu

vereinbaren. Hier kann sich ein diabetesspezifisches Erziehungstraining positiv auswirken.

- Rivalität unter Geschwistern, die sich gegenüber dem Kind mit Diabetes zurückgesetzt fühlen, stellt eine weitere Herausforderung für Eltern dar.
- Oft wird vor allem das Leben der Mütter stark durch den Diabetes des Kindes zulasten eigener Bedürfnisse bestimmt. Aufgabe der Berufstätigkeit und wenige Sozialkontakte führen leicht zur Isolation der Mütter, die sich intensiv und häufig auch nahezu ausschließlich auf den Diabetes ihres Kindes konzentrieren. Die Beziehung zum Partner, der in ungünstigen Fällen nur am Rande in die Therapie einbezogen ist, kann durch eine enge Bindung zwischen Mutter und Kind mit Diabetes belastet werden. Um dem vorzubeugen, sollten immer beide Elternteile zur initialen Diabetesschulung eingeladen werden.
- Da manche Krippen und Kindergärten und auch ein Teil der Großeltern sich nicht in der Lage sehen, ein Kind mit Diabetes zu betreuen, fehlt Eltern auch hier die Unterstützung, die für andere Eltern selbstverständlich ist. Schulungen für diese Betreuer können Eltern entlasten.
- Selbstquälerische Gedanken wegen der Erblichkeit des Diabetes und vermeintlichen eigenen Fehlern als Ursache des Diabetes können Schuldgefühle und Unsicherheit der Eltern verstärken. Dies trifft besonders auf Elternteile zu, die selbst an Typ-1-Diabetes erkrankt sind und gehofft hatten, dass ihr Kind gesund heranwachsen würde. Stützende Gespräche mit dem Diabetesteam können hier hilfreich sein.

Hinzu kommen Zukunftssorgen wegen Folgeerkrankungen und der Lebensperspektive des Kindes, dessen Berufs- und Partnerwahl sowie eigener Kinder. Aber auch das erhöhte Diabetesrisiko für Geschwisterkinder kann Eltern verunsichern und die weitere Familienplanung beeinflussen. Diese Themen sollten in Folgeschulungen und individuellen Beratungen mit den Eltern reflektiert werden.

Eltern von Klein- und Vorschulkindern sind kontinuierlich gefordert und stehen unter hohem Verantwortungsdruck. Psychosoziale Beratung darüber, wie die notwendige Überwachung des Kindes mit der altersgemäßen Selbstständigkeit verbunden werden kann, sollte ihnen angeboten werden. Ebenso sollte über Erholungsmöglichkeiten und Unterstützung außerhalb der Kernfamilie, z. B. in Selbsthilfegruppen, Internet-Foren, besonders engagierten Kindereinrichtungen, durch diabeteserfahrene Erwachsene oder im Rahmen von Nachsorgeleistungen nach § 43 Absatz 2 SGB V gesprochen werden.

Eltern von sehr jungen Kindern mit Diabetes benötigen kompetente Unterstützung. Im Rahmen der Diabetesbetreuung sollten sie über geeignete Angebote informiert werden.

Kinder im Grundschulalter

Die Mehrheit der Schulkinder ist technisch in der Lage, Blutglukosemessungen und Insulininjektionen korrekt durchzuführen, auch die Insulinpumpentherapie können sie technisch korrekt umsetzen. In vielen anderen Bereichen der Diabetesbehandlung sind sie aber noch überfordert und auf die verlässliche Unterstützung Erwachsener angewiesen. Ihr Hilfebedarf und typische Herausforderungen betreffen:

- Einschätzung des Kohlenhydratgehalts der Nahrung,
- Interpretation der Glukosewerte,
- Berechnung der Insulindosis,
- Anpassung der Therapie an ungewöhnliche Aktivitäten/Ereignisse,
- eingeschränkte Selbstständigkeit und Flexibilität,
- Sorgen, Ängste und Ermahnungen der Eltern,
- Kränkung durch Mitleid und Besorgnis Erwachsener,
- Angst vor Ablehnung durch Gleichaltrige und Außenseiterposition,
- Instrumentalisierung des Diabetes.

Grundschulkinder können die Schwere ihrer Krankheit und die langfristige Bedrohung durch unbefriedigende Stoffwechselwerte noch nicht verstehen. Dafür belasten sie Sorgen und Ängste ihrer Eltern, die sie besonders bei hohen Glukose- und HbA_{1c}-Werten wahrnehmen. »Heimliches Naschen« und Mogeln bei den Stoffwechselselbstkontrollen können als pragmatische Versuche der Kinder verstanden werden, diese Belastung bei sich und ihren Eltern zu verringern. Erfahrungen mit intensivierten Therapieformen, die dem Wunsch nach Süßigkeiten flexibler Rechnung tragen, zeigen, dass das Problem des Naschens bei Kindern mit Diabetes zwar nicht gelöst, aber auf das Maß reduziert werden kann, mit dem sich heute Eltern aller Kinder auseinandersetzen.

14

Die Berechnung und Bewertung der vielfältigen Nahrungsangebote überfordert Schulkinder und grenzt deren Flexibilität trotz intensivierter Insulintherapie ein.

Weitgehend ungelöst ist das Problem der fachgerechten Insulindosisberechnung bei Grundschulkindern in Ganztagsschulen oder bei langen Schulzeiten und Hortbetreuung. Die Kultusministerien der meisten Bundesländer sehen hier noch keine kompetente verlässliche Unterstützung der Kinder vor. Erfreulicherweise gibt es aber viele Lehrkräfte, die sich persönlich für ihre Schüler engagieren und die Kinder nach Absprache mit den Eltern bei der Therapie unterstützen. Einen Rechtsanspruch gibt es darauf aber bisher nicht.

In Einzelfällen kann diese Aufgabe von einem ambulanten Pflegedienst übernommen und durch den Kostenträger finanziert werden. Es handelt sich dabei um häusliche Krankenpflege, die auch außerhalb der Familienwohnung erbracht werden kann.

> **Die Betreuung von Kindern mit Diabetes in Ganztagsschulen und im Hort ist derzeit rechtlich nicht verbindlich geregelt. Es besteht dringender Handlungsbedarf.**

Mitleid und ängstliche Fürsorge erleben die meisten Schulkinder als überflüssig und lästig, besonders dann, wenn sich die wohlmeinenden Ratschläge Erwachsener aus der Sicht gut geschulter Kinder als unqualifiziert erweisen. Die verständliche Tendenz der Kinder, nicht jedem Erwachsenen von ihrem Diabetes berichten zu wollen, sollte jedoch dort begrenzt werden, wo die Information zur Sicherheit des Kindes notwendig ist.

In diesem Zusammenhang ist zu überlegen, in welcher Form und in welchem Umfang Mitschüler über den Diabetes eines Kindes informiert werden sollten. Eine ausführliche Darstellung zu Schuljahresbeginn kann ein Kind in die Außenseiterposition »Diabetiker« bringen, ein Verschweigen der Stoffwechselstörung wäre ebenso ungünstig und riskant. Die Broschüren der AGPD für Lehrkräfte und die DVD »Diabetes – na und!« geben Anregungen, wie der Diabetes eines Schülers den Mitschülern erklärt werden kann (www.diabetes-kinder.de).

> **Die Information von Lehrern und Mitschülern soll Verständnis wecken und die notwendige Sicherheit gewährleisten. Der Diabetes sollte dadurch aber nicht zum hervorstechenden Merkmal eines Kindes werden.**

Besonders schwierig ist die Betreuungssituation, wenn bei einem Kind neben dem Diabetes auch eine psychische Störung vorliegt. Sie bedeutet oft, dass es diesen Kindern sehr viel schwerer fällt, die erforderlichen Verhaltensregeln einzuhalten. Kinder mit einer AD(H)S (ICD-10: F90.-), einer Störung des Sozialverhaltens (ICD-10: F91.-), oder einer internalisierenden oder externalisierenden Störung (ICD-10: F92.-) sind auf eine konsequente kompetente Betreuung im Alltag angewiesen. Eine enge Zusammenarbeit aller Therapeuten und die Abstimmung der Pharmaka sind dabei unverzichtbar.

Ängste von Eltern und anderen Betreuern werden von einigen Kindern genutzt, um eigene Interessen und Wünsche durchzusetzen. Sie setzen z. B. simulierte oder provozierte Hypoglykämien im Schulunterricht ein, um Klassenarbeiten zu unterbrechen. Sie finden dabei oft Unterstützung und Anerkennung durch Klassenkameraden, die ebenfalls von der Unterbrechung »profitieren«. Auch familiäre Konflikte werden manchmal mit »diabetischen Mitteln« ausgetragen. Es bedarf oft langer und sensibler Gespräche, um die Gründe unerklärlicher Hypoglykämien zu erkennen und gemeinsam mit dem Kind andere Formen der Konfliktbewältigung zu suchen.

Jugendliche

Bedenkt man die Entwicklungsziele des Jugendalters, dann lassen sich die Einflüsse des Diabetes und seiner Therapie auf den Entwicklungsprozess leicht er-

kennen. Typische psychische Belastungen von Jugendlichen betreffen die folgenden Bereiche:
- Auseinandersetzung mit der Chronizität und möglichen Folgeerkrankungen,
- Frustration durch unvorhersehbare Schwankungen der Stoffwechselwerte und wiederholte Misserfolge bei der eigenverantwortlichen Therapie,
- beeinträchtigte Entwicklung einer stabilen Identität,
- Autonomiekonflikte mit den Eltern,
- Angst vor Ausgrenzung und Ablehnung durch Gleichaltrige,
- Zukunftssorgen (Beruf, Partnerschaft, Familiengründung).

Mit zunehmender kognitiver Reife werden älteren Kindern und Jugendlichen die Chronizität des Diabetes und ihre persönliche Bedrohung durch Folgeerkrankungen bewusst. Dies erfordert einen neuen Schritt im lebenslangen Prozess der Krankheitsakzeptanz. Da körperliche Gesundheit und Leistungsfähigkeit das Selbstbild und das Selbstwertgefühl von Jugendlichen prägen, kann der Eindruck körperlicher Minderwertigkeit, z. B. durch ständig schwankende Glukosewerte oder schwere Hypoglykämien, verstärkt werden.

Daher sollten Jugendliche, selbst wenn sie schon seit Jahren mit Diabetes leben, noch einmal für sie verständlich mit Fachleuten besprechen können, wie hoch die zukünftigen Risiken für sie wirklich sind. Ziel sollte dabei eine realistische Einschätzung sein, die das Selbstvertrauen der Jugendlichen stärkt, ihnen Hoffnung vermittelt und Resignation entgegenwirkt. Um sie darin zu unterstützen, zu hohe oder schwankende Blutzuckerwerte anzusehen, ohne daran zu verzweifeln oder frustriert aufzugeben, sind Tipps hilfreich, wie der damit verbundene Stress reduziert werden kann.

> **Folgeerkrankungen sollen in einem Gespräch verständlich eingeordnet werden; auch sollte überprüft werden, ob die Befürchtungen der Jugendlichen hinsichtlich ihrer Zukunftsperspektiven realistisch sind.**

14

Jugendliche, die ihre körperliche Attraktivität infrage stellen, verbinden damit oft die Befürchtung, von Gleichaltrigen abgelehnt zu werden. Vor allem bei Mädchen ist der Schlankheitsdruck, der von Medien und der Modeindustrie ausgeübt wird, so groß, dass sich auch viele normalgewichtige Jugendliche bemühen, ihr Körpergewicht zu reduzieren. Für Mädchen mit Typ-1-Diabetes ist es dabei besonders schwierig, eine normnahe Stoffwechseleinstellung mit dem übertriebenen Schlankheitsideal zu vereinbaren. Mangelt es ihnen zusätzlich an sozialer Kompetenz, um selbstsicher mit ihrem Diabetes umzugehen, können sozialer Rückzug, Unsicherheit, Identitätskrisen oder reaktiv-depressive Verstimmungen oder Essstörungen die Folge sein.

Das Streben von Jugendlichen nach Unabhängigkeit betrifft alle Lebensbereiche, auch die Diabetesbehandlung. Während jüngere Kinder die Therapieverantwortung gern ihren Eltern überlassen, fühlen sich Jugendliche durch Fragen nach ihren Blutzuckerwerten, Erinnerungen an Not-Kohlenhydrate und oder dem anstehenden Katheterwechsel kontrolliert und in ihrer Eigenständigkeit beschnitten. Sie entziehen sich zunehmend der umfassenden Fürsorge. Wenn Eltern die nicht immer fachgerechten Behandlungsversuche ihrer Kinder mit großer Sorge und deutlicher Kritik kommentieren, sind Konflikte kaum vermeidbar. Hinweise auf langfristig negative Folgen sind hier meist kontraproduktiv, die Jugendlichen ziehen sich eher noch mehr zurück.

Trotz aller Bemühungen um Selbstständigkeit sind jüngere Jugendliche weiterhin auf die Unterstützung ihrer Eltern angewiesen. Geradezu typisch ist ihre Ambivalenz zwischen der Abwehr jeder Hilfe einerseits und der Suche nach Unterstützung andererseits, wenn die Blutglukosewerte unkontrollierbar schwanken. Die Kunst der Eltern und des Diabetesteams besteht darin, die Autonomie der Jugendlichen angemessen zu fördern, ohne sie durch zu hohe Ansprüche zu überfordern. Ständige Misserfolge bei eigenen Anstrengungen können das Selbstbild der Jugendlichen ebenso beeinträchtigen wie das Gefühl von Abhängigkeit und Hilfsbedürftigkeit. Ausgesprochen ungünstig ist es, wenn Eltern ihren Kindern zu früh zu viel Verantwortung einräumen und sie mit der schwierigen Lebensaufgabe Diabetes allein lassen. Wenn es Eltern in dieser Phase gelingt, mit ihrem heranwachsenden Kind vertrauensvoll im Gespräch zu bleiben und die Rolle eines Coach bei der Therapie einzunehmen, dann ist die Chance einer erfolgreichen Verantwortungsübergabe besonders groß. Dies sollte vom Diabetesteam aktiv angesprochen und unterstützt werden.

Eine konstruktive Kooperation zwischen Eltern und Jugendlichen sollte vom Diabetesteam frühzeitig aktiv angeregt und unterstützt werden.

Im späten Jugendalter können sich Belastungen vor allem bei der Berufswahl, der Partnerschaft und der Zukunftsplanung ergeben. Obwohl berufliche Einschränkungen dank flexibler Insulintherapien heute deutlich abgenommen haben, ist die Suche nach einem Ausbildungs- oder Arbeitsplatz nicht immer unproblematisch. Auflagen von Berufsgenossenschaften, Vorurteile und verdeckte Ressentiments von zukünftigen Arbeitgebern machen Jugendlichen mit Diabetes manchmal in krasser Weise ihr »Anderssein« deutlich.

Partnerschaft und Familienplanung können durch Sorgen um die eigene gesundheitliche Prognose beeinträchtigt werden. Beim Kinderwunsch stellt sich für viele junge Erwachsene nicht nur die Frage nach der Vererbung des Diabetes. Damit verbundene Vorbehalte, die zukünftige Schwiegereltern von jungen Frauen oder Männern mit Diabetes äußern, können sehr kränkend sein und Partnerschaften gefährden.

Begründete und übertriebene Befürchtungen zur gesundheitlichen Prognose beeinflussen die Zukunftsplanung. Es sollte in Gesprächen die Möglichkeit angeboten werden, diese Befürchtungen zu hinterfragen und hilfreiche Strategien zu entwickeln.

14.2.3 Kognitive Entwicklung, Leistungsfähigkeit und Schulerfolg

Bedingt durch relativ kleine und ausgewählte Stichproben, zum Teil unzureichende Konzepte der Diabetestherapie mit sehr hohen Hypoglykämieraten und unzureichender Stoffwechseleinstellung sowie weiteren methodischen Problemen lassen sich aus den Studien zur kognitiven Entwicklung von Kindern mit Typ-1-Diabetes bisher nur begrenzt allgemeingültige Aussagen ableiten.

Viele ältere Studien konzentrierten sich auf Kinder, die in den ersten sechs Lebensjahren an Diabetes erkrankten und/oder wiederholt schwere Hypoglykämien erlebt haben oder langfristig Hyperglykämien ausgesetzt waren. Bei ihnen wurde gegenüber Kindern mit späterer Manifestation ein erhöhtes Risiko für Entwicklungsverzögerungen, Aufmerksamkeitsstörungen, kognitive Beeinträchtigungen, Wiederholung von Schulklassen und Anomalien im EEG festgestellt.

Neuroanatomische Veränderungen

Aktuelle Studien in den USA untersuchen neuroanatomische Veränderungen bei Kindern mit Typ-1-Diabetes mittels struktureller Magnetresonanztomographie (MRT) und setzen diese in Beziehung zu schweren Hypoglykämien und/oder einer langfristig unzureichenden Stoffwechseleinstellung. Gegenüber gleichaltrigen Kontrollen ergaben sich dabei für siebenjährige Kinder, die durchschnittlich seit etwa drei Jahren an Diabetes erkrankt waren, Hinweise auf ein reduziertes Volumen der grauen Substanz bilateral in den okzipitalen und zerebellären Regionen. Außerdem zeigte sich ein vergrößertes Volumen der grauen Substanz in den Regionen des linken lateralen präfrontalen Kortex, der Insula und des Temporallappens.

Bei Kindern, die mehrere schwere Hypoglykämien erlebt hatten, zeigte sich ein größerer Abbau des Volumens der okzipitalen/parietalen weißen Substanz als bei Kindern mit Diabetes ohne schwere Hypoglykämien oder bei stoffwechselgesunden Gleichaltrigen. Außerdem ergaben sich Hinweise auf Assoziationen zwischen der Zahl schwerer Hypoglykämien und einer Vergrößerung des Hippocampus, einer Struktur, die eine besondere Bedeutung für Gedächtnisprozesse hat.

Langfristige Hyperglykämien waren in diesen Studien mit einem reduzierten Volumen der grauen Substanz in den medialen frontalen und temporal-okzipitalen Regionen und einem vergrößerten Volumen in den lateralen präfrontalen Regionen assoziiert. Innerhalb der Gruppe der Kinder mit Typ-1-Diabetes wurde bei denjenigen mit einer längeren unzureichenden Stoffwechseleinstellung ein größerer Abbau der grauen Substanz beobachtet als bei Kindern mit deutlich besseren Stoffwechselwerten.

Inwieweit diese an größeren Stichproben beobachteten neuroanatomischen Veränderungen, die aktuell noch mit keinen Symptomen assoziiert waren, langfristig zu relevanten kognitiven Einschränkungen führen, kann derzeit noch nicht beurteilt werden.

Das sich entwickelnde Gehirn von Kindern mit einer Diabetesmanifestation in den ersten Lebensjahren ist gegenüber Hypo- und Hyperglykämien besonders vulnerabel.

Klinisch relevante kognitive Leistungseinbußen

Die aktuellen neuroanatomischen Befunde decken sich mit den Ergebnissen der Züricher Längsschnittstudie, die in den 1970er bis 1990er Jahren zur Intelligenzentwicklung von Kindern mit früher Diabetesmanifestation durchgeführt wurde. Darin zeigte sich, dass nicht einzelne schwere Hypoglykämien, sondern vielmehr andauernde Hyperglykämien in systematischer Beziehung zu einem Verlust an intellektueller Leistungsfähigkeit stehen.

Ebenso waren in US-amerikanischen und aktuellen schwedischen Untersuchungen die allgemeinen Schulleistungen ebenso wie die Lesefähigkeit bei Kindern mit andauernd unzureichender Stoffwechseleinstellung geringer als bei Kindern mit einer besseren Stoffwechseleinstellung. Dieser Zusammenhang erwies sich jedoch gegenüber den Einflüssen durch den sozioökonomischen Status der Herkunftsfamilien und möglichen Verhaltensauffälligkeiten der Kinder als relativ gering.

Bei älteren Kindern, Jugendlichen und Erwachsenen mit Typ-1-Diabetes ergibt sich aus den empirischen Daten zu kognitiven Beeinträchtigungen kein vergleichbar konsistentes Bild. Einige Studien konnten keine diabetesspezifischen kognitiven Leistungseinbußen nachweisen, andere weisen milde Defizite bei einzelnen Aufgaben in komplexen Gedächtnistests nach. In einer über 18 Jahre prospektiv angelegten Längsschnittstudie bei Erwachsenen mit Typ-1-Diabetes im mittleren Alter von 48 Jahren (EDIC-Studie) ergaben sich insgesamt keine Hinweise auf substanzielle kognitive Beeinträchtigungen. Auf lange Sicht konnte jedoch bei jungen Erwachsenen mit einer Diabetesdauer von über 10 Jahren gezeigt werden, dass eine chronisch unzureichende Stoffwechseleinstellung sowohl die Hirnstruktur als auch die intellektuellen Leistungen beeinträchtigt. Eine umfassende Metaanalyse von über 33 Studien weist dazu auf geringgradig reduzierte Leistungen in neuropsychologischen Tests hin, die schnelle Entscheidungen und adaptive Problemlösefähigkeiten, Intelligenz, Lernen, Gedächtnis, visuell-räumliche Analysen und psychomotorische Effizienz prüfen.

Für einzelne schwere Hypoglykämien konnte demgegenüber in prospektiven Längsschnittstudien bei 6- bis 15-Jährigen keine systematische Assoziation mit einer kognitiven Leistungsminderung belegt werden.

Cave
Chronische Hyperglykämie im Kindesalter erhöht das Risiko intellektueller Beeinträchtigungen.

Passagere kognitive Beeinträchtigungen

Passagere Leistungseinbußen infolge kurzfristig deutlich erhöhter oder zu niedriger Blutglukosekonzentrationen werden auf Veränderungen der zerebralen Blutversorgung und osmotischer Prozesse im neuronalen System zurückgeführt. In der akuten Situation einer Hypo- oder einer ausgeprägten Hyperglykämie ist die kognitive Leistungsfähigkeit eingeschränkt. In experimentellen Studien mit der Glukose-Clamp-Technik und auch in Feldstudien unter Alltagsbedingungen ergaben sich Beeinträchtigungen bei der Verarbeitungsgeschwindigkeit, der Bewältigung komplexer psychomotorischer Aufgaben, der Konzentrationsfähigkeit, des Arbeitsgedächtnisses als auch Veränderungen des emotionalen Status. Bei Blutglukosewerten über ca. 250 mg/dl (13,9 mmol/l) ergaben sich in mehreren experimentellen Studien bedeutsame Beeinträchtigungen in nahezu allen kognitiven Funktionstests bei jugendlichen und erwachsenen Patienten mit Typ-1-Diabetes. Die kritischen Grenzwerte unterlagen dabei jedoch einer großen interindividuellen Variation, die von einer individuellen Vulnerabilität und situativen Faktoren, z. B. der Geschwindigkeit des Blutglukoseanstiegs, abhängig zu sein scheinen. Während dies allen Jugendlichen für Hypoglykämien bekannt ist, unterschätzen viele den negativen Einfluss von anhaltenden Hyperglykämien.

Jugendlichen sollte angemessen vermittelt werden, dass sie durch Vermeidung von andauernden Hyperglykämien ihre geistige Leistungsfähigkeit und Belastbarkeit verbessern können.

Schulleistungen und -abschlüsse

Abgesehen von spezifischen Risikokonstellationen (sehr frühe Manifestation, langfristig unbefriedigende Stoffwechselwerte, häufige schwere Hypoglykämien und lange Fehlzeiten in der Schule) unterscheidet sich die Gruppe der Kinder und Jugendlichen mit Diabetes allgemein in ihren schulischen Leistungen und den Schulabschlüssen nicht oder nur geringgradig von stoffwechselgesunden Gleichaltrigen. Neuere Studien konnten bei der Gegenüberstellung der Leistungen in standardisierten Schultests (Kompetenz und Wissen) in verschiedenen Jahrgangsstufen keine systematischen Unterschiede zwischen Kindern mit Diabetes und ihren gleichaltrigen Klassenkameraden feststellen.

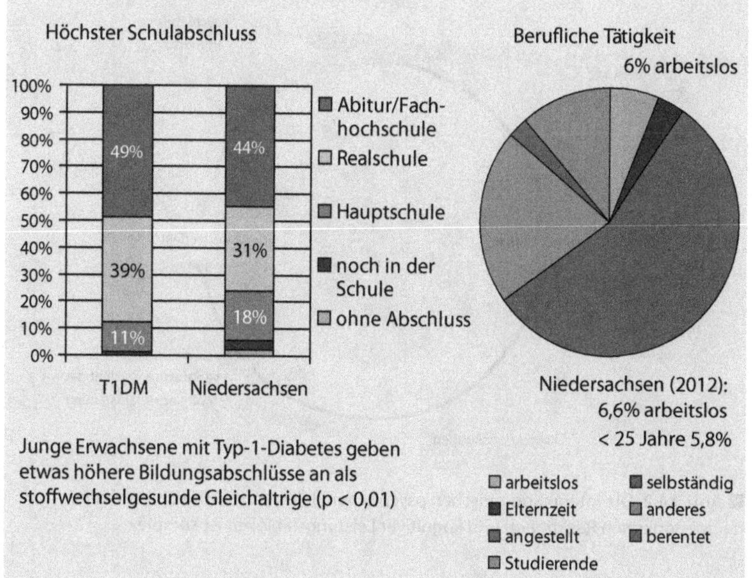

Abb. 14.1 Höchste Schulabschlüsse und berufliche Situation von 306 jungen Erwachsenen (19–30 Jahre) in Niedersachsen, die in der Kindheit an Diabetes erkrankten, verglichen mit den repräsentativen Daten für gleichaltrige Niedersachsen im Jahr 2012

Die der Schulzeit folgende berufliche Entwicklung zeigt bei Patienten mit Typ-1-Diabetes keine Besonderheiten. Eine deutsche Studie weist sogar auf eine verstärkte Leistungsorientierung und Leistungsbereitschaft bei Jugendlichen mit Diabetes und ihren Eltern hin. Dieses Ergebnis deckt sich mit den Daten der »Lebenschancen-Studie 2012« in Niedersachsen (Abb. 14.1), in der junge Erwachsene, die als Kinder an Diabetes erkrankten, vergleichbare oder höhere Schulabschlüsse erreicht haben als die gleichaltrige Allgemeinbevölkerung. Vor diesem Hintergrund kann bei den meisten Kindern und Jugendlichen mit Typ-1-Diabetes davon ausgegangen werden, dass sie intellektuell ebenso leistungsfähig sind wie stoffwechselgesunde Gleichaltrige und entsprechend gefordert und gefördert werden sollten.

Unter den aktuellen Therapiebedingungen unterscheidet sich die kognitive Leistungsfähigkeit der Majorität der Kinder und Jugendlichen mit Typ-1-Diabetes nicht von der stoffwechselgesunder Gleichaltriger.

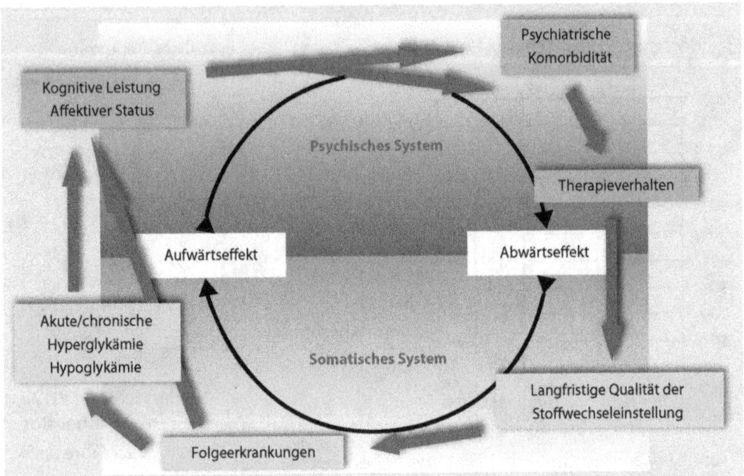

Abb. 14.2 Die Interaktion zwischen psychischen Belastungen, Therapieverhalten, neuroendokrinen Reaktionen und kognitiver Leistungsfähigkeit ist komplex

14.3 Psychosoziale Einflüsse auf die Qualität der Stoffwechseleinstellung

Die Beziehung zwischen psychosozialen Rahmenbedingungen und der Qualität der Stoffwechseleinstellung von Kindern und Jugendlichen mit Diabetes ist wechselseitig und ausgesprochen komplex (Abb. 14.2):

- Der Blutglukosespiegel kann direkt durch neuroendokrine Prozesse beeinflusst werden, die sich als Folge von psychischem Stress ergeben.
- Ungünstige psychosoziale Bedingungen können einer engagierten und fachgerechten Therapie entgegenstehen.
- Misserfolge in der Therapie, Ängste vor akuten und langfristigen Komplikationen und Einschränkungen in der Lebensführung können zu Überforderung und Burn-out bei Jugendlichen und Eltern führen.
- Bereits bestehende psychische Störungen oder Konflikte können durch seelische Dauerbelastung, Misserfolge oder akute Komplikationen des Diabetes verstärkt werden.

Ein weiterer wichtiger Faktor ist die psychologische Kompetenz des Diabetesteams. Dessen kommunikative Fähigkeiten gehören ebenso dazu wie die Sensibilität für die speziellen Sorgen und Bedürfnisse von Kindern, Jugendlichen und ihren Eltern.

14.3.1 Psychischer Stress

Bereits in den 1950er Jahren wurden bei Erwachsenen mit Diabetes signifikante Beziehungen zwischen psychischem Stress und metabolischen Parametern nachgewiesen. Verbesserte Techniken zur Bestimmung von Stresshormonen ließen in den folgenden Jahren genauere Aussagen über den direkten Zusammenhang zwischen psychischem Stress, neuroendokrinen Reaktionen und dem Blutglukosespiegel zu.

Aktivierung des adrenergen Systems

Durch die Freisetzung von Adrenalin und Noradrenalin im Rahmen von Stressreaktionen kommt es kurzfristig zu einer Freisetzung und Neubildung von Glukose und damit zu einem Blutglukoseanstieg. Dieser Effekt wird durch die α_2-Adrenorezeptor-vermittelte Hemmung der Insulinproduktion und die β-Adrenorezeptor-vermittelte Freisetzung von Glukagon verstärkt. Insgesamt führt die Aktivierung des adrenergen Systems zu einer Erhöhung des Grundumsatzes.

HPA-Achsen-Veränderungen

Stress, Traumafolgen und depressive Störungen können mit einer Hyperaktivität der HPA-Achse einhergehen. Sie ist durch eine vermehrte Freisetzung von ACTH und Kortisol gekennzeichnet. Der Hyperkortisolismus greift dabei auf verschiedenen Wegen in den Glukosestoffwechsel ein. Er mindert die Wirksamkeit des Insulins und begünstigt den Anstieg des Blutglukosespiegels. So reduziert Kortisol die insulinstimulierte Glukoseutilisation, die insulininduzierte Suppression der hepatischen Glukoseproduktion und die Hemmung der Lipolyse von Fettdepots. Dieses geht unmittelbar mit der Steigerung der Insulinresistenz einher. Auch führt die HPA-Achsen-Dysregulation mit Hyperkortisolämie zu einer viszeralen Fettakkumulation sowie zu einer verminderten Wachstums- und Sexualhormonsekretion. Auch diese Faktoren bedingen eine Steigerung der Insulinresistenz, der eine zentrale Rolle in der Genese und im Verlauf des Typ-2-Diabetes auch bei Jugendlichen zukommt. Entsprechend wurden signifikante Assoziationen zwischen der Häufung belastender Lebensereignisse, z. B. durch anhaltende Konflikte in Familien, und unbefriedigenden Stoffwechseleinstellungen bei Kindern und Jugendlichen mit Typ-1-Diabetes nachgewiesen.

Klinische Relevanz von alltäglichem Stress

Weniger eindeutig ließen sich direkte Beziehungen zwischen akutem, zeitlich begrenztem Stress und Glukoseanstiegen in Studien belegen. Experimentell induzierter Stress führte nicht bei allen Patienten zum erwarteten Anstieg des Blutglukosespiegels. Die physiologische Reaktion auf akuten Stress bei Menschen mit Diabetes scheint in erheblichem Umfang individuell bestimmt zu sein. Persönlichkeitsfaktoren spielen dabei ebenso eine Rolle wie der Ausgangswert des Blutglukosespiegels, die Art des Stressors und dessen Interpretation durch die Person.

Diese Ergebnisse decken sich mit den Erfahrungen vieler diabetologisch tätiger Pädiater und Beobachtungen von Eltern. Trotz sorgfältiger Diabetestherapie werden bei Kindern mit Diabetes im Alltag immer wieder Blutglukoseanstiege beobachtet, die in direkter Beziehung zu belastenden oder aufregenden Alltagsereignissen zu stehen scheinen.

Die individuell unterschiedlichen Reaktionen auf psychische Belastungen lassen sich durch ein etabliertes Modell aus der Stressforschung erklären, das von der Arbeitsgruppe um Lazarus (1999) entwickelt wurde. Das sogenannte transaktionale Stresskonzept geht davon aus, dass der individuell erlebte Stress weder allein durch ein Ereignis an sich noch durch die Merkmale einer Person oder durch deren Verhalten bestimmt wird. Vielmehr determinieren kognitive Verarbeitungsmuster und individuell zur Verfügung stehende Bewältigungsstrategien die psychischen und physischen Auswirkungen alltäglicher Stressoren. Nicht die objektiven Tatsachen, sondern persönliche Einstellungen und Erwartungen bestimmen das Maß der Belastung.

Die Beratung von Eltern und Kindern zum Einfluss von Stress auf den Glukosestoffwechsel erfordert besondere Sensibilität. Viele vermeintlich stressbedingte Schwankungen des Glukosespiegels sind bei genauer Betrachtung durch unbewusste oder nicht eingestandene Therapiefehler zu erklären. Eine vorschnelle Erklärung dieser Schwankungen durch Stress kann dazu beitragen, dass eine unzureichende Therapie beibehalten wird. Allerdings gibt es auch einen direkten Einfluss von psychischem Stress auf die Stoffwechselsituation. Eltern und Kinder erleben es als ausgesprochen kränkend, wenn ihnen bei nachvollziehbar stressbedingten Stoffwechselschwankungen scheinbar leichtfertig Therapiefehler unterstellt werden.

Stress kann den Blutglukosespiegel direkt und indirekt über das Therapieverhalten beeinflussen. Beides muss in der Beratung sensibel abgewogen werden.

Eine besondere Herausforderung stellen plötzliche Hypoglykämien dar, die Kinder und Jugendliche mit Stress oder Aufregung bei Klassenarbeiten verbinden. Da sich die Symptome allgemeiner Erregung (Zittern, Herzklopfen, Schweißausbruch) weitgehend mit den Anzeichen einer Hypoglykämie decken, fällt es insbesondere Kindern schwer, zwischen beiden Zuständen zu unterscheiden. Bei genauer Nachfrage stellt sich meist heraus, dass während der Klassenarbeit keine Blutzuckerbestimmung zur Bestätigung durchgeführt wurde. Eine alltagsorientierte Schulung zum Thema Hypoglykämie und Aufregung kann Kindern und Eltern hier mehr Sicherheit vermitteln. Deutlich mehr Sicherheit für Kinder und Eltern lässt sich durch eine kontinuierliche Glukosemessung, adäquat gewählte Alarme und ggf. eine automatische Abschaltung der Insulingabe über eine Pumpe realisieren.

Kinder sollten lernen, wie sie Hypoglykämiesymptome von Aufregung unterscheiden können.

14.3.2 Individuelle Risikokonstellationen bei Kindern und Jugendlichen

Den in der ► Übersicht dargestellten individuellen Faktoren ist gemeinsam, dass sie die eigenverantwortliche Diabetestherapie durch Kinder und Jugendliche beeinträchtigen.

Risiken, die eine eigenverantwortliche Diabetestherapie erschweren

- Entwicklungsstörungen (ICD-10: F80-F89)
- geringes Selbstvertrauen, negatives Selbstbild
- geringe soziale Kompetenz
- schwerwiegende Autonomiekonflikte
- vermeidende dysfunktionale Bewältigungsstrategien, teilweise verbunden mit selbstschädigendem Verhalten
- Verhaltensauffälligkeiten (geringe Affekt- und Impulskontrolle, aggressiv-destruktives oder depressiv-regressives Handlungsrepertoire) (ICD-10: F90-F98)
- Essstörung (ICD-10: F50.-)
- substanzgebundene Abhängigkeit (IDC-10: F10-F19)

Diese Faktoren decken sich mit denjenigen, die auch in der deutschen repräsentativen KiGGS-Studie zur Kinder- und Jugendgesundheit seit 2007 allgemein als Risiken für die körperliche und seelische Gesundheit identifiziert wurden. Diverse Querschnittstudien in der pädiatrischen Diabetologie zeigen, dass Kinder und Jugendliche, die eine normnahe Stoffwechseleinstellung erreichen, signifikant weniger soziale Konflikte, Schulschwierigkeiten und emotionale Probleme erleben als diejenigen mit unbefriedigenden Werten. Sie waren kontaktfreudiger, aktiver, selbstständiger und weniger abhängig von ihren Eltern als Kinder mit zu hohen HbA_{1c}-Werten. Verglichen mit einer stoffwechselgesunden Kontrollgruppe waren sie sogar weniger konfliktbelastet. Eltern von Kindern mit unbefriedigenden Stoffwechselwerten beschrieben diese als ängstlicher, depressiver und mit mehr emotionalen Konflikten geprägt.

Jugendliche mit zu hohen HbA_{1c}-Werten wiesen eher ein negatives Selbstbild und ein geringes Selbstvertrauen auf, während besser eingestellte Jugendliche ein positives Selbstkonzept zeigten. Letztere zeichneten sich durch eine eher intern orientierte Kontrollüberzeugung und ein stärker ausgeprägtes Gefühl der Selbstwirksamkeit (»self-efficacy«) aus.

Zwischen sozialer Kompetenz und Stoffwechsellage werden ebenfalls systematische Zusammenhänge beschrieben. Kinder und Jugendliche, die ihren Diabetes gegenüber Gleichaltrigen selbstsicher darstellen und die notwendige Therapie auch in schwierigen sozialen Situationen gegenüber Freunden und Klassenkameraden vertreten können, erreichen bessere Stoffwechselwerte als Kinder und Jugendliche, die ihren Diabetes aus Angst vor Ablehnung verschweigen.

Besonders schwierig ist die Situation bei gleichzeitigem Auftreten von Diabetes und klinischen oder subklinischen Essstörungen (Anorexia nervosa, Bulimia nervosa, »binge eating disorder« [ICD-10: F50.-]). Die betroffenen Jugendlichen, mehrheitlich Mädchen und junge Frauen, ersetzen häufig die »klassischen« Gewichtskontrolltechniken wie Fasten, Erbrechen und exzessive Bewegung durch diabetesspezifische Praktiken. Insulinunterdosierung, das sog. »insulin purging«, wird dabei gezielt eingesetzt, um einen Energieverlust durch Glukosurie zu erreichen. Ihre Stoffwechselsituation ist meist durch große, unsystematische Schwankungen und einen entsprechend unbefriedigenden HbA_{1c}-Wert gekennzeichnet.

Jugendliche mit einer affektiven Störung weisen häufig unbefriedigende Stoffwechselwerte auf. Dazu zählen auch die Jugendlichen, deren destruktive Krankheitsbewältigung sich in selbstschädigendem Verhalten, z. B. Auslassen von Insulininjektionen, seltener auch Insulinüberdosierung, zeigt. Geringes Selbstwertgefühl, vermehrte Angst und Depressivität können bei Jugendlichen mit unbefriedigender Stoffwechselkontrolle die Folgen eines als instabil und unbeherrschbar erscheinenden Diabetes im Sinne »erlernter Hilflosigkeit« sein. Als davon unabhängige Persönlichkeitsmerkmale können sie ebenfalls zur Verschlechterung der Stoffwechsellage beigetragen haben.

Familiäre und soziale Risikokonstellationen

Wenn Familien bereits durch andere äußere oder innere Umstände belastet sind, reicht die verbleibende Kapazität oft nicht aus, um den Bedürfnissen eines Kindes mit Diabetes gewachsen zu sein. In der ► Übersicht sind die familiären Faktoren zusammengestellt, die mit einem erhöhten Gesundheitsrisiko für ein Kind mit Diabetes verbunden sind.

Familiäre Risikofaktoren

- zerrüttete Familie, mangelnde familiäre Kohäsion
- emotional belastetes Familienklima
- Fehlen eines Elternteils durch Tod; Einelternfamilie
- geringe familiäre Integration und unzureichende Unterstützung des Kindes
- überbehütendes ängstliches Erziehungsverhalten
- dysfunktionale Krankheitsbewältigung der Eltern
- psychische Erkrankung eines Elternteils
- »psychosomatische Familie«

Hinzu kommen sozioökonomisch schwierige Bedingungen, z. B. bildungsferner familiärer Hintergrund, prekäre ökonomische Situation und/oder Zugehörigkeit zu einer ethnischen Minorität mit geringer sozialer Integration. Diese Risikokonstellationen sind nahezu deckungsgleich mit denen, die bei allen Kindern mit einem erhöhten Risiko für Verhaltensstörungen und andere gesundheitliche Probleme verbunden sind. Entsprechend zählen das Angebot sozialer Hilfen und eine enge Kooperation mit Trägern der Kinder- und Jugendhilfe (SGB VIII) zu den Standards einer multiprofessionellen Diabetesversorgung (▶ Kap. 15).

Familienklima und Erziehungsstil

Große Bedeutung für eine erfolgreiche Diabetesbehandlung wird dem Familienklima und dem diabetesspezifischen Erziehungsverhalten beigemessen. Ein kohäsives und wenig konfliktbelastetes Familienklima hat sich als günstig erwiesen. Es zeichnet sich durch einen starken Zusammenhalt aller Familienmitglieder und eine klare Organisation und Struktur der Verantwortlichkeit zwischen den Familienmitgliedern aus. Hinzu kommen eine aktive Freizeitgestaltung, die Ermutigung des Kindes zu altersgemäßer Unabhängigkeit und Selbstständigkeit sowie durch offene Affektabfuhr. Eine realistische und verantwortliche Einstellung gegenüber der Krankheit und der mit ihr verbundenen Risiken ist ebenfalls günstig. Beide Elternteile sind über den Diabetes umfassend informiert und können die Therapie jeweils nach gemeinsam abgestimmten Regeln gestalten. Einer zu engen Beziehung der im Alltag meist verantwortlichen Mutter zum Kind mit Diabetes, bei der ein schlecht informierter Vater leicht in eine Außenseiterposition geraten kann, wird bewusst entgegengewirkt.

Häufig ist die Mutter trotzdem primär für die Betreuung des Kindes mit Diabetes verantwortlich. Dementsprechend sind deren Einstellungen zur Krankheit des Kindes, ihre Bewältigungsmechanismen und die davon abhängigen Erziehungsstile von besonderem Interesse. Mehrere Autoren beschreiben typische, als pathologisch bezeichnete Muster mütterlicher Erziehungseinstellungen wie überängstliche, übermäßig behütende und zu nachsichtige bzw. überkontrollierende, ablehnende oder desinteressiert vernachlässigende Haltungen. Sie resultieren u. a. aus spezifischen Reaktionen der Eltern auf die Diabetesdiagnose, die durch pathologische Ängste, Depression, Schuldgefühle, Enttäuschung oder Wut gekennzeichnet sein können.

Ein durch Angst geprägter, übermäßig kontrollierender, perfektionistischer Erziehungsstil (»overprotection«) führt zwar oft zu einer normnahen Stoffwechseleinstellung, er behindert aber gleichzeitig die altersgemäße soziale Entwicklung des Kindes. Durch Schuldgefühle motivierte überbehütende oder extrem nachsichtige Haltungen konkurrieren mit einer konsequenten Diabetestherapie und beeinträchtigen die Bewältigung altersgemäßer Entwicklungsaufgaben. Beide Erziehungsstile werden mit resignativen, rebellierenden oder verleugnenden Verhaltensmustern von Jugendlichen mit Diabetes in Verbindung gebracht. Positive Ergebnisse sowohl bezogen auf das Verhalten und die Emotionalität des Kindes wie auch auf seine Stoffwechseleinstellung ließen sich für den sogenannten autoritativen Erziehungsstil belegen.

14.4 Psychische Gesundheit von Kindern und Jugendlichen mit Diabetes

Die internationale Studienlage zur seelischen Gesundheit und zur Prävalenz psychischer Störungen bei Kindern und Jugendlichen mit Typ-1-Diabetes liefert ein inkonsistentes Bild. Einige Autoren (primär aus Mittel- und Nordeuropa) kommen in aktuellen Metaanalysen zu dem Schluss, dass sich keine empirische Evidenz für gehäufte klinisch relevante Störungen und Verhaltensprobleme bei Kindern und Jugendlichen mit Typ-1-Diabetes belegen lässt. Diese Ergebnisse decken sich auch mit deutschen Daten (Kompetenznetz Diabetes mellitus zum klinischen Verlauf von Typ-1-Diabetes bei Kindern und Jugendlichen), in denen gegenüber einer bundesweiten repräsentativen Stichprobe (KiGGS-Studie) bei Jugendlichen, die vor dem fünften Geburtstag an Diabetes erkrankt waren, eher eine bessere oder vergleichbare gesundheitsbezogene Lebensqualität festgestellt wurde. Auch die Rate an emotionalen und Verhaltensproblemen, die mit dem SDQ (Strength and Difficulties Questionnaire) erfasst wurde, war bei den Jugendlichen mit Typ-1-Diabetes gegenüber der bundesweiten Stichprobe nicht erhöht.

Andere Autoren, z. B. aus den USA und Australien, berichten dagegen über erhöhte Raten psychischer Störungen vor allem unter Jugendlichen mit Typ-1-Diabetes. Letztere betreffen vor allem subklinische und klinisch relevante affektive Störungen, die bei Kindern und Jugendlichen 2- bis 3-mal so häufig beobachtet wurden wie bei stoffwechselgesunden Gleichaltrigen. Außerdem ergaben sich erhöhte Raten für ein essgestörtes Verhalten insbesondere unter weiblichen Jugendlichen.

Die Datenlage zur Prävalenz von psychischen Störungsbildern ist durch diverse methodische Probleme limitiert. Zum einen existieren nur sehr begrenzt repräsentative Angaben zu psychischen Erkrankungen bei Kindern und Jugendlichen sowohl in der Allgemeinbevölkerung wie auch bei Typ-1-Diabetes, zum anderen sind die Kriterien zur Diagnose eines Störungsbildes weltweit häufig nicht vergleichbar.

Schließlich bergen allgemeine Screening-Instrumente für psychische Störungen die Gefahr falsch-positiver Ergebnisse bei Kindern und Jugendlichen mit Diabetes, da es häufig zu Überschneidungen zwischen Anforderungen der Diabetestherapie (z. B. gedankliche Beschäftigung mit dem Essen) und Symptomen einer psychischen Störung kommt. Im internationalen Vergleich führen zusätzlich Unterschiede in Versorgungsstrukturen, Therapiekonzepten und der sozialen Integration zu divergierenden Belastungen und psychischen Risiken.

Zusammenfassend stimmen die meisten Autoren darin überein, dass selten bei Kindern, häufiger jedoch bei Jugendlichen mit Diabetes psychische Belastungsreaktionen und subklinische psychische Störungen zu beobachten sind. Diese sind ebenso wie klinisch relevante psychische Störungen mit einer unzureichenden Stoffwechseleinstellung assoziiert und stellen ein erhöhtes Risiko sowohl für akute Komplikationen wie DKA und schwere Hypoglykämien als auch für Folgekomplikationen und Mortalität im jungen Erwachsenenalter dar. Weibliche Jugendliche tragen ein erhöhtes Risiko für affektive und für Essstörungen. Bei männlichen Jugendlichen und jungen Erwachsenen stehen akute Krisen im Zusammenhang mit Risikoverhalten, exzessivem Alkohol- und Drogenkonsum im Vordergrund und führen zu einer erhöhten Mortalität.

14.4.1 Kinder und Jugendliche mit Typ-2-Diabetes

Die Datenlage zur psychischen Gesundheit von Kindern und Jugendlichen mit Typ-2-Diabetes ist in Deutschland wegen der geringen Prävalenz noch begrenzt. Jedoch kann davon ausgegangen werden, dass die Rate psychischer Störungen zumindest der entspricht, die für Jugendliche mit ausgeprägter Adipositas festgestellt wurde (► Abschn. 14.2). Danach kann vermutet werden, dass bei der Mehrheit der betroffenen Jugendlichen relevante psychische Störungen vorliegen, die zur Entwicklung des Typ-2-Diabetes beigetragen haben und/oder auch Störungen, die sich als Folge der ausgeprägten Adipositas und der damit verbundenen Stigmatisierung ergeben haben. Die gesundheitsbezogene Lebensqualität adipöser Jugendlicher ist schlechter als die normalgewichtiger Gleichaltriger.

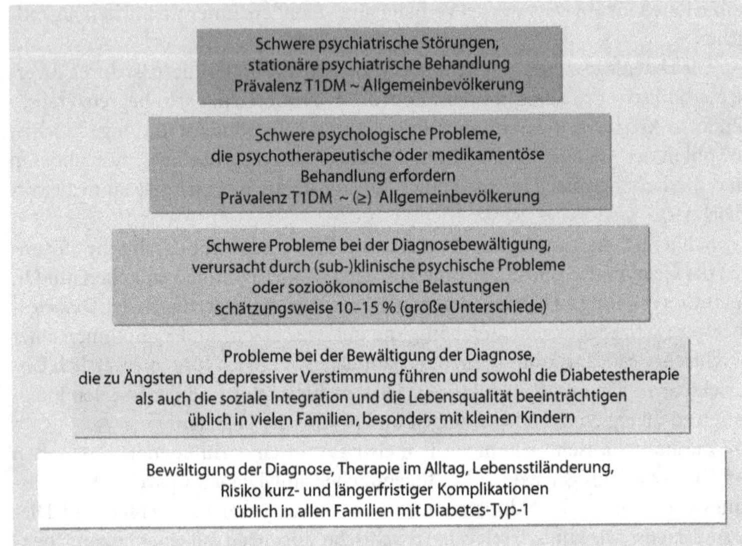

Abb. 14.3 Prävalenz psychischer Belastungen und Störungen unter Kindern und Jugendlichen mit Typ-1-Diabetes (T1DM)

14.4.2 Screening und Diagnostik psychischer Störungen

Wegen der engen Assoziation zwischen psychischen Belastungen und Störungen einerseits und einer unzureichenden Stoffwechseleinstellung andererseits (Abb. 14.3) empfehlen internationale wie auch nationale Leitlinien die kontinuierliche Erfassung der psychosozialen Situation und des Befindens von jungen Patienten mit Typ-1-Diabetes.

Dabei kommt zunächst dem ärztlichen Gespräch mit entsprechenden offenen Fragen zentrale Bedeutung zu. Bei Hinweisen auf spezifische psychische Störungen können gezielte Screening-Fragen gestellt oder ein psychometrischer Fragebogen vorgelegt werden (► Übersicht). Dabei ist es nicht immer notwendig, eine formale Auswertung durchzuführen. Vielmehr können positiv beantwortete Fragen zur weiteren Strukturierung des Gesprächs herangezogen werden, um z. B. über Ängste vor Hypoglykämien oder über Essattacken zu sprechen. In jedem Fall sollten Hinweise auf schwierige Konstellationen dokumentiert und bei weiteren Ambulanzbesuchen bedacht werden.

Ausgewählte deutschsprachige diabetesspezifische und allgemeine psychologische Screening-Instrumente für Kinder und Jugendliche

- **Allgemeine Lebensqualität**
  - KIDSCREEN (Pabst u. Lengerich 2006): Fragebogen für Kinder, Elternversion, kombinierbar mit DISABKIDS Diabetes Modul; http://www.kidscreen.de
  - PedsQL (Varni et al. 1999): Fragebogen für Kinder, Elternversion; http://www.pedsql.org/
- **Diabetesspezifische Lebensqualität/Belastungen**
  - DISABKIDS Diabetes Modul (DM) (Pabst u. Lengerich 2006): Fragebogen für Kinder, Elternversion; http://www.disabkids.de/
  - PedsQL Diabetes spezifisches Modul (Varni et al. 2003): Fragebogen für Kinder, Elternversion; http://www.pedsql.org/
  - PAID (Problem Areas In Diabetes Questionnaire) (Polonsky 1995): Fragebogen für Jugendliche und Erwachsene; www.dawnstudy.com
  - DQOLY-SF (Diabetes Quality of Life) (Hoey et al. 2006) Diabetesspezifischer Fragebogen für Jugendliche, der in viele Sprachen übersetzt wurde. www.dawnstudy.com
- **Emotionale und Verhaltensprobleme der Kinder**
  - SDQ (Strengths & Difficulties Questionnaires) (Goodman 1997): Einschätzung der Kinder (3–16 Jahre) durch die Eltern, Selbstbeurteilungsversion für ältere Kinder (11–16 Jahre); http://www.sdqinfo.com/
  - CBCL (Child Behaviour Checklists) (Achenbach 2012): Elterneinschätzung kindlicher Verhaltensauffälligkeiten für Kinder von 1,5–5 Jahren und von 4–18 Jahren; http://www.aseba.org/
  - SPS-J (Screening psychischer Probleme im Jugendalter) (Hampel u. Petermann 2005): Selbstbeurteilung psychischer Störungen in den Bereichen aggressiv-dissoziales Verhalten, Ärgerkontrollprobleme, Ängstlichkeit/Depressivität und Selbstwertprobleme (11–16 Jahre)
- **Depressive Verstimmung**
  - WHO-5 (Well-Being Index) (Bech 2004): Selbstbeurteilung des emotionalen Wohlbefindens, Jugendliche ab 13 Jahren und Eltern; http://www.who-5.org
  - Beck Depressionsinventar-II (Hautzinger et al. 2012): Selbstbeurteilungsinstrument für Erwachsene und Jugendliche ab 13 Jahren zur Beurteilung der Schwere der Depression
  - DIKJ (Depressionsinventar für Kinder und Jugendliche) (Stiensmeier-Pelster et al. 2000): Selbsteinschätzungsfragebogen für Kinder und Jugendliche zwischen 8 und 16 Jahren

- Ängste/Hypoglykämieangst
  - PHOKI (Phobiefragebogen für Kinder und Jugendliche) (Döpfner et al. 2006): Erfasst Ängste vor verschiedenen Objekten und Situationen (8–18 Jahre)
  - Hypoglykämie-Angstinventar (Kulzer 1995). Angst vor Unterzuckerungen: Das »Hypoglykaemie-Angstinventar«. In: Kohlmann u. Kulzer (Hrsg.) Diabetes und Psychologie. Diagnostische Ansätze. Huber, Bern, S. 64–80)
- **Gestörtes Essverhalten**
  - DEPS-R (Diabetes Eating Problem Survey – Revised) (deutsch: Saßmann et al. 2015): Diabetesspezifisches Selbstbeurteilungsinstrument zu gestörtem Essverhalten.
  - ChEDE (Child Eating Disorder Examination) (Bryant-Waugh et al. 1996; deutsche Version von Hilbert et al. 2004) (Kinder 8–14 Jahre)
- **Hyperaktivitätsstörung**
  - KIDS 1: Aufmerksamkeitsdefizit- und Hyperaktivitätsstörung (ADHS) (Döpfner et al. 2006): Das Kinder-Diagnostik-System beinhaltet sowohl Screening-Verfahren als auch solche zur differenzierteren Diagnostik und Therapieevaluation

Ob ein strukturiertes Screening auf psychische oder andere Belastungen kontinuierlich durchgeführt werden soll, wird kontrovers diskutiert. Da viele Kinder und Jugendliche relativ gut und unbelastet mit ihrem Diabetes leben, können wiederholte Fragen nach psychischen Störungen stigmatisierend wirken. Demgegenüber besteht das Risiko, belastende Situationen nicht zu erkennen und damit nicht alle therapeutischen Möglichkeiten auszuschöpfen. In einer Studie von Butwicka und Kollegen (2012) stellte sich der HbA_{1c}-Wert als gutes Vorab-Screening für depressive Verstimmungen bei Jugendlichen heraus. Die Autoren empfehlen ein psychologisches Screening nur für Patienten mit einer unzureichenden Stoffwechseleinstellung.

In den Niederlanden wurde ein elektronisch zu bearbeitendes Screening-Instrument zu psychosozialen Belastungen für Jugendliche mit Typ-1-Diabetes entwickelt (MIND Youth Questionnaire [MY-Q], 2012). Im Rahmen eines landesweiten Projekts wurde es in die Routineversorgung mehrerer Kliniken integriert und evaluiert. Patienten und Behandler bewerteten es positiv, ein direkter Effekt auf die Therapiezufriedenheit und Lebensqualität konnte belegt werden, die Stoffwechseleinstellung blieb jedoch unverändert.

Jedes Screening auf Belastungen und Störungen setzt voraus, dass Diabetesteams ausreichend geschult sind, um auf psychische Probleme angemessen zu reagieren, erste Informationen zu geben, bei akuten Problemen zu beraten und weiterführende diagnostische Schritte und therapeutische Hilfen einzuleiten. Die Diagnose klinisch relevanter psychischer Störungen bei Kindern und Jugendlichen sollte entsprechend den Leitlinien der Deutschen Gesellschaft für Kinder- und Jugendpsychiatrie, Psychosomatik und Psychotherapie (DGKJP) für das jeweilige Störungsbild durch dafür qualifizierte Therapeuten erfolgen. Sie umfasst üblicherweise neben der Anamnese und Exploration eine ausführliche testpsychologische Diagnostik sowie ein klinisches Interview (z. B. das DIPS).

Ein psychologisches Screening liefert Hinweise, aber keine Diagnose und ersetzt nicht eine qualifizierte psychologisch/psychiatrische Diagnostik.

Zur Erfassung der Belastung der Eltern insbesondere von jüngeren Kindern mit Diabetes und möglicher psychischer Störungen können die in der ▶ Übersicht zusammengestellten Screening-Instrumente eingesetzt werden. Aber auch hier können wenige offene Fragen nach besonderen Sorgen und Belastungen im Alltag und bei der Betreuung des Kindes mit Typ-1-Diabetes Hinweise auf den Unterstützungsbedarf der Eltern liefern.

Ausgewählte psychologische Screening-Instrumente für Eltern von Kindern mit Diabetes

- **Diabetesspezifische Belastungen**
  - PAID-PR (Problem Areas In Diabetes Questionnaire Parent Revised Version) (Markowitz et al. Diabet Medicine 2012; 29: 526–33); Fragebogen für Eltern von Kindern mit Typ-1-Diabetes
  - DFCS (Diabetes Family Conflict Scale) (Hood et al. 2007; Diabetes Care 30: 1764–1769); Belastungen der Eltern durch das Diabetesmanagement
- **Emotionale Belastung/Depression**
  - PHQ-D (Gesundheitsfragebogen für Patienten); freier Download des PHQ unter: www.uniklinik-heidelberg.de/Gesundheitsfragebogen-fuer-Patienten-PHQ-D.6274.0.html; Screening-Instrument Depression und Angst
  - WHO-5 (Well-being index) (Bech 2004): Selbstbeurteilung des emotionalen Wohlbefindens, Jugendliche ab 13 Jahren und Eltern; http://www.who-5.org
  - Beck Depressionsinventar-II (Hautzinger et al. 2012): Selbstbeurteilungsinstrument für Erwachsene und Jugendliche ab 13 Jahren zur Beurteilung der Schwere der Depression.
- **Hypoglykämieangst**
  - Hypoglykämie-Angstinventar (Kulzer 1995): Angst vor Unterzuckerungen: Das »Hypoglykaemie-Angstinventar«. In: Kohlmann CW, Kulzer B (Hrsg.) Diabetes und Psychologie. Diagnostische Ansätze. Huber, Bern, S. 64–80)

14.4.3 Screening und Beratung bezüglich Drogenkonsum

Der Drogengebrauch bei Jugendlichen mit Diabetes ist ein ebenso großes Problem wie in der Allgemeinbevölkerung. Wegen seiner Assoziation mit fatalen Verläufen bei Typ-1-Diabetes kommt ihm jedoch besondere Bedeutung zu. In vier Studien aus den USA, England und Chile zeigte sich bei Jugendlichen im Alter von 12–20 Jahren eine Häufigkeit des Drogengebrauchs zwischen 5 und 25 %. Bei jungen Erwachsenen von 16–30 Jahren mit Typ-1-Diabetes lag die Prävalenz in diesen Studien bei 29 %. Angesichts der kleinen ausgewählten Stichproben können diese Daten nicht verallgemeinert werden, sie weisen jedoch auf ein bisher unterschätztes Problem vor allem im jungen Erwachsenenalter hin. Repräsentative Daten der BZgA beschreiben eine Lebenszeitprävalenz für den Konsum illegaler Drogen unter 12- bis 17-Jährigen im Jahr 2011 von 7,2 %. Es muss auch davon ausgegangen werden, dass der Konsum illegaler Drogen durch Jugendliche und junge Erwachsene mit Typ-1-Diabetes zumindest vergleichbar ist.

Die Häufigkeit von Drogengebrauch bei Typ-1-Diabetes kann jedoch noch deutlich höher sein, als dies in der Literatur berichtet wird. Angaben zur Verwendung von Drogen werden üblicherweise nicht im Sprechstundengespräch erwähnt. Dies liegt allerdings auch daran, dass die Mitglieder des Diabetesteams solche Nachfragen nur selten stellen. Bei einer retrospektiven Befragung von 19 jungen Erwachsenen mit Typ-1-Diabetes, die in einem 10-Monats-Zeitraum in einem tertiären Referenzzentrum mit einer diabetischen Ketoazidose eingeliefert wurden, gaben nur 20 % der Patienten offen ihren Drogengebrauch anamnestisch an. Nach persistierendem Nachfragen erhöhte sich die Rate jedoch auf 50 %.

Häufig sind die möglichen Auswirkungen des Drogenkonsums bei Diabetes nicht allgemein bekannt (◘ Tab. 14.1). Daher ist es wichtig, in dieser Altersgruppe genauso wie über Alkohol auch über den Konsum von Drogen in einer nichtwertenden, offenen Art und Atmosphäre zu sprechen. Dabei kann die Tatsache, dass dies bei einem Teil der Patienten (und Gleichaltrigen) regelhaft stattfindet, vorausgesetzt werden. Auch ohne »typische« Anamnese sollte insbesondere bei auffälligen biochemischen Parametern oder stattgefundener diabetischer Ketoazidose die Sprache auf dieses Thema gebracht werden. Die typischen Laborbefunde von Hyponatriämie, Hyperglykämie, Ketose, metabolischer Azidose und renaler Beteiligung sind oft von einer unkomplizierten diabetischen Ketoazidose nicht zu unterscheiden. Umfassende Informationen zur Wirkung aktuell in Deutschland konsumierter illegaler Drogen können auf der Website der Bundeszentrale für gesundheitliche Aufklärung (BZgA) eingesehen werden (www.drugcom.de).

Es ist daher wichtig, darauf hinzuweisen, dass Menschen mit Diabetes ein höheres Risiko für Komplikationen bei entsprechenden »Partys« haben und ein Zusammenhang zwischen Drogengebrauch und plötzlichen Todesfällen infolge von diabetesassoziierten akuten Komplikationen bekannt ist. Es ist ratsam, bei

Tab. 14.1 Zusammenfassung der Effekte eines Drogengebrauchs und der metabolischen Effekte mit Bezug zum Typ-1-Diabetes

Droge	Pharmakologie	Symptome	Effekt bei Typ-1-Diabetes
Ecstasy (Methylendioxymethamphetamin, MDMA) Crystal Meth	Steigert die Serotonin-Aktivität	Euphorie, Depersonalisation, Angst, Ataxie, Polydipsie	Präzipitiert Hyponatriämie und Ketoazidose durch inadäquate ADH-Sekretion (SIADH) und proximale renale Tubulopathie Krampfanfälle und Tod beschrieben
Ketamin	N-Methyl-D-Aspartat (NMDA)-Antagonist	Euphorie, Entspannung, Depersonalisation, Hypertension, Hyperthermie	Präzipitiert Ketoazidose Rhabdomyolyse und metabolische Azidose ohne Ketoazidose Krampfanfälle und Tod beschrieben
Opiod-Analoga (Heroin)	Opiodagonist	Euphorie, Atemdepression, zentrale Dämpfung	Kann ungewöhnliche Hyperglykämie mit hyperosmolarem Status ohne Azidose auslösen
Kokain	Indirekte sympathikomimetische Wirkung	Euphorie, Entspannung	Hyperglykämischer, hyperosmolarer Status Wesentlicher Risikofaktor für rekurrierende Ketoazidose
Cannabis	Tetrahydrocannabinol moduliert die Ausschüttung von Neurotransmittern über CB1- und CB2-Rezeptoren in zentralen und peripheren Nervenzellen	Euphorie Beeinträchtigung des Denk-, Lern- und Erinnerungsvermögens Gefühle erhöhter Einsicht und Bedeutung Unterbrechung von Gedankengängen Depersonalisation	Stimuliert Appetit: kann Blutzucker erhöhen Eingeschränktes Urteilsvermögen erschwert Diabetesmanagement Gleichgültigkeit und Motivationsverlust

diesen Gesprächen den Schwerpunkt auf praktische Aspekte zur Risikominimierung und nicht auf eine grundsätzliche Abstinenz zu legen.

14.4.4 Prävalenz psychischer Störungen

Hyperkinetische Störungen (HKS ICD-10: F90.-) oder AD(H)S

Es existieren derzeit keine belastbaren Daten darüber, ob diese Störung bei Kindern mit Typ-1-Diabetes häufiger ist als bei anderen Gleichaltrigen. Es ist jedoch davon auszugehen, dass sie auch nicht seltener auftritt. Nach Einschätzung der Eltern wären das in der Gruppe der bis 13-jährigen ca. 8 %, bei den 7- bis 10-Jährigen nach den Daten der KiGGS-Studie sogar 10 %. Bei einer bestehenden Komorbidität wirken sich die kennzeichnenden psychischen Symptome (Unruhe, Unaufmerksamkeit, mangelnde Konzentrationsfähigkeit) in der Regel ungünstig auf die Selbsttherapie und damit die Stoffwechseleinstellung bei Diabetes aus.

Kasuistiken aus der Praxis deuten darauf hin, dass bei einer vorliegenden Komorbidität und medikamentösen Therapie der HKS eine kontinuierlich wirkende Medikation sinnvoll ist, um die Diabetestherapie zu gewährleisten. Grundsätzlich sollte sich die (medikamentöse) Behandlung der HKS bei Kindern und Jugendlichen mit Diabetes an den allgemeinen Leitlinien der Deutschen Gesellschaft für Kinder- und Jugendpsychiatrie und weiterer Fachgesellschaften orientieren. Der Einsatz gut evaluierter verhaltenstherapeutischer Programme sollte bei einer vorliegenden HKS immer in Erwägung gezogen werden, ebenso psychoedukative Angebote für die Eltern betroffener Kinder.

Depression (ICD-10: F32.-)

Bei Erwachsenen mit Typ-1-Diabetes wird ein gegenüber der Allgemeinbevölkerung ca. 2-fach erhöhtes Risiko für eine Depression beschrieben. Die Datenlage zur Prävalenz klinisch relevanter Depression unter Jugendlichen mit Typ-1-Diabetes ist inkonsistent. Ältere Längsschnittstudien aus den USA berichten, dass im Verlauf von 10 Jahren über 25 % (mehrheitlich Mädchen) eine »Major Depression« durchlebt haben. Ebenso zeigte sich in einer französischen Längsschnittstudie eine deutlich erhöhte Rate (40 %) klinisch relevanter affektiver Störungen (v. a. Angststörungen) bei Jugendlichen mit Diabetes. Demgegenüber konnten andere Autoren bei Jugendlichen und jungen Erwachsenen mit einer mittleren Typ-1-Diabetesdauer von 10 Jahren keine erhöhte Rate klinisch relevanter psychischer Störungen (11 %) gegenüber einer stoffwechselgesunden Kontrollgruppe (10 %) feststellen. Dies gilt auch für systematische Studien, die in Deutschland in den 1990er Jahren und aktuell publiziert worden sind.

Für milde subklinische affektive Störungen bei 17- bis 19-jährigen Jugendlichen mit Diabetes zeigt sich dagegen konsistent eine gegenüber anderen Gleichaltrigen erhöhte Prävalenz. Die betroffenen Jugendlichen zeichnen sich durch ein geringes Selbstwertgefühl, hohe Misserfolgserwartung, sozialen Rückzug, verringerten Antrieb, psychosomatische Symptome und eine resignative Haltung gegenüber der eigenen Zukunft aus. Bereits milde Ausprägungen sind oft mit einer unzureichenden Stoffwechseleinstellung assoziiert. Angesichts neuerer Daten zu passageren und langfristigen zentralnervösen Veränderungen durch Dysglykämien muss hier bedacht werden, ob die depressive Stimmungslage Folge oder Ursache einer längerfristigen hyperglykämischen Stoffwechsellage ist.

Angststörungen (ICD-10: F40.-; F41.-)

Bei den Angststörungen sind neben Ängsten vor Folgeerkrankungen vor allem neurotisch geprägte Ängste vor schweren Hypoglykämien relevant. Sie können sowohl Jugendliche betreffen, die vor allem einen Kontrollverlust in der Öffentlichkeit fürchten, wie auch Eltern von Kindern mit Diabetes. Jüngere Kinder spiegeln die Ängste ihrer Eltern wider. Die Datenlage zur Prävalenz von Angststörungen ist in der Pädiatrie sehr begrenzt und inkonsistent.

Überzogene Ängste können einerseits eine ständige gezielte Unterdosierung des Insulins und damit eine unzureichende Stoffwechseleinstellung zur Folge haben; andererseits kommt es zu extrem häufigen Blutzuckerkontrollen, die besonders ängstliche Eltern auch mehrfach in der Nacht bei ihren Kindern durchführen. Sozialer Rückzug kann eine weitere Folge ausgeprägter Hypoglykämieangst sein.

Bei der Bewertung dieser Ängste stellt sich jedoch die Frage, welche Ausprägung bei Diabetes einer sinnvollen Sorge entspricht und welche Angst übertrieben ist. Eine psychisch belastende Sorge der Eltern schützt die Kinder vor schweren Hypoglykämien. Auch Erwachsene mit Typ-1-Diabetes weisen bei gleichzeitig erhöhtem Angstniveau eine bessere Stoffwechseleinstellung auf als weniger besorgte Patienten.

Die Grenzen zwischen einer begründeten und motivierenden Sorge und einer Angststörung oder einer depressiven Verstimmung sind fließend.

Essstörungen (ICD-10: F50.-)

Der kulturell bedingte Schlankheitsdruck erhöht heute allgemein bei Mädchen und jungen Frauen das Risiko für eine Essstörung. Bei Diabetes kann es durch die ständige kognitive Kontrolle des Essverhaltens, der Ernährung und des Gewichts in Verbindung mit dem Streben nach einer normnahen Stoffwechseleinstellung weiter ansteigen.

Kontrollierte Studien zur Prävalenz von klinisch relevanten Essstörungen bei Jugendlichen mit Typ-1-Diabetes zeigen, dass eine Komorbidität von Anorexia nervosa und Diabetes mellitus extrem selten ist. Dagegen zeichnet sich in zwei aktuellen Metaanalysen ab, dass die Prävalenz einer Bulimia nervosa (BN), sogenannter nicht näher bezeichneter Essstörungen (EDNOS) nach den Kriterien des DSM-5 und deren subklinischen Varianten bei adoleszenten Mädchen mit Typ-1-Diabetes gegenüber Stoffwechselgesunden etwa 2-fach erhöht ist. Dabei kommt der »Binge Eating Disorder« (BED) (Fressattacken) und in Folge dem sog. »Insulin-Purging« (gezielte Unterdosierung des Insulins) eine besondere Bedeutung zu. In verschiedenen Studien berichten junge Frauen mit Diabetes anonym, dass sie ihre Insulindosis gelegentlich (30–40 % der befragten Frauen) oder häufiger (9–15 %) manipulieren, um ihr Gewicht zu reduzieren.

Die Stoffwechselsituation von Jugendlichen mit einer Essstörung ist in der Regel unbefriedigend und das Risiko, frühzeitig Folgeerkrankungen zu entwickeln, deutlich erhöht. Den meist jungen Frauen ist die eigene Problematik bewusst, sie leiden unter Schuldgefühlen, ihr Selbstwertgefühl ist gering, und häufig kommt es zu affektiven Störungen. Aus Scham verheimlichen sie ihre Schwierigkeiten und finden oft erst sehr spät angemessene therapeutische Unterstützung.

Für die Langzeitbetreuung der weiblichen Jugendlichen wird deshalb eine kontinuierliche Aufmerksamkeit empfohlen, die sich bezieht auf:
- Gewichtsschwankungen,
- Unzufriedenheit mit der Figur,
- erhöhte HbA_{1c}-Werte mit unerklärlichen Schwankungen des Stoffwechsels,
- Verheimlichen der Stoffwechselwerte (unrealistische oder fehlende Aufzeichnungen) und
- geringes Selbstwertgefühl.

Sachliche verständnisvolle Nachfragen ohne negative Bewertung können Schuldgefühle bei dieser diabetesspezifischen Form der Essstörung abbauen und Jugendliche für weitere Hilfen zugänglich machen.

Hinweisen auf subklinische Essstörungen sollte verständnisvoll und nicht wertend nachgegangen und den Betroffenen frühzeitig Hilfen angeboten werden.

Für eine sehr kleine Gruppe von Jugendlichen stellt schließlich das Vorliegen der zwei schweren, sich gegenseitig verstärkenden Krankheiten Diabetes und klinisch relevante Essstörung (Anorexia nervosa oder Bulimia nervosa) eine vitale Gefährdung dar. Bei einer Komorbidität kommt es gegenüber betroffenen jungen Frauen ohne Diabetes nochmals zu einem signifikanten Anstieg der Mortalität. Sie müssen umgehend in eine kompetente, gut abgestimmte kombinierte Behandlung durch ein psychiatrisch-psychotherapeutisches und ein diabetologisches Team weitergeleitet werden.

Selbstschädigendes Verhalten

Bereits Campagnoli beschrieb in den 1970er Jahren des letzten Jahrhunderts ein »thanatophiles Verhalten« (unbewusste Suizidversuche durch grobe Missachtung therapeutischer Maßnahmen) als eine bedrohliche Form neurotischer Fehlentwicklung bei Kindern und Jugendlichen mit Diabetes. Das selbstschädigende Verhalten führt zu häufigen, scheinbar unerklärlichen schweren Hypoglykämien und Ketoazidosen. Die Verhaltensweisen reichen von heimlichen Insulingaben oder Überdosierungen (Hypoglycaemia factitia) mit suizidaler Absicht bis hin zu Manipulationen der Therapie, an der die gesamte Familie beteiligt ist.

In weniger dramatischen Fällen haben die Manipulationen eher pragmatische Gründe. Kinder und Jugendliche versuchen, sich durch provozierte Komplikationen unangenehmen Aufgaben oder Anforderungen zu entziehen oder die Aufmerksamkeit ihrer Eltern zu erlangen. Bei rein somatisch orientierter Behandlung besteht die Gefahr, dass die Insulintherapie immer anspruchsvoller wird, aber weiterhin erfolglos bleibt. Die Grundproblematik wird nicht erkannt und bleibt unbearbeitet.

In der Regel geht ein selbstschädigendes Verhalten mit schweren psychosozialen Störungen einher, entweder bedingt durch eine individuelle Psychopathologie, eine dysfunktionale Familienstruktur (z. B. mit Gewalterfahrung oder Vernachlässigung) oder durch schwerste Akzeptanzprobleme der gesamten Familie. Entsprechend konnte ein enger Zusammenhang zwischen frühzeitiger Mortalität bei Jugendlichen und jungen Erwachsenen mit Diabetes und sozialer Deprivation gezeigt werden.

Schwere, scheinbar unerklärliche Stoffwechselkrisen, die mit ausgeprägten Hypo- oder auch Hyperglykämien einhergehen und wiederholte stationäre Aufnahmen erfordern, müssen sehr ernst genommen werden. Bei diesen, insgesamt sehr seltenen Fällen, kann es sich um dramatische Versuche von Kindern oder Jugendlichen handeln, sich einer unerträglichen häuslichen Situation durch lebensgefährliche Manipulationen der Diabetestherapie zu entziehen (z. B. bei Gewalt oder sexuellem Missbrauch). Es gibt aber auch Familien, in denen das Kind selbst oder aber die Eltern den Diabetes nicht akzeptieren können und Hilfe bei Wunderheilern oder religiösen Außenseitern suchen. Wenn Familien von einer plötzlichen Heilung des Diabetes berichten, ist es oft sehr schwierig zu klären, ob das Kind mit Diabetes die notwendigen Insulininjektionen heimlich ohne Kenntnis der Eltern durchführt, um sie nicht zu enttäuschen (Münchhausen-Syndrom), oder ob die Durchführung der Insulininjektion von allen Familienmitgliedern verdrängt wird (Münchhausen-by-proxy-Syndrom).

Schwere unerklärliche Hypoglykämien oder ein angeblich drastisch sinkender Insulinbedarf bei länger bestehendem Diabetes erfordern in jedem Fall ein umgehendes sensibles Handeln und eine konsequente Aufklärung der Hintergründe. Es muss geklärt werden, ob manipuliert wird, und wenn ja, ob das Kind allein dafür verantwortlich ist oder die gesamte Familie bzw. bestimmte Familienangehörige mitbeteiligt sind. Es besteht fast immer eine vitale Gefährdung für die Kinder und Jugendlichen mit Diabetes, die eine koordinierte soziale, psychotherapeutische und diabetologische Hilfe benötigen.

Bei unerklärlichen Hypoglykämien oder drastisch sinkendem Insulinbedarf müssen Manipulationen und Akzeptanzstörungen sensibel abgeklärt werden.

Drogenkonsum (ICD-10; F10-F19), psychische und Verhaltensstörungen durch psychotrope Substanzen

Der Konsum legaler Drogen wie Nikotin und Alkohol, aber auch illegaler Drogen ist bei Jugendlichen mit Diabetes wahrscheinlich ein ebenso großes Problem wie in der Allgemeinbevölkerung. Wegen der Assoziation mit fatalen Verläufen kommt dem Drogenkonsum beim Typ-1-Diabetes jedoch eine besondere Bedeutung zu. Dies zeigen aktuelle repräsentative Studien zur Mortalität junger Erwachsener mit Typ-1-Diabetes aus Finnland, Schottland und Wales. Darin überstieg die Rate der Todesfälle durch akute Komplikationen, unter anderem im Kontext legaler und illegaler Drogen, die Rate der Todesfälle durch Langzeitkomplikationen des Diabetes. Belastbare Daten zu Erwachsenen mit Diabetes zeigen, dass eine Alkoholabhängigkeit bei ihnen nicht häufiger auftritt als allgemein. Für Jugendliche mit Diabetes ist die Datenlage zur Alkoholabhängigkeit ebenso unzureichend und heterogen wie die zum Konsum psychotroper Substanzen.

In einer repräsentativen Studie der Bundeszentrale für gesundheitliche Aufklärung (BZgA) im Jahr 2012 gaben 70 % der 12- bis 17-jährigen Jugendlichen an, schon einmal Alkohol getrunken zu haben. Regelmäßig – also mindestens einmal in der Woche – tranken 13,6 % dieser Altersgruppe. Bei etwa jedem sechsten Jugendlichen (17,4 %) gab es in den letzten 30 Tagen vor der Befragung mindestens einen Tag mit Rauschtrinken, also dem Konsum großer Mengen Alkohol bei einer Gelegenheit. Über den Alkoholkonsum von Jugendlichen mit Diabetes in Deutschland gibt es keine belastbaren Daten. Jedoch ist davon auszugehen, dass sie einem vergleichbaren sozialen Druck in ihren Peergroups unterliegen wie andere Gleichaltrige.

14.5 Psychosoziale Unterstützung für Kinder, Jugendliche und ihre Eltern

14.5.1 Psychosoziale Beratung

Eine psychosoziale Beratung ist ein integraler Bestandteil der stationären und ambulanten Langzeitbehandlung. Psychosoziale Hilfen zur praktischen Umsetzung der Therapie zählen zum Aufgabengebiet der Diabetesberaterinnen. Individuelle Beratungen durch Psychologen konzentrieren sich neben der psychologischen Diagnostik vor allem auf Akzeptanzprobleme, Ängste, Konflikte in Familien mit einem an Diabetes erkrankten Kind und diabetesspezifische Erziehungsfragen.

Um den besonderen Bedürfnissen von Patienten mit Diabetes gerecht zu werden, wurde von der Deutschen Diabetes Gesellschaft eine Zusatzqualifikation zum »Fachpsychologen Diabetes DDG« konzipiert (www.diabetes-psychologie.de). Sozialarbeiter können bei sozialrechtlichen (z. B. Schwerbehindertenrecht, Pflegeversicherung) oder alltagspraktischen Fragestellungen (z. B. staatlichen Unterstützungen für Familien im Rahmen des KJHG [Kinder- und Jugendhilfegesetz]) weiterhelfen (▶ Kap. 15).

Darüber hinaus findet psychosoziale Unterstützung von Familien über verschiedene Gruppenangebote (z. B. Elternabende, geleitete Gesprächsgruppen und Selbsthilfegruppen) statt. Weitere Informationen zu psychosozialen Fragen erhalten Familien über Websites und Foren im Internet (▶ Kap. 9). Empfehlenswert ist z. B. ein Forum (www.diabetes-kids.de), das sich vor allem an Eltern von Kindern mit Diabetes richtet. Es bietet qualifizierte Informationen durch eine enge Kooperation mit diversen Fachleuten.

Den Schwerpunkt der psychosozialen Hilfen für Familien stellen die in ▶ Kapitel 9 vorgestellten Diabetesschulungen dar, die als integraler Bestandteil jeder Langzeitbehandlung angeboten werden.

Neben den Schulungen für Eltern, Kinder und Jugendliche sind psychosoziale Hilfen in Form von individuellen Beratungen besonders bei akuten Krisen oder Problemen sinnvoll.

Psychosoziale Beratung bei Diabetesmanifestation

Direkt nach der Diabetesmanifestation besteht bei vielen Eltern der Wunsch nach psychologischer Beratung. Häufige Themen sind dabei:

- Schuldgefühle und Trauer der Eltern,
- Organisation des Familienalltags,
- Ängste vor Überforderung, irrationale Zukunftsängste,
- kindgemäße Erklärungen des Diabetes,
- Kommunikation über Diabetes im sozialen Umfeld,
- Integration der Therapie in Kindergarten, Schule und Freizeit.

Im ersten Kapitel des Elternbuches werden die häufigsten Fragen und Sorgen der Eltern ausführlich beantwortet. Mit sozial belasteten Eltern, vor allem Alleinerziehenden, kann nach Unterstützungsmöglichkeiten für die häusliche Behandlung innerhalb des sozialen Umfeldes gesucht oder im Einzelfall auch über staatliche Hilfen nachgedacht werden. Mit getrennt lebenden oder geschiedenen Eltern sollte initial über die zentrale Bedeutung einer einvernehmlichen und verlässlichen Absprache über die Diabetestherapie gesprochen werden. So lässt sich oft verhindern, dass Konflikte zwischen den Eltern über den Diabetes zulasten der Gesundheit des Kindes ausgetragen werden.

Psychologische Beratung während der Langzeitbehandlung

Eine schwere Hypoglykämie mit Bewusstlosigkeit und/oder zerebralem Krampfanfall wird von fast allen Eltern traumatisch erlebt. Hilfen zur emotionalen Verarbeitung des Ereignisses, sachliche Informationen zum Gesundheitsrisiko durch ein einzelnes Ereignis, Abbau von Schuldgefühlen und Strategien zur Vermeidung weiterer schwerer Hypoglykämien können der Entwicklung einer Angststörung vor allem bei Müttern und auch langfristig riskanten Therapiekonzepten (z. B. Unterdosierung des Insulins) vorbeugen.

Durch zunehmend verfeinerte Methoden können heute Folgeerkrankungen des Diabetes bereits im Frühstadium während der pädiatrischen Betreuung diagnostiziert werden. Für die Jugendlichen und ihre Eltern sind damit meist existenzielle Ängste verbunden. Verzweiflung, Resignation und Depression bis hin zu Suizidgedanken sind mögliche Reaktionen auf die gefürchtete, aber noch nicht erwartete Diagnose. Aus psychologischer Sicht kann Jugendlichen hier vor allem durch eine einfühlsame, ehrliche und nicht persönlich bewertende Aufklärung über das konkrete Ausmaß der festgestellten Schädigung geholfen werden. Drohungen sind dabei ebenso wenig hilfreich wie bagatellisierende Darstellungen. Im weiteren Gespräch können irrationale Vorstellungen über den weiteren Verlauf der Krankheit korrigiert und realistische Chancen für eine langfristig gute Prognose aufgezeigt werden.

Weitere individuelle psychologische Beratungen können überforderten Müttern, speziell denen von sehr jungen Kindern, angeboten werden. Eigene und von außen an sie herangetragene Ansprüche sowie die emotionale Belastung durch ständige Aufsichtspflicht und ggf. Widerstand des Kleinkindes gegen die Therapie übersteigen die Kräfte vieler Frauen. Durch Beratungen können sie darin unterstützt werden, die Hilfe von Dritten einzufordern und anzunehmen, um selbst Zeit zur Erholung und auch für die Partnerschaft zu finden. Die Teilnahme an einem psychologischen Elterntraining zum Typ-1-Diabetes, z. B. das Delfin-Programm, kann Eltern unterstützen, eine konsequente Erziehungsstrategie mit einer positiven Eltern-Kind-Beziehung zu verbinden.

Die altersgemäße Selbstständigkeit von Kindern und Jugendlichen in der Diabetestherapie wird immer wieder von Eltern angesprochen. Da Vorbilder durch andere Familien im direkten Umfeld kaum anzutreffen sind, wünschen sich Eltern Informationen darüber, welche Aufgaben Kinder und Jugendliche in welchem Alter bei ihrer Therapie erfüllen können. Viele Konflikte in Familien ergeben sich durch unklare Regelungen darüber, wer für welche Aspekte der Therapie verantwortlich ist. Beratungsgespräche für Eltern und Jugendliche haben das Ziel, die Kommunikation zwischen beiden Gruppen zu verbessern und Verständnis für die Anliegen der jeweils anderen Seite zu entwickeln. Eltern sollen durch diese Beratungen unterstützt werden, die Rolle des Therapeuten ihres Kindes gegen die Rolle des wohlwollenden Tutors oder Coach eines Jugendlichen auszutauschen. Die

Effektivität solcher strukturierten Gespräche konnte bezogen auf die familiäre Kooperation und letztlich auch auf die Qualität der Stoffwechseleinstellung bei Jugendlichen belegt werden.

Wenn es durch den Diabetes zu Schwierigkeiten im Kindergarten oder in der Schule kommt, können sowohl Eltern als auch Schülern pragmatische Hilfen angeboten werden, um die Krankheit und die notwendige Therapie gegenüber Erziehern und Lehrern besser und selbstbewusst zu vermitteln. Häufig geht es darum, überzogene Ängste und unnötige Einschränkungen abzubauen oder Diskriminierungen entgegenzutreten. Im Schulungsbuch für Eltern sind im zehnten Kapitel entsprechende Anregungen für Eltern zu finden. Ähnliches gilt für die psychosoziale Beratung von Jugendlichen, die sich um einen Ausbildungs- oder Arbeitsplatz bewerben wollen. Das dritte Arbeitsheft des Schulungsprogramms für Jugendliche enthält hierzu die wichtigsten Empfehlungen.

Eine psychologisch besonders sensible Beratung ist die von Jugendlichen, bei denen ein Typ-2-Diabetes diagnostiziert wurde. Einerseits muss den Jugendlichen und ihren Familien die große gesundheitliche Bedrohung verdeutlicht werden, die nicht durch eindeutige Symptome spürbar ist. Andererseits müssen Therapeuten davon ausgehen, dass diese Patienten oft bereits seit Jahren Diskriminierungen und Schuldvorwürfen wegen ihres erhöhten Körpergewichts ausgesetzt waren, die bereits vor der Diabetesmanifestation zu einer resignativen Haltung und depressiven Störung geführt haben können. Therapeuten, die solche negativen Bewertungen gegenüber adipösen Jugendlichen verdeckt oder sogar offen vertreten und sie durch eine fatalistische Haltung eher demotivieren als stärken, werden als »Gift« für diese spezielle Patientengruppe bezeichnet.

14.5.2 Psychotherapeutische Behandlung

Angesichts der relativen Seltenheit des Typ-1-Diabetes und der niedrigen Prävalenz klinisch relevanter psychischer Störungen bei Kindern und Jugendlichen ist die Datenlage zu diabetesspezifischen Therapiekonzepten sehr begrenzt. Häufig handelt es sich dabei um Kasuistiken oder um kleine ausgewählte Stichproben. Angesichts der Heterogenität der psychosozialen Belastungen, die mit dem Diabetes eines Kindes für Familien verbunden sein können, überrascht diese Tatsache nicht. Eine individuelle, auf die aktuelle Problemkonstellation der Familie abgestimmte Beratung oder Behandlung hat sich standardisierten Konzepten meist als überlegen erwiesen. Dabei sollten die in den Leitlinien der Deutsche Gesellschaft für Kinder- und Jugendpsychiatrie, Psychosomatik und Psychotherapie (DGKJP) für das jeweilige Störungsbild empfohlenen psychotherapeutischen Konzepte und ggf. auch der Einsatz von Psychopharmaka handlungsleitend sein.

Das Spektrum psychotherapeutischer Konzepte zur Behandlung von Kindern und Jugendlichen reicht von gruppenzentrierten Verfahren über familientherapeutische Ansätze bis hin zu Trainingsprogrammen zur Förderung sozialer Kompetenz, zur Unterstützung der Bewältigung oder verhaltensmedizinischen Verfahren speziell für Jugendliche mit unzureichender Stoffwechseleinstellung.

Konzepte zur Verbesserung des Selbstmanagements

Verschiedene verhaltensmedizinische Ansätze wurden mit dem Ziel entwickelt, die Therapiemitarbeit von Kindern und Jugendlichen mit Typ-1-Diabetes zu verbessern und ihre Selbstständigkeit und Selbstsicherheit zu fördern. Die Verfahren gehen von einem Gruppenansatz aus, in dem das Lernen am Modell, Rollenspiele und alltagsnahes Training zu den zentralen Elementen zählen. Die Konzepte werden entweder in Schulungskursen (in den USA während sogenannter Diabetes-Camps), in Selbsthilfegruppen und nur in seltenen Fällen explizit in Form von Therapiegruppen umgesetzt. Die Diabetesschulungsprogramme, die in ► Kapitel 9 dargestellt sind, enthalten entsprechende Konzepte als integrale Bestandteile. Die Wirksamkeit dieser Konzepte, bezogen auf das Therapieverhalten wie auch auf die Lebensqualität im Alltag, wurde sowohl bei Kindern als auch bei Jugendlichen belegt.

Umfangreichere psychologisch fundierte Programme werden in Deutschland außerdem während der mehrwöchigen stationären Rehabilitation in qualifizierten Fachkliniken für Kinder und Jugendliche durchgeführt. Es werden sowohl Programme zum Typ-1-Diabetes als auch für adipöse Jugendliche mit Typ-2-Diabetes angeboten.

Die Förderung sozialer Kompetenz hat mit der Betonung des sog. Empowerment-Ansatzes in der Diabetestherapie eine besondere Bedeutung erlangt. Durch Erlernen und Üben von Problemlösefähigkeiten und Sozialtechniken zur Durchsetzung diabetesbezogener Ziele gegenüber Gleichaltrigen konnten die Stoffwechseleinstellung und auch die Lebensqualität von Jugendlichen mit Diabetes verbessert werden. Weiterhin konnte gezeigt werden, dass nach einem Kurs zur Förderung der Fertigkeiten zur emotionalen und praktischen Bewältigung des Diabetes die Depressivität von Jugendlichen zurückging.

Psychotherapeutische Ansätze bei Hypoglykämieangst

Das für Erwachsene entwickelte psychotherapeutische Konzept zur besseren Hypoglykämiewahrnehmung und zur Bewältigung von Hypoglykämieängsten kann auch für Jugendliche und Eltern jüngerer Kinder hilfreich sein. Das Prinzip des Trainings besteht darin, die körperlichen, aber auch die emotionalen oder motorischen Symptome einer Hypoglykämie frühzeitig zu erkennen und individuell zu bewerten. Daran schließen sich Übungen zu verschiedenen Alltagssituationen an, in denen effektive Bewältigungsreaktionen entwickelt werden. Das Training zur

Verminderung der Hypoglykämieangst setzt bei der Schwierigkeit an, dass Hypoglykämieanzeichen sehr schwer von allgemeinen Angstsymptomen zu unterscheiden sind. Zittern, Schweißausbruch oder Herzklopfen können bei Kindern durch die Angst vor einer Prüfung hervorgerufen werden, sie können aber auch Zeichen einer Hypoglykämie sein. Ziel eines entsprechenden Trainings ist es, eindeutige Hypoglykämiesymptome zu benennen und sie von allgemeinen vegetativen Erregungszuständen zu unterscheiden. Diese Elemente sind integraler Bestandteil der strukturierten Schulungen für Kinder und Jugendliche (▶ Kap. 9). Für Eltern wird im Elternbuch dargestellt, wie Kinder »zu niedrige« Blutglukosewerte erleben, ihr Verhalten dadurch beeinflusst wird und wie Eltern in dieser Situation sicher handeln können.

Überzogene Ängste vor Hypoglykämien und entsprechende Vermeidungsreaktionen werden vor allem auch dadurch bestimmt, welche bedrohlichen Konsequenzen die Eltern und ihre Kinder gedanklich mit einer schweren Hypoglykämie verbinden bzw. durch ein Diabetesteam vermittelt bekommen. Dabei lassen sich kognitive Ansätze aus der allgemeinen Angsttherapie auf die spezielle Situation Typ-1-Diabetes übertragen. Zunächst wird die Entwicklung einer Angststörung gemeinsam mit dem Patienten anhand des klassischen Lernmodells erarbeitet, anschließend wird eine realistische Risikoeinschätzung vorgenommen. In einem weiteren Schritt werden die Hypoglykämiewahrnehmung und die Unterscheidung von anders begründeten Erregungszuständen trainiert. Über praktische Übungen, die von Entspannungstrainings begleitet werden, nähert man sich dann sukzessiv im Sinne einer systematischen Desensibilisierung den angstbesetzten Situationen an, bis schließlich anfangs bedrohlich bewertete Situationen angemessen und ohne Panikattacke oder Überreaktion bewältigt werden können.

Psychotherapeutische Ansätze bei Essstörungen

Bei typischen Anzeichen einer subklinischen Essstörung, z. B. Gewichtsschwankungen, unerklärlichen Schwankungen des Stoffwechsels, oft auch unausgewogener Ernährung und Selbstwertproblemen, sollte der Verdacht wertfrei angesprochen und psychotherapeutische Hilfe angeboten werden.

Das Vorliegen einer Essstörung bei Jugendlichen erfordert eine koordinierte psychotherapeutische und diabetologische Betreuung. Zur Behandlung werden verschiedene kognitiv-verhaltenstherapeutisch orientierte Verfahren (CBT), aber auch familientherapeutische Ansätze diskutiert, die sich bei stoffwechselgesunden Patientinnen mit einer Essstörung bewährt haben:

- Im ersten Therapieschritt werden eine vorläufige Stabilisierung der Stoffwechsellage ohne den Anspruch einer normnahen Einstellung und vor allem ein regelmäßiges strukturiertes Essverhalten mit isokalorischer Nahrungsaufnahme angestrebt. Hinzu kommen Informationen über die Hunger- und Sättigungsregulation und die Folgen für die emotionale Stabilität.

- Im zweiten Schritt geht es für die Patienten darum, die eigene Identität zu entwickeln. Dazu zählen ein langfristig veränderter Umgang mit der eigenen Person, der Familie, dem Diabetes und den damit verbundenen Belastungen, eine sichere Wahrnehmung des eigenen Körpers und der eigenen Gefühle und die Fähigkeit zur Konflikt- und Stressbewältigung. Weiterhin werden die gestörte Autonomieentwicklung und die damit verbundenen Konflikte, Selbstwertprobleme und typischen Insuffizienzgefühle bearbeitet.
- Erst wenn diese die Essstörung aufrechterhaltenden emotionalen und kognitiven Bedingungen modifiziert sind, ist eine Optimierung der Stoffwechseleinstellung sinnvoll und möglich.

In der Literatur finden sich Berichte sowohl über ambulante psychotherapeutische Therapien wie auch über langfristige stationäre Behandlungen in jugendpsychiatrischen Abteilungen oder psychosomatisch ausgerichteten Fachkliniken. Die Entscheidung für ein Therapiekonzept ist abhängig von der Dauer und dem Schweregrad der Essstörung sowie deren akuten Konsequenzen für die Diabeteseinstellung.

Bei Jugendlichen und jungen Frauen mit Diabetes, die gleichzeitig eine schwerwiegende Essstörung, vor allen eine Anorexia nervosa, aufweisen, hat sich ein Konzept bewährt, bei dem die vital gefährdeten Patientinnen stationär in der jugendpsychiatrischen Abteilung eines Kinderkrankenhauses gemeinsam mit anderen essgestörten Jugendlichen betreut werden. Die Behandlung des Diabetes erfolgt während der psychotherapeutischen Betreuung parallel durch das Team der Diabetesstation derselben Klinik. Die Eltern der Jugendlichen werden, wenn möglich, im Rahmen einer Familientherapie in die Behandlung mit einbezogen.

Bei jugendlichen Patientinnen mit einer manifesten Essstörung und einem Typ-1-Diabetes ist eine koordinierte psychotherapeutische und diabetologische Behandlung unverzichtbar, um die wechselseitige Verstärkung der Gesundheitsrisiken aufzubrechen.

Konzepte, die Psychoedukation mit systematischer Verhaltensmodifikation, kognitiven Ansätzen, Identitätsbildung und Stärkung des Selbstbewusstseins verbinden, haben sich als wirksam erwiesen.

Zur Prävention von Essstörungen bei präpubertären Mädchen mit Typ-1-Diabetes wurden einige spezifische Schulungsmaßnahmen durchgeführt und deren Effektivität belegt. Den Teilnehmerinnen werden darin Grundlagen der Hunger- und Sättigungsregulation, Informationen zu einer ausgewogenen Ernährung und Möglichkeiten der Gewichtsregulation bei Typ-1-Diabetes vorgestellt. Außerdem werden unrealistische, durch Medien transportierte ideale Körperproportionen und reale Körperproportionen kritisch diskutiert und Wege zur Entwicklung einer stabilen Identität aufgezeigt (Arbeitsheft 3 des Jugendlichenschulungsprogramms).

Psychotherapie bei selbstschädigendem Verhalten

Als Therapieansatz bei selbstschädigendem Verhalten werden familientherapeutische Konzepte favorisiert. Dabei konzentrieren sich die Autoren auf die Beziehung zwischen familiären Konflikten, neuroendokrinen Stressreaktionen und Stoffwechselschwankungen bei Kindern aus sog. psychosomatischen Familien.

Im Mittelpunkt entsprechender systemischer Therapiekonzepte steht die Frage, welche Bedeutung die Diabeteserkrankung des Kindes und insbesondere die häufigen Stoffwechselentgleisungen für jedes Familienmitglied allein und auch für die Familie als System haben. Gemeinsam mit dem Therapeuten bewerten die Familienmitglieder die Bedeutung des Diabetes. Im weiteren Verlauf der Therapie entwickeln die Familienmitglieder alternative Sichtweisen und effektivere Wege der Kommunikation. Vor allem geht es darum zu lernen, wie grundlegende Konflikte angesprochen und bewältigt werden können, ohne dabei den Diabetes des Kindes bewusst oder unbewusst als Ersatzschauplatz zu nutzen.

Das optimistische Bild dieser systemischen Therapieansätze lässt sich jedoch nur sehr begrenzt auf die wachsende Zahl der Kinder und Jugendlichen übertragen, deren Situation durch langjährige massive psychosoziale Belastungen bis hin zur Verwahrlosung gekennzeichnet ist. Fallstudien zeigen, dass auf die individuelle Problematik zugeschnittene Langzeitbehandlungen, z. T. auch außerhalb der Familie im Rahmen des Kinder- und Jugendhilfegesetzes (SGB VIII), erforderlich sind, um die Situation der Jugendlichen zu stabilisieren.

Weitere psychotherapeutische Verfahren

Neben diesen diabetesspezifischen Therapiekonzepten bieten sich verschiedene allgemein anerkannte psychotherapeutische Verfahren an. Konzepte zur besseren Krisen- und Stressbewältigung oder Entspannungsverfahren können belasteten Eltern und Kindern helfen, den täglichen Anforderungen durch den Diabetes besser gewachsen zu sein.

Bei psychischen Störungen, die nicht unmittelbar mit dem Diabetes in Zusammenhang stehen, sollte auf bewährte Konzepte, z. B. zur Depressionstherapie, zur Behandlung von Ängsten oder Zwängen oder Hilfen bei Entwicklungsstörungen, zurückgegriffen werden.

Literatur und Webseiten

Delamater AM, de Wit M, McDarby V, Malik J, Accerini CL (2014) ISPAD Clinical Practice Consensus Guidelines 2014. Psychological care of children and adolescents with type 1 diabetes. Pediatr Diabetes 15 (Suppl. 20): 232–244

Kichler JC, Harris MA, Weissberg-Benchell J (2015) Contemporary roles of the pediatric psychologist in diabetes care. Curr Diabetes Rev (Epub ahead of print)

Kulzer B, Albus C, Herpertz S, Kruse J, Lange K, Lederbogen F, Petrak F (2013) Evidenzbasierte Leitlinie – Psychosoziales und Diabetes mellitus S2–Leitlinie Psychosoziales und Diabetes. In: Matthaei S, Kellerer M (Hrsg) Diabetologie und Stoffwechsel, Teil 1 und Teil 2. Diabetologie und Stoffwechsel 8: 198–242; 292–324

Lee P, Greenfield JR, Campbell LV (2009) Managing young people with Type 1 diabetes in a ›rave‹ new world: metabolic complications of substance abuse in Type 1 diabetes. Diabet Med 26: 328–333

Marzelli MJ, Mazaika PK, Barnea-Goraly N, Hershey T, Tsalikian E, Tamborlane W, Mauras N, White NH, Buckingham B, Beck RW, Ruedy KJ, Kollman C, Cheng P, Reiss AL; Diabetes Research in Children Network (DirecNet) (2014) Neuroanatomical correlates of dysglycemia in young children with type 1 diabetes. Diabetes 63: 343–353

Neu A, Bartus B, Bläsig S, Bürger-Büsing J, Danne T, Dost A, Holder M, Holl RW, Holterhus P, Kapellen T, Karges B, Kordonouri O, Lange K, Lilienthal E, Ludwig-Seibold C, Müller F, Raile C, Schweizer R, Stachow R, von Sengbusch S, Wagner V, Wiegand S, Ziegler R (2015) S3-Leitlinie zur Diagnostik, Therapie und Verlaufskontrolle des Diabetes mellitus im Kindes- und Jugendalter. S3-Leitlinie der Deutschen Diabetes Gesellschaft (im Druck). http://www.deutsche-diabetes-gesellschaft.de

Wabitsch M, Kunze D (federführend für die AGA) (2013) Konsensbasierte (S2) Leitlinie zur Diagnostik, Therapie und Prävention von Übergewicht und Adipositas im Kindes- und Jugendalter. Version 03.10.2013; www.a-g-a.de

Soziale Hilfen und rechtliche Regelungen

K. Lange, T. Danne, O. Kordonouri

T. Danne et al., *Kompendium pädiatrische Diabetologie*,
DOI 10.1007/978-3-662-48067-0_15,

15.1 Kindergarten, Schule, Beruf

15.1.1 Kindergarten

Jedes Kind hat heute das Recht auf den Besuch eines Kindergartens. Das gilt auch für Kinder mit Diabetes. Entsprechend sollten Eltern motiviert werden, ihrem Kind ein gemeinsames Aufwachsen mit Gleichaltrigen und erste Schritte in die Selbstständigkeit zu ermöglichen. Voraussetzung ist dabei, dass die Erzieherinnen über die notwendige Behandlung des Diabetes und die richtige Hilfe bei akuten Komplikationen informiert sind. In ► Kapitel 9 sind Schulungsunterlagen für Erzieherinnen, die von der AGPD e. V. erstellt wurden, zusammengestellt.

Nicht alle Erzieherinnen und Kindertageseinrichtungen sind jedoch bereit, die Diabetestherapie eines jungen Kindes mit Blutglukosekontrollen, Beobachtung der Nahrungsaufnahme und Insulingaben verantwortlich zu übernehmen. Trotz engagierter Stellungnahmen von Seiten der Politik zur Förderung der Inklusion von Kindern mit besonderen Bedürfnissen fehlen derzeit noch befriedigende gesetzliche Regelungen dafür, wie Erzieherinnen in Kindertageseinrichtungen Kinder mit Diabetes im Alltag unterstützen dürfen oder müssen.

Wenn Erzieherinnen sich bereit erklären, bei einem Kind den Blutzuckerwert zu bestimmen und bei der Insulingabe über die Pumpe zu helfen, geschieht das immer auf Risiko der Eltern. Zur Absicherung verlangen die Institutionen meist eine schriftliche Einverständniserklärung und konkrete Vorgaben von den Eltern. Da es den meisten Erzieherinnen schwer fällt, die aktuelle Situation eines so jungen Kindes mit Diabetes zu beurteilen, wird oft die Möglichkeit eines ständigen Handy-Kontaktes mit einem Elternteil gewünscht.

Die Ganztagsbetreuung in Kindergärten, Krippen oder anderen Institutionen muss sehr viel kritischer gesehen werden als die Betreuung für einige Stunden am

Vormittag. Kinder mit Diabetes benötigen bis weit ins Grundschulalter hinein die Aufmerksamkeit und Überwachung ihrer Eltern. Sie überblicken und steuern die gesamte Behandlung ihres Kindes. Diese Verantwortung kann für den größten Teil des Tages nur in seltenen Ausnahmen an mehrere Fremde gleichzeitig delegiert werden. Und dann sind viele und genaue Absprachen notwendig, um Missverständnisse oder Behandlungsfehler zu vermeiden.

Wenn Kinder mit Diabetes ganztags in einer Einrichtung betreut werden müssen und die Eltern sie in dieser Zeit nicht behandeln können, sind verschiedene Hilfen möglich:

- Für eine begrenzte Zeit kann eine ambulante (häusliche) Kinderkrankenpflege unter bestimmten Voraussetzungen durch den behandelnden Diabetologen verordnet werden. Diese Fachkräfte kommen zu einer bestimmten Zeit in die Einrichtung, um den Blutzuckerwert zu bestimmen und die passende Insulindosis zu verabreichen. Die Kostenübernahme dafür kann bei der Krankenkasse beantragt werden.
- Im Einzelfall kann auch eine sogenannte »persönliche Assistenz« beantragt werden, die das Kind in die Einrichtung begleitet und seine Behandlung überwacht. Die Kosten dafür werden unter bestimmten Umständen vom Sozialamt im Rahmen der Eingliederungshilfe nach dem SGB XII § 53 übernommen.
- Einige Tageseinrichtungen für Kinder schlagen Eltern vor, ein Kind mit Diabetes als schwerbehindert anerkennen zu lassen, um damit den Status einer integrativen Kindertageseinrichtung zu erlangen. Für die Einrichtung hat dies den Vorteil, dass damit mehr Erzieherinnen zur Betreuung der Kinder zur Verfügung stehen. Die Regelungen unterscheiden sich hier jedoch von Bundesland zu Bundesland. Nähere Informationen sind über die Landesjugendämter zu erfragen.

15.1.2 Schule

Bis auf wenige Ausnahmen sind Kinder mit Diabetes geistig und körperlich ebenso leistungsfähig wie andere Kinder. Ihre Lernbereitschaft, ihr Begabungsspektrum und ihre Belastbarkeit weisen keine Besonderheiten auf. Deshalb sollten sie eine Schulausbildung erhalten, die ihrer individuellen Begabung und ihren persönlichen Neigungen entspricht.

Lehrer und Mitschüler müssen wissen, dass sich ein Kind mit Typ-1-Diabetes in der Klasse befindet. Darüber hinaus sollten sie über ausreichende Kenntnisse verfügen, die es ihnen möglich machen, eine Hypoglykämie zu erkennen und zu behandeln. Außerdem sollten sie Verständnis dafür haben, wenn Kinder mit Typ-1-Diabetes während des Unterrichts ihren Blutzucker messen und ggf. schnell wirkende Kohlenhydrate zu sich nehmen. Die in ► Kapitel 9 vorgestellten Materialien für Lehrkräfte unterstützen Eltern, wenn sie die Lehrer ihres Kindes über den Diabetes informieren. Ob und wie die Mitschüler über den Diabetes informiert werden, sollte mit dem betroffenen Kind abgestimmt werden. Dabei ist zu bedenken, dass der Diabetes nicht zu einem bestimmenden Merkmal eines Kindes gemacht und das Kind so von Anfang an in eine Außenseiterposition gedrängt wird.

Für Kinder mit einer sehr frühen Diabetesmanifestation hat sich die Teilnahme an einem Vorbereitungskurs, z. B. Fit für die Schule (► Kap. 9), vor dem Schulstart bewährt.

Wenn Eltern aus sprachlichen oder anderen Gründen nicht ausreichend in der Lage sind, Lehrkräfte kompetent zu informieren, ist es im Einzelfall sinnvoll, eine Diabetesberaterin zum Gespräch in der Schule hinzuzuziehen. Die dadurch entstehenden Kosten werden den Eltern in Rechnung gestellt. Eine Erstattung kann ggf. über den Fortbildungsetat der Schule, die Krankenkasse oder das Sozialamt angefragt werden.

Auch im Klassenverband sollte der Diabetes kein Anlass für eine Sonderstellung sein. Kinder und Jugendliche können und sollen am Sportunterricht und auch an mehrtägigen Klassenfahrten teilnehmen. Eine Sportbefreiung wegen des Diabetes ist nicht zu begründen. Bei der Leistungsbeurteilung sollte keine besondere Rücksicht genommen werden, z. B. durch eine ungewöhnlich milde, durch Mitleid beeinflusste Benotung.

Lehrer müssen über den Typ-1-Diabetes eines Kindes informiert werden.

15.1.3 Rechtliche Grundlagen der Diabetesbetreuung in Schule und Hort

Von politischer Seite wird die Inklusion von Kindern mit besonderen Bedürfnissen zwar betont, es fehlen aber bis heute bundesweit gültige gesetzliche Regelungen zu deren Betreuung in der Schule.

- Das Grundgesetz (Art. 3 Abs. 3 Satz 2 GG) verbietet die Benachteiligung behinderter Menschen; staatliche Stellen müssen alle zumutbaren Möglichkeiten schaffen, um eine Eingliederung (Inklusion/Integration) sicherzustellen. Ein behindertes Kind darf daher nur dann gegen den Willen der Eltern an eine Förderschule verwiesen werden, wenn die Erziehung und Unterrichtung an der Regelschule nicht (mehr) seinen Fähigkeiten entspräche oder nur mit besonderem Aufwand möglich wäre.
- Die Landesschulgesetze formulieren das Recht auf eine Teilnahme am Sportunterricht.

- Es gibt eine Verpflichtung für alle Lehrkräfte zur Hilfe im Notfall (Hypoglykämie) (§ 2 Abs. 1 Nr. 13 a SGB VII).
- Für Lehrkräfte gibt es einen Versicherungsschutz bei Medikamentengabe (§ 2 Abs. 1 Nr. 8b SGB VII) (gesetzliche Unfallversicherung DGUV).
- Selbstverständlich dürfen Kinder mit Diabetes ihren Blutzuckerwert bestimmen und ggf. im Unterricht bei einer Hypoglykämie etwas essen.

Defizite in der Diabetesbetreuung in der Schule zeigen sich vor allem bei Kindern in den ersten Grundschulklassen, bei Schülern in Ganztagsschulen und Kindern, die nach der Schule im Hort betreut werden. Außerdem können Lehrkräfte die Verantwortung für ältere Schüler während Klassenfahrten ablehnen, die ihre Diabetestherapie vernachlässigen und akute Komplikationen riskieren.

Häufige Ursachen von Konflikten sind sehr hohe Erwartungen von Eltern an die Ganztagsbetreuung des Diabetes und die Erziehung ihres Kindes auf der einen Seite; auf der anderen Seite übertriebene Befürchtungen, Überforderung der Lehrkräfte durch große Klassen und viele Kinder mit besonderen Bedürfnissen. Sachgerechte Hilfsstrukturen für diese Kinder im Rahmen der Ganztagsbetreuung in Schulen und im Hort sind bisher nicht von den Kultusbehörden vorgesehen.

Wenn Kinder in den ersten Schuljahren mit der Diabetestherapie in der Schule noch überfordert sind und ihre Eltern sie nicht unterstützen können, sind die folgenden Hilfen unter Umständen möglich:

- Ambulante Kinderkrankenpflege, die zu fest vereinbarten Zeiten die Behandlung in der Schule überprüft oder durchführt. Diese Hilfe wird bei Bedarf vom Kinderdiabetologen verordnet und bei der Krankenkasse beantragt.
- Begleitung in der Schule durch eine sogenannte persönliche Assistenz nach SGB XII § 53 (Eingliederungshilfe). Hier handelt es sich um pädagogische oder pflegerische Fachkräfte, die das Kind im Unterricht begleiten.

Neben diesem relativ positiven Bild ist jedoch eine Gruppe von besonders belasteten Jugendlichen zu nennen, die wegen erheblicher Schwierigkeiten bei der Umsetzung der Therapie im Alltag gehäuft stationär behandelt werden müssen. Schulprobleme, Ausschluss von Klassenaktivitäten und mangelnde Integration verstärken die psychische Belastung dieser bereits durch den Diabetes überforderten Jugendlichen. Mangelnde familiäre Unterstützung und zahlreiche andere Konflikte erschweren ihre Situation zusätzlich, nicht nur in metabolischer, sondern auch in psychosozialer Hinsicht. Je nach Einzugsgebiet der pädiatrischen Klinik liegt die Zahl dieser Patienten bei etwa 5–10 %. Bei einem Teil dieser Jugendlichen muss eine außerfamiliäre Unterstützung gemeinsam mit dem Jugendamt initiiert werden, um eine akute Gefährdung abzuwenden (► Abschn. 15.4.4).

15.1.4 Berufsausbildung

Der Diabetes sollte wie bei der Wahl des Schultyps auch bei der Berufswahl höchstens eine Nebenrolle spielen. Die Leistungsfähigkeit von Jugendlichen und jungen Erwachsenen ist durch den Diabetes nur in seltenen Ausnahmen eingeschränkt. Die intensivierte Insulintherapie macht es möglich, dass auch Berufe mit wechselnden körperlichen Belastungen, mit Schichtdienst, Nachtarbeit, Akkordarbeit oder vielen Reisen ausgeübt werden können. Einsatz und Engagement für den Diabetes sind jedoch erforderlich, wenn unter diesen Umständen eine optimale Stoffwechseleinstellung erreicht werden soll.

Eine allgemeingültige Empfehlung für bestimmte Berufe ist heute nicht mehr gerechtfertigt. Der Beruf selbst tritt eher in den Hintergrund, im Gegensatz zur konkreten Tätigkeit und den individuellen Fähigkeiten einer Person. Ein Gespräch mit dem behandelnden Diabetologen und ggf. mit dem jeweiligen Betriebsarzt oder einem Arbeitsmediziner kann bei der Entscheidung für oder gegen einen Berufsweg hilfreich sein.

Nahezu alle Berufe stehen Jugendlichen mit Typ-1-Diabetes offen. Die Berufswahl sollte daher in erster Linie durch Interessen, Begabung, Leistungsfähigkeit und Schulbildung bestimmt werden.

Einschränkungen bei der Berufswahl

Fast alle Berufe können auch von Jugendlichen mit Diabetes ausgeübt werden. Die Liste der Tätigkeiten, die nicht mit Typ-1-Diabetes vereinbar sind, ist relativ kurz. Es handelt sich um Berufe, bei denen eine plötzlich auftretende schwere Hypoglykämie im Sinne von Eigen- oder Fremdgefährdung zu riskant wäre. Bei Menschen mit längerer Diabetesdauer können auch Begleit- und Folgeerkrankungen eine wichtige Rolle spielen.

Einige Ausbildungsgänge, z. B. bei der Berufsfeuerwehr, der Polizei oder dem Zoll, stellen sehr hohe Anforderungen an die Gesundheit und die körperliche Belastbarkeit aller Bewerber. Diabetes ist dabei ein Ablehnungsgrund unter vielen. Tätigkeiten mit hohem Absturzrisiko, z. B. Dachdecker, Kaminkehrer, Kranführer, Tätigkeiten an Freileitungen, Brücken, Masten, Schornsteinen oder ähnliche, gelten als kritisch. Sie sind jedoch möglich, wenn das Risiko durch Sicherheitsvorkehrungen und besondere Kompetenzen in der Diabetestherapie verringert werden kann. Im Einzelfall kommen die berufsgenossenschaftlichen Grundsätze für arbeitsmedizinische Vorsorgeuntersuchungen zum Tragen, in denen das Arbeitsschutzgesetz, das Arbeitssicherheitsgesetz, die Unfallverhütungsvorschriften und andere Regelungen berücksichtigt werden.

Öffentlicher Dienst

Eine Anstellung im öffentlichen Dienst, auch eine Übernahme ins Beamtenverhältnis ist mit Typ-1-Diabetes möglich. Bei der Übernahme in das Beamtenverhältnis wird jedoch verlangt, dass der Bewerber frei von Folgeerkrankungen ist und eine stabile Stoffwechsellage nachweisen kann.

Die Anstellung im öffentlichen Dienst ist möglich.

Berufliche Perspektiven

Über die berufliche Situation von Jugendlichen und jungen Erwachsenen mit Diabetes liegen keine aktuellen repräsentativen Daten für die Bundesrepublik vor. Schwedische und US-amerikanische Studien zeigen, dass junge Erwachsene mit Diabetes beruflich ebenso gut integriert sind wie Stoffwechselgesunde. Davon weicht jedoch die kleine Gruppe der jungen Erwachsenen deutlich ab, die bereits von einschränkenden Folgeerkrankungen betroffen ist. Die Arbeitslosenrate in dieser Gruppe ist sehr hoch. In der niedersächsischen Studie zu den »Lebenschancen junger Erwachsener mit Typ-1-Diabetes« im Jahr 2012 konnte keine erhöhte Arbeitslosenrate gegenüber stoffwechselgesunden Gleichaltrigen festgestellt werden.

Bewerbung um einen Ausbildungs- oder Arbeitsplatz

Mit der schriftlichen Bewerbung um einen Ausbildungsplatz stellt sich ein Jugendlicher möglichen Arbeitgebern vor. Dieser erste Kontakt soll einen Eindruck über den Ausbildungsstand, die Fähigkeiten und berufsbezogenen Interessen vermitteln. Der Diabetes zählt nicht dazu und sollte in der schriftlichen Bewerbung nicht genannt werden.

Erfolgt eine Einladung zu einem Vorstellungsgespräch, sollte jeder Jugendliche versuchen, den Arbeitgeber persönlich von seinen Fähigkeiten zu überzeugen. Auch dabei sind vor allem Interessen und besondere Fertigkeiten wichtig. Es empfiehlt sich in dieser Phase, den Diabetes nicht unaufgefordert anzusprechen, da die meisten Arbeitgeber nicht hinreichend über die Krankheit informiert sind.

In der schriftlichen Bewerbung sollte der Diabetes nicht angegeben werden.

Die Frage nach (Vor-)Erkrankungen bei einem Einstellungsgespräch, z. B. nach Diabetes, ist nach heutiger Rechtsprechung nicht zulässig und muss deshalb auch nicht wahrheitsgemäß beantwortet werden.

In der Regel ist die Frage nach (Vor-)Erkrankungen in einem Bewerbungsgespräch nicht zulässig.

Für den Fall, dass es sich nicht vermeiden lässt oder sinnvoll erscheint, den Diabetes anzusprechen, sollten Bewerber im Vorstellungsgespräch in der Lage sein, kurz, präzise und arbeitsbezogen über die Krankheit zu informieren. Extrem seltene Notfälle, z. B. eine schwere Hypoglykämie, sind kein Thema für ein Vorstellungsgespräch. Vielmehr sollte deutlich werden, dass Flexibilität und Belastbarkeit etc. bei einer modernen Diabetestherapie nicht beeinträchtigt sein müssen.

Hat ein Jugendlicher einen Ausbildungsplatz oder eine Arbeitsstelle gefunden, ist es dagegen notwendig und sinnvoll, direkte Kollegen oder Vorgesetzte, mit denen er täglich zusammenarbeitet, über den Diabetes und die richtige Unterstützung bei Hypoglykämien zu informieren.

15.2 Fahrtauglichkeit und Führerscheine

Heute brauchen junge Erwachsene mit Typ-1-Diabetes nicht mehr mit zusätzlichen Hürden zu rechnen, wenn sie die Fahrerlaubnis für einen Pkw oder ein Motorrad erlangen möchten. In der neuen Fassung der »Begutachtungsleitlinien zur Kraftfahreignung« der Bundesanstalt für Straßenwesen (»BASt«) vom 1.5.2014 werden Krankheiten aufgelistet, die die Eignung zum Führen von Kraftfahrzeugen längere Zeit beeinträchtigen können. Diabetes ist eine der darin genannten Krankheiten. Danach besteht eine Eignung oder bedingte Eignung zum Führen eines Kraftfahrzeugs der Gruppe 1 (Klassen A, A1, B, BE, M, LT) bei ausgeglichener Stoffwechsellage unter der Therapie mit Diät, oralen Antidiabetika oder Insulin.

Für die Führerscheinklassen A/A1 (Motorrad, Leichtkrafträder) und B/BE (Pkw, Pkw mit Anhänger) gibt es keine wesentlichen Beschränkungen. Gleiches gilt für die Klassen M (Kleinkrafträder), T und L (Zug- und Arbeitsmaschinen in Land- und Forstwirtschaft). Jede Fahrerlaubnis ist jedoch immer an die Bedingung gebunden, dass kein besonderes Gefährdungsrisiko für andere oder den Betroffenen selbst im Straßenverkehr besteht. Als wichtigstes Risiko bei Menschen mit Typ-1-Diabetes gelten schwere Hypoglykämien mit Bewusstseinstrübung oder Bewusstlosigkeit. Daneben kann die Fahrtauglichkeit durch Folgekomplikationen oder eine sehr labile Stoffwechsellage beeinträchtigt werden.

Jugendliche und junge Erwachsene mit Diabetes können die Führerscheine der Klassen A (Motorrad) und B (Pkw) erwerben.

Die Führerscheine der Gruppe 2 (Klasse C/C1 [LKW] und D/D1/DE/D1E [Kraftwagen zur Personenbeförderung mit mehr als 8 Plätzen]) können Menschen, die sich Insulin spritzen heute erwerben. Gleiches gilt für die Erlaubnis zur Fahrgastbeförderung (Taxi-Schein) gemäß § 15d StVZO. Voraussetzung ist dabei in jedem Fall, dass Unterzuckerungen rechtzeitig wahrgenommen und zuverlässig behandelt werden.

Führerscheine für Lkw oder die Erlaubnis zur Fahrgastbeförderung sind bei Typ-1-Diabetes möglich, wenn Hypoglykämien sicher vermieden werden können.

Derzeit wird unter Fachleuten kontrovers diskutiert, ob der Diabetes beim Antrag auf einen Führerschein angegeben werden sollte. Juristisch ist dabei umstritten, ob die Frage nach einem Diabetes durch die Behörde – wie in der Vergangenheit üblich – heute noch zulässig ist. Deren Beantwortung wäre daher nur freiwillig. Leider kommt es bei einzelnen Straßenverkehrsbehörden immer noch zu lästigen Auflagen und sinnlosen Einschränkungen. In Einzelfällen werden kostspielige Gutachten verlangt, denen nur auf dem Rechtsweg begegnet werden kann. Der Ausschuss Soziales der DDG und die Selbsthilfevereinigungen bieten in diesen Fällen kompetente Unterstützung an. Deren Empfehlungen gehen derzeit in die Richtung, den Diabetes nicht ungefragt oder ohne Not mitzuteilen, bei konkreten Nachfragen der Behörde sollte jedoch wahrheitsgemäß geantwortet werden.

15.2.1 Verhalten im Straßenverkehr

Für alle Verkehrsteilnehmer gilt die Fahrerlaubnisverordnung (FeV), die allgemeine Regelungen für die Teilnahme am Straßenverkehr definiert. § 2 der FeV schreibt darin vor:

»Wer sich infolge körperlicher oder geistiger Mängel nicht sicher im Verkehr bewegen kann, darf am Straßenverkehr nur teilnehmen, wenn Vorsorge getroffen ist, dass er andere nicht gefährdet. Die Pflicht zur Vorsorge … obliegt dem Verkehrsteilnehmer selbst oder einem für ihn Verantwortlichen.«

Menschen mit Typ-1-Diabetes gelten aus juristischer Sicht grundsätzlich als hypoglykämiegefährdet, weil sie Insulin injizieren. Sie sollten deshalb nur dann als Auto- oder Motorradfahrer am Straßenverkehr teilnehmen, wenn sie Hypoglykämien frühzeitig erkennen und sicher behandeln können. Weiterhin sollten sie ihre Stoffwechseleinstellung regelmäßig überprüfen und ständig alles Notwendige zur Vermeidung einer schweren Hypoglykämie bedenken. Diese Auflagen sind keinesfalls diskriminierend, sondern zumutbar und für alle Verkehrsteilnehmer – mit und ohne Diabetes – sinnvoll. Dies sollte von ärztlicher Seite vor allem mit den Jugendlichen sachlich diskutiert werden, die mit unzureichender Stoffwechseleinstellung und unregelmäßigen Stoffwechselselbstkontrollen eine Führerscheinprüfung ablegen wollen. Die in der ▶ Übersicht aufgeführten Empfehlungen für insulinbehandelte Kraftfahrer können dabei als Leitlinie dienen.

Empfehlungen für insulinbehandelte Kraftfahrer

- Der aktuelle Blutzuckerwert sollte beim Starten bekannt sein, im Zweifelsfall nochmals bestimmen und den Wert protokollieren.
- Alle Utensilien zur Blutzuckermessung bei jeder Fahrt mitnehmen.
- Bei Hypoglykämie oder Verdacht auf Hypoglykämie nicht losfahren.
- Bei den ersten Anzeichen einer Unterzuckerung Fahrt unterbrechen, Kohlenhydrate essen und die Fahrt erst fortsetzen, wenn der Blutzuckerwert normal ist.
- Im Fahrzeug (nicht im Kofferraum) ausreichend schnell wirksame Kohlenhydrate griffbereit haben.
- Besondere Aufmerksamkeit nach außergewöhnlichen körperlichen Belastungen, z. B. Sport.
- Bei längeren Fahrten regelmäßig Pausen einlegen und den Blutzucker kontrollieren.
- »Kein Alkohol hinterm Steuer« sollte nicht nur für Menschen mit Diabetes gelten. Wegen der zusätzlichen Hypoglykämiegefahr ist es aber für sie ein absolutes Muss.
- Regelmäßige ärztliche Kontrollen und Untersuchung der Sehleistung durchführen lassen.
- Ein »Notfallhinweis Diabetes« sollte bei den Papieren liegen, um Helfer bei einem schweren Unfall zu informieren.
- Wie für alle Verkehrsteilnehmer gilt außerdem: defensiv fahren, Übermüdung vermeiden und ggf. Pausen einlegen.

Ein entsprechendes Verhalten der meisten Menschen mit Diabetes führt dazu, dass in zahlreichen internationalen Studien trotz des Hypoglykämierisikos unerwartet niedrige Unfallraten festgestellt wurden, die sich kaum oder gar nicht von denen Stoffwechselgesunder unterschieden.

15.2.2 Weitere Führerscheine und Lizenzen

In Deutschland können Fluglizenzen bei insulinbehandeltem Diabetes nicht erworben werden, vorhandene verlieren ihre Gültigkeit. Das Risiko durch Hypoglykämien wird als zu hoch eingeschätzt. Gleiches gilt für Patente in der Küsten- und Seeschifffahrt. Jedoch gibt es aktuelle Einzelfälle, bei denen von diesen Regeln abgewichen wird.

15.3 Reisen und Sport

Die meisten Kinder fahren am liebsten mit ihren Eltern in den Urlaub. Jedes Ferienziel, das den Wünschen einer Familie entspricht, kann unabhängig vom Diabetes gewählt werden. Wenn ältere Kinder und Jugendliche an Freizeiten oder einem Schüleraustausch teilnehmen möchten, sollten sie auch darin bestärkt werden.

15.3.1 Urlaubsvorbereitungen

Ausgestattet mit allen Utensilien (► Übersicht) zur Behandlung können Familien erfüllte gemeinsame Wochen verbringen. Unbeschwerte Ferien mit der ganzen Familie zählen zu den schönsten Kindheitserlebnissen und tragen zur emotionalen Stabilität jedes Kindes bei.

Checkliste für den Urlaub

- Schnellwirkendes und Verzögerungsinsulin und ausreichend Ersatz
- Insulinspritzen und ausreichend Ersatz
- Pens, passende Kanülen und ausreichend Insulin für den Pen
- Teststreifen (Blutzucker, Keton) und ausreichend Ersatz
- Stechhilfe und Lanzetten
- Blutzuckermessgerät und Ersatzbatterien, ggf. weiteres Messgerät
- Protokollheft
- Not-Kohlenhydrate (Traubenzucker, Fruchtsaft)
- Glukagon (GlukaGen Hypokit 1 mg; zwei Sets)
- Glukoselösung (40- oder 50%ige)
- Desinfektionstücher, wenn die hygienischen Bedingungen während der Reise nicht ausreichend sind
- Kühlbehälter für das Insulin (in heißen Ländern)
- Reiseapotheke mit Medikamenten: Oralpädon oder GES 60 gegen Durchfallerkrankungen, Ibuprofen oder Paracetamol gegen Fieber
- Farbstofflösung bei Hautverletzungen
- Auslandskrankenschein oder entsprechende Unterlagen der Krankenkasse
- Telefonnummer und E-Mail-Adresse der Diabetesambulanz
- **Zusätzlich bei Pumpentherapie:**
  - Ausreichend Katheter und Ersatz
  - Ersatzpumpe oder Insulinspitzen und passendes Basalinsulin
  - Leeres Insulinreservoire
  - Desinfektionsmittel und Setzhilfe für den Katheter

  - Ersatzbatterie und Ersatzadapter für die Insulinpumpe
  - Pflaster, insbesondere wasserdichte Folienpflaster
  - Wasserdichtes Aquapack für die Pumpe aus dem Outdoor-Laden
  - Aktueller Plan für die Spritzentherapie
  - Service-Nummer des Insulinpumpenherstellers und das Handbuch der Pumpe
- **Zusätzlich bei CGM:**
  - Ausreichend Sensoren als Ersatz
  - Netzteil und Kabel
  - Desinfektionsmittel und ggf. Setzhilfe
  - Wasserdichtes Folienpflaster

Eltern sollten auch darüber informiert werden, dass bei Reisen ins Ausland die Diabetesversorgung längst nicht überall so gut ist wie in Deutschland. Bei Fernreisen sollten deshalb alle Medikamente und Verbrauchsmaterialien in dreifacher Menge mitgenommen und zum Schutz vor Diebstahl auf verschiedene Gepäckstücke verteilt werden. Bei längeren Reisen kann bei den jeweiligen Herstellern erfragt werden, ob und unter welchem Namen z. B. das Insulin in einem anderen Land vertrieben wird.

15.3.2 Hypoglykämien im Urlaub

Besonders sorgfältig müssen die Stoffwechselkontrollen am Beginn und am Ende der Ferien durchgeführt werden. Durch die vermehrte körperliche Tätigkeit steigt der Nahrungsbedarf meist an, während die Insulindosis reduziert werden kann. Ein besonderes Risiko durch Hypoglykämien besteht vor allem dann, wenn Familien nicht vorsorgen und keine schnelle Hilfe geholt werden kann. Während langer Wanderungen im Gebirge oder während eines Segeltörns ist es bei einer schweren Hypoglykämie oft unmöglich, sofort Hilfe zu holen. Deshalb sollten Familien hier an ausreichend Glukagon und Kohlenhydrate im Rucksack denken.

Über eine besondere Gefahr, die bei sportlicher Betätigung am Meer droht, sollten vor allem Jugendliche informiert werden. Surfen oder sehr weites Hinausschwimmen ins offene Meer lassen es kaum zu, bei einer drohenden Unterzuckerung schnell genug zum Land zurückzukehren. Selbstüberschätzung in einer solchen Situation bedeutet akute Lebensgefahr.

15.3.3 Flugreisen

Kurze Flugreisen ins europäische Ausland, bei denen nur eine oder zwei Zeitzonen überflogen werden, stellen kein besonderes Problem dar. Die Therapie erfordert keine grundlegende Veränderung. Da die Temperatur im Frachtraum eines Flugzeugs deutlich unter den Gefrierpunkt absinken kann, sollte das gesamte Insulin und auch das Glukagon ebenso wie alle anderen Utensilien zur Diabetestherapie im Handgepäck mitgenommen werden. Einmal gefroren, verlieren die Medikamente ihre Wirksamkeit. Die Durchleuchtung beim Sicherheitscheck am Flughafen beeinflusst weder das Insulin, die Pumpe, das CGM-System noch die Teststreifen oder das Glukagon.

Diabetes ist eine in allen Ländern der Welt bekannte Krankheit. In der Regel werden die Medikamente und Utensilien beim Sicherheitscheck am Flughafen ohne weitere Nachfrage akzeptiert. Trotzdem ist es hilfreich, wenn Eltern und Jugendliche auf Englisch erklären können, dass es sich um Medikamente zur Behandlung eines Diabetes handelt.

> **Medikamente und Therapieutensilien immer ins Handgepäck.**

Fernreisen in tropische Länder bedürfen mehr Vorbereitung. Unabhängig vom Diabetes sollte aus kinderärztlicher Sicht mit den Eltern überlegt werden, welche gesundheitlichen Risiken für ein Kind mit Fernreisen verbunden sein können. Das Spektrum reicht von Durchfallerkrankungen bis hin zu Malaria und anderen schwerwiegenden Infektionen. Vor allem bei jüngeren Kindern mit Diabetes sollte erwogen werden, ob der notwendige Aufwand (z. B. Impfungen, Malariaprophylaxe) und die gesundheitlichen Risiken bei Fernreisen in tropische Länder wirklich vertretbar sind.

Bei Flugreisen über mehrere Zeitzonen, z. B. nach Amerika oder Australien, ist eine Anpassung der Basalinsulindosis an den verkürzten Tag (beim Flug nach Osten) oder den verlängerten Tag (beim Flug nach Westen) erforderlich. Es hat sich bewährt, anhand der Flugdaten mit jeder Familie einen individuell zugeschnittenen Therapieplan für den Hin- und Rückflug abzusprechen. Da während des Fluges kaum Bewegung möglich ist und die Aufregung der Reise hinzukommt, sollte der Blutzuckerwert des Kindes alle 2–3 h kontrolliert und bei zu hohen Werten zusätzlich schnellwirkendes Insulin zur Korrektur injiziert werden. Im Schulungsbuch für Eltern findet sich im zehnten Kapitel ein Beispiel für die Dosierung des Basalinsulins bei Langstreckenflügen über mehrere Zeitzonen.

15.3.4 Jugendfreizeiten

Wenn Jugendliche mit Diabetes den Wunsch äußern, gemeinsam mit anderen aus dem Sportverein oder der Jugendgruppe an einer Freizeit teilzunehmen, sollten sie darin unterstützt werden. Das Vertrauen, das Eltern und Therapeuten ihnen damit aussprechen, fördert ihr Selbstbewusstsein und ihre Selbstständigkeit. Wie bei Klassenfahrten machen sich viele Eltern Gedanken, ob ihr Kind mit 12 oder 13 Jahren schon allein die Verantwortung für seine Diabetestherapie tragen kann. Als Lösung bietet sich an, es zuvor unter häuslichen Bedingungen auszuprobieren. Zusätzlich kann eine Diabetesschulung für Jugendliche helfen, Wissenslücken zu füllen und praktische Kenntnisse zu vertiefen. Jeder Jugendliche, der während einer Klassenfahrt oder Jugendfreizeit selbst für sich sorgen will, muss in der Lage sein, seinen Diabetes auch in Gegenwart anderer Jugendlicher zu behandeln. Jugendliche, die ihren Diabetes während solcher Fahrten verheimlichen, gehen ein großes gesundheitliches Risiko ein, das nicht verantwortet werden kann.

Von den Betreuern einer Jugendfreizeit kann nicht erwartet werden, dass sie sich um die Diabetesbehandlung insgesamt kümmern. Diese Verantwortung müssen die Jugendlichen selbst tragen. Selbstverständlich müssen die Betreuer über den Diabetes und die richtigen Maßnahmen im Fall einer schweren Hypoglykämie informiert sein. Dazu können sie mit schriftlichen Informationen ausgestattet werden. Bei einer drohenden Hypoglykämie müssen sofort schnell wirksame Kohlenhydrate aufgenommen werden. Die Betreuer sollten den Jugendlichen immer erlauben, mit ihren Eltern zu telefonieren, wenn es der Diabetes erfordert.

15.3.5 Internationaler Schüleraustausch

Für ältere Jugendliche, die ihre Behandlung selbst durchführen können, sollte der Diabetes kein Grund sein, um auf einen längeren Schüleraustausch oder ein Jahr im Ausland zu verzichten. In den häufigsten Gastländern, z. B. den USA, England, Frankreich oder auch Australien, kann der Diabetes gut behandelt werden. In Notfällen ist dort überall kompetente Hilfe zu erwarten.
Einige Besonderheiten sind jedoch bei der Vorbereitung zu bedenken:

- Der Versicherungsschutz für mehrere Monate im Ausland muss mit der Krankenkasse abgeklärt werden. Normalerweise wäre z. B. für einen Aufenthalt in den USA eine private Auslandskrankenversicherung erforderlich. Da diese wegen des schon vorliegenden Diabetes nicht bei einer privaten Krankenversicherung abgeschlossen werden kann, übernimmt die gesetzliche Krankenkasse die Kosten der Behandlung. Eine entsprechende Regelung für Auslandsaufenthalte, die aus schulischen oder Studiengründen erforderlich sind, liegt vor, und zwar ohne die sonst übliche Beschränkung auf sechs

Wochen. Die Anbieter von Schüleraustauschprogrammen helfen auch bei anderen Versicherungsfragen weiter.

- Es ist nicht sinnvoll und oft auch nicht möglich, Medikamente für ein ganzes Jahr mit nach Amerika oder England zu nehmen. Die Hersteller von Insulin und Teststreifen bieten Informationen darüber an, unter welchem Namen und in welcher Form die Produkte im Gastland zur Verfügung stehen.
- Obwohl der Typ-1-Diabetes in den entwickelten Ländern im Prinzip gleich behandelt wird, gibt es im Detail doch Unterschiede. Die intensivierte Insulintherapie ist noch nicht überall Standard, auch nicht in westlichen entwickelten Staaten. Ein gut geschulter Jugendlicher aus Deutschland, der seine intensivierte Insulintherapie fachgerecht umsetzt, sollte sich daher nicht aus der Ruhe bringen lassen, wenn er im Ausland auf einen Arzt trifft, der z. B. eine Insulinpumpe oder ein CGM-System kaum kennt oder sogar ablehnt.
- Einige Veranstalter von Austauschreisen gehen auf besondere Wünsche der Teilnehmer ein. Sie bemühen sich z. B. darum, Gastfamilien mit Diabeteserfahrung auszuwählen.

15.3.6 Ferienkurse für Kinder und Jugendliche mit Diabetes

In strukturierten Ferienkursen für Patienten einer Ambulanz oder Klinik können Kinder und Jugendliche gemeinsam lernen, besser mit ihrem Diabetes umzugehen. Die Maßnahmen dauern höchstens eine Woche und konkurrieren nicht mit den Ferien der Familien. Die Schulungen werden von dem Team angeboten, das auch für die Langzeitbetreuung verantwortlich ist. Damit sind die Kontinuität der medizinischen Betreuung und der Kontakt zu den Eltern gewährleistet. Die Kinder und Jugendlichen profitieren vom intensiven Erfahrungsaustausch untereinander, ohne für lange Zeit aus dem Freundeskreis zu Hause herauszugehen. Diese Kurse sind ein anerkannter und wichtiger Bestandteil der Langzeitbehandlung. Wenn wohnortnah kein entsprechendes Angebot besteht, können auch wohnortferne qualifizierte mehrtägige Schulungskurse diese Aufgabe erfüllen, wenn eine enge Vernetzung zwischen dem Schulungsteam, den Eltern und dem Kinderdiabetologen vor Ort gewährleistet ist.

Relativ kurze gemeinsame Aktivitäten regionaler Selbsthilfegruppen, z. B. Wochenendtouren für ganze Familien oder Ausflüge für Jugendliche, können eine weitere Gelegenheit für Familien sein, um sich in entspannter Atmosphäre über die Erfahrungen mit dem Diabetes im Alltag auszutauschen.

Für ältere Jugendliche bieten Camps, an denen junge Leute aus ganz Deutschland teilnehmen, die Möglichkeit eines Erfahrungsaustauschs. Hier werden Motivation aufgebaut, ein selbstbewusster Umgang mit dem Diabetes vermittelt und Fragen zum Übergang in das erwachsene Leben mit der Stoffwechselstörung diskutiert.

15.3.7 Sport

Körperliche Aktivität führt zu einer Verbesserung der Glukosetoleranz durch Aufbau der Muskelmasse, Reduktion des Fettgewebes, Erhöhung der Sensibilität der Muskulatur für Insulin und Erhöhung der insulinunabhängigen Glukoseaufnahme der Muskulatur. Sportliche Kinder sind nicht nur belastbarer und leistungsfähiger als andere, sie sind auch seelisch ausgeglichener und können besser mit Stress umgehen. Sportliche Aktivitäten fördern den Kontakt und die Gemeinschaft mit Gleichaltrigen, stärken das Selbstvertrauen und beugen Übergewicht vor. Sport gemeinsam mit der ganzen Familie kann ein verbindendes Hobby sein, das den vertrauensvollen Zusammenhalt von Eltern und Kindern fördert.

Daraus folgt jedoch nicht, dass die Stoffwechseleinstellung von Kindern mit Diabetes durch intensives körperliches Training kurzfristig verbessert wird. Der günstige Effekt sportlicher Aktivität zeigt sich nur dann, wenn Insulinbehandlung und körperliche Aktivität gut auf einander abgestimmt sind und das Training regelmäßig stattfindet. Wie die Insulinbehandlung und die Ernährung mit einer kurz und lang dauernden körperlichen Aktivität abgestimmt werden kann, muss im Rahmen der Diabetesschulung mit Eltern und Jugendlichen praxisnah geübt werden. Das Elternschulungsbuch liefert dazu konkrete Beispiele der Insulindosierung bei kurz- und langfristiger körperlicher Belastung.

Bewegung allein ist nicht geeignet, um einzelne erhöhte Blutglukosewerte gezielt zu senken. Nicht zu empfehlen sind auch plötzliche »Sportexplosionen« bei körperlich untrainierten Kindern und Jugendlichen mit Diabetes. Sie können durch Stimulation der Ausschüttung von Stresshormonen (Glukagon, Wachstumshormon, Katecholamine, Kortisol) zu einer Stoffwechselentgleisung mit Ketoazidose führen. In der heutigen Diabetestherapie spielt Sport deshalb als Maßnahme zur kurzfristigen Senkung zu hoher Blutglukosewerte keine Rolle mehr. Vielmehr geht es darum, die Insulinbehandlung und die Ernährung so zu gestalten, dass Kinder und Jugendliche unbesorgt und sicher Sport treiben können.

Als Therapeutikum zur Korrektur aktuell hoher Blutglukosewerte ist Muskelarbeit nicht geeignet. Bei unzureichend mit Insulin behandelten Patienten kann durch Muskelarbeit eine Ketoazidose induziert werden.

Kinder und Jugendliche mit Diabetes dürfen die Sportarten ausüben, die ihren Interessen, ihrer Begabung und ihren persönlichen Vorlieben entsprechen. Kein Kind und kein Jugendlicher mit Typ-1-Diabetes sollte daran gehindert werden, am Schulsport teilzunehmen oder einem Sportverein beizutreten. Die meisten Sportarten für Kinder und Jugendliche sind auch mit Diabetes unproblematisch.

Weniger geeignet sind einige Risikosportarten, die wegen zu großer Verletzungsgefahr insgesamt kritisch beurteilt werden müssen. Jugendliche mit Diabetes müssen dabei bedenken, ob Hypoglykämien das Risiko zusätzlich steigern können. Kein Bergsteiger sollte allein ins Hochgebirge gehen. Aber auch bei langen Wanderungen in der Natur, Jogging allein im Wald oder Touren mit dem Mountainbike muss an die Möglichkeit einer schweren Hypoglykämie gedacht und vorgesorgt werden. Gleiches gilt für Segeltörns, auf denen es nicht möglich ist, schnell Hilfe zu holen. Eine ausreichende Menge an Kohlenhydraten und Glukagon zur Hypoglykämiebehandlung müssen immer mitgenommen und Begleiter gut darüber informiert werden. Flaschentauchen ist bei Typ-1-Diabetes nur möglich, wenn besondere Vorsichtsmaßnahmen getroffen werden. Auf keinen Fall darf der Diabetes gegenüber dem Tauchlehrer verschwiegen werden. Jugendliche müssen wissen, dass Selbstüberschätzung für sie hier Lebensgefahr bedeuten kann. Schließlich werden Menschen mit Diabetes von einigen Sportarten ausgeschlossen oder nur unter besonderen Auflagen zugelassen. Dazu zählen Fallschirmspringen, Drachenfliegen und Paragliding.

Leistungssport ist bei Diabetes möglich, wenn die Insulinbehandlung darauf abgestimmt wird. Die intensivierte Insulintherapie erleichtert mit ihrer flexiblen Insulinanpassung und den engmaschigen Blut- oder Gewebeglukosekontrollen (CGM) die erfolgreiche Ausübung von Leistungssport. Es gibt eine Reihe von Olympiasiegern, Weltmeistern und Profi-Sportlern mit Typ-1-Diabetes. Informationen und Kontakte zum Thema Leistungssport und Diabetes vermittelt die »International Diabetic Athletes Association« (IDAA).

15.4 Soziale Hilfen

Soziale Hilfen für Kinder und Jugendliche mit Typ-1-Diabetes werden vor allem über das Schwerbehindertenrecht, in Einzelfällen auch über die Pflegeversicherung ermöglicht. Zusätzlich können besonders belasteten Familien Hilfen über die ambulante Kinderkrankenpflege und die Kinder- und Jugendhilfe angeboten werden.

15.4.1 Schwerbehindertengesetz (SchwbG)

Das Schwerbehindertengesetz (SchwbG) im Sozialgesetzbuch IX wurde für alle Menschen mit chronischen seelischen oder körperlichen Erkrankungen oder Behinderungen geschaffen. Es hat das Ziel, einen Ausgleich für krankheitsbedingte Belastungen zu gewähren und Chancengleichheit insbesondere im Berufsleben herzustellen. Die Leistungen nach dem Schwerbehindertengesetz können Eltern für ihr Kind nur dann in Anspruch nehmen, wenn es einen Schwerbehindertenausweis hat. Für Kinder und Jugendliche mit Diabetes kann der Ausweis von den Erziehungsberechtigten oder von den Jugendlichen selbst beantragt werden. Die

Antragsformulare sind bei der Gemeinde, der Stadtverwaltung oder beim Versorgungsamt/Amt für Integration erhältlich.

Die besonderen Rechte und Hilfen, die mit einem Schwerbehindertenausweis verbunden sind, gelten vom Tag des Beginns der Behinderung an, selbst wenn der Ausweis erst einige Monate nach Auftreten des Diabetes beantragt wurde. Damit können Eltern die steuerlichen Vorteile auch nachträglich in Anspruch nehmen.

Bewertung des Diabetes im Schwerbehindertenrecht

Im Versorgungsamt wird die Schwere der Behinderung, der sogenannte Grad der Behinderung (GdB) eingeschätzt. Die Begutachtung durch das Versorgungsamt orientiert sich an den vom Bundesminister für Arbeit und Sozialordnung herausgegebenen »Anhaltspunkten für die ärztliche Gutachtertätigkeit im sozialen Entschädigungsrecht und nach dem Schwerbehindertengesetz«. Darin werden für verschiedenste Krankheitsbilder und Behinderungen die Einschätzungen des sogenannten »Grads der Behinderung« (GdB) definiert. Zusätzlich wird der behandelnde Diabetologe eines Kindes um ein ärztliches Gutachten gebeten. Für dieses Gutachten müssen die Eltern den Namen und die Adresse des Diabetologen angeben und ihn von seiner ärztlichen Schweigepflicht entbinden.

Die Richtlinie für Kinder und Jugendliche mit Typ-1-Diabetes sieht vor, dass ihnen wegen des hohen Therapieaufwands mit mehrfach täglichen Blutzuckerbestimmungen und Insulingaben ein Grad der Behinderung (GdB) oder Grad der Schädigungsfolgen (GdS) von 50 anerkannt wird. Dies sollte durch die Dokumentation des täglichen Aufwands und der Beeinträchtigungen im Alltag dokumentiert werden. Weitere Behinderungen durch andere Erkrankungen oder Unfallfolgen werden zusätzlich berücksichtigt.

Außerdem ist bei Typ-1-Diabetes »Hilflosigkeit« stets bis zur Vollendung des 16. Lebensjahres anzunehmen. Die Hilflosigkeit wird durch das sogenannte Merkzeichen H im Schwerbehindertenausweis gekennzeichnet. Die Verlängerung dieses Merkzeichens über den 16. Geburtstag hinaus ist an besondere »Hilfsbedürftigkeit« gebunden, z. B. Diabetes und Lernbehinderung, Epilepsie oder Autismus. Es handelt sich dabei immer um eine Einzelfallentscheidung.

Ein Schwerbehindertenausweis wird erst bei einem GdB von mindestens 50 ausgestellt. Bei geringeren Graden erhalten Kinder oder Jugendliche nur einen schriftlichen Bescheid über den Grad ihrer Behinderung. Rechtlich liegt dann zwar keine Schwerbehinderung vor, aber auch bei einem GdB unter 50 können viele Leistungen genutzt werden, wenn die Hilflosigkeit, das Merkzeichen H, anerkannt ist. Mit dem Merkzeichen H ist der Gedanke verbunden, dass die betreffenden Kinder einer kontinuierlichen Betreuung und Überwachung, z. B. wegen der Gefahr schwerer Hypoglykämien, bedürfen und ihr Leben noch nicht über längere Zeit allein gestalten können. Das hat mit völliger Hilflosigkeit im umgangssprachlichen Sinn wenig zu tun. Darüber, ob die Hilflosigkeit für Jugendliche mit Diabetes noch zutrifft, kann man geteilter Meinung sein. Das H bietet jedoch einige wichtige Vorteile, die auf anderem Weg nicht zu erlangen sind.

Wenn Eltern vom Versorgungsamt wider Erwarten einen abschlägigen Bescheid zum Schwerbehindertenausweis erhalten, ist ein formloser Widerspruch innerhalb von vier Wochen möglich und aussichtsreich. Sie sollten dabei auf die »Versorgungsmedizin-Verordnung mit den Versorgungsmedizinischen Grundsätzen« verweisen. Ein Rechtsbeistand ist beim ersten Widerspruch nicht erforderlich. Das gilt auch, wenn das Merkzeichen H versehentlich nicht gewährt wurde.

Bis zum vollendeten 16. Lebensjahr muss bei Kindern mit Diabetes immer Hilflosigkeit (Merkzeichen H) anerkannt werden.

15.4.2 Vorteile eines Schwerbehindertenstatus

Das Merkzeichen H und/oder der Schwerbehindertenausweis bieten Vorteile in folgenden Bereichen:

- Lohn- oder Einkommenssteuer der Eltern oder bereits steuerpflichtiger Jugendlicher
- Beförderung in öffentlichen Verkehrsmitteln
- Kraftfahrzeugsteuer
- Arbeitsrecht
- Studium
- Eintrittspreise

Steuerrecht

Unabhängig vom Grad der Behinderung ist mit dem Merkzeichen H ein jährlicher Pauschalfreibetrag von 3700 € verbunden (§ 33b EStG). Der Betrag kann in die Steuerkarten der Eltern eingetragen werden. Außerdem können Eltern, die ein Kind mit dem Merkzeichen H im eigenen Haus versorgen, entweder die tatsächlich entstandenen Aufwendungen für eine Hilfe im Haushalt oder pauschal 924 € zusätzlich steuerlich geltend machen (§ 33b EStG). Bei dieser Regelung wird weniger der gesundheitliche Zustand als vielmehr die erforderliche Überwachung des Kindes gewertet. Entfällt das H, weil die Altersgrenze von 16 Jahren oder in begründeten Fällen von 18 Jahren überschritten ist, dann richtet sich der Pauschalbetrag nur noch nach dem Grad der Behinderung. Die Steuerfreibeträge sind dabei in acht Stufen gegliedert. Beispielsweise liegt der Freibetrag bei einem GdB von 50 derzeit bei 570 € jährlich. Wenn der Grad der Behinderung 50 unterschreitet, wird kein Pauschalbetrag gewährt, es sei denn, es liegt neben dem Diabetes noch eine äußerlich erkennbare Körperbehinderung vor.

Wertmarken für den Nahverkehr

Kinder und Jugendliche mit einem H im Schwerbehindertenausweis erhalten auf Antrag beim Versorgungsamt eine Wertmarke für den öffentlichen Nahverkehr. Damit können sie kostenlos mit der U-Bahn, der S-Bahn, der Straßenbahn, dem Bus oder der Bundesbahn fahren. Die Marke gilt in einem Umkreis von etwa 50 km um den Wohnort. Die dabei gültigen Strecken und Verkehrsmittel sind in einem Beiblatt aufgeführt. Wenn das H mit dem vollendeten 16. Lebensjahr entfällt, können ältere Jugendliche und Erwachsene mit Diabetes diese Leistung nicht mehr kostenlos in Anspruch nehmen.

Befreiung von der Kraftfahrzeugsteuer

Schwerbehinderten Kraftfahrzeugbesitzern, die als »hilflos« anerkannt sind, kann die Kfz-Steuer unter bestimmten Umständen vollständig erlassen werden. Dazu müssen aber einige Bedingungen erfüllt sein. Das Kfz darf nicht von anderen Personen benutzt werden, es sei denn, die Fahrten stehen im Zusammenhang mit dem Transport oder der Haushaltsführung des Behinderten. Wenn ein Fahrzeug auf den Namen eines Kindes mit dem Merkzeichen H zugelassen wird, ist nur dann eine Steuerbefreiung möglich, wenn das Auto nicht gleichzeitig von einem Elternteil anderweitig genutzt wird, z. B. um zur Arbeit zu fahren. Während es schwierig sein kann, eine Kfz-Steuerbefreiung für das einzige Familienauto zu erreichen, ist dies eher möglich, wenn die Steuerbefreiung für einen Zweitwagen beantragt wird. Auch diese Leistung ist an das Merkzeichen H im Schwerbehindertenausweis eines Kindes gebunden. Sie entfällt ersatzlos, wenn die Hilflosigkeit nicht mehr anerkannt ist.

Hilfen im Arbeitsleben

Viele Regelungen des Schwerbehindertengesetzes betreffen die berufliche Förderung und die Integration Behinderter in das Arbeitsleben. Für Kinder und Jugendliche mit Diabetes, die meist ohne besondere Probleme ins Berufsleben eintreten können, sind sie nur selten von Bedeutung. Generell gilt für alle Schwerbehinderten (GdB/GdS mindestens 50) ein besonderer Kündigungsschutz. Jeder Auflösung oder Änderung eines Arbeitsverhältnisses muss das Integrationsamt (SGB IX §§ 85ff) zustimmen. Außerdem erhalten Schwerbehinderte eine Arbeitswoche zusätzlich bezahlten Urlaub, und sie haben das Recht, Mehrarbeit abzulehnen.

Kommen bei einem Jugendlichen zusätzlich zum Diabetes noch andere körperliche oder geistige Behinderungen hinzu, dann können verschiedene »Leistungen zur beruflichen Eingliederung Behinderter« hilfreich sein, die vor allem von der Agentur für Arbeit angeboten und koordiniert werden.

Studium

Schwerbehinderten Studierenden wird ein Nachteilsausgleich im Studien- und Prüfungsverlauf eingeräumt. Viele Hochschulen haben in ihren Studien- und Prüfungsordnungen entsprechende Regelungen vorgesehen. Dabei geht es vor allem darum, dass Studierende bei einem entsprechenden ärztlichen Attest die Möglichkeit erhalten, Prüfungsleistungen in veränderter Form oder mit verlängerter Frist zu erbringen. Die Beeinträchtigungen müssen jedoch nachgewiesen werden, z. B. erhebliche Einschränkung der Sehfähigkeit oder Unterbrechung der Prüfungsvorbereitung durch Krankheitszeit.

In einigen besonders beliebten Studiengängen mit Zugangsbeschränkungen werden Studienplätze speziell an Schwerbehinderte vergeben, oder es wird ihnen ein Bonus gewährt. Jedoch fallen schwerbehinderte Bewerber mit Typ-1-Diabetes bei der Studienplatzvergabe in der Regel nicht unter die gewünschte Härtefallregelung. Sie kann aber bei der Ortspräferenz von Vorteil sein. Dazu gibt es eine Broschüre mit Tipps und Informationen beim Deutschen Studentenwerk e. V.

Vor- und Nachteile abwägen

Laien sollten nicht durch Begriffe wie »Grad der Behinderung« oder »Hilflosigkeit« irritiert werden. Vielen Eltern fällt es schwer, sich für oder gegen einen Schwerbehindertenausweis für ihr Kind zu entscheiden. Allein die Worte »schwer behindert« oder »hilflos« wirken unpassend, wenn man gleichzeitig ein aktives und lebensfrohes Kind vor Augen hat. Die Begriffe stammen aus dem Steuer- oder Sozialrecht und haben wenig mit unserem Alltagsverständnis zu tun. Dies kann auch Kindern mit Diabetes vermittelt werden, die sich im landläufigen Sinn weder schwerbehindert fühlen, noch so gesehen werden wollen oder sollen. Aber auch aus anderen Gründen sind die gesetzlichen Hilfen umstritten. Spätestens wenn das Merkzeichen H mit Vollendung des 16. Lebensjahres nicht mehr zuerkannt wird, schränken sich die Vorteile des Schwerbehindertenausweises für Jugendliche mit Diabetes erheblich ein, nämlich auf einen relativ geringen Steuerfreibetrag und einige Sonderregelungen im Arbeitsrecht.

Gleichzeitig kann sich der besondere Schutz im Arbeitsrecht vor allem in Zeiten eines Ausbildungs- und Arbeitsplatzmangels ins Gegenteil umkehren. Wegen der besonderen Rechte, insbesondere wegen des außerordentlichen Kündigungsschutzes, zögern manche Arbeitgeber, verantwortungsvolle Positionen mit Schwerbehinderten zu besetzen. Gerade beim Einstieg in das Arbeitsleben muss der Schwerbehindertenausweis daher eher kritisch gesehen werden. Bevor sich ein Jugendlicher im Arbeitsleben beweisen kann, ist er durch den Status »schwerbehindert« bereits abgestempelt. Bis vor wenigen Jahren bestand eine Offenbarungspflicht beim Schwerbehindertenausweis, d. h., er durfte gegenüber dem Arbeitgeber nicht verschwiegen werden. Dies hat sich im Rahmen des Allgemeinen Gleichbehandlungsgesetzes (AGG) geändert. Der Schwerbehindertenstatus muss dem zukünftigen Arbeitgeber nicht mehr vor Abschluss eines Ausbildungs- oder Arbeitsvertrages mitgeteilt werden.

Für Kinder und Jugendliche bis zur Vollendung des 16. Lebensjahres bietet das Merkzeichen H sinnvolle und deutliche Vorteile. Wenn mit Vollendung des 16. Lebensjahres, das H entfällt, reduzieren sich die Nachteilsausgleiche erheblich.

15.4.3 Pflegeversicherung nach SGB XI

Als sog. fünfte Säule der Sozialversicherung wurde die Pflegeversicherung eingeführt. Leider erhalten die meisten Eltern, die für die Pflege ihres Kindes mit Diabetes Leistungen aus der Pflegeversicherung beantragen, den Bescheid, dass die Pflegeversicherung auf sie nicht anwendbar sei. Die Begründung lautet, dass Pflegetätigkeiten im Sinne dieses Gesetzes auf die »klassischen Pflegetätigkeiten: Körperpflege, Ernährung, Mobilität« beschränkt sind. Die sog. Behandlungspflege, d. h. die medizinische Therapie, wird von der Pflegekasse nicht berücksichtigt. Ob die besonderen Hilfeleistungen für ein Kind mit Diabetes nun zur Grundpflege oder zur Behandlungspflege zählen, wird weiterhin kontrovers diskutiert.

Vielen ablehnenden Bescheiden und Urteilen diverser Sozialgerichte stehen einzelne Familien gegenüber, denen von ihrer Pflegeversicherung ein Pflegegeld der Stufe I oder sogar II zuerkannt wurde.

Einschätzung der Kinder mit Typ-1-Diabetes

Den Antrag auf Leistungen aus der Pflegeversicherung stellen Eltern jüngerer Kinder bei ihrer Pflegekasse, d. h. der jeweiligen Krankenkasse. Die Einschätzung des Pflegeaufwandes erfolgt nach einem Hausbesuch durch den Medizinischen Dienst der Krankenversicherung (MDK). Die Verantwortlichen der Pflegekasse entscheiden darüber, ob und welche Pflegestufe einem einzelnen Kind gewährt wird. Der größte Aufwand in der Pflege und Betreuung von Kindern mit Diabetes ergibt sich aus den Selbstkontrollen, den Insulingaben, der Nahrungszubereitung und der ständigen Wachsamkeit wegen möglicher Hypoglykämien. Aus juristischer Sicht wird immer noch darüber gestritten, ob diese Pflegeleistungen der Eltern zur Grundpflege oder zur Behandlungspflege zählen.

Einige Eltern von Vorschulkindern mit Diabetes haben erfolgreich gegenüber ihrer Pflegekasse argumentiert, dass die folgenden mit der Ernährung ihres Kindes verbundenen Tätigkeiten Maßnahmen der Grundpflege und nicht Maßnahmen der Behandlungspflege sind:

- Berechnen, Zusammenstellen und Abwiegen der Mahlzeiten als Hilfe bei der mundgerechten Zubereitung der Nahrung;

- Blutglukosemessungen als Hilfe bei der mundgerechten Zubereitung der Nahrung;
- Insulingaben als Hilfe bei der Aufnahme der Nahrung;
- Beaufsichtigung beim Essen als Hilfe bei der Aufnahme der Nahrung;
- hinzu kommen Hilfen zur Mobilität, d. h. Überwachung bei Sport und Spiel wegen der Hypoglykämiegefahr;
- Aufklärung und Information von anderen betreuenden Erwachsenen (Eltern von Freunden etc.).

Die Einschätzung des Pflegeaufwandes durch die Mitarbeiter des Medizinischen Dienstes der Krankenversicherung (MDK) orientiert sich am konkreten zeitlichen Aufwand. Für die Pflegestufe I ist ein Pflegeaufwand von mindestens 90 min täglich erforderlich, für die Pflegestufe II sogar von mindestens 3 h. Bei Kindern mit einem Handicap wird dabei nur der Pflegeaufwand berücksichtigt, der über den üblichen Hilfebedarf gesunder Kinder im gleichen Alter hinausgeht. Die hauswirtschaftliche Versorgung, die bei betagten Menschen einbezogen wird, spielt bei Kindern keine Rolle.

Da die Mitarbeiter des Medizinischen Dienstes nicht alle Einzelheiten einer Erkrankung kennen können, sollten Eltern auf alle Hilfeleistungen ausdrücklich hinweisen und darauf bestehen, dass sie auch schriftlich in die Protokollbögen des MDK eingetragen werden. Ein Pflegeaufwand, der unter 1,5 h täglich liegt, sollte nicht akzeptiert werden. Zur Vorbereitung des Besuchs des MDK empfiehlt es sich, ein Pflegetagebuch zu erstellen, in dem der Zeitaufwand aller notwendigen pflegerischen Tätigkeiten notiert ist. Gegebenenfalls sollte nachgewiesen werden, dass ein Elternteil wegen des Diabetes des Kindes in seiner beruflichen Tätigkeit eingeschränkt ist oder seinen Beruf ganz aufgeben musste. Weiterhin kann eine Bescheinigung des behandelnden Arztes mit der Diagnose und den notwendigen täglichen Betreuungsaufgaben hilfreich sein.

Lehnt die Pflegekasse den Antrag auf Pflegegeld ab, können Eltern innerhalb eines Monats Widerspruch einlegen und eine Klage beim Sozialgericht anstreben. Prinzipiell ist dieses auch ohne Hilfe durch einen Anwalt möglich, jedoch hat sich in der Praxis eine juristische Unterstützung als günstig erwiesen. Weitere Hilfen und aktuelle Informationen zum Thema Pflegegeld können über die Deutsche Diabetes Hilfe/diabetesDE (www.diabetesde.org) eingeholt werden.

15.4.4 Weitere Hilfen für Kinder, Jugendliche und ihre Familien

Bei Kindern und Jugendlichen mit Typ-1-Diabetes aus psychosozial hoch belastetem Milieu oder zerbrochenen Ehen ist es häufig außerordentlich schwierig, eine zufriedenstellende Stoffwechseleinstellung zu erreichen. Trotz aller Bemühungen bei der ambulanten Betreuung dieser Patienten sind gerade sie es, die häufig und in regelmäßigen Abständen in einer Kinderklinik aufgenommen werden müssen, da lebensbedrohliche Stoffwechselentgleisungen (Coma diabeticum, schwere Hypoglykämien) auftreten. Nicht selten entziehen sich diese Patienten und deren Familien ganz der medizinischen Behandlung und Betreuung. Die Kinder und Jugendlichen tragen ein sehr hohes Risiko, frühzeitig schwerwiegende Folgeerkrankungen zu erleiden oder an akuten Komplikationen zu versterben.

In der ▶ Übersicht sind die rechtlichen Grundlagen für Möglichkeiten der Unterstützung von Kindern und Jugendlichen mit Diabetes in schwierigen sozialen Situationen nach www.sozialgesetzbuch-sgb.de aufgelistet.

Hilfen zur Erziehung § 27ff SGB VIII

- **§ 30 SGB VIII Erziehungsbeistand, Betreuungshelfer:** Der Erziehungsbeistand und der Betreuungshelfer sollen das Kind oder den Jugendlichen bei der Bewältigung von Entwicklungsproblemen möglichst unter Einbeziehung des sozialen Umfelds unterstützen und unter Erhaltung des Lebensbezugs zur Familie seine Verselbständigung fördern.
- **§ 31 SGB VIII Sozialpädagogische Familienhilfe:** Sozialpädagogische Familienhilfe soll durch intensive Betreuung und Begleitung Familien in ihren Erziehungsaufgaben, bei der Bewältigung von Alltagsproblemen, der Lösung von Konflikten und Krisen sowie im Kontakt mit Ämtern und Institutionen unterstützen und Hilfe zur Selbsthilfe geben. Sie ist in der Regel auf längere Dauer angelegt und erfordert die Mitarbeit der Familie.
- **§ 33 SGB VIII Vollzeitpflege:** Hilfe zur Erziehung in Vollzeitpflege soll entsprechend dem Alter und Entwicklungsstand des Kindes oder des Jugendlichen und seinen persönlichen Bindungen sowie den Möglichkeiten der Verbesserung der Erziehungsbedingungen in der Herkunftsfamilie Kindern und Jugendlichen in einer anderen Familie eine zeitlich befristete Erziehungshilfe oder eine auf Dauer angelegte Lebensform bieten. Für besonders entwicklungsbeeinträchtigte Kinder und Jugendliche sind geeignete Formen der Familienpflege zu schaffen und auszubauen.
- **§ 34 SGB VIII Heimerziehung, sonstige betreute Wohnform:** Hilfe zur Erziehung in einer Einrichtung über Tag und Nacht (Heimerziehung) oder in einer sonstigen betreuten Wohnform soll Kinder und Jugendliche durch eine Verbindung von Alltagserleben mit pädagogischen und therapeutischen Angeboten in ihrer Entwicklung fördern. Sie soll entsprechend dem Alter und Entwicklungsstand des Kindes oder des Jugendlichen sowie den Möglichkeiten der Verbesserung der Erziehungsbedingungen in der Herkunftsfamilie

1. eine Rückkehr in die Familie zu erreichen versuchen oder
2. die Erziehung in einer anderen Familie vorbereiten oder
3. eine auf längere Zeit angelegte Lebensform bieten und auf ein selbständiges Leben vorbereiten.

- Jugendliche sollen in Fragen der Ausbildung und Beschäftigung sowie der allgemeinen Lebensführung beraten und unterstützt werden.
- **§ 35 SGB VIII Intensive sozialpädagogische Einzelbetreuung:** Intensive sozialpädagogische Einzelbetreuung soll Jugendlichen gewährt werden, die einer intensiven Unterstützung zur sozialen Integration und zu einer eigenverantwortlichen Lebensführung bedürfen. Die Hilfe ist in der Regel auf längere Zeit angelegt und soll den individuellen Bedürfnissen des Jugendlichen Rechnung tragen.
- **§ 19 SGB VIII – Betreutes Wohnen für Mutter/Vater und Kind:** Für alleinerziehende Eltern mit mindestens 1 Kind unter 6 Jahren.
- **§ 8a SGB VIII Gesetz zur Kooperation und Information im Kinderschutz (neues Bundeskinderschutzgesetz):** (1) Personen, die beruflich in Kontakt mit Kindern oder Jugendlichen stehen, haben bei der Einschätzung einer Kindeswohlgefährdung im Einzelfall gegenüber dem örtlichen Träger der Jugendhilfe Anspruch auf Beratung durch eine insoweit erfahrene Fachkraft.
- **§ 1666 BGB Gerichtliche Maßnahmen bei Gefährdung des Kindeswohls:** (1) Wird das körperliche, geistige oder seelische Wohl des Kindes oder sein Vermögen gefährdet und sind die Eltern nicht gewillt oder nicht in der Lage, die Gefahr abzuwenden, so hat das Familiengericht die Maßnahmen zu treffen, die zur Abwendung der Gefahr erforderlich sind. […]
- **§ 42 SGB VIII Inobhutnahme von Kindern und Jugendlichen:** (1) Das Jugendamt ist berechtigt und verpflichtet, ein Kind oder einen Jugendlichen in seine Obhut zu nehmen, wenn
  1. das Kind oder der Jugendliche um Obhut bittet oder
  2. eine dringende Gefahr für das Wohl des Kindes oder des Jugendlichen die Inobhutnahme erfordert und
     a. die Personensorgeberechtigten nicht widersprechen oder
     b. eine familiengerichtliche Entscheidung nicht rechtzeitig eingeholt werden kann oder
  3. ein ausländisches Kind oder ein ausländischer Jugendlicher unbegleitet nach Deutschland kommt und sich weder Personensorge- noch Erziehungsberechtigte im Inland aufhalten. Die Inobhutnahme umfasst die Befugnis, ein Kind oder einen Jugendlichen bei einer geeigneten Person, in einer geeigneten Einrichtung oder in einer sonstigen Wohnform vorläufig unterzubringen; im Fall von Satz 1 Nummer 2 auch ein Kind oder einen Jugendlichen von einer anderen Person wegzunehmen.

Zu den häufigsten psychosozialen Risikokonstellationen zählen Familien mit sehr niedrigem sozioökonomischen Status, das Fehlen beider Eltern oder eines Elternteils, psychische Erkrankung oder Suchtproblematik eines Elternteils, geringe familiäre Integration bis hin zu Vernachlässigung/Misshandlung des Kindes, Zugehörigkeit zu einer Minorität sowie mangelndes Krankheitsverständnis und mangelnde Krankheitsakzeptanz der Familie.

Auf Seiten der Kinder und Jugendlichen stehen erhebliche Verhaltensauffälligkeiten, z. B. Aggression, Delinquenz oder Sucht, psychische Störungen, z. B. affektive Störungen und gestörtes Essverhalten, geistige Behinderung und schwerwiegende Autonomiekonflikte im Vordergrund, wenn eine langfristig unbefriedigende Stoffwechseleinstellung vorliegt.

Bevor eine Unterbringung des Kindes oder Jugendlichen außerhalb der Herkunftsfamilie erwogen wird, sollten alle anderen Möglichkeiten sozialer Hilfe ausgeschöpft werden (► Übersicht). Dabei ist gemeinsam mit den Institutionen der Jugendhilfe zu bedenken, ob der Erhalt sozialer Kontakte, auch der Kontakte zur Herkunftsfamilie hilfreich ist und angestrebt werden sollte.

Da die schwierige psychosoziale Situation der Familie, oft auch Gewalterfahrungen oder psychische Störungen des Kindes die Hauptbegründung für eine außerfamiliäre Unterbringung darstellen – und nicht der Diabetes –, sollte bei der Auswahl eines Heims (§ 34 SGB VIII) auf die heilpädagogische und psychotherapeutische Kompetenz und Ausstattung geachtet werden. Die positive Erfahrung mit einzelnen Einrichtungen der stationären Jugendhilfe zeigt, dass Erzieher und Therapeuten in diesen Einrichtungen ebenso wie Eltern in die Lage versetzt werden können, ein Kind mit Diabetes zu behandeln. Voraussetzung ist eine enge Kooperation mit einem Diabeteszentrum für Kinder und Jugendliche. Damit sind zwei Vorteile verbunden:

- Kinder und Jugendliche erhalten angemessene heilpädagogische und psychotherapeutische Hilfen zur Bewältigung der psychosozialen Grundproblematik.
- Sie sind in die Gruppe stoffwechselgesunder Kinder und Jugendlicher integriert.

Weiterhin gibt es einzelne Internate, die Kinder und Jugendliche mit Diabetes aufnehmen und mit einem Diabeteszentrum für Kinder und Jugendliche eng kooperieren. Eine weitere Möglichkeit der außerfamiliären Unterbringung bieten Langzeit-Rehabilitationseinrichtungen für chronisch kranke Kinder, Jugendliche und junge Heranwachsende, wie z. B. das CJD Berchtesgaden. Dort werden eine multidisziplinäre Betreuung, eine qualifizierte Schulausbildung, berufsvorbereitende Bildungsmaßnahmen sowie Ausbildungen angeboten.

Die langfristige Unterbringung (im Sinne der im § 40 BSHG vorgesehenen Eingliederungshilfe körperlich Behinderter) in Heimen, die sich ausschließlich der Betreuung von Kindern und Jugendlichen mit Diabetes widmen, sehen die Autoren dagegen kritisch, da sie nicht die Integration, sondern eher die Konzentration auf die Krankheit und damit die Außenseiterposition von jungen Menschen mit Diabetes fördern. Im Einzelfall sollte mit dem speziellen Heim für Kinder und Jugendliche mit Diabetes geklärt werden, ob dort eine qualifizierte heilpädagogische und psychotherapeutische Betreuung für das jeweilige Kind angeboten werden kann.

Literatur und Webseiten

Delamater AM, de Wit M, McDarby V, Malik J, Accerini CL (2014) ISPAD Clinical Practice Consensus Guidelines 2014. Psychological care of children and adolescents with type 1 diabetes. Pediatr Diabetes 15 (Suppl 20): 232–244

Gräcmann N, Albrecht M, Bundesanstalt für Straßenwesen (2014) Begutachtungsleitlinien zur Kraftfahreignung. www. http://www.bast.de/DE/FB-U/Fachthemen/BLL/Begutachtungsleitlinien-2014.html

Neu A, Bartus B, Bläsig S, Bürger-Büsing J, Danne T, Dost A, Holder M, Holl RW, Holterhus P, Kapellen T, Karges B, Kordonouri O, Lange K, Lilienthal E, Ludwig-Seibold C, Müller F, Raile C, Schweizer R, Stachow R, von Sengbusch S, Wagner V, Wiegand S, Ziegler R (2015) S3-Leitlinie zur Diagnostik, Therapie und Verlaufskontrolle des Diabetes mellitus im Kindes- und Jugendalter. S3-Leitlinie der Deutschen Diabetes Gesellschaft (im Druck). http://www.deutsche-diabetes-gesellschaft.de

Website zu rechtlichen Fragen bei Diabetes: http://www.diabetesde.org/ueber_diabetes/recht_und_soziales/welche_rechte_haben_menschen_mit_diabetes/

Website zu rechtlichen Fragen bei Diabetes: www.diabetes-und-recht.de. Private Website eines Juristen (RA O. Ebert), der im Ausschuss »Soziales« der DDG engagiert ist.

Website zum Kinder- und Jugendhilfegesetz (KJHG) des Bundesministeriums für Recht und Verbraucherschutz: http://www.gesetze-im-internet.de/kjhg/

Website zum Kinder- und Jugendhilfegesetz (KJHG) des Bundesministeriums für Familie, Senioren, Frauen und Jugend: http://www.bmfsfj.de/BMFSFJ/gesetze,did=3278.html

Andere Diabetesformen bei Kindern und Jugendlichen

O. Kordonouri, T. Danne, K. Lange

T. Danne et al., *Kompendium pädiatrische Diabetologie*,
DOI 10.1007/978-3-662-48067-0_16,

Bei Kindern und Jugendlichen tritt nach wie vor fast ausschließlich ein insulinpflichtiger Typ-1-Diabetes auf. Daneben sollte jedoch nicht vergessen werden, dass sich auch andere Formen des Diabetes mellitus bereits im Kindes- und Jugendalter manifestieren können. Vor allem der Typ-2-Diabetes scheint ab dem 10. Lebensjahr häufiger vorzukommen, als lange Zeit angenommen wurde. Sehr viel seltener als ein Typ-1- oder Typ-2-Diabetes tritt bei Kindern und Jugendlichen ein Diabetes auf, der Teil oder Folge einer anderen Erkrankung oder eines anderen Syndroms ist.

16.1 Typ-2-Diabetes

Seit einigen Jahren scheint die Prävalenz des Typ-2-Diabetes v. a. während der zweiten Lebensdekade zuzunehmen. Betroffen sind vorwiegend Jugendliche bestimmter ethnischer Gruppen wie z. B. indianischer, afrikanischer, asiatischer und hispanischer Herkunft. Neben der genetischen Disposition werden Änderungen des Lebensstils (unbegrenzte Verfügbarkeit energiedichter Nahrung, Bewegungsmangel, Übergewicht oder Adipositas) im Rahmen der Globalisierung und Industrialisierung als Ursache angesehen.

Bei 56–92 % der Kinder und Jugendlichen mit Typ-2-Diabetes liegt eine Acanthosis nigricans vor (◘ Abb. 16.1). Sie ist durch eine Verdickung und Überpigmentierung der Haut im Nacken, in der Axilla und an den intertriginösen Hautfalten charakterisiert und weist auf eine Insulinresistenz hin.

Obwohl in Deutschland genauso wie in den USA, England und anderen Wohlstandsländern in den letzten Jahren eine deutliche Zunahme des Körpergewichts bei Kindern und Jugendlichen nachgewiesen wurde, liegen die Prävalenzdaten für Typ-2-Diabetes offenbar deutlich unter denen der beschriebenen Minderheitenpopulationen in den USA (◘ Abb. 16.2).

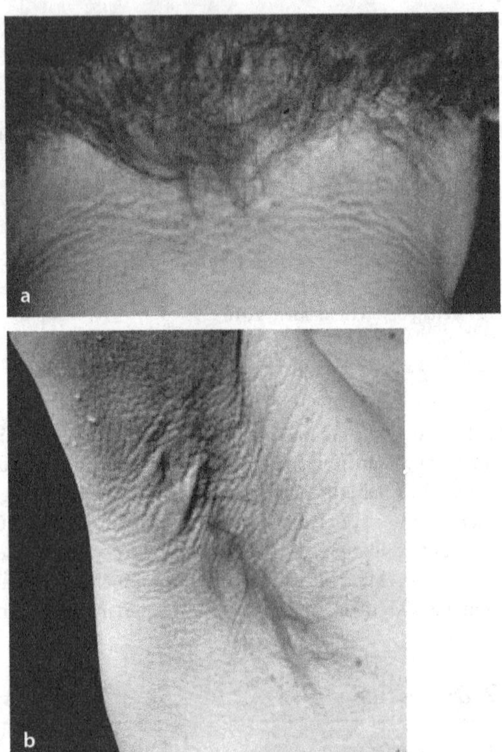

Abb. 16.1a,b Acanthosis nigricans: schmutzig-braune bis -graue papillomatös-keratotische Hautveränderungen; meist beidseitig symmetrisch in Achselhöhlen **(a)**, Gelenkbeugen, im Nacken- **(b)** oder Genitalbereich. Die Acanthosis nigricans ist u. a mit Insulinresistenz und Typ-2-Diabetes assoziiert

Die Daten aus der bundesweiten DPV-Wiss-Datenbank (Stand 2015) zeigen, dass von insgesamt 27.021 Diabetespatienten unter 18 Jahren nur 258 (0,95 %) einen Typ-2-Diabetes aufweisen. Dem stehen immerhin 281 Patienten (1,03 %) mit einem MODY gegenüber. Bei 96,18 % der Kinder und Jugendlichen wurde dagegen ein Typ-1-Diabetes diagnostiziert. Im Vergleich zu den entsprechenden Daten aus dem Jahr 2000 lässt sich jedoch eine Verdoppelung der pädiatrischen Fälle mit einem nichtautoimmunologisch bedingten Diabetes erkennen. Während der prozentuale Anteil der neudiagnostizierten pädiatrischen Patienten mit einem Typ-2-Diabetes in der DPV-Datenbank bis 2004 stetig zunahm, liegt er

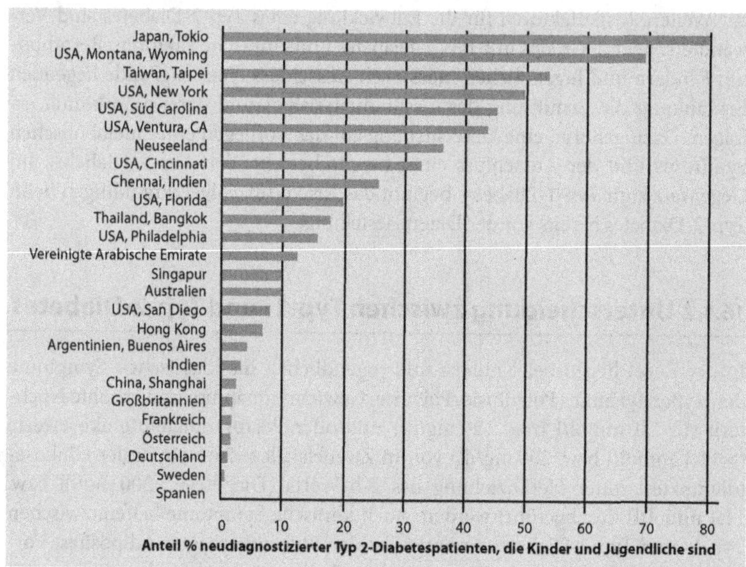

Abb. 16.2 Unterschiede bei der Prävalenz des Typ-2-Diabetes bei Kindern und Jugendlichen weltweit. (Adaptiert nach Pinhas-Hamiel u. Zeitler 2005)

von 2005–2015 konstant zwischen 4 und 6 %, ohne dass eine weitere Steigerungstendenz zu sehen ist. Dabei sind auch in Deutschland 65 % der pädiatrischen Typ-2-Patienten Mädchen.

Die Hochrechnung einer populationsbasierten Auswertung im Rahmen des baden-württembergischen Registers in den Jahren 2004–2005 ergab eine Prävalenz des Typ-2-Diabetes von 2,3 pro 100.000 Kinder und Jugendliche im Alter von 0–20 Jahren.

16.1.1 Früherkennung und Diagnose

Zur Beurteilung von Übergewicht und Adipositas wird der Body-Mass-Index (BMI) nach folgender Formel berechnet:

$$\text{BMI} = (\text{kg Körpergewicht}) / (\text{Länge in m})^2$$

Zur Definition von Übergewicht (BMI > 90. Perzentile) bzw. Adipositas (BMI > 97. Perzentile) werden Perzentilendaten verwendet.

Weitere Risikofaktoren für die Entwicklung eines Typ-2-Diabetes sind Verwandte 1. oder 2. Grades mit Typ-2-Diabetes und ethnische Faktoren. Bei adipösen Kindern und Jugendlichen muss nach Ausschluss einer zugrunde liegenden Erkrankung die Ermittlung des Gesundheitsrisikos und der Komorbidität erfolgen. Dazu gehören eine Untersuchung auf das Vorliegen eines metabolischen Syndroms und der Ausschluss eines bereits bestehenden Typ-2-Diabetes. Im Gegensatz zum Typ-1-Diabetes beginnt das Risiko für Folgeerkrankungen beim Typ-2-Diabetes bereits vor der Diagnosestellung.

16.1.2 Unterscheidung zwischen Typ-1- und Typ-2-Diabetes

In der Regel liegen bei Kindern und Jugendlichen die klassischen Symptome der Hyperglykämie (Polydipsie, Polyurie, Gewichtsabnahme) und erhöhte Nüchtern- (≥ 7,0 mmol/l bzw. 126 mg/dl) und/oder Postprandialblutglukosewerte (> 11,1 mmol/l bzw. 200 mg/dl) vor. In Zweifelsfällen kann ein oraler Glukosetoleranztest unter Heranziehung des 2-h-Werts (Diabetes: > 200 mg/dl bzw. 11,1 mmol/l) durchgeführt werden. Auch klinische Symptome helfen, zwischen Typ-1- und Typ-2-Diabetes zu unterscheiden. Bei ausgeprägter Adipositas, Vorliegen einer Acanthosis nigricans, Zugehörigkeit zu einer ethnischen Gruppe mit erhöhtem Risiko für Typ-2-Diabetes im Kindes- bzw. Jugendalter und einer entsprechenden Familienanamnese muss ein Typ-2-Diabetes vermutet werden.

Der Beginn der Krankheit verläuft typischerweise schleichender als bei der Manifestation eines Typ-1-Diabetes. Es wird fast immer eine nicht-ketotische Hyperglykämie nachgewiesen.

In Zweifelsfällen sollten Bestimmungen des C-Peptids und v. a. der Typ-1-Diabetes-assoziierten Antikörper (GAD-Antikörper, IA2-Antikörper, ZnT8-Antikörper, Insulinautoantikörper und ggf. Inselzellantikörper) erfolgen, die in etwa 90 % der Fälle bei Manifestation eines Typ-1-Diabetes nachgewiesen werden. Allerdings schließt der Nachweis diabetesspezifischer Antikörper das Vorliegen eines Typ-2-Diabetes nicht vollkommen aus. Daher ist die genaue Klassifikation nach Typ-1- oder Typ-2-Diabetes im Kindes- und Jugendalter in einigen Fällen bisher nicht möglich.

Ein polyzystisches Ovarialsyndrom (PCO-Syndrom), eine Hyperlipidämie und Hypertension sind häufig mit Typ-2-Diabetes schon bei der Manifestation vergesellschaftet.

Im Rahmen der Abklärung einer Adipositas im Kindes- und Jugendalter muss v. a. beim Vorliegen von 2 der folgenden 3 wesentlichen Risikofaktoren ein Typ-2-Diabetes ausgeschlossen werden:

- Insulinresistenz oder assoziierte Konditionen (Acanthosis nigricans, Hypertonie, Dyslipidämie, PCO-Syndrom),

- Zugehörigkeit zu einer ethnischen Gruppe mit erhöhtem Typ-2-Diabetes-risiko und
- Familienanamnese für Typ-2-Diabetes.

Ab dem 10. Lebensjahr bzw. mit Beginn der Pubertät sollte daher ein oGTT bei adipösen Jugendlichen veranlasst werden. Gegebenenfalls ist eine Wiederholung in 1- bis 2-jährigen Abständen sinnvoll.

16.1.3 Therapie des Typ-2-Diabetes bei Kindern und Jugendlichen

Grundsätzlich gelten als Therapieziele Gewichtsreduktion, normale Blut-glukosespiegel und ein normaler HbA_{1c}-Wert.

Die Behandlung sollte wie die Betreuung von Patienten mit Typ-1-Diabetes durch ein multidisziplinäres Team erfolgen. Wichtig ist, die Komorbiditäten bezüglich Hypertension und Hyperlipidämien zu normalisieren, um die Gefahr der vaskulären Folgeerkrankungen zu minimieren.

Lifestyle-Veränderungen

Auch Kinder und Jugendliche mit Typ-2-Diabetes sollten eine Schulung zum Selbstmanagement der Erkrankung erhalten. Da das Übergewicht der wesentliche auslösende Faktor für die Erkrankung ist, gelten für Kinder mit Typ-2-Diabetes neben möglichst weitgehender Normalisierung der Blutglukosewerte besonders die in der ► Übersicht aufgeführten Therapieziele:

Therapieziele für Kinder mit Typ-2-Diabetes

- Langfristige Gewichtsreduktion und -stabilisierung
- Verbesserung der Adipositas-assoziierten Komorbidität
- Verbesserung des aktuellen Ess- und Bewegungsverhaltens des Patienten unter Einbeziehung seiner Familie
- Erlernen von Problembewältigungsstrategien und langfristiges Sicherstellen von erreichten Verhaltensänderungen
- Vermeiden unerwünschter Therapieeffekte
- Förderung der normalen körperlichen, psychischen und sozialen Entwicklung und Leistungsfähigkeit

Zur Verwirklichung dieser Ziele sind langfristige therapeutische Maßnahmen erforderlich, die neben der Wissensvermittlung die dauerhafte Änderung des Ernährungs- und Bewegungsverhaltens erreichen. Bei den Kindern und Jugendlichen Problembewusstsein zu schaffen, Motivation zu steigern, neue Verhaltensweisen zu festigen, Selbstkontrolle zu schulen und Rückfallverhütungsstrategien zu erarbeiten sind dabei wichtige Eckpfeiler des Therapieprogramms. An die Therapieprogramme sind folgende Anforderungen zu stellen:

- Sie sollten die Bereiche Medizin, Ernährung, Bewegung und Psychologie umfassen,
- von einem interdisziplinär zusammengesetzten Schulungsteam vermittelt werden und
- die Eltern bzw. Bezugspersonen integrieren.

Medikamentöse Therapie

Zur medikamentösen Therapie sind in den meisten Ländern bisher nur Insulin und Metformin als einziges orales Antidiabetikum bei Kindern ab dem 10. Lebensjahr zugelassen. Dennoch werden orale Antidiabetika von vielen Diabetologen auch im Kindes- und Jugendalter bei Typ-2-Diabetes verwendet (◘ Tab. 16.1).

Auch bei Kindern und Jugendlichen mit Typ-2-Diabetes muss man davon ausgehen, dass eine zunehmende Zahl der Patienten mit einem oralen Antidiabetikum allein keine gute Stoffwechseleinstellung erreichen kann. In einer groß angelegten prospektiven Interventionsstudie bei 699 Jugendlichen (Alter 10–17 Jahre) mit Typ-2-Diabetes wurde die Effektivität folgender Therapieregime untersucht: Metformin als Monotherapie, Metformin und Rosiglitazon oder Metformin und Lifestyle-Interventionsprogramm (TODAY-Studie). In einem Beobachtungszeitraum von 60 Monaten erreichte ca. die Hälfte der Patienten mit Metformin als Monotherapie eine stabile glykämische Stoffwechsellage (d. h. HbA_{1c}-Werte unter 8 % bzw. keine Notwendigkeit einer Insulintherapie). Die Kombination aus Metformin und Lifestyle-Intervention erbrachte kein signifikant besseres Therapieergebnis als Metformin allein.

Auch die Überlegenheit der Insulintherapie gegenüber der Therapie mit oralen Antidiabetika bei Jugendlichen mit Typ-2-Diabetes ist derzeit wenig durch Studien untersucht. Das interdisziplinäre Komitee zum Management des Typ-2-Diabetes bei Kindern und Jugendlichen der Amerikanischen Pädiatrie Gesellschaft (American Academy of Pediatrics) in Kooperation mit der Amerikanischen Diabetes Gesellschaft (American Diabetes Association) empfahl 2013 den sofortigen Beginn einer Insulintherapie bei Kindern und Jugendlichen mit Typ-2-Diabetes,

- die sich in einer Ketose oder diabetischen Ketoazidose präsentieren,
- bei denen eine sichere Unterscheidung zwischen Typ-1- und Typ-2-Diabetes schwierig ist,
- bei denen, die Spontanglukosekonzentrationen über 250 mg/dl bzw. 13,9 mmol/l (venös oder im Plasma) oder ein HbA_{1c} über 9 % (75 mmol/mol) aufweisen.

Tab. 16.1 Medikamentöse Therapie bei Kindern und Jugendlichen mit Typ-2-Diabetes

	Zulassung	Dosierung	Probleme/ Besonderheiten
Insulin	Weltweit	Verschiedenste Kombinationen, prinzipiell wie bei Erwachsenen möglich	Gewichtszunahme; Akzeptanz
Metformin	Ab 10. Lebensjahr	1× 500 bis 2× 1000 mg/Tag	Gastrointestinale Nebenwirkungen
Glibenclamid	Keine	1,25–2,5 bis max. 5–10 mg/Tag	Hypoglykämien
Glinide	Keine	Repaglinide: 0,5 mg bis 3× 2 mg zu den Hauptmahlzeiten Netaglinide: 3× 60 mg bis 3× 120 mg zu den Hauptmahlzeiten	Kurzzeitige Stimulation der endogenen Insulinsekretion Monotherapie und Kombinationstherapie mit Metformin möglich

Auch im Verlauf sollte bei unzureichender Stoffwechseleinstellung unter Ernährungs- und Lifestyle-Beratung und Metforminbehandlung bei Kindern und Jugendlichen mit Typ-2-Diabetes nicht auf Insulin verzichtet werden. Angesichts der schlechten Prognose bei frühem Krankheitsbeginn in der Kindheit sollte jede Chance zur besseren Stoffwechseleinstellung genutzt werden.

Obwohl prinzipiell bei Typ-2-Diabetes durchaus eine mahlzeitenbezogene intensive Form der Therapie mit Gaben von Normalinsulin oder schnellwirkenden Analoga infrage kommt, können gute Ergebnisse auch mit Verzögerungsinsulininjektionen in der Kombinationstherapie erreicht werden. In Analogie zu den Studienergebnissen bei Erwachsenen kann auch beim Typ-2-Diabetes im Kindes- und Jugendalter das langwirkende Analogon Insulin Glargin (Lantus) oder Insulin Degludec (Tresiba) einmal täglich eingesetzt werden.

Aktuelle internationale Studien sollen die Effektivität zweier neuer Medikamentengruppen zur Behandlung des Typ-2-Diabetes bei Kindern und Jugendlichen untersuchen (www.clinicaltrials.gov). Dabei handelt es sich um Medikamente, die entweder das Enzym Dipeptidyl-Peptidase 4 (DPP-4) hemmen (DPP4-Inhibitoren: z. B. Sitagliptin, Vildagliptin, Saxagliptin) oder den Rezeptor für das Glukagon-Like-Peptid-1 aktivieren (GLP-1-Rezeptoragonisten: z. B. Exenatide,

Liraglutid). Beide Mechanismen führen zur Erhöhung der endogenen Konzentration des GLP-1, bei DPP-4-Inhibitoren kommt es auch zur Erhöhung des Glucose-dependent insulinotropic polypeptide (GIP) sowie anderer regulatorischer Peptide. GLP-1 stimuliert glukoseabhängig nur unter Hyperglykämiebedingungen die Insulinsekretion, hemmt die Glukagonsekretion der pankreatischen α-Zelle und verlangsamt darüber hinaus die Magenentleerung. Somit besitzen diese Medikamentengruppen kein intrinsisches Hypoglykämierisiko. DPP-4-Inhibitoren wirken auf das Körpergewicht neutral, GLP-1-Rezeptoragonisten gehen mit einer signifikanten Gewichtsreduktion einher.

Langzeitbetreuung

Die Langzeitbetreuung von Kindern und Jugendlichen mit Typ-2-Diabetes muss die Kompetenzen der Betreuung und Behandlung von Kindern und Jugendlichen mit Diabetes und Adipositas vereinen.

Die üblichen pädiatrisch-diabetologischen Verlaufskontrollen, wie z. B. eine augenärztliche Untersuchung und ein Mikroalbuminurie-Screening, sollten jährlich durchgeführt werden. Besonderes Augenmerk muss jedoch auf andere mit der Adipositas assoziierte Komorbiditäten und Begleiterkrankungen im Sinne des metabolischen Syndroms (Hypertonie und Hyperlipidämie) und auf ein Screening zu psychischen Komorbiditäten (▶ Abschn. 14.1.2) gelegt werden.

16.2 Diabetes bei genetischen Defekten und anderen Grunderkrankungen

Das Vorliegen anderer Diabetestypen sollte differenzialdiagnostisch besonders bei Kindern und Jugendlichen in Erwägung gezogen werden, die folgende Merkmale aufweisen:

- eine Familienanamnese, die auf einen autosomal-dominanten Erbgang schließen lässt,
- assoziierte Symptome wie Taubheit, Optikusatrophie bzw. syndromales Aussehen,
- eine ausgeprägte Insulinresistenz,
- ein sehr geringer Insulinbedarf nach Beendigung der partiellen Remissionsphase bzw. bei Totalremission,
- Gabe von Medikamenten mit bekannten toxischen Effekten auf β-Zellen,
- Gabe von Medikamenten, die als Auslöser einer Insulinresistenz bekannt sind und
- Grunderkrankungen, die als Auslöser einer Insulinresistenz bekannt sind.

16.2.1 Maturity onset diabetes of the young (MODY)

Bei Vererbung eines Diabetes über 3 Generationen bei Verwandten 1. Grades einer Familie, fehlendem Übergewicht (BMI < 25 kg/m²) und keinem Typ-1-Diabetes in der Familie bzw. beim Patienten sollte an einen MODY gedacht werden.

Der MODY ist ein Diabetestyp mit folgenden Charakteristika:
- Beginn vor dem 25. Lebensjahr,
- nicht-ketotischer Diabetes mellitus,
- autosomal-dominanter Erbgang und
- primärer Defekt der Funktion der pankreatischen β-Zellen.

Beim MODY handelt es sich um eine heterogene Krankheitsgruppe mit mindestens 10 Formen, die alle meistens dominant vererbt werden (► Übersicht). Das Ausmaß der Hyperglykämie variiert stark von Patient zu Patient, sodass auch hinsichtlich der Insulinbedürftigkeit und dem Risiko für Folgeerkrankungen große Unterschiede zwischen den verschiedenen Formen bestehen. Alle bisher bekannten Formen des MODY, mit Ausnahme des MODY-2, sind Mutationen von Transkriptionsfaktoren. Man geht davon aus, dass in Zukunft weitere Mutationen bei phänotypisch an MODY erkrankten Personen identifiziert werden.

MODY-Formen

- MODY-1: Mutation des hepatischen Nuklearfaktors-4a (HNF-4a)-Gens auf Chromosom 20q
- MODY-2: Mutation des Glukokinase-Gens auf dem kurzen Arm des Chromosoms 7p. Die Glukokinase ist ein β-Zellenzym, das als Glukosesensor der β-Zelle funktioniert. Daher weisen Patienten mit MODY-2 in der Regel ein höheres Diagnosealter mit einer milden Hyperglykämie und einem niedrigen Risiko für diabetesbedingte Folgeerkrankungen auf
- MODY-3: Mutation des HNF-1a-Gens auf Chromosom 12q. Bei den Patienten liegt ein erheblicher Defekt der Insulinsekretion und eine ausgeprägte Hyperglykämie vor
- MODY-4: Mutation des Insulinpromotor-Faktor-1-Gens (IPF1) auf Chromosom 13q. Die homozygoten Patienten weisen eine Aplasie des Pankreas auf
- MODY-5: Mutation des HNF-1b-Gens auf Chromosom 17q
- MODY-6: Mutation des »neurogenic differentiation factor-1« (NeuroD1)-Gens auf Chromosom 2q32

- MODY-7: Mutation des »kruppel like factor-11« (KLF11)-Gens auf Chromosom 2p25
- MODY-8: Mutation des »enzyme carboxyl ester lipase« (CEL)-Gens auf Chromosom 9q34.3
- MODY-9: Mutation des »paired box 4« (PAX4)-Gens auf Chromosom 7q32
- MODY-10: Mutation des »Insulin« (INS)-Gens auf Chromosom 11p15.5.

Erwachsene mit MODY können die gleichen mikro- und makrovaskulären Folgeerkrankungen entwickeln wie Patienten mit Typ-2-Diabetes. Hiervon sind allerdings die Patienten mit MODY-2 in der Regel zu unterscheiden. Deshalb hat die Differenzialdiagnose der verschiedenen MODY-Typen auch direkte therapeutische Konsequenzen. Während ein MODY-2 manchmal nur während interkurrenter Erkrankungen behandelt werden muss, führt die fehlende Behandlung eines MODY-3 zu mikro- und makrovaskulären Komplikationen.

Die Transkriptionsfaktoren HNF-4a (MODY-1) und HNF-1a (MODY-3) regulieren in den β-Zellen die gewebespezifische Expression des Proinsulins sowie Proteine, die am Glukosetransport und -metabolismus sowie an mitochondrialen Stoffwechselprozessen beteiligt sind. Darüber hinaus moduliert HNF-4a auch die Expression von HNF-1a in den β-Zellen. Daher haben MODY-1 und -3 zahlreiche Gemeinsamkeiten. Im Vergleich zu MODY-2 entwickelt sich die Hyperglykämie bei MODY-1 und -3 etwas später, häufig in der frühen (MODY-3) oder späten (MODY-1) Phase der Pubertät. Pathophysiologisch liegt eine deutlich verminderte Insulinproduktion vor, die im Krankheitsverlauf noch weiter abnimmt. Typisch sind zunächst nur leicht erhöhte Nüchternglukosespiegel sowie ein starker Glukoseanstieg nach Glukosebelastung, der mit einer inadäquat verminderten Insulinantwort einhergeht. Die Hyperglykämie nimmt im weiteren Verlauf der Erkrankung zu und kann sehr ausgeprägt sein. Zusätzlich zu den bereits erwähnten Abnormalitäten haben Patienten mit MODY-3 eine verminderte renale Glukosereabsorption, die in einer niedrigen »Nierenschwelle« für Glukose mit einer verstärkten Glukosurie resultiert. HNF-1a wird in den Nieren exprimiert und ist offensichtlich für die Expression renaler Anionenaustauscher von Bedeutung. Die Expression renaler Anionenaustauscher ist bei Patienten mit MODY-3 vermindert.

Bei MODY-4 wird durch Mutationen im »insulin promoter factor-1« (PDX-1, IPF-1) eine verminderte Expression von Proinsulin, den Prohormonkonvertasen PC 1/3 und PC 2 (diese Enzyme schneiden Insulin aus Proinsulin heraus), des ATP-sensitiven Kaliumkanals (Rezeptor für Sulfonylharnstoffe) und des Rezeptors für »glukagon-like peptide-1« bewirkt. Daher liegt beim MODY-4 am ehesten eine kombinierte Störung aus einer verminderten Insulinproduktion, einer gestörten Proinsulinprozessierung und einem Sekretionsdefekt vor. Auf Sulfonylharnstoffe

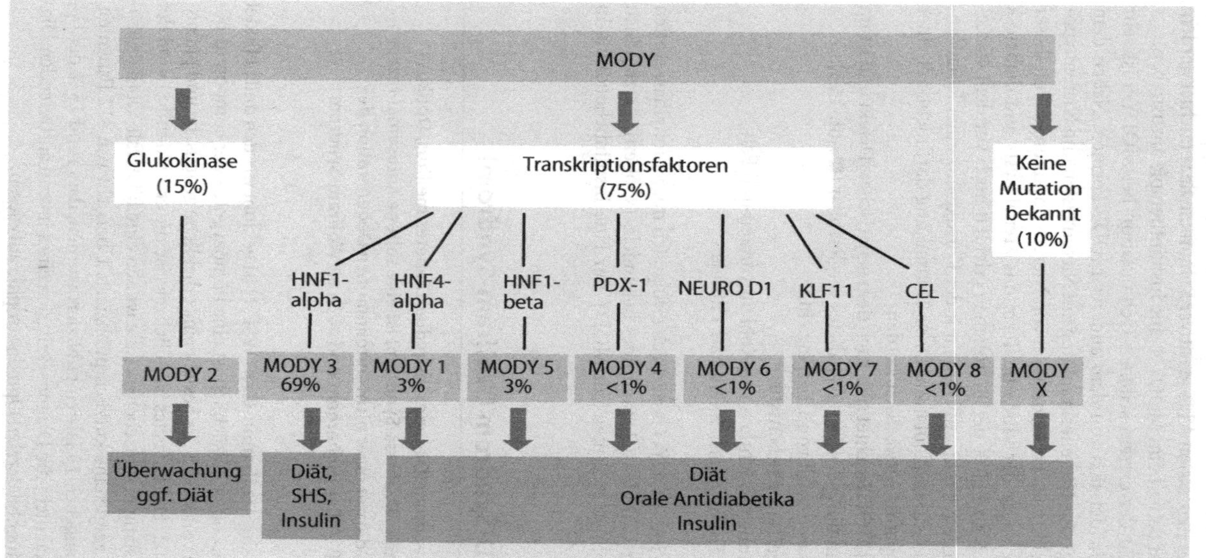

Abb. 16.3 Verteilung der Genmutationen von MODY und Therapieoptionen

sollte bei verminderter Expression ATP-sensitiver Kaliumkanäle verzichtet werden. Bei Hyperglykämie ist daher beim MODY-4 eine Insulintherapie anzustreben.

Das klinische Bild der extrem seltenen Genmutation bei MODY-5 ist sehr typisch und unterscheidet sich von dem anderer MODY-Formen. Neben dem Diabetes mellitus liegt eine Nierenerkrankung mit Nierenzysten und Nierenhypoplasie vor. Für die recht typische Assoziation von Nierenerkrankungen mit dieser MODY-Form wurde sogar der klinische Terminus »renal cysts and diabetes« (RCAD) eingeführt. Bis zu 50 % der Betroffenen erleiden noch vor dem 45. Lebensjahr eine terminale Niereninsuffizienz mit der Konsequenz einer lebenslangen Dialyse oder Nierentransplantation. Diese Erkrankung darf nicht mit einer diabetischen Nephropathie verwechselt werden.

Die Therapie des MODY richtet sich nach dem genetischen Defekt und ist im Prinzip mit der Behandlung des Typ-2-Diabetes vergleichbar (◘ Abb. 16.3):

- Gewichtsreduktion im Fall von Übergewicht,
- Bewegung und gesunder Lebensstil,
- diätetische Beratung hinsichtlich von Kohlenhydraten und Fett,
- Behandlung mit Sulfonylharnstoffen bzw. Gliniden.

Besonders Patienten mit MODY-3 lassen sich erfolgreich mit Sulfonylharnstoffen (Glibenclamid) oder Gliniden (Repaglinide) behandeln (s. oben). Letztendlich kommt jedoch für einige Patienten mit MODY nur eine Insulinbehandlung in Frage.

16.2.2 DIDMOAD-Syndrom (Wolfram-Syndrom)

Das DIDMOAD-Syndrom (Diabetes insipidus, Diabetes mellitus, Optikusatrophie, Taubheits-/Deafness-Syndrom) ist eine seltene autosomal-rezessive Erkrankung, die mit einer nicht-autoimmunen Degeneration der pankreatischen β-Zellen einhergeht und auch als Wolfram-Syndrom bezeichnet wird.

Das verantwortliche sog. Wolframin-Gen (WSF-1) ist geklont worden und befindet sich auf dem Chromosom 4. Ursächlich ist eine homozygote oder compound-heterozygote Mutation von WSF-1. Es besteht eine erhebliche genetische und phänotypische Heterogenität. Der Diabetes ist üblicherweise die erste Manifestation der Erkrankung. Alle bislang beschriebenen Fälle wiesen eine bilaterale Optikusatrophie auf. Allerdings zeigte eine kürzlich publizierte Übersicht von 412 Patienten, die in den vorangegangenen 15 Jahren publiziert wurden, dass rund 15 % der beschriebenen Patienten nicht die Diagnosekriterien eines juvenil auftretenden Diabetes mellitus und einer bilateralen Optikusatrophie aufwiesen.

Die Manifestation der Erkrankung tritt in der Regel bei den Patienten zu verschiedenen Zeitpunkten mit unterschiedlicher Ausprägung auf. Bei einem Vergleich des klinischen Verlaufs des Diabetes zwischen 50 Patienten mit Wolfram-Syndrom und 24.164 Patienten mit Typ-1-Diabetes aus der DPV-wiss-Datenbank wurde festgestellt, dass bei DIDMOAD-Patienten die Diabetesmanifestation früher im Leben stattfindet (5,4 ± 3,8 Jahre vs. 7,9 ± 4,2 Jahre) und dass dabei eine Ketoazidose seltener vorkommt (7 % vs. 20 %).

Manifestationszeitpunkte der Erkrankungen beim Wolfram-Syndrom (nach Lopez de Heredia et al. 2013)

- Diabetes mellitus (erste Lebensdekade)
- Optikusatrophie (frühe zweite Lebensdekade)
- Diabetes insipidus (zweite Lebensdekade)
- Taubheit (zweite Lebensdekade)
- Urologische Probleme (dritte Lebensdekade)
- ZNS-Probleme (z. B. Degeneration mit Zeichen einer Atrophie in der Kernspintomographie) (dritte Lebensdekade)
- Psychiatrische Störungen
- Letztendlich Tod, überwiegend durch Atemstörung oder Dysphagie bei Hirnstammbeteiligung (dritte bis vierte Lebensdekade)

Angesichts der Progredienz der Erkrankung, die fast immer mit einem insulinpflichtigen Diabetes beginnt, ist auf das Auftreten anderer Manifestationen des DIDMOAD-Syndroms in der Diabetesbetreuung zu achten, damit rechtzeitig entsprechende sozialpädiatrische Maßnahmen eingeleitet werden können.

16.2.3 Mitochondrialer Diabetes

Die mütterliche Transmission von mutierter mitochondrialer DNA kann die Ursache eines von der Mutter vererbten Diabetes sein. Obwohl verschiedene Mutationen beschrieben worden sind, ergibt sich die engste Krankheitsassoziation mit einer Punktmutation an der Nukleotidposition 3243 (A–G) in der mitochondrialen tRNA des (leu-UUR)-Gens.

Der mitochondriale Diabetes ist üblicherweise mit Innenohrschwerhörigkeit assoziiert und trägt Zeichen einer progressiven, nichtautoimmunen β-Zell-Dysfunktion. Mutationen im mitochondrialen Genom finden sich bei 1–2 % der Patienten mit Typ-2-Diabetes und bei bis zu 5 % der Patienten mit Typ-1-Diabetes.

Die häufigste Punktmutation beim MIDD (maternally inherited diabetes and deafness) betrifft eine Transport-RNA (tRNA) im mitochondrialen Genom. Dies führt zu Synthesedefekten sämtlicher mitochondrialer Proteine und beeinträchtigt auch die Atmungskette. Im Allgemeinen ist nur ein kleiner Teil der Mitochondrien betroffen (Heteroplasmie). MIDD ist häufig mit einer Hochtonschwerhörigkeit assoziiert.

Bei manchen Patienten verursacht die gleiche Mutation das sog. MELAS-Syndrom (Myopathie-Enzephalopathie-Laktatazidose-Schlaganfall-Syndrom). Wenn nahezu alle Mitochondrien betroffen sind, handelt es sich um ein schweres neurologisches Krankheitsbild.

Der Verlauf des Diabetes ist variabel und kann bei starker Ausprägung des mitochondrialen Defekts ähnlich wie beim Typ-1-Diabetes mit dem vollständigen Verlust der Insulinbiosynthese als Folge eines β-Zellverlustes einhergehen. Bei geringerer Ausprägung ähnelt das MELAS-Syndrom eher einem Typ-2-Diabetes. Die Manifestation liegt im frühen Erwachsenenalter mit einer Penetranz von etwa 70 %. Die Vererbung über die Eizelle ist rein maternal. Bei entsprechender Symptomatologie ist eine genetische Diagnostik in spezialisierten Labors angezeigt.

16.2.4 Neonataler Diabetes

Als neonataler Diabetes wird das Hyperglykämiesyndrom definiert, das während der ersten sechs Lebensmonate auftritt, mit Insulin behandelt werden muss und länger als 2 Wochen anhält.

Diese seltene Erkrankung (1 : 400.000 Geburten) kann mit intrauteriner Wachstumsretardierung assoziiert sein.

Klinisch werden zwei Untergruppen unterschieden, der transiente (TNDM) und der permanente (PNDM) neonatale Diabetes mellitus. Der TNDM ist die häufigste Form. TNDM ist oft mit einer Anomalie der Imprinting-Region des Chromosoms 6q24 assoziiert, aber auch mit bestimmten ABCC8(SUR1)- und selten mit KCNJ11-Gen(Kir6.2)-Mutationen. Gewöhnlich tritt der TNDM in der ersten Lebenswoche auf. Klinisch findet sich häufig ein Geburtsgewicht < der 2. Perzentile, bei 30 % der Fälle besteht eine Makroglossie, im Median tritt nach ca. 12 Wochen eine komplette Remission ein. Bei ca. 50 % der Fälle tritt im späteren Kindesalter zwischen dem 6. und 20. Lebensjahr der Diabetes mellitus erneut auf. Wegen der Möglichkeit des Wiederauftretens in der Adoleszenz sollten Patienten mit transientem neonatalem Diabetes einer Langzeitbetreuung zugeführt werden.

Klinisch tritt der PNDM häufig mit ausgeprägter Hyperglykämie (> 500 mg/dl/ 28 mmol/l) und Ketoazidose auf. Differenzialdiagnostisch kann der PNDM durch das Fehlen des Pankreas verursacht sein. Hierfür lagen im Jahre 2012 zwanzig Fallberichte in der internationalen Literatur vor. Darüber hinaus gibt es weitere Formen des genetisch bedingten Diabetes, bei denen ein neonataler Diabetes als eine der

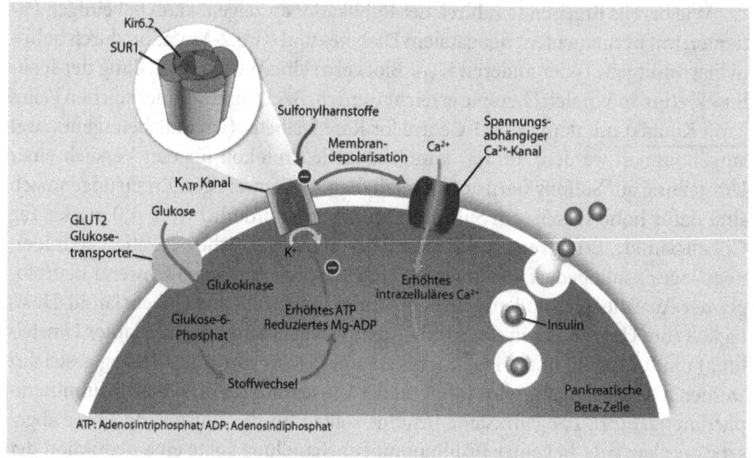

Abb. 16.4 Schematische Darstellung der β-Zelle: Rolle des ATP-sensitiven Kalium(K_{ATP})-Kanals und seiner Kir6.2- und SUR1-Untereinheiten bei der Insulinsekretion. (Adaptiert nach Gloyn et al. 2004)

ersten klinischen Entitäten auftritt. Dazu gehört z. B. das IPEX-Syndrom (Immunodysregulation, Polyendokrinopathy, Enteropathy, X-chromosomal assoziiert), das aufgrund einer Mutation des FOXP3-Gens im Chromosom Xp11.23-q13.3 auftritt oder homozygote Mutationen des Glukokinase (GCK)- oder des IFP1/PDX1-Gens.

Der große Durchbruch in der Erforschung der molekulargenetischen Ursachen eines neonatalen Diabetes gelang vor einigen Jahren mit Hilfe des ISPAD-Centers for Rare Diabetes. Weil ATP-sensitive Kaliumkanäle (K_{ATP}) die glukosevermittelte Insulinsekretion der β-Zellen vermitteln, wurde mit Hilfe einer Fallsammlung der Internationalen Gesellschaft für Kinderdiabetologie (ISPAD) bei 29 Kindern mit permanentem neonatalem Diabetes die Kir6.2-Untereinheit dieses Kanals untersucht. Tatsächlich fanden sich bei 10 der 29 Patienten sechs verschiedene Mutationen des KCNJ11-Gens, welches für die KIR6.2-Untereinheit des ATP-sensitiven Kaliumkanals der α-Zelle kodiert. Im Anschluss wurden ebenfalls Mutationen des ABCC8-Gens, das die SUR1-Untereinheit des Kaliumkanals kodiert, bei Patienten mit PNDM gefunden (Abb. 16.4).

Das DEND-Syndrom (»developmental delay, epilesy, neonatal diabetes«) wird zusätzlich zum PNDM durch eine polymorphe Entwicklungsverzögerung mit oder ohne Epilepsie charakterisiert und ist mit aktivierenden Mutationen des KCNJ11-Gens assoziiert. Die Diagnose dieser aktivierenden Mutation in der Kir6.2-Untereinheit oder der SUR1-Untereinheit hat für die betroffenen Patienten auch therapeutische Konsequenzen.

Wie bereits Ergebnisse zahlreicher Publikationen zeigen, kann bei einigen Patienten mit permanentem neonatalem Diabetes und Kir6.2-Mutation durch Sulfonylharnstoffgabe (oder anderen K_{ATP}-Blockern) eine Wiederherstellung der Insulinsekretion mit oraler Therapie erreicht werden. Bei Diagnose eines solchen Falles kann Kontakt mit dem ISPAD-Centre for Rare Diabetes (www.diabetesgenes.org) aufgenommen werden, um das jeweils aktuelle Protokoll für den Versuch einer Umstellung auf Sulfonylharnstoffe zu erhalten. Gegenwärtigen Erfahrungen nach sind dafür hohe Dosen von Sulfonylharnstoffen erforderlich (0,2–1,0 mg/kg/Tag Glibenclamid). Erfolgversprechend sind besonders Versuche bei Patienten mit einem Tagesinsulinbedarf von unter 30 E pro Tag ohne Vorliegen schwerer neurologischer Ausfälle oder Epilepsie. Bei der Umstellung sollte die Glibenclamid-Dosis täglich (bei Umstellung in der Klinik) oder wöchentlich (bei ambulanter Umstellung) um 0,2 mg/kg in zwei Dosen bis zu einer Dosis von 1 mg pro Tag gesteigert werden. Die Insulingabe wird während der Umstellung als prandiale Insulintherapie durchgeführt. Langwirksame Insuline sollten für die Umstellungsphase abgesetzt werden, bzw. bei einer Insulinpumpenbehandlung sollte eine Reduktion der Basalrate zunächst um mindestens 50 % erfolgen. Präprandiale Werte von < 130 mg/dl (7 mmol/l) sollten zu einer deutlichen Reduktion der präprandialen Insulindosis und zur Beibehaltung der Glibenclamiddosierung führen. Präprandiale Werte von > 130 mg/dl (7 mmol/l) haben eine weitere Steigerung der Glibenclamiddosis zur Folge. Bevor solche Umstellungsversuche unternommen werden, ist jedoch die Kontaktaufnahme mit einem erfahrenen Zentrum dringend anzuraten.

Die nach der aktuellen Literatur zweithäufigste Ursache des PNDM sind homozygote Mutationen des Insulingens (INS).

Die Insulintherapie des neonatalen Diabetes ist außerordentlich schwierig. Bereits geringe Insulindosen können erhebliche Blutglukoseabfälle bewirken. Wie man aus der Beobachtung von Kindern mit Nesidioblastose weiß, ist das Gehirn in dieser Lebensphase durch Hypoglykämien besonders gefährdet. Daher drohen bei schwerer Hypoglykämie irreversible Zerebralschäden.

Ziel der Therapie des neonatalen Diabetes darf daher nicht eine nahezu normoglykämische Stoffwechseleinstellung sein, sondern das Gedeihen des Kindes möglichst ohne schwere Hypoglykämien.

Nach der Diagnosestellung erfolgt zunächst die kontinuierliche i.v. Insulinsubstitution mit ausreichender Rehydratation. Nach erfolgtem Nahrungsaufbau sollte das Neugeborene möglichst bald auf eine s.c. Insulintherapie umgestellt werden. Der Insulintagesbedarf beträgt in der Regel 0,2–1,0 I.E./kg KG. In dieser Altersgruppe hat sich die Gabe von kurzwirkenden Insulinanaloga wegen ihrer besseren Steuerbarkeit besonders bewährt.

Wegen der ausgeprägten Stoffwechselschwankungen besteht beim neonatalen Diabetes eine dringende Indikation zur Durchführung einer Insulinpumpentherapie. In der Regel muss die Insulinkonzentration der Infusionslösung verdünnt werden, z. B. auf U10-Insulin. Wegen der regelmäßigen häufigen Mahlzeiten müssen die Patienten oft ausschließlich mit einer kontinuierlichen Basalrate behandelt werden. Mit Zunahme des Kohlenhydratgehalts der einzelnen Mahlzeiten können später postprandial Nahrungs- und/oder Korrekturboli abgegeben werden.

16.2.5 Diabetes bei zystischer Fibrose (CF)

Ein Diabetes aufgrund einer Erkrankung des exokrinen Pankreas macht in entwickelten Ländern ungefähr 0,5 % aller Diabetesfälle aus. Sehr selten tritt bei Kindern ein Diabetes als Folge einer akuten Pankreatitis auf. Eine große Rolle spielt dagegen der Diabetes im Rahmen einer zystischen Fibrose (CF).

Diagnostik der gestörten Glukosetoleranz bei CF Der Diabetes bei CF ist primär durch die mit zunehmender Lebensdauer fortschreitende Pankreasfibrose und den daraus folgenden endokrinen Funktionsverlusten des Pankreas bedingt. Allerdings trägt zur Entstehung des Diabetes auch eine durch Infektionen und Medikamente (z. B. Bronchodilatoren und Glukokortikoide) verursachte Insulinresistenz bei. Etwa 40–50 % der CF-Patienten weisen eine gestörte Glukosetoleranz auf, bei erwachsenen Patienten werden sogar bis zu 75 % angegeben.

Mehr als 50 % der Patienten mit CF entwickeln im Alter von 30 Jahren einen behandlungsbedürftigen Diabetes. Ein linearer Anstieg der Diabeteshäufigkeit tritt ab einem Alter von 10 Jahren auf. Zur Frühdiagnose sollte daher ab dem 8.–10. Lebensjahr jährlich ein oGTT durchgeführt werden. Nüchternblutglukose-, HbA_{1c}- und Urinzuckerwerte eignen sich nicht zum Screening, da diese Parameter erst bei manifestem Diabetes auffällig werden. Bei klinischen Symptomen (unklarem Gewichtsverlust, Polyurie, Polydipsie) muss immer an einen Diabetes gedacht werden. Ein Hauptsymptom des CF-Diabetes ist neben dem Gewichtsverlust die pulmonale Exazerbation.

Da auch die α-Zellen der Langerhans-Inseln von der zunehmenden Fibrosierung des Pankreas betroffen sind, ist auch die Glukagonsekretion gestört. Eine Ketoazidose tritt wegen der fehlenden Gegenregulation durch Glukagon (Ketogenese) nie auf. Andererseits neigen CF-Patienten wegen des Glukagonmangels vermehrt zu Hypoglykämien. Diese können schon in der prädiabetischen Phase, meist 2–4 h postprandial, auftreten, da bereits eine Verminderung der Glukagonsekretion vorliegt, wenn die Insulinausschüttung noch nicht reduziert, sondern nur verzögert ist.

Trotz der nach wie vor eingeschränkten Prognose der CF ist eine adäquate Therapie des Diabetes unerlässlich, um negative Auswirkungen auf die Grunderkrankung und Folgeerkrankungen des Diabetes möglichst zu vermeiden. Eine gesteigerte Infektionshäufigkeit, die Verschlechterung der Lungenfunktion, eine Verminderung der Lebenserwartung und mikroangiopathische Folgeerkrankungen sind bei Vorliegen eines Diabetes bei CF beschrieben worden.

Therapie des CF-Diabetes Die Behandlung des Diabetes bei Kindern mit CF unterscheidet sich grundsätzlich von der Therapie des Typ-1-Diabetes. Bei der Ernährung ist die ausreichende Zufuhr hochkalorischer, fettreicher Nahrungsmittel ohne jede Einschränkung besonders wichtig. Häufige kleine Mahlzeiten sollten eingenommen werden. Empfehlenswert ist das »Verpacken« des Zuckers durch gleichzeitige Aufnahme von Fett und schwer resorbierbaren Kohlenhydraten. Man muss besonders darauf achten, dass keine Mahlzeiten ausgelassen werden.

Die medikamentöse Therapie wird mit oralen Antidiabetika durchgeführt. Auch eine konventionelle oder intensivierte Insulintherapie (Injektionen oder Pumpentherapie) kann grundsätzlich eingesetzt werden. Der Einsatz von Sulfonylharnstoffen ist umstritten. Insulin ist wegen seines anabolen Effekts und der größeren Freiheit bei der Ernährung vorzuziehen. Da die meisten Patienten anfangs noch eine ausreichende Basalinsulinsekretion aufweisen, ist es häufig ausreichend, Normalinsulin zu den Mahlzeiten zu injizieren. Sehr gut eignen sich kurzwirkende Insulinanaloga wegen ihres raschen Wirkungseintritts und ihrer kürzeren Wirkungsdauer, aber auch wegen der Möglichkeit der postprandialen Injektion und der dadurch verminderten Gefahr von Hypoglykämien. In einer kürzlich veröffentlichten prospektiven Studie aus der Tschechischen Republik konnte gezeigt werden, dass eine niedrigdosierte Insulintherapie bei 28 CF-Patienten mit abnormalem oralem Glukosetoleranztest zur Stabilisierung der Lungenfunktion führte, während bei vergleichbaren CF-Patienten ohne Insulintherapie die Lungenfunktion (FEV_1) innerhalb von 3 Jahren signifikant abnahm.

16.2.6 Diabetes bei Hämosiderose

16

Bei Patienten mit Hämoglobinopathien, wie z. B. der homozygoten β-Thalassämie, kann mit steigendem Lebensalter neben anderen endokrinen Komplikationen ein Diabetes als Folge einer Hämosiderose auftreten.

Pathogenetisch liegt auch bei der Hämosiderose eine Kombination von Insulinresistenz und Insulinmangel vor. Die Manifestation eines Diabetes wird gehäuft nach Auftreten einer Virushepatitis C beschrieben. Die Prävalenz steigt mit dem Lebensalter. Bei Jugendlichen ab 14 Jahren tritt bei bis zu 30 % eine gestörte Glukosetoleranz auf. Die Prävalenz des Diabetes bei Hämosiderose beträgt 2,5–9 %. Therapeutisch stehen bei der Thalassämie regelmäßige Transfusionen im Vordergrund. Hypertransfusionsprogramme mit einem Ziel-Hb von > 10 g/dl wurden entwickelt und durchgeführt. Die Prävention der Hämosiderose durch die frühzeitige Therapie mit Chelatbildnern, wie z. B. der s.c. Gabe von Desferrioxamin, ist für die Entwicklung der eisenbedingten Organkomplikationen wie der exo- und endokrinen Pankreasinsuffizienz von herausragender Bedeutung. Wie beim CF-Diabetes erfolgt die Behandlung mit oralen Antidiabetika, aber auch mit Insulin.

16.2.7 Medikamentös induzierter Diabetes

Potenziell diabetogen wirksame Medikamente gehören zu den am häufigsten verordneten Arzneimitteln. Die meisten Fälle eines therapieinduzierten Diabetes treten bei Immunsuppression in der Transplantationsmedizin auf, weiterhin als Folge der Chemotherapie maligner Tumoren und der Neurochirurgie.

Als Ursachen kommen die Störung der Glukosetoleranz durch die Grunderkrankung (z. B. zystische Fibrose oder Infektionen) in Frage, aber auch die Blockade bzw. Stimulation der α2- und β2-adrenergen Rezeptoren der β-Zellen durch Medikamente wie z. B. Clonidin, Prazosin oder Theophyllin. Ebenso können die Auslösung einer peripheren Insulinresistenz durch Steroide oder Wachstumshormon oder der toxische Effekt auf die β-Zellen durch Medikamente wie z. B. FK506 (Tacrolimus), Cyclosporin A, Asparaginase oder Diazoxid einen Diabetes verursachen. Diese Medikamente entfalten an verschiedenen Stellen des Signaltransduktionsprozesses des Insulinrezeptors ihre Wirkung (► Übersicht).

Liste potenziell diabetogen wirksamer Medikamente

- **Diuretika und Antihypertensiva**
  - Chlortalidon
  - Clonidin
  - Diazoxid
  - Furosemid
  - Thiaziddiuretika
  - Spironolacton
  - Zentralwirksame α-Blocker
  - Selektive und nichtselektive β-Blocker
- **Hormone und hormonell wirksame Substanzen**
  - STH, Prolaktin
  - ACTH
  - Glukagon
  - LT3, LT4

  - Glukokortikoide, systemisch und topisch
  - Sexualsteroide
  - Somatostatin und Analoga
  - Katecholamine, Tokolytika
- **Chemotherapeutika/Immunsuppressiva**
  - Alloxan
  - Streptozotocin
  - L-Asparaginase
  - Pentamidin
  - Cyclophosphamid
  - Cyclosporin A
  - Tacrolimus
  - Rapamycin
- **Psychoaktive Substanzen**
  - Haloperidol
  - Lithium
  - Imipramin
  - Phenothiazinderivate
  - Diphenylhydantoin
  - Trizyklische Antidepressiva
- **Andere Pharmaka**
  - Theophyllin
  - Morphin
  - Indometacin
  - Antiarrhythmika
  - Nalidixinsäure
  - Cimetidin
  - Rifampicin

Bei Verwendung potenziell diabetogen wirksamer Medikamente sollte immer eine regelmäßige Harnzuckerkontrolle erfolgen. Zusätzlich können serielle HbA_{1c}-Bestimmungen zur Verlaufsbeobachtung durchgeführt werden. Die Glukosetoleranzstörung sollte immer vor einer bedrohlichen Stoffwechselentgleisung erkannt werden (Ketoazidose, nichtketotisches hyperosmolares Koma).

Eine gute Diabetesbehandlung bei medikamentös induziertem Diabetes ist für die Prognose der Grunderkrankung von großer Bedeutung.

16.2.8 Stresshyperglykämie

Eine durch Stress verursachte Hyperglykämie tritt bei Kindern und Jugendlichen häufig im Rahmen einer fieberhaften Erkrankung, einer akuten Infektion, chirurgischer Eingriffe, einer Ateminsuffizienz, eines Schädel-Hirn-Traumas oder bei anderen Formen von Stress auf.

Es handelt sich üblicherweise um eine passagere Stoffwechselstörung, die nicht als Hinweis auf das Vorliegen eines Diabetes angesehen werden darf. Bei Kindern mit Stresshyperglykämie weist die Bestimmung von Inselzellantikörpern und anderen Diabetes-assoziierten Autoantikörpern eine hohe prädiktive Aussagekraft hinsichtlich der Entwicklung eines Typ-1-Diabetes auf. Allerdings sollte die Indikation zur Durchführung dieser Untersuchungen wegen fehlender Präventionsmöglichkeiten streng gestellt werden.

Literatur und Webseiten

Copeland KC, Silverstein J, Moore KR, Prazar GE, Raymer T, Shiffman RN, Springer SC, Thaker VV, Anderson M, Spann SJ, Flinn SK; American Academy of Pediatrics (2013) Management of newly diagnosed type 2 Diabetes Mellitus (T2DM) in children and adolescents. Pediatrics 131: 364–382

Flanagan SE, Clauin S, Bellanné-Chantelot C, de Lonlay P, Harries LW, Gloyn AL, Ellard S (2009) Update of mutations in the genes encoding the pancreatic beta-cell KATP channel subunits Kir6.2 (KCNJ11) and sulfonylurea receptor (ABCC8) in diabetes mellitus and hyperinsulinism. Hum Mutat 30: 170–180

Kloušková S, Zemková D, Bartošová J, Skalická V, Šumník Z, Vávrová V, Lebl J (2011) Low-dose insulin therapy in patients with cystic fibrosis and early-stage insulinopenia prevents deterioration of lung function: a 3-year prospective study. J Pediatr Endocrinol Metab 24: 449–454

Pearson ER, Flechtner I, Njolstad PR, Malecki MT, Flanagan SE, Larkin B, Ashcroft FM, Klimes I, Codner E, Iotova V, Slingerland AS, Shield J, Robert JJ, Holst JJ, Clark PM, Ellard S, Sovik O, Polak M, Hattersley AT (2006) Switching from insulin to oral sulfonylureas in patients with diabetes due to Kir6.2 mutations. N Engl J Med 355: 467–477

Pinhas-Hamiel O, Zeitler P (2005) The global spread of type 2 diabetes mellitus in children and adolescents. J Pediatr 146: 693–700

Rohayem J, Ehlers C, Wiedemann B, Holl R, Oexle K, Kordonouri O, Salzano G, Meissner T, Burger W, Schober E, Huebner A, Lee-Kirsch MA; Wolfram Syndrome Diabetes Writing Group (2011) Diabetes and neurodegeneration in Wolfram syndrome: a multicenter study of phenotype and genotype. Diabetes Care 34: 1503–1510

TODAY Study Group, Zeitler P, Hirst K, Pyle L, Linder B, Copeland K, Arslanian S, Cuttler L, Nathan DM, Tollefsen S, Wilfley D, Kaufman F (2012) A clinical trial to maintain glycemic control in youth with type 2 diabetes. N Engl J Med 366: 2247–2256

www.diabetesgenes.org

Strukturen, Finanzierung und Ergebnisse der pädiatrischen Diabetologie

K. Lange, T. Danne, O. Kordonouri

T. Danne et al., *Kompendium pädiatrische Diabetologie*,
DOI 10.1007/978-3-662-48067-0_17,

17.1 Organisation der pädiatrischen Diabetologie in Deutschland

Die sich an den initialen Klinikaufenthalt anschließende Langzeitbehandlung von Kindern und Jugendlichen mit Typ-1-Diabetes sollte fast ausschließlich ambulant in diabetologisch-qualifizierten Kinderkliniken und pädiatrischen Schwerpunktpraxen erfolgen. Stationäre Aufnahmen nach der Diabetesmanifestation sollten auf ein Mindestmaß reduziert werden. Die Indikationen zur Klinikaufnahme können drei Gruppen zugeordnet werden:

- Ungeplante Aufnahmen wegen akuter medizinisch und/oder psychosozial bedingter Krisen im Rahmen des Diabetes.
- Geplante Aufnahmen zur Kontrolle und Verbesserung der Stoffwechseleinstellung (z. B. Umstellung von konventioneller auf intensivierte Insulintherapie bzw. von ICT auf CSII). Die Aufenthalte sollten mit einer strukturierten Diabetesschulung verbunden sein.
- Krankheiten, die unabhängig vom Diabetes stationär behandelt werden müssen.

In den Empfehlungen des Koordinierungsausschusses zum »Disease-Management-Programm« (gemäß § 137 f Abs. 2 Satz 2 SGB V) heißt es entsprechend: »Indikationen zur stationären Aufnahme … bestehen insbesondere

- bei Kindern und Jugendlichen mit neu diagnostiziertem Diabetes mellitus Typ 1 in pädiatrisch diabetologisch-qualifizierten Einrichtungen,
- bei Notfall,

- zur Abklärung nach wiederholten schweren Hypoglykämien oder Ketoazidosen,
- bei Nichterreichen eines HbA_{1c}-Wertes unter dem ca. 1,2-fachen der oberen Norm der jeweiligen Labormethode nach in der Regel 6 Monaten (spätestens 9 Monaten) Behandlungsdauer in einer ambulanten diabetologisch-qualifizierten Einrichtung,
- ggf. zur Einleitung einer intensivierten Insulintherapie,
- ggf. zur Durchführung eines strukturierten Schulungs- und Behandlungsprogramms,
- ggf. zur Einleitung einer Insulinpumpentherapie,
- ggf. zur Mitbehandlung von Begleit- und Folgeerkrankungen des Diabetes mellitus Typ 1.«

17.1.1 Situation der stationären Behandlung in Kinderkliniken

Aktuelle Leitlinien (DDG 2015, ISPAD 2014) zur pädiatrischen Diabetologie empfehlen eine integrierte ambulante und stationäre Behandlung von Kindern und Jugendlichen mit Typ-1-Diabetes durch ein multidisziplinäres Team sowie weitere Qualitätsstandards. Im Fünfjahresrhythmus wurden seit 1998 von der Arbeitsgemeinschaft Pädiatrische Diabetologie drei bundesweite Umfragen zur Umsetzung dieser Empfehlungen durchgeführt. Es wurde dabei deutlich, dass zunehmend mehr Kinder und Jugendliche stationär von einem qualifizierten pädiatrischen Team behandelt wurden. Während 1998 nur 44 % und 2003 64 % der Manifestationen durch ein Team aus pädiatrischem Diabetologen DDG und Diabetesberaterin DDG betreut wurden, waren es 2008 bereits 72 %. Ein Trend zur Zentralisierung zeigt sich dadurch, dass im Jahr 1998 65 % (2003: 75 %) der Manifestationen in Häusern mit mehr als 10 neu erkrankten Patienten jährlich behandelt wurden, 2008 waren es 79 %.

Ein vergleichbarer Trend zeigt sich auch für die ambulante Langzeitbehandlung: 1998 waren 71 % der Kinder in Institutionen mit mehr als 60 betreuten Patienten jährlich (2003: 83 %) und 2008 88 % von 16.827 erfassten Patienten. Ein Ambulanzteam aus Diabetologe DDG, Diabetesberaterin DDG und weiteren Berufsgruppen behandelte 1998 insgesamt 57 % der erfassten Patienten (2003: 73 %), 2008 stieg der Anteil auf 81 % an.

Gegenüber den stationären Teams standen Diätassistenten, Psychologen und Sozialarbeiter im ambulanten Setting seltener zur Verfügung. Die unzureichende Finanzierung der ambulanten Versorgung wurde hierfür als Hauptgrund genannt. Wie in den Umfragen 1998 und 2003 ergaben sich auch 2008 deutliche Defizite in der Versorgung in Regionen mit geringer Bevölkerungsdichte, v. a. in den östlichen Bundesländern.

Im Bemühen um eine Verbesserung der Behandlung und Betreuung von Patienten mit Typ-1-Diabetes waren schon im Jahr 1991 von der DDG Richtlinien zur Anerkennung als Therapie- und Schulungszentrum verabschiedet worden. Gegenwärtig erfüllen 50 Kinderkliniken in Deutschland die definierten personellen und strukturellen Qualitätskriterien. Sie wurden als Schulungs- und Behandlungszentrum für Kinder und Jugendliche mit Typ-1-Diabetes (Pädiatrie) durch die DDG anerkannt (◼ Abb. 17.1). Wiederum fallen starke regionale Unterschiede in der Versorgung auf.

Die Anerkennung erfolgt nach den »Qualitätskriterien Zertifiziertes Diabeteszentrum DDG«. Die antragstellende Einrichtung reicht die geforderten Unterlagen und Nachweise bei der DDG-Geschäftsstelle ein (▶ Übersicht). Nach Begutachtung der Eingaben im Ausschuss Qualitätssicherung, Schulung und Weiterbildung der DDG wird das Zertifikat durch den Vorstand der DDG für den Zeitraum von 3 Jahren ausgestellt.

Kriterien zur Anerkennung als Behandlungseinrichtung für Kinder und Jugendliche

- Patienten: Mindestens 30 kontinuierlich ambulant und/oder stationär betreute Patienten pro Jahr.
- Personal: Pädiater mit Anerkennung als Diabetologe (DDG), Diabetesberaterin (DDG) in Vollzeitstelle und Diätassistentin, denen ein Psychologe und ein Sozialarbeiter assoziiert sind. Das Team sollte über Erfahrungen in der Anwendung moderner Therapiemethoden verfügen.
- Funktion: Möglichkeit der ambulanten und stationären Betreuung mit psychosozialer Krisenintervention, strukturierter Initial- und kontinuierlicher Folgeschulung (ambulant und stationär, individuell und in altershomogenen Gruppen).
- Möglichkeit zu kontinuierlicher ambulanter Langzeitbetreuung mit regelmäßigen Kontrolluntersuchungen.
- Adäquate Räume für die Durchführung der Behandlungen, Beratungen und Schulungen.
- Beteiligung an Maßnahmen zur Qualitätssicherung im Bereich der Struktur-, Prozess- und Ergebnisqualität.

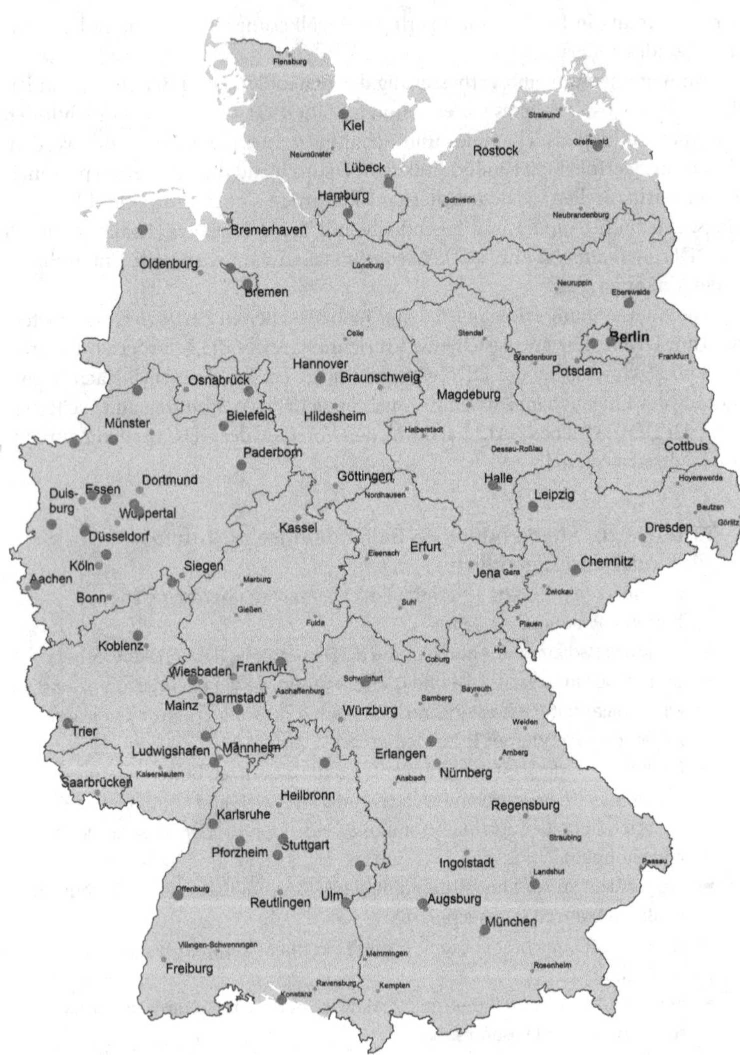

Abb. 17.1 Zertifizierte pädiatrische Behandlungseinrichtungen der Deutschen Diabetes-Gesellschaft (DDG) (Stand Juni 2015: 50 zertifizierte Zentren)

17.1.2 Das Disease-Management-Programm Typ-1-Diabetes

Von großer gesundheitspolitischer Bedeutung ist die Entwicklung der Disease-Management-Programme (DMP) für Typ-1-Diabetes. Der Koordinierungsausschuss nach § 137 e SGB V spielte bisher eine zentrale Rolle bei der Entwicklung von Programmen zur strukturierten Behandlung von Patienten mit chronischen Krankheiten. Ende 2003 lagen die ersten Empfehlungen u. a. für die Behandlung von Kindern und Jugendlichen mit Typ-1-Diabetes im DMP-Typ-1 vor. Seine Aufgaben wurden zum 1. Januar 2004 vom Gemeinsamen Bundesausschuss der Ärzte, Zahnärzte, Krankenhäuser und Krankenkassen (G-BA) übernommen. Die Aufgaben des G-BA sind im Sozialgesetzbuch (§ 91 SGB V) festgelegt. Er entstand im Zuge des Gesetzlichen Krankenversicherungs-(GKV-)Modernisierungsgesetzes und hat sich 2004 konstituiert.

Neben den allgemeinen Anliegen der strukturierten Behandlungsprogramme stellt das DMP Diabetes mellitus Typ 1 auch auf die speziellen Versorgungsbelange von Kindern und Jugendlichen bis 18 Jahren ab. Für diese Gruppe stehen folgende Ziele im Vordergrund:

- Vermeidung akuter Stoffwechselentgleisungen
- Reduktion der Häufigkeit diabetesbedingter Folgeerkrankungen (auch subklinisch!)
- Altersentsprechende körperliche Entwicklung, geistige und körperliche Leistungsfähigkeit
- Möglichst unbeeinträchtigte psychosoziale Entwicklung und soziale Integration, Einbeziehung der Familie in den Behandlungsprozess, Selbstständigkeit und Eigenverantwortung

Von großer Bedeutung für die Versorgung von Kindern und Jugendlichen mit Typ-1-Diabetes sind die Empfehlungen des Koordinierungsausschusses zum DMP, in denen es heißt:

»Bei Kindern und Jugendlichen erfolgt die Koordination unter 16 Jahren grundsätzlich, unter 21 Jahren fakultativ durch einen diabetologisch qualifizierten Pädiater/pädiatrische Einrichtung … Erfolgt in Einzelfällen die Koordination durch einen Hausarzt …, wird unter ‚enger Kooperation' verstanden, dass … eine Überweisung bei Kindern und Jugendlichen unter 16 Jahren grundsätzlich, unter 21 Jahren fakultativ an eine diabetologisch qualifizierte pädiatrische Einrichtung zu veranlassen ist.«

Der G-BA hat im März 2014 u. a. die Anforderungen an die ärztlichen Kontrolluntersuchungen, differenziert nach Kindern und Jugendlichen beziehungsweise Erwachsenen neu gefasst. Der Beschluss ist dem Gesundheitsministerium zur Prüfung vorgelegt worden und tritt nach erfolgter Nichtbeanstandung und Bekanntmachung im Bundesanzeiger in Kraft. Die praktische Umsetzung erfolgt auf der Basis von regionalen Verträgen zwischen Krankenkassen sowie Vertragsärzten und Krankenhäusern. Die Umsetzung der Inhalte in den regionalen Verträgen zwischen Krankenkassen und Ärzten muss dann innerhalb eines Jahres nach Inkrafttreten erfolgen.

17.1.3 Situation der ambulanten Langzeitbehandlung in Kinderkliniken

Kinder und Jugendliche mit Typ-1-Diabetes werden je nach den zufällig in Wohnortnähe vorhandenen Möglichkeiten entweder von ihrem Hausarzt (Kinderarzt, Internist oder Allgemeinmediziner), einer Diabetesschwerpunktpraxis oder in einer Diabetesambulanz betreut, die einer Universitätsklinik oder einem regionalen Versorgungskrankenhaus angeschlossen ist. Dabei sind pädiatrische Diabetesschwerpunktpraxen noch selten.

In den AGPD-Umfragen waren bis auf wenige Ausnahmen die Mitglieder des stationären Diabetesteams auch für die ambulante Langzeitbetreuung an der jeweiligen Kinderklinik zuständig. Wichtig war weiterhin, dass 130 Kinderkliniken an einem Qualitätszirkel für pädiatrische Diabetologie teilnahmen. Strukturierte Folgeschulungen für Kleingruppen von 4–6 Eltern bzw. 4–6 Kinder fanden zum Zeitpunkt der Umfrage bedauerlicherweise nur in wenigen Ambulanzen statt. Die Situation hat sich nicht zuletzt durch die Empfehlungen des Koordinierungsausschusses zum DMP verbessert, in denen es heißt:

»Folgeschulungen für Eltern, Jugendliche und Kinder werden entsprechend alterstypischer Entwicklungsaufgaben und zunehmender kognitiver Reife der Kinder und Jugendlichen in etwa 2- bis 3-jährigen Abständen empfohlen. Ziele sind die Vertiefung des Wissens, Training der praktischen Umsetzung der Therapie unter neuen Lebensumständen und Förderung der altersgemäßen psychischen und sozialen Entwicklung.« Analysen der DPV-Daten zum Jahr 2011 belegen eine deutliche Zunahme der ambulanten und stationär durchgeführten Schulungen mit Raten von 58 % der 0- bis 6-Jährigen, 55 % der 6- bis 12-Jährigen und 55 % der 12- bis 18-Jährigen und 46 % der über 18-Jährigen.

In vier Umfragen der AGPD zu den Jahren 1993, 1998, 2003 und 2008 wird ein deutlicher Trend zur Zentralisierung sowohl der stationären Behandlung und Schulung nach Manifestation des Diabetes wie auch der ambulanten Langzeitbehandlung deutlich. Die fachliche Qualifikation der Mitglieder der Diabetesteams hat sich nach Einführung der Diabetesberaterin (DDG) und des Diabetologen (DDG) deutlich verbessert. Das hat u. a. erheblich zur Optimierung der Langzeitbehandlung von Kindern und Jugendlichen mit Typ-1-Diabetes beigetragen. Eine weitere Verbesserung der medizinischen Versorgung von Kindern und Jugendlichen mit Typ-1-Diabetes wird von der Umsetzung der Empfehlungen zum DMP (gemäß § 137 f Abs. 2 Satz 2 SGB V) erwartet. Dazu liegen aber bislang keine belastbaren Zahlen vor.

Mit der Möglichkeit der führungsfähigen Zusatzweiterbildung zum Kinderendokrinologen und -diabetologen (36 Monate) bzw. zum Diabetologen (18 Monate) für Fachärzte für Kinder- und Jugendmedizin ist ein weiterer Schritt zur verbesserten Transparenz der Qualifikation getan. Damit wird die insgesamt positive Entwicklung in der neuen Musterweiterbildungsordnung von der Bundesärztekammer anerkannt. Im Sinne der gemeinsam Weiterbildung zum Kinderendokrinologen und -diabetologen hat sich die ehemalige Arbeitsgemeinschaft Pädiatrische Endokrinologie zur Deutschen Gesellschaft für Kinderendokrinologie und -diabetologie (DGKED) umbenannt und führt gemeinsam mit der AGPD jährliche Tagungen (JA-PED) durch.

17.1.4 Vorstellungen während der ambulanten Langzeitbehandlung

Die ambulante Langzeitbetreuung mit mindestens vier oder mehr Vorstellungen pro Jahr stellt eine entscheidende Grundlage für eine erfolgreiche Prognose der Kinder und Jugendlichen mit Typ-1-Diabetes dar. Während der Ambulanztermine wird zunächst strukturiert überprüft, ob die altersgemäßen Therapieziele erreicht wurden (altersentsprechende Größen- und Gewichtszunahme, die der Größe und dem Alter entsprechende Entwicklung des Knochenalters, die reguläre Sexualreife, eine gute körperliche und geistige Leistungsfähigkeit sowie eine soziale Integration). Ebenso finden die Screening-Untersuchungen zu Folgekomplikationen des Diabetes und zu relevanten Komorbiditäten, z. B. Zöliakie und Hypertonie, statt. Die Untersuchungsmethoden und -frequenzen sind in ► Kapitel 12 und 13 detailliert dargestellt.

Da die Qualität der Stoffwechseleinstellung in hohem Maße vom Selbstmanagement der Eltern, Kinder und Jugendlichen bestimmt wird (► Kap. 14), sollte bei jedem Besuch strukturiert und nicht wertend nach besonderen Belastungen, neuen Lebensumständen oder anderen Barrieren gefragt werden, die der Selbsttherapie entgegenstehen können. Je nach Alter des Kindes oder Jugendlichen zählen dazu neue Betreuungsstrukturen, zunehmende Lösung von den Eltern, Schulschwierigkeiten, Ausgrenzung in der Peergroup, vor allem aber auch Erschöpfung und Überforderung der Eltern, schwere Erkrankungen, familiäre Konflikte oder auch die Trennung der Eltern. Wenn möglich, sollten den Kindern und Eltern Unterstützungsangebote im sozialen oder psychologischen Bereich vermittelt werden (► Kap. 14 und 15). Häufig besteht jedoch die einzige und sinnvolle Möglichkeit der Hilfe darin, die Insulintherapie und die damit verbundenen Anforderungen an die Leistungsfähigkeit und die Lebensumstände der jeweiligen Familie anzupassen.

Im Mittelpunkt der ambulanten Beratungen steht die Reflexion der Diabetestherapie seit dem letzten Besuch auf der Grundlage der Stoffwechselprotokolle und ggf. der Pumpen- und CGM-Daten. Empfehlungen zur strukturierten Datenauswertung sind in den ▶ Kapiteln 5 bis 8 zusammengestellt. Bei spezifischen Fragen sollte es möglich sein, die ärztliche Beratung der Kinder und ihrer Eltern durch ein Gespräch mit einer Ernährungsberaterin oder Diabetesberaterin zu ergänzen. Zusätzlich können Schulungen angeboten werden, um Wissens- und Kompetenzdefizite aufzufangen und die Motivation von Eltern und Kindern zu unterstützen.

17.1.5 Transfer von der pädiatrischen in die internistische Langzeitbehandlung

Der Übergang Jugendlicher von der pädiatrischen in die internistische Behandlung ist nach wie vor ein besonderes Problem. Wenn Jugendliche mit etwa 18 Jahren aus der pädiatrischen Versorgung ausgeschieden sind, durchleben sie häufig mehrjährige Perioden ohne eine fachkompetente Diabetesbehandlung und Maßnahmen zur Prävention von Folgeerkrankungen.

Niedergelassene Ärzte kommen zwar dem Wunsch vieler Patienten nach wohnortnaher Versorgung entgegen, sie besitzen jedoch meist nicht die Fachkompetenz und Erfahrung, um junge Patienten mit Typ-1-Diabetes entsprechend den geforderten Qualitätsstandards zu behandeln. Die ambulante Langzeitbehandlung sollte daher in multiprofessionell ausgestatteten Zentren, wie z. B. in den von der DDG anerkannten Schulungs- und Behandlungseinheiten für Typ-1-Diabetes, durchgeführt werden (Diabetesschwerpunktpraxen, Universitätskliniken oder regionale Versorgungskrankenhäuser). Das entspricht auch den neuesten Empfehlungen des Koordinierungsausschusses zum DMP zur Behandlung von Patienten mit Typ-1-Diabetes durch ein Behandlungsteam in einer diabetologisch-qualifizierten Einrichtung.

Im Rahmen einer Expertise des Bundesgesundheitsministeriums wurden pädiatrische und internistische Experten zum Transferproblem befragt. Als wichtigste Kriterien für den Wechsel werden darin die Selbstständigkeit in der Therapie und in der allgemeinen Lebensführung (z. B. Beginn des Studiums, Berufsausbildung) sowie der ausdrückliche Wunsch der Patienten genannt. Eine starre Regelung entsprechend dem kalendarischen Alter wird von allen Experten zugunsten einer Übergangsphase abgelehnt. Der Altersbereich mit einer Toleranzgrenze bis zum 21. Lebensjahr deckt sich mit den Kriterien der Selbstständigkeit unter heutigen gesellschaftlichen Bedingungen. In den Empfehlungen des Koordinierungsausschusses zum DMP wird daher die Überweisung von Kindern und Jugendlichen unter 16 Jahren grundsätzlich, unter 21 Jahren fakultativ an eine diabetologisch-qualifizierte pädiatrische Einrichtung gefordert.

Für chronisch kranke Jugendliche ist der Übergang in das Erwachsenenalter mit besonderen Aufgaben verbunden. Sie müssen Verantwortung für die Behandlung ihrer Erkrankung übernehmen und sich die dafür notwendigen Kenntnisse und Fertigkeiten aneignen. Ihre Eltern, die bisher für die Versorgung zuständig waren, müssen umgekehrt lernen, die Verantwortung an ihre Kinder abzugeben. Dieser Prozess wird von dem überwiegenden Teil der Familien gut gemeistert. Problematisch wird es jedoch, wenn Jugendliche nicht den direkten Weg in die qualifizierte erwachsenenmedizinische Versorgung finden. Häufig werden sie erst dann dort vorstellig, wenn für sie selbst spürbare Probleme auftreten.

Die Transition, also die geplante Überführung von den kinderzentrierten in die erwachsenenorientierten Versorgungssysteme, bedarf daher einer gezielten Vorbereitung und individuellen Beratung. Seit Juli 2009 wird an den DRK-Kliniken Berlin das »Berliner Transitionsprogramm« angeboten. Inzwischen wird es kontinuierlich auf andere Bundesländer ausgeweitet. Das Transitionsprogramm strukturiert und regelt den Übergang chronisch kranker Jugendlicher in die Erwachsenenmedizin. Transitionsgespräche finden vor und nach dem Transfer statt. Hierbei wird, ähnlich den U-Untersuchungen in der Kinderheilkunde, der Entwicklungsstand der Jugendlichen eingeschätzt und der Unterstützungsbedarf bzw. erforderliche Maßnahmen festgelegt. Ergänzend zu einer strukturierten Transitionsepikrise können gemeinsame Sprechstunden und/oder Fallkonferenzen abgehalten werden. Der Transitionsprozess wird durch ein Fallmanagement gesteuert, das als Ansprechpartner für alle Beteiligten dient, bei der Suche nach geeigneten Weiterbetreuungsmöglichkeiten unterstützt, den Informationsfluss und Termine koordiniert und deren Einhaltung sicherstellt. Das Programm wurde wegen seiner grundsätzlichen Bedeutung für die Versorgung chronisch kranker Menschen von der Robert Bosch Stiftung gefördert und wird derzeit von den Krankenkassen finanziert.

Im August 2011 gründete sich die Arbeitsgruppe Transition aus Mitgliedern der ModuS/KomPaS-Gruppe, des Transitionsprojekts Greifswald/Lübeck und des Berliner Transitionsprogramms. Aufbauend auf der modularen Diabetes-Jugendschulung wurde eine Transitionsschulung entwickelt, die chronisch kranke Jugendliche und junge Erwachsene zwischen 13 und 20 Jahren sowie deren Eltern im Prozess der Transition unterstützen soll. Die Transitionsschulung besteht aus drei Modulen:

- Transfer in die Erwachsenenmedizin (für Jugendliche); dieses Modul beschäftigt sich mit dem Wechsel der Versorgungsinstitutionen und behandelnden Ärzte und den damit einhergehenden Chancen und Risiken.
- Erwachsenwerden mit chronischer Erkrankung (für Jugendliche); in dieser Einheit werden die Jugendlichen auf die Veränderungen vorbereitet, die das Erwachsenenalter mit sich bringt und reflektieren die krankheitsbedingten Besonderheiten z. B. bei Berufsausübung, Alleinleben und Partnerschaft. Das Programm wird durch eine kontinuierlich aktualisierte Website (www.between-kompas.de) für Jugendliche ergänzt.

- Wenn die Kinder erwachsen werden (für Eltern); das Begleitmodul für Eltern greift die wesentlichen Inhalte der beiden Jugendmodule auf www.patientenschulung-kompas.de.

Die Transitionsschulung ersetzt keine reguläre Elternschulung, in der es um medizinische und psychosoziale Aspekte der Krankheit und ihrer Behandlung geht, sondern stellt das Selbstständigwerden und die Verantwortungsübernahme der Jugendlichen für ihre Krankheit in den Mittelpunkt. Die Schulung der Jugendlichen kann entweder separat als Blockveranstaltung oder gekoppelt an eine andere Schulung angeboten werden.

17.1.6 Wirtschaftliche Grundlagen der ambulanten Langzeitbehandlung

Die Finanzierung der vielfältigen Behandlungsmaßnahmen erfolgt meist über persönliche oder institutionelle Ermächtigungsverträge zwischen Klinikärzten und der kassenärztlichen Vereinigung (KV) sowie seltener über Institutsermächtigungen, medizinische Versorgungszentren oder sozialpädiatrische Zentren. In einigen KV-Regionen ist eine Abrechnung der Behandlungsmaßnahmen über die Anerkennung als Diabetesschwerpunktpraxis möglich.

Die über die Ziffernabrechnung oder Poliklinikpauschale abgerechneten Beträge sind für die Krankenhausträger meist defizitär. Mit dem 2011 verabschiedeten Versorgungsstrukturgesetz hat der Gesetzgeber die unzureichende Finanzierung der pädiatrischen »ermächtigten« Spezialambulanzen (nach § 116 in Verbindung mit § 120, Abs. 1 SGB V) anerkannt und hierfür durch Einführung des § 120, Abs. 1a SGB V ermöglicht, Zusatzpauschalen mit den Kostenträgern zu vereinbaren, die das Leistungsspektrum adäquater widerspiegeln.

Das Gesundheitsmodernisierungsgesetz (GMG) bietet einige weitere Möglichkeiten, um die ambulante Versorgung über die Regelversorgung nach § 72 durch stationäre Einrichtungen zu ermöglichen und zu finanzieren:

- Der § 137g SGB V betrifft die Disease-Management-Programme. Zu deren Durchführung haben Krankenkassen die Möglichkeit, auch Krankenhäuser in die ambulante Langzeitbehandlung einzubeziehen. Krankenkassen können darüber hinaus mit zugelassenen Krankenhäusern Verträge über ambulante hochspezialisierte Leistungen und zur Behandlung seltener Erkrankungen abschließen.
- Die §§ 116a, 116b SGB V betreffen außerdem die Öffnung der Krankenhäuser bei Unterversorgung. Soweit und solange für ein entsprechendes Fachgebiet in einem Planungsbereich durch den Landesausschuss der Ärzte und Krankenkassen eine Unterversorgung festgestellt wird, kann der Zulassungs-

ausschuss zugelassene Krankenhäuser auf deren Antrag zur vertragsärztlichen Versorgung ermächtigen.

- Der § 140a SGB V beschreibt Modelle »integrierter Versorgung«. Die integrierte Versorgung wird ohne die Kassenärztlichen Vereinigungen außerhalb des Sicherstellungsauftrags nach § 75 Abs. 1 durchgeführt.
- Der § 63 SGB V beschreibt Modellvorhaben.
- Der § 73a SGB V sieht spezifische Strukturverträge vor, die im Kontext der Disease-Management-Programme von Bedeutung sein können.

Die Zukunft wird zeigen, ob diese Finanzierungskonzepte von den verschiedenen Kostenträgergruppierungen akzeptiert und umgesetzt werden und ob sie genug Nachwuchskräfte motivieren, sich in das Gebiet der pädiatrischen Diabetologie einzuarbeiten, um die multidisziplinäre Langzeitbetreuung von Kindern und Jugendlichen nach den heute gültigen Qualitätsrichtlinien nationaler und internationaler Fachgesellschaften auch in Zukunft zu sichern.

17.1.7 Rehabilitation

Über die ambulante und stationäre Langzeitbehandlung durch diabetologisch-qualifizierte Kinderkliniken hinaus besteht die Möglichkeit einer stationären Rehabilitation (nach §§ 27, 40) als fakultativer Baustein im Langzeitbetreuungskonzept. Eine stationäre Rehabilitation kann durchgeführt werden

- bei anhaltend mangelhaften Fertigkeiten beim Umgang mit dem Diabetes,
- bei bereits vorhandenen oder aktuell drohenden diabetischen Folgeerkrankungen,
- nach stationärer Primärtherapie des neu diagnostizierten Diabetes mellitus, falls wohnortnah keine Initialschulung erfolgen kann (sog. Anschlussheilbehandlung),
- bei langzeitig nicht ausreichender Stoffwechselführung unter ambulanten Betreuungsbedingungen (z. B. rezidivierende Hypoglykämien oder Ketoazidosen),
- bei erheblicher Störung von Aktivitäten und oder Teilhabe des Kindes oder Jugendlichen an einem altersangemessenen Alltagsleben (§ 4 SGB 9; Bundesarbeitsgemeinschaft Rehabilitation).

Bei den genannten Indikationen und Voraussetzungen werden die Kosten für die stationäre Rehabilitation von den Leistungsträgern der gesetzlichen Renten- oder Krankenversicherung in der Regel übernommen. Durch die Rehabilitation kann eine anhaltende Verbesserung des Stoffwechsels und des kardiovaskulären Risikoprofils sowie von Aspekten des Krankheitsmanagements erreicht werden.

Für die Diagnose Diabetes mellitus wird in der Regel eine Reha-Dauer von vier Wochen bewilligt. Sechswöchige Maßnahmen können erwogen werden bei schwerwiegenden Akzeptanzproblemen, gravierenden Problemen im psychosozialen Bereich sowie Adipositas und/oder Vorliegen anderer Zweiterkrankungen, falls das Rehabilitationsziel nicht in kürzerer Zeit erreicht werden kann. Die Wiederholung einer Rehabilitation kommt bei gegebener Indikation frühestens nach vier Jahren in Betracht. Bei hoher medizinischer Dringlichkeit kann dieses Intervall verkürzt werden.

Bei anhaltenden, gravierenden und latent lebensbedrohlichen Störungen der Krankheitsakzeptanz und Krankheitsverarbeitung sowie bei schwerwiegenden Störungen im psychosozialen Bereich, die ambulant nicht zu einer ausreichenden Besserung geführt haben, ist ein längerfristiger Aufenthalt in einer Diabeteslangzeiteinrichtung möglich (SGB VIII KJHG, § 34), wenn durch diese eine intensive psychologische bzw. psychotherapeutische, diabetologische und qualifizierte pädagogische Betreuung gewährleistet ist.

Die Festlegung der Therapieziele muss unter Einbeziehung aller Beteiligten (Kind bzw. Jugendlicher mit Diabetes selbst, Eltern, betreuende Ärzte und Psychologen) erfolgen.

Das Hauptziel der Kinderrehabilitation ist eine umfassende und lang anhaltende Erweiterung von handlungsrelevantem Wissen und das Erzielen von Verhaltensänderungen in Bezug auf ein kompetentes Krankheitsselbstmanagement. Gezielt gefördert werden sollen darüber hinaus Selbstwahrnehmung, Selbstwirksamkeit und Selbstkontrollüberzeugung. Um diese umfassenden Ziele zu erreichen, ergeben sich folgende Aufgaben:

- Überprüfung der gegenwärtigen Stoffwechselsituation und Erarbeitung eines individuellen, alltagsangemessenen Behandlungsplans (Insulintherapie, Ernährung, Selbstkontrolle, Sport),
- altersgemäße Diabetesschulungen der Patienten und ggf. der Eltern,
- Durchführung eines Verhaltenstrainings zur Förderung der Behandlungs- und Krankheitsakzeptanz, zur Stärkung der sozialen Kompetenz und zur Stressbewältigung,
- Training des Erlernten unter Alltagsbedingungen,
- Identifikation und Aufarbeitung von möglichen Problemen im psychosozialen Bereich,
- regelmäßige sportliche Betätigung,
- bei Bedarf Durchführung oder Veranlassung einer Berufsberatung,
- Kontaktaufnahme mit dem wohnortnahen Diabetesteam mit dem Zweck eines nahtlosen Übergangs von der Rehabilitation in die ambulante Langzeitbetreuung.

In einer Rehabilitationsklinik, die Kinder und Jugendliche mit Diabetes behandelt, soll ein vollständiges Diabetesteam zur Verfügung stehen. Die Einrichtung soll als Behandlungs- und Schulungszentrum nach den Richtlinien der DDG zertifiziert sein.

17.1.8 Qualitätsrichtlinien für die stationäre und ambulante Behandlung

Die Leitlinien der DDG empfehlen, dass Kinder und Jugendliche unter 18 Jahren durch eine diabetologisch spezialisierte pädiatrische Einrichtung betreut werden sollten. Eine Betreuung, die nicht entsprechend diabetologisch qualifiziert ist, birgt das Risiko von Defiziten in der Langzeitbetreuung von Kindern. Eine umfassende Betreuung von Patienten in dieser Altersgruppe setzt die Verfügbarkeit eines Kinderdiabetologen (Facharzt/-ärztin für Kinderheilkunde und Jugendmedizin mit diabetologischen Spezialkenntnissen: Diabetologe, Kinderendokrinologe und Diabetologe gemäß den geltenden Weiterbildungsordnungen der Landesärztekammern oder Diabetologe DDG) voraus.

Eine qualifizierte Diabetesbetreuung umfasst einerseits das Bemühen um eine möglichst gute Langzeitstoffwechsellage, andererseits eine Unterstützung des Patienten und seiner Familie bei der Integration der chronischen Erkrankung in den Alltag. Das schließt auch die Hilfestellung bei psychosozialen Problemen ein. Deshalb ist ein multidisziplinäres Team notwendig, das gemeinsam mit dem Patienten und seiner Familie die Therapiekonzeption entwickelt (► Kap. 4 und 6). Entsprechend den Leitlinien soll dieses Team Kinder und Jugendliche sowie ihre Familien sowohl stationär, z. B. bei Manifestation oder akuten Krisen, als auch langfristig ambulant behandeln.

Hinsichtlich der personellen Ausstattung sehen die Empfehlungen der AGPD für je 100 pädiatrische Patienten mit Typ-1-Diabetes in ambulanter Dauerbetreuung folgende personelle Ausstattung vor:

- 1,0 Kinderarzt/-ärztin Diabetologe DDG
- 1,0 Diabetesberater/in DDG
- 0,3 Psychologe/in
- 0,3 Kinderkrankenschwester
- 0,2 Fachkraft für Ernährung
- 0,2 Sozialarbeiter/in
- 0,25 Schreibkraft (mit Dateneingabe im Rahmen der Qualitätssicherung)

Zur Qualitätssicherung werden in der Bundesrepublik regionale Qualitätszirkel und das überregionale DPV-System erfolgreich eingesetzt.

Kinder mit Diabetes haben in Deutschland ein etwa dreifach erhöhtes Hospitalisierungsrisiko gegenüber einer altersgleichen stoffwechselgesunden Referenzpopulation. Eine größere Distanz zwischen Wohnort und Behandlungseinrichtung (> 50 km verglichen mit < 20 km) ist mit häufigeren und längeren Krankenhausaufenthalten assoziiert.

Holl et al. entwickelten ein EDV-Dokumentationsprogramm »Diabetes-Patienten-Verlaufsdokumentation« (DPV; www.dpv.mathematik.uni-ulm.de), das die im Statement der AGPD aufgeführten Parameter der Prozess- und Ergebnisqualität erfasst und eine statistische Auswertung der Daten ermöglicht. Zusätzlich entlastet das Programm das Diabetesteam bei Routinearbeiten (automatische Arztbriefe, Behandlungspläne etc.). Das EDV-Programm findet inzwischen in den meisten Kinderkliniken, in denen Kinder und Jugendliche mit Typ-1-Diabetes behandelt werden, Verwendung.

Ein wichtiges Dokument für die Patienten ist der Gesundheitspass Diabetes. Er hat die Größe eines Reisepasses, kann 5 Jahre lang genutzt werden und enthält einige wichtige Daten zur Prozess- und Ergebnisqualität der Behandlung eines Patienten mit Typ-1-Diabetes. Eine Modifikation des blauen Gesundheitspasses für Erwachsene ist von der AGPD erarbeitet worden (► Kap. 5).

Im Rahmen der evidenzbasierten Diabetes-Leitlinien (DDG) wurde 2015 die 3. Auflage der pädiatrischen S3-Leitlinien »Diagnostik, Therapie und Verlaufskontrolle des Diabetes mellitus im Kindes- und Jugendalter« verabschiedet. Sie kamen auf Empfehlung der DDG, der AGPD und des Koordinierungsausschusses gemäß § 137 f Abs. 2 Satz 2 SGB V (DMP) zustande und richten sich an alle Berufsgruppen, die Kinder und Jugendliche mit Diabetes betreuen und unterstützen. Wichtige Empfehlungen dieser Leitlinien sind in diesem Buch mehrfach zitiert worden. Allerdings sind sie immer in Kombination mit anderen auf den neuesten Stand gebrachten Praxisleitlinien benutzt worden, insbesondere dem Clinical Practice Consensus Guidelines Compendium der »International Society for Pediatric and Adolescent Diabetes« (www.ispad.org), das als pdf-Datei von der ISPAD-Webseite herunterzuladen ist. Auch die Amerikanische Diabetes Gesellschaft (ADA) hat 2014 ein neues Positions-Statement zum Typ-1-Diabetes herausgegeben, in dem die Versorgung von Menschen mit Typ-1-Diabetes als Kontinuum von der Pädiatrie bis zur Geriatrie beschrieben wird. In diesem Statement weicht die ADA auch von ihren bisherigen Empfehlungen höherer HbA_{1c}-Zielwerte für jüngere Kinder ab und gleicht sich denen der ISPAD mit einem altersunabhängigen Ziel-HbA_{1c} unter 7,5 % (58 mmol/mol) für die Pädiatrie an. Während die ADA für Erwachsene einen Wert von unter 7 % (53 mmol/mol) als Ziel beschreibt, empfiehlt sie für ältere Erwachsene mit komplexen Komorbiditäten höhere HbA_{1c}-Zielwerte.

17.2 Behandlungsergebnisse bei Kindern und Jugendlichen

17.2.1 Internationale Ergebnisse

Internationale und nationale Initiativen haben zu einer größeren Transparenz in der Diskussion zwischen kinderdiabetologischen Zentren in den letzten Jahren beigetragen und wesentliche Denkanstöße für die Qualitätsverbesserungen in der Kinderdiabetologie ausgelöst.

Hvidøre Study Group 1998 wurden erstmalig Ergebnisse der Hvidøre Study Group on Childhood Diabetes veröffentlicht. Die HbA_{1c}-Werte von 2873 Kindern und Jugendlichen zwischen 0 und 18 Jahren aus 22 pädiatrischen Zentren in 18 Ländern wurden zentral bestimmt und damit vergleichbar erhoben. Der Normalbereich der nach DCCT-Standard gemessenen HbA_{1c}-Werte bei Stoffwechselgesunden lag zwischen 4,4 und 6,3 % bzw. 25 und 45 mmol/mol (Mittelwert 5,4 % bzw. 35 mmol/mol). Der durchschnittliche HbA_{1c}-Wert betrug bei Kindern unter 11 Jahren 8,1 ± 1,3 %, bei Kindern und Jugendlichen zwischen 12 und 18 Jahren 8,9 ± 1,8 % (74 mmol/mol). Bemerkenswert waren die großen Unterschiede der HbA_{1c}-Befunde in den verschiedenen Zentren. In einer Nachuntersuchung von 1998 wurden die Daten von 2101 Patienten mit denen von 1995 verglichen. Es zeigte sich, dass der mittlere HbA_{1c}-Wert der Gesamtgruppe aus dem Jahre 1995 (8,62 %, 70 mmol/mol) trotz aller Bemühungen um eine bessere Stoffwechselkontrolle gleich geblieben war (■ Abb. 17.2). Eine signifikante Verbesserung der HbA_{1c}-Werte konnte auch bei den Patienten, die von einer 2-Injektionen-Therapie auf eine intensivierte Insulintherapie mit 3 und mehr Injektionen pro Tag umgestellt worden waren, nicht nachgewiesen werden. Dieser Befund belegt nach unserer Auffassung die Notwendigkeit einer intensivierten Insulinbehandlung von Anfang an, d. h. bereits nach Manifestation des Diabetes.

In einer weiteren Analyse dieser Kohorte von Patienten zwischen 10 und 18 Jahren konnte darüber hinaus gezeigt werden, dass eine gute Stoffwechselkontrolle mit niedrigeren HbA_{1c}-Werten mit einer besseren Lebensqualität assoziiert ist. Die Ergebnisse der letzten Hvidøre-Auswertung wie auch der amerikanischen SEARCH-Studie zeigten eine Tendenz zur Besserung der Durchschnittswerte (■ Abb. 17.2). Nach vielen erfolglosen Versuchen, eine Erklärung für die eklatanten Zentrumsunterschiede in der Hvidøre-Gruppe zu finden, zeigten sich bei der Befragung der verschiedenen Teammitglieder zu ihren persönlichen Einstellungen interessante Unterschiede, die das beste Erklärungsmodell für Zentrumsunterschiede bislang bieten. Demnach ist ein niedrigerer HbA_{1c}-Wert als Behandlungsziel und eine größere Konsistenz der einzelnen Teammitglieder am stärksten mit einem besseren durchschnittlichen Zentrums-HbA_{1c}-Wert assoziiert.

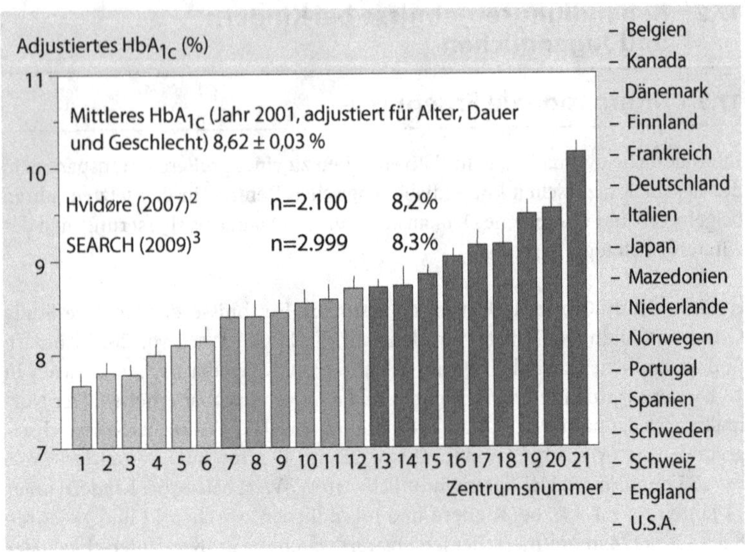

Abb. 17.2 Signifikante Unterschiede zwischen führenden internationalen pädiatrischen Diabeteszentren

T1D-Exchange Die T1D-Exchange verknüpft Aspekte eines klassischen klinischen Registers mit einem sozialen Netzwerk und einer Biobank. Sie schließt sowohl kommunale wie universitäre Typ-1-Diabeteszentren ein. Auswertungen von über 18.000 erwachsenen und pädiatrischen Patienten mit Typ-1-Diabetes belegen auch beim T1D-Exchange die besondere Schwierigkeit, die Stoffwechselziele bei Jugendlichen und jungen Erwachsenen zu erreichen.

Hinsichtlich der pädiatrischen Daten des T1D-Exchange wurden 13.316 Teilnehmer unter 20 Jahren mit einer Diabetesdauer ≥ 1 Jahr ausgewertet. Verwendet man die alten Zielwerte der American Diabetes Association von < 8,5 % (69 mmol/mol) für die unter 6-Jährigen, < 8,0 % (64 mmol/mol) für die 6- bis 13-Jährigen und < 7,5 % (58 mmol/mol) für die 13- bis 20-Jährigen, dann erreichten insbesondere die jungen Kinder die Zielwerte (jeweils 64, 43 und 21 % Zielwerterreichung). Nimmt man aber die DDG/ISPAD-Empfehlungen eines HbA_{1c} von unter 7,5 % (58 mmol/mol) unabhängig vom Alter, so ergibt sich ein anderes Bild. Im Gegensatz erreichten die meisten Patienten die Blutdruck- und Lipidziele und zwei Drittel der Patienten erreichten das BMI-Ziel eines Werts unter der 85. Perzentile. Im Vergleich mit den DPV-Daten zeigten sich in der Gruppe der unter 6-Jährigen im T1D-Exchange signifikant schlechtere Ergebnisse in den USA. Die ADA hat daraufhin ihre Zielwerte der ISPAD im Juni 2014 angepasst.

SWEET Ein anderer Ansatz wird in der internationalen SWEET-Initiative verfolgt. SWEET steht für »Bessere Stoffwechselkontrolle bei Kindern und Jugendlichen mit Diabetes: Entwicklung von Referenz-Zentren« (Originaltitel: Better control in paediatric and adolescent diabetes: working to create Centres of Reference). Mit dem SWEET-Konzept sollte eine Basis für die Entwicklung und den Ausbau einheitlicher Versorgungszentren für Kinder und Jugendliche mit Diabetes mellitus in Europa sowie eine Plattform zur standardisierten digitalen Datenerfassung und computergestützten Patientenbetreuung geschaffen werden. Im Rahmen eines europäischen Projekts mit der Beteiligung von 14 Ländern wurden verschiedene Versorgungsebenen definiert und Kriterien eines »Kinderdiabetologischen Referenzzentrums« (Centre of Reference for Pediatric Diabetes [CoR]) sowie eines »Kooperationszentrums in der Kinderdiabetologie« (Pediatric Diabetes Collaborative Center) als Kandidateneinrichtung zur schrittweisen Entwicklung und Zertifizierung als Referenzzentrum entwickelt. Als wichtigen Qualitätsschritt zur Anerkennung eines Referenzzentrums durch ISPAD und IDF Europe wurde ein externes Audit formuliert, welches gegenwärtig mit dem Peer-review-System des englischen NHS weiterentwickelt wird. Inzwischen ist das Projekt in einen eingetragenen Verein umgewandelt, in dem sich immer mehr internationale Zentren hinsichtlich ihrer Daten in Form von Qualitätszirkeln vergleichen. Aktuell (2015) nehmen bereits 54 Zentren aus 33 Ländern und 5 Kontinenten an SWEET teil.

Pädiatrisch-diabetologische Versorgungsebenen nach dem SWEET-Projekt

- Reguläres Krankenhaus/-praxis: lokale Versorgung
- SWEET Collaborating Centre (Antrag und zentrale anonyme elektronische Datenanalyse): zuständig für einen größeren geographischen Bereich, auch Referenzzentrum von mehreren lokalen Versorgungseinrichtungen
- SWEET Centre of Reference (Ebene 2 plus Peer Review): großes Zentrum mit mindestens 150 pädiatrischen Patienten (Alter ≤ 18 Jahre), Mitwirkung bei der Entwicklung von »new state of the art« Behandlungsstrategien, Forschung, Fort- und Weiterbildung, Einbindung in nationale Programme und Initiativen (Leitlinien, Schulung, Kostenerstattung), internationale Zusammenarbeit

17.2.2 Nationale Ergebnisse (DPV)

Für den Bereich »Kinder und Jugendliche mit Diabetes« besteht seit 1995 die bundesweite DPV-Initiative zur Qualitätssicherung, welche Daten über Patienten-

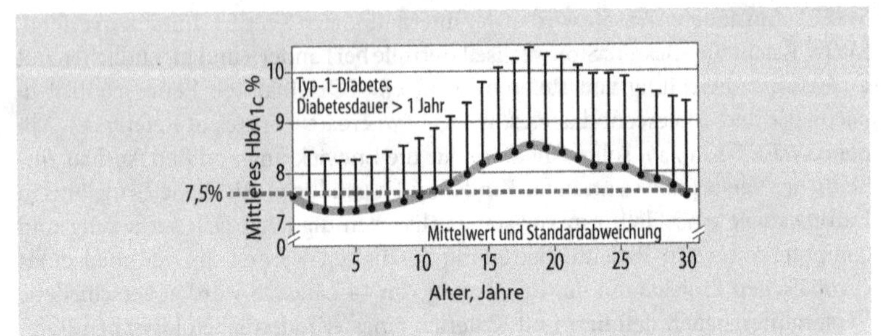

Abb. 17.3 Mittlerer HbA_{1c}-Wert bei Typ-1-Diabetes nach mindestens 1 Jahr Diabetesdauer bei der DPV-Wiss-Auswertung zum Jahr 2013. Um den Effekt der Pubertät klarer darzustellen, sind auch Daten von jungen Erwachsenen bis zum 30. Lebensjahr mit aufgenommen. Die HbA_{1c}-Werte wurden rechnerisch auf den DCCT-Standard (Normalbereich 4,05–6,05 %) korrigiert. Die blaue Linie zeigt die HbA_{1c}-Obergrenze entsprechend den Leitlinien an. (Adaptiert nach Holl et al. 2015, www.diabetesde.org, www.d-p-v.eu)

charakteristika (Geschlecht, Manifestationsalter, Diabetestyp), über die medizinische Behandlung (Insulintherapie, Schulung, stationäre und ambulante Betreuung) sowie über die Therapieergebnisse multizentrisch erfasst und in anonymisierter Form gemeinsam auswertet. Fast alle pädiatrischen und viele internistische Diabeteszentren beteiligen sich an dieser Initiative, sodass für die Pädiatrie je nach der zugrundeliegenden Datenqualität für den Parameter ein zuverlässiges Bild über die aktuelle Situation, aber auch über Veränderungen in den letzten 18 Jahren verfügbar ist. Über die Jahre haben mehr als 246 pädiatrische (226 aus Deutschland, 20 aus Österreich) und 168 internistische Einrichtungen zu den Daten beigetragen.

Nach einem Bericht im Deutschen Gesundheitsbericht Diabetes wurden für das Behandlungsjahr 2013 in der DPV-Datenbank insgesamt 2889 Patienten mit Manifestation eines Typ-1-Diabetes vor dem 18. Lebensjahr dokumentiert, davon waren 503 Patienten (17,4 %) bei Manifestation jünger als 5 Jahre alt. Die Rate der Patienten mit einer Ketoazidose bei Manifestation (pH-Wert unter 7,3) liegt aktuell bei 20,9 %. Eine schwere Ketoazidose mit einem pH-Wert unter 7,1 haben ca. 5 % der Patienten. Die Ketoazidoserate bei Manifestation blieb in den letzten Jahren weitgehend konstant.

Die Mehrzahl pädiatrischer Patienten mit Typ-1-Diabetes wird in Deutschland nach Manifestation stationär aufgenommen, wobei sich die mittlere Liegedauer in den letzten Jahren reduziert hat: Im Jahr 1995 dauerte der Aufenthalt im Mittel 17 Tage, im Jahr 2013 dagegen lediglich 12,9 Tage. Abb. 17.3 zeigt die durchschnittlich in Deutschland erzielten HbA_{1c}-Werte nach mindestens 1 Jahr Diabetesdauer in Abhängigkeit vom Alter des Patienten. Bei jungen Kindern im

Kindergarten- und Vorschulalter erreicht über die Hälfte der Patienten den HbA_{1c}-Zielwert. Ab Beginn der Pubertät, etwa ab 10 Jahren, steigen die HbA_{1c}-Werte zunehmend an, mit 16 Jahren wird ein Maximum mit einem mittleren HbA_{1c} von 8,5 % (69 mmol/mol) erreicht. Nach Pubertätsende bessert sich die durchschnittliche Stoffwechsellage deutlich, sodass im 3. Lebensjahrzehnt die mittleren HbA_{1c}-Werte wieder unterhalb von 8 % (64 mmol/mol) liegen. Über die letzten Jahre hat sich die durchschnittliche Stoffwechseleinstellung pädiatrischer Typ-1-Patienten in Deutschland und Österreich erfreulicherweise verbessert, und zwar sowohl der mittlere HbA_{1c}-Wert als auch die Rate schwerer Hypoglykämien (■ Abb. 17.4).

Bei einem Behandlungsvergleich der über 2600 unter 6-jährigen Patienten der T1D-Exchangegruppe und der DPV-Gruppe zeigte sich eine höhere CSII-Rate (74 % zu 50 %, $p < 0{,}001$) und signifikant niedrigere HbA_{1c}-Spiegel in dem deutsch-österreichischen Register (Mittel 8,2 % vs. 7,4 %; $p < 0{,}001$). Die niedrigeren HbA_{1c}-Werte fanden sich sowohl bei CSII als auch bei Injektionstherapie. Das ISPAD-Therapieziel eines HbA_{1c} < 7,5 % (58 mmol/mol) wurde bei DPV in 56 % vs. T1D-Exchange 22 % ($p < 0{,}001$) erreicht. Unterschiede in der Rate schwerer Hypoglykämien fanden sich nicht, während die Ketoazidoserate in den USA in Assoziation mit den höheren HbA_{1c}-Werten ebenfalls höher war. Dieser Vergleich belegt eindrucksvoll den engen Zusammenhang zwischen Behandlungszielen und Ergebnis. Die Studie wirft natürlich ebenso die Frage auf, welche Konsequenzen es hätte, wenn auch für Kinder die ISPAD/DDG-Behandlungsziele den Erwachsenenempfehlungen eines Ziel-HbA_{1c} von unter 7 % (53 mmol/mol) angepasst werden würden.

17.2.3 Eigene Ergebnisse (Kinder- und Jugendkrankenhaus AUF DER BULT, Hannover)

Entsprechend der ansteigenden Inzidenz des pädiatrischen Typ-1-Diabetes haben die Manifestationszahlen in den letzten zwei Dekaden auch in unserem Haus erheblich zugenommen. Sowohl was die Zahl der aufgenommenen Patienten mit frisch manifestiertem Diabetes angeht, wie auch die Zahl der Patienten in Dauerbetreuung (gegenwärtig über 700 pädiatrische Patienten) ist die Bult das zahlenmäßig größte Diabeteszentrum in Deutschland. Dabei ist der Einzugsbereich mit einer durchschnittlichen Entfernung von 27 km doppelt so weit wie der DPV-Durchschnitt von 14 km. Das wird zum einen Ausdruck der Tatsache sein, dass besonders schwierig zu behandelnde Patienten ans Zentrum überwiesen werden, aber auch Eltern bereit sind, für eine kompetente Behandlung in einem großen Zentrum längere Wege zurückzulegen. Dies deckt sich mit dem in den AGPD-Umfragen beschriebenen Trend zur Zentralisierung der Diabetesbetreuung.

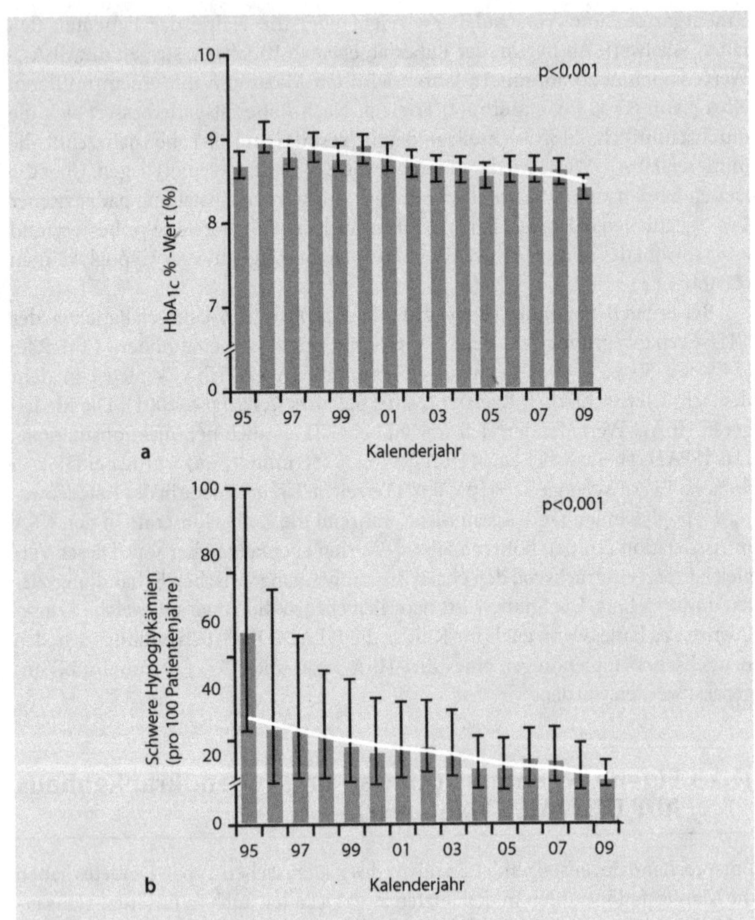

Abb. 17.4a,b Nach Analyse der DPV-Wiss-Gruppe hat sich in der pädiatrischen Diabetologie in Deutschland und Österreich das durchschnittliche HbA_{1c} bei Kindern und Jugendlichen um durchschnittlich 0,04 Prozentpunkte pro Jahr verbessert **(a)** bei gleichzeitig immer weniger schweren Hypoglykämien **(b)**. (Adaptiert nach Rosenbauer et al. 2012)

Hinsichtlich der Therapieform wird AUF DER BULT überdurchschnittlich häufig eine Insulinpumpentherapie eingesetzt (gegenwärtig über 60 %). Ähnlich wie im deutschen Durchschnitt waren es zunächst die älteren Diabetespatienten, die mit einer CSII begannen. Aktuell verteilt sich der Anteil der Patienten mit einer

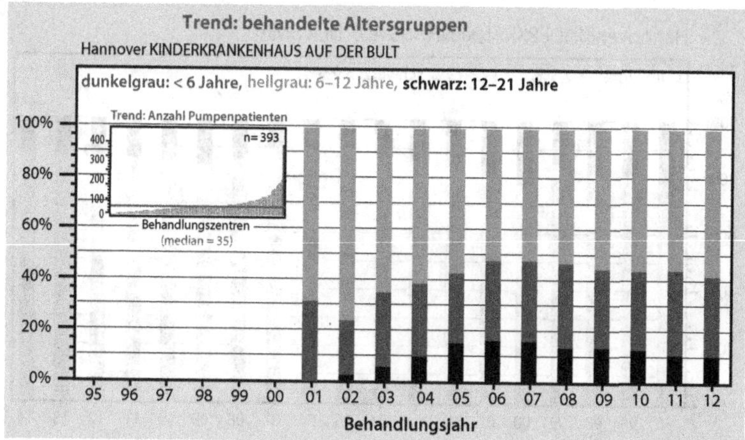

Abb. 17.5 Eigene Ergebnisse im Kinder- und Jugendkrankenhaus AUF DER BULT: Anzahl der mit einer Insulinpumpe behandelten Patienten (DPV-Auswertung (links oben) und Verteilung der Altersgruppen mit CSII (rechts))

CSII – neben der fast 100 % CSII-Rate bei kleinen Kindern – gleichmäßig über die anderen Altersgruppen (Abb. 17.5).

Großen Wert legen wir auf häufige Vorstellungen in der Diabetesambulanz, d. h. im Mittel 5,6 Besuche pro Jahr. Vergleicht man die Ergebnisse der ambulanten Termine pro Patient in den einzelnen Jahren mit den durchschnittlichen Stoffwechselergebnissen, so scheint ein Zusammenhang zwischen der durchschnittlichen Betreuungsintensität und dem Stoffwechselergebnis zu bestehen. Wie schwierig bei Kindern und Jugendlichen mit Diabetes eine gute Stoffwechseleinstellung mit HbA_{1c}-Werten unter 7,5 % (58 mmol/mol) zu erzielen ist, beweist die Analyse der eigenen Ergebnisse. Immerhin erreichen um die 50 % der Patienten den Zielwert (Abb. 17.6). Dabei sollte der durchschnittliche HbA_{1c}-Wert stets in der Zusammenschau mit der Rate schwerer Hypoglykämien betrachtet werden (► Kap. 10). Zusammenfassend zeigen aber die internationalen, nationalen und eigenen Ergebnisse eindrucksvoll die Fortschritte, die in der letzten Zeit in der pädiatrischen Diabetologie gemacht worden sind. Solche Ergebnisse motivieren kinderdiabetologische Teams überall, um gemeinsam mit den Kindern und ihren Familien individuelle Wege zur bestmöglichen Diabetesbehandlung zu finden, solange eine »Heilung« der Erkrankung noch nicht möglich ist.

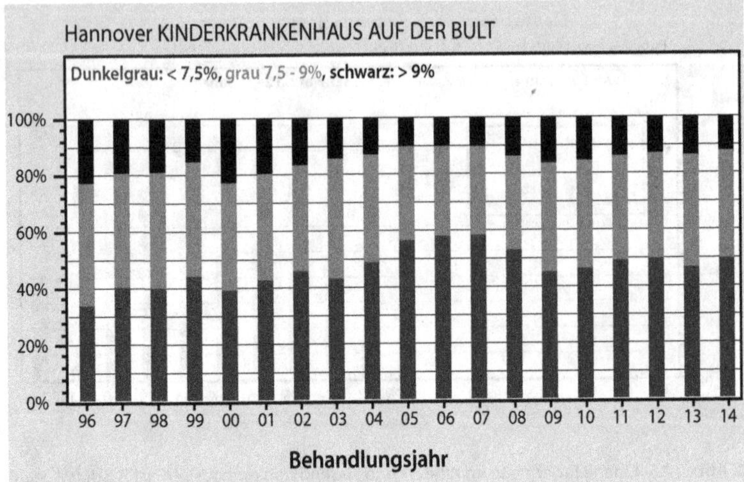

Abb. 17.6 Eigene Ergebnisse im Kinder- und Jugendkrankenhaus AUF DER BULT: Verteilung der HbA_{1c}-Werte (DPV-Auswertung)

Literatur und Webseite

Chiang JL, Kirkman SM, Laffel LMB, Peters AL, on behalf of the Type 1 Diabetes Sourcebook Authors (2014) Type 1 diabetes through the life span: a position statement of the American Diabetes Association. Diabetes Care. doi: 10.2337/dc14–1140

Danne T, Lion S, Madaczy L, Veeze H, Raposo F, Rurik I, Aschemeier B, Kordonouri O; SWEET group (2012) Criteria for centers of reference for pediatric diabetes – a European perspective. Pediatr Diabetes13 Suppl 16: 62–75

Disease Management Program: www.g-ba.de/downloads/39-261-1965/2014-03-20_DMP-A-RL_Erstfassung.pdf Diabetes

Holl RW, Grabert M (2015) Versorgung von Kindern und Jugendlichen mit Diabetes – Entwicklungen der letzten 19 Jahre. In: Deutsche Diabetes-Hilfe (Hrsg), Gesundheitsbericht Diabetes. Kirchheim, Mainz

Konrad K, Bartus B, Fink K et al (2013) Current practice of diabetes education in children and adolescents with type 1 diabetes in Germany and Austria: an analysis based on the German/Austrian DPV database. Pediatric Diabetes (Suppl. 18): 100–101

Lange K, Hildebrandt S, Danne T (2007) Diabetesversorgung in der Pädiatrie: Leitlinien und Realität – Ergebnisse zweier bundesweiter Umfragen von 1998 und 2003. Dtsch Ärztebl 104: A-2121

Maahs DM, Hermann JM, DuBose SN et al (2014) Contrasting the clinical care and outcomes of 2,622 children with type 1 diabetes less than 6 years of age in the United States T1D Exchange and German/Austrian DPV registries. Diabetologia 57: 1578–1585

Neu A, Bartus B, Bläsig S, Bürger-Büsing J, Danne T, Dost A, Holder M, Holl RW, Holterhus P, Kapellen T, Karges B, Kordonouri O, Lange K, Lilienthal E, Ludwig-Seibold C, Müller F, Raile C, Schweizer R, Stachow R, von Sengbusch S, Wagner V, Wiegand S, Ziegler R (2015) S3-Leitlinie zur Diagnostik, Therapie und Verlaufskontrolle des Diabetes mellitus im Kindes- und Jugendalter. S3-Leitlinie der Deutschen Diabetes Gesellschaft (im Druck). http://www.deutsche-diabetes-gesellschaft.de

Pihoker C, Forsander G, Fantahun B, Virmani A, Luo X, Hallman M, Wolfsdorf J, Maahs DM International Society for Pediatric and Adolescent Diabetes (2014) ISPAD Clinical Practice Consensus Guidelines 2014. The delivery of ambulatory diabetes care to children and adolescents with diabetes. Pediatr Diabetes 15 (Suppl 20): 86–101

Rosenbauer J, Dost A, Karges B, Hungele A, Stahl A, Bächle C, Gerstl EM, Kastendieck C, Hofer SE, Holl RW; DPV Initiative and the German BMBF Competence Network Diabetes Mellitus (2012) Improved metabolic control in children and adolescents with type 1 diabetes: a trend analysis using prospective multicenter data from Germany and Austria. Diabetes Care 35: 808–806

Serviceteil

T. Danne et al., *Kompendium pädiatrische Diabetologie*,
DOI 10.1007/978-3-662-48067-0,

Stichwortverzeichnis

A

B

C

D

E

F

G

H

I

J

K

L

M

N

O

P

Q

R

S

T

U

W

Z

Printed in the United States
By Bookmasters